科学出版社“十三五”普通高等教育本科规划教材

人体生理学

第 3 版

主　编　孙庆伟　刘云霞　吴洪福　潘际刚

副主编　王　念　金清华　关燕菲　许明珠

编　者　（按姓氏汉语拼音排序）

陈建双（承德医学院）
陈腾祥（贵州医科大学）
关燕菲（广东医科大学）
洪　兰（延边大学医学院）
侯树慧（包头医学院）
呼海燕（成都医学院）
金清华（延边大学医学院）
李莎莎（承德医学院）
刘古锋（广东医科大学）
刘万蓉（赣南医科大学）
刘云霞（承德医学院）
马积昊（沈阳医学院）
潘际刚（贵州医科大学）
彭　涛（宁夏医科大学）
齐瑞芳（包头医学院）
孙庆伟（赣南医科大学）
王　念（成都医学院）
王　杨（海南医科大学）
吴洪福（广东医科大学）
吴敏范（辽宁理工职业大学护理学院）
徐昌水（江西医学高等专科学校）
许明珠（四川护理职业学院）
许秀娟（江西医学高等专科学校）
杨　英（内蒙古医科大学）

科学出版社

北　京

内 容 简 介

本书由十余所高等医学院校联合编写而成。本书吸收了国内外近年出版的多种生理学教材的长处，精选内容，既介绍人体生理学的基本知识和基本理论，又适当介绍生理学的一些新进展及与临床和日常生活密切相关的生理学知识。全书分十二章介绍了细胞的基本功能、血液、血液循环、呼吸、消化与吸收、能量代谢与体温、尿的生成和排出、特殊感觉器官、神经系统的功能、内分泌和生殖等内容。每章后附有一个“生理与临床”小专论和一个“临床病例分析”，以及复习思考题（可扫描本书二维码获取参考答案）。

本书适合生理学学时数较少的本科非临床医学专业、3 年制医学高等专科（包括成人教育）、高职、医务工作者资格考试和生理学教师参考使用。

图书在版编目（CIP）数据

人体生理学 / 孙庆伟等主编. -- 3 版. -- 北京 ：科学出版社, 2025. 2.
(科学出版社“十三五”普通高等教育本科规划教材). -- ISBN 978-7-03-080629-1

Ⅰ. R33

中国国家版本馆 CIP 数据核字第 2024RT1269 号

责任编辑：王　颖 / 责任校对：杨　赛
责任印制：张　伟 / 封面设计：陈　敬

科学出版社 出版
北京东黄城根北街 16 号
邮政编码：100717
http://www.sciencep.com

北京建宏印刷有限公司印刷
科学出版社发行　各地新华书店经销
*
2016 年 12 月第　一　版　开本：787×1092　1/16
2025 年 2 月第　三　版　印张：19
2025 年 2 月第十一次印刷　字数：535 000

定价：76.00 元

（如有印装质量问题，我社负责调换）

前　言

《人体生理学》(第2版)出版已3年多了，为了保持教材的先进性及满足教学需要，我们对教材进行了再次修订。这次修订更新和补充了部分内容，修改和更换了部分插图，使教材内容更加丰富、新颖和实用。《人体生理学》(第3版)的特点是：内容丰富(部分内容用小五号字排版，各使用学校可根据专业及教学课时数的不同选讲或供学生自学)，编写时参考了近年出版的多种国内外生理学教材，取各教材之所长，精选内容；理论联系实际、基础结合临床，不仅正文中能自然地紧密结合临床(一般“点到为止”)，而且还另设小段内容来介绍与临床联系密切的生理学知识，并在每章后设有“生理与临床”小专论和一个“临床病例分析”，以此来提高学生学习生理学的兴趣和尽早培养学生的临床思维；每章后还有复习思考题(可扫描本书二维码获取参考答案)；本书插图多，插图形象、示意性好，说理简明，解释清楚，内容深入浅出，叙述循序渐进，文句通俗易懂。

本教材可供生理学学时数较少的本科非临床医学专业、3年制医学高等专科(包括成人教育)和医学高职相关专业作教材使用，也可作为临床医生业务提高及执业医师资格考试复习使用。

由于编者的水平有限，书中不当之处和疏漏在所难免，希望读者指正。

编　者

2024年7月

目　　录

第一章　绪　　论

第一节　生理学的研究内容及与医学的关系

一、生理学的研究内容

生理学（physiology）是生物学的一个分支，是研究生物体及其各个组成部分的功能及其机制和调节的科学。人体生理学是研究人体各种组织、器官、系统的功能的科学，包括器官系统功能的整合和调控，以帮助身体各器官系统作为一个整体顺利地发挥功能。生理功能如呼吸、心跳、血液循环、胃肠运动和分泌、泌尿、出汗、生殖、行为表现和思维活动等。生理学要研究的就是这些功能产生的原理和条件，正常活动规律和机制、体内外环境变化对它们的影响，以及机体为适应环境变化和维持整体生理功能所做的相应调节。

由于人体的功能十分复杂，而人体的结构又可分为许多层面（细胞→组织→器官→系统→整体），因此，研究人体的生理功能时可以从不同的结构水平出发。目前生理学的研究内容大致可以分为三个不同的水平，即器官-系统水平、细胞-分子水平和整体水平。

（一）器官-系统水平

生理学研究体内各个器官和系统功能活动的规律、内在机制、影响因素及其调控，以及它在整体生命活动中的意义和作用。有关这一水平的研究内容称为器官生理学（organ physiology）和系统生理学，如心脏生理学、肾脏生理学、呼吸生理学、消化生理学等。

（二）细胞-分子水平

细胞是构成人体的最基本的结构功能单位。因此，整个机体以及器官和系统的功能活动都与其结构单位细胞的功能活动有关，而细胞的功能活动归根到底又取决于构成细胞的各个物质，特别是大分子物质，如蛋白质（包括酶）和核酸的物理-化学过程。蛋白质和酶又是由细胞核染色质上的基因（gene）决定的。为了研究各器官功能活动的本质和产生机制，还要深入到细胞、亚细胞水平和分子与基因水平，来探讨生命活动的最基本的物理-化学过程。有关这方面的研究内容传统上称为普通生理学（general physiology）或细胞和分子生理学（cellular and molecular physiology）。近几十年来分子水平的研究取得很大进展，但是分子水平的研究成果并不能说明这些分子在完整的生命机体中的意义。

由于近年来表观遗传学的研究发现，虽然人体功能的蓝图（blueprint）是由人体的DNA控制的，但细胞活动过程的调节发生在基因水平之上，因为DNA的终极任务主要是由其表达的蛋白质完成的。例如，由这些蛋白质参与肌肉收缩、氧运输、脑功能和抗体产生等。而基因表达受饮食、生活方式、情绪压力、创伤、缺乏社交互动和药物等的影响。这些因素可以在不改变遗传密码的情况下改变基因表达。

（三）整体水平

机体的正常生理功能活动，首先是机体本身作为一个完整的统一体而存在的，同时机体的生理功能与周围环境也是密切联系的。环境的变化会影响机体的生理功能，机体的生理功能则必须与环境变化相适应。整体水平的研究就是研究完整机体各个系统功能活动之间的相互关系和协调，以及完整机体与环境之间的对立统一关系。近年来由于电子计算机遥控、遥测技术、体表无创伤检测，如磁共振成像、正电子发射成像、彩色多普勒、功能磁共振成像等技术的应用，使整体生理学研究水平有了很大的发展。

上述三个不同水平的研究是紧密相关的，彼此可以相互补充。将这三方面的研究结果结合起来进行整合，才能更全面、更深刻地认识人体作为一个整体的生理功能。将不同水平的研究结果联系和综合起来，以求得对机体功能更全面和整体的认识，就称为整合生理学（integrative physiology）。本教材主要介绍器官-系统水平和整体水平研究（主要是有关机体功能活动的调控）的生理学知识，对于一些基本的生命现象适当介绍细胞-分子水平的知识。

二、生理学与医学的关系

生理学是一门重要的医学基础理论，它与医学特别是临床医学有密切的关系。第一，只有了解机体正常的功能活动规律，才能理解机体异常的表现和机制，以及理解患者患病时所发生的病理现象，并通过医务人员和患者的主观努力，使异常向正常转化。例如，只有了解正常体温维持相对恒定的原理，清楚发热的机制，才能理解用物理和药物退热的原理。第二，生理学本身的发展可促进临床医学和预防医学的发展。第三，许多诊断性检测紧密依赖于生理学原理，如心电图、肺功能检测、各种激素含量的测定等，因此生理学是临床实践的核心。第四，一些基础医学，如生物化学、病理学、病理生理学、微生物学、免疫学、药理学等，均需要生理学作基础，要学好这些学科，必须先学好生理学。正因为生理学与医学的关系如此密切，因此，自 1901 年设立诺贝尔奖以来，医学方面的奖被命名为诺贝尔生理学或医学奖。

第二节 机体的内环境和稳态

一、机体的内环境

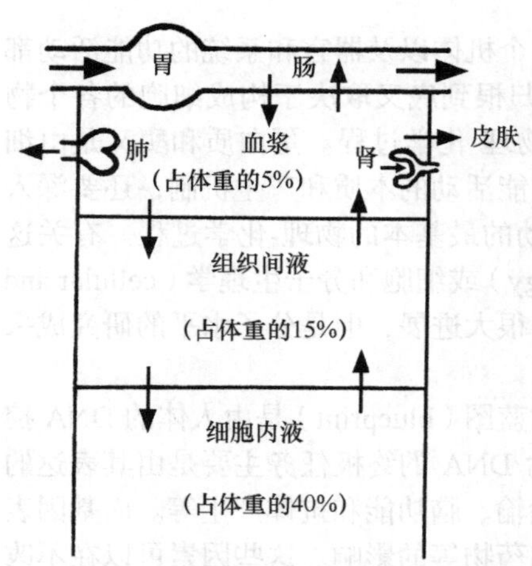

图 1-1 体液分布及其物质交换示意图

人体的结构很复杂，大约由 100 万亿个结构和功能不同的细胞组成不同的组织、器官和系统。因此，除了少数细胞外，人体绝大多数细胞并不直接与外界环境接触，而是浸浴在细胞外液之中。这样，细胞外液就成为细胞生活的直接液体环境，细胞新陈代谢所需要的养料由细胞外液提供，细胞的代谢产物也排到细胞外液之中。法国著名生理学家克劳德·伯纳德（Claude Bernard）称细胞外液为机体的内环境（internal environment），以区别于整个机体所生存的外环境。

人体内的水分（称体液总量）占体重的 50%～70%，平均为 60%，其中约 2/3 位于细胞内（称细胞内液），约 1/3 位于细胞外（称细胞外液）。细胞外液（图 1-1）包括血浆（约占体重的 5%）和组织间液（组织液，约占体重的 15%）。体液总量与体内脂肪总量呈反相关。

二、内环境的稳态

内环境本身一个很大的特点是它的物理-化学特性，如温度、渗透压、酸碱度、各种化学成分变化得非常小，比较恒定。例如，人的正常体温只在 37℃上下波动，每日波动范围不超过 1℃，血浆 pH 维持在 7.35～7.45，血 K^+浓度仅在 3.5～5.5mmol/L，血浆渗透压维持在 300mOsm/（kg·H_2O）左右等。也正由于内环境变动得非常小，才使得机体在内外环境不断变化的情况下，仍能维持正常的生理功能。伯纳德说过，内环境恒定是机体自由和独立生存的首要条件。但内环境理化性质的恒定是相对的，是在不断变化中所达到的相对平衡状态，即动态平衡。这是因为一方面细胞不断进行着新陈代谢，不断消耗细胞外液中的养料和 O_2，并不断向细胞外液排出代谢产物、CO_2和释放热量，所以细胞的新陈代谢本身不断破坏着内环境的稳定；另一方面，外环境的强烈变化也直接或间接通过机体活动的改变而影响内环境的稳定，例如，大气压的迅速下降可以使机体很快减少 O_2 的供应，从而使细胞外液中 O_2 含量下降。内环境的变化，机体通过血液循环、呼吸、消化、排泄等功能协调活动，又能使之恢复，例如，呼吸系统摄入 O_2 与排出 CO_2；消化系统提供营养物质、水和电解质；肾排泄代谢终产物，调节水盐平衡；心血管系统推动血液在全身循环往复运输营养物质和代谢产物，沟通全身各器官。这样便使细胞外液中的理化因素保持相对稳定（图 1-1）。总之，机体在面对内外环境的变化时，维持在一个稳定和恒定的体内环境称为稳态（homeostasis）。因此，稳态的维持是机体自我调控的结果，内环境的变化都必将引起机体的各种调节机制精确地调控，以限制与恢复这种变化，稳态的维持需要全身各系统和器官的共同参与和相互协调。

稳态具有十分重要的意义：由于细胞的各种代谢活动都是酶促生化反应，因此不但需要细胞外液有足够的营养物质、O_2 和水、离子浓度、酸碱度和渗透压等，而且细胞膜两侧一定的离子浓度分布也是可兴奋细胞保持其正常兴奋性和产生生物电的重要保证。稳态的破坏将影响细胞功能活动的正常进行，如高热、低体温、低氧、水与电解质及酸碱平衡紊乱等都将导致细胞功能的严重损害，引起疾病，甚至危及患者生命。

例如，血浆中的 K^+浓度过高或过低时可引起心律失常；H^+浓度过高时会导致酸中毒，过低时会导致碱中毒；体温过高会影响中枢神经系统的功能及代谢等。不仅如此，稳态机制长期紊乱还可引起细胞的异常生长（可能引起肿瘤）、产生自身抗体（引起自身免疫性疾病）和细胞过早死亡等。

现在，稳态已经不仅指细胞外液理化性质保持相对稳定的状态，而且发展到包括机体内各种生理功能保持协调、稳定的生理过程，如血压的调控、各种反射活动的协调等，还包括细胞内进行的各种生化反应的精细调节。这种广义的稳态是通过机体的调节机制即稳态机制（主要是负反馈机制）实现的。因此稳态及其调节是生理学的中心议题，也是本书每一章的基本内容之一。

第三节　人体生理功能的调节和生物节律

一、生理功能的调节方式

机体的调节功能主要有神经调节、体液调节和自身调节。

（一）神经调节

神经调节（neural regulation）是通过神经系统的调节，其基本方式是反射（reflex）。反射就是机体在中枢神经系统的参与下对机体内外环境变化的刺激发生规律性的反应。反射活动的结构基础是反射弧（reflex arc），它由感受器、传入神经、神经中枢、传出神经和效应器五个部分组成（图 1-2）。感受器是专门接受各种刺激的结构，是一种能量转换器，可把各种能量形式的刺激转变为生物电信号——神经冲动。效应器是产生反应的器官。神经中枢是位于脑和脊髓内参与某一反射活动的神经细胞群或神经元网络，它分析、综合来自传入神经的传入冲动，并发出传出冲动经传出神经传至支配的效应器。传入神经和传出神经是将中枢与感受器和效应器联系起来的通路。当感受器受到刺激时，即把刺激的信息转变为神经冲动，经传入神经传至中枢，经中枢整合、处理后，产生新的神经冲动，再经传出神经传至一定的效应器，使其产生适应性反应。

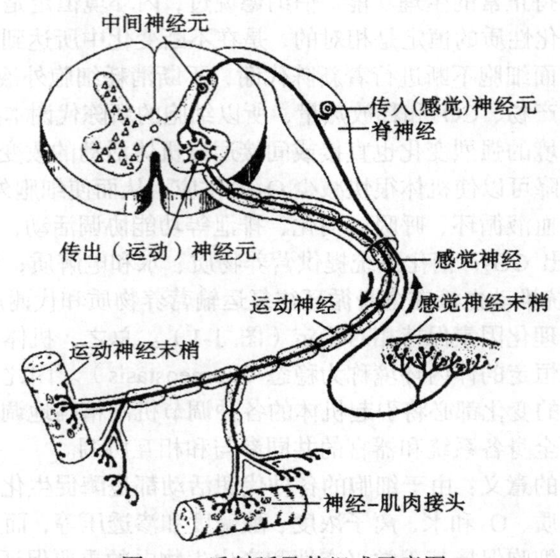

图 1-2　反射弧及其组成示意图

例如，伤害性刺激作用于肢体皮肤引起该肢体屈曲；强光作用于视网膜引起瞳孔缩小；食物入口引起唾液分泌等都是反射的例子。反射弧任何环节如发生障碍或被破坏，这一反射活动就发生紊乱或不出现。

反射又可分为非条件反射和条件反射两类。非条件反射是先天遗传的同一种族所共有的反射，有固定的反射弧，所以当某刺激作用于某一感受器时，就规律地呈现相应的反射。其反射中枢在中枢神经系统的较低级部位，但通常在高级中枢大脑皮质存在下，要受到高级中枢的影响。上面列举的反射都是较简单的非条件反射的例子。条件反射是后天获得的，是个体在生活过程中按照所处的生活条件，在非条件反射的基础上建立起来的，因此是个体所特有的，是一种高级神经活动。例如，见到或谈论食物时引起唾液分泌。

神经调节的特点：神经调节作用迅速而准确，作用部位有局限性，作用时间比较短暂。

（二）体液调节

体液调节（humoral regulation）主要是内分泌细胞所分泌的激素，经血液或淋巴循环到全身各处，以影响对激素敏感的器官、组织和细胞的活动。例如，甲状旁腺分泌的甲状旁腺激素经血液运输到骨组织，使骨钙释放入血，血钙升高。受激素作用的器官、组织和细胞分别称为靶器官、靶组织和靶细胞。有些内分泌细胞产生的激素，不经过血液循环的运输，而是通过组织液扩散，作用于邻近的效应细胞，称为旁分泌（paracrine）。例如，胰岛的 δ 细胞分泌的生长抑素，可通过组织液扩散，作用于邻近的 α 细胞和 β 细胞，分别抑制其分泌胰高血糖素和胰岛素。此外，组织细胞可产生一些化学物质（如组胺、缓激肽、5-羟色胺等）或代谢产物（如 CO_2、乳酸等），对局部的细胞或血管的活动进行调节，称为局部体液调节。这种调节的作用可使局部与全身的功能活动相互配合、协调一致。

体液调节的特点：体液调节作用缓慢，受影响部位广泛，作用时间持久，它主要调节新陈代谢、生长、发育、生殖等较为缓慢的生理过程。

一些内分泌腺或内分泌细胞本身也直接或间接地接受中枢神经系统的控制，这样，体液调节就成为神经调节的传出通路的延长部分，称为神经-体液调节（neurohumoral regulation）。

例如，运动时交感神经兴奋，使肾上腺素分泌增加，引起心跳加快加强，使心输出量增加、血压升高、血液循环加快等，就属于神经-体液调节。

（三）自身调节

自身调节（autoregulation）指内外环境变化时，组织、细胞可不依赖于神经或体液的调节而由该组织细胞本身活动的改变产生的适应性反应。

例如，脑血液量的调节，血压变动在60～140mmHg的范围内，脑血流量仍可维持恒定。血压升高时，脑血管自发收缩，阻力增加，脑血流量不会因血压升高而增加过多；血压下降时，脑血管舒张，脑血流量不会因血压降低而过多减少。

自身调节的调节幅度和范围虽较小，也不十分灵敏，但对生理功能调节仍有一定的重要意义。

上述三种调节方式以神经调节为主，体液调节为辅，自身调节作为必要的补充。

二、体内的控制系统

人体功能的调节过程与工程技术的自动控制过程具有共同的规律，根据控制论原理，把人体的功能调节分为两个控制系统，即反馈控制系统和前馈控制系统。

（一）反馈控制系统

神经或体液因素对效应器或靶器官进行了调节，调节的效果（反应）如何？有无过度或是不足，即是否符合神经中枢或内分泌腺要达到的预定值（理想值、正常值），往往还要由效应器或靶器官发出信息（即由效应器或邻近的感受器发出神经冲动，或效应器、靶器官本身的活动）返回到神经中枢或内分泌腺，与预定值进行比较，然后纠正和调整效应器或靶器官的活动，如反应过度便抑制之，反应不足则加强之，使调节（反应）更为精确。这种联系，称为反馈（feedback）联系。因此，神经调节和体液调节基本上都是一个闭环（closed loop）系统，极少是开环（open loop）系统，一个反馈调节控制系统包括调节变量、传感器、控制器和效应器（图1-3）。

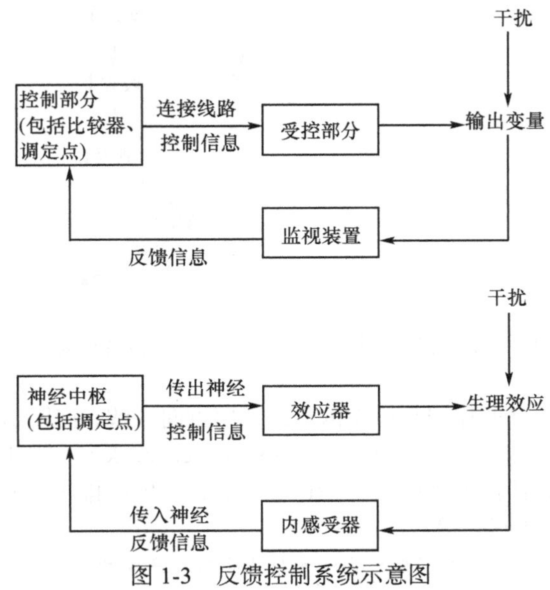

图1-3　反馈控制系统示意图

1. 定义 受控部分在产生输出变量（即受控部分效应器、靶器产生的活动）时，此变化信息返回作用于控制部分，影响其活动，称为反馈。来自受控部分反映输出变量变化情况的信息称为反馈信息。控制部分所设定的一个期望值（正常值），称为调定点（set point）。

每个人各种功能活动的调定点不都是相同的，例如，人的体温（肛门温度）平均值（调定点、正常值）为37.1℃，但变动于36.6～37.6℃之间。这可解释有些人在对周围人来说太冷的温度下觉得很舒服，是因为这些人的体温调定点较低。

2. 分类 根据反馈信息的作用效果将反馈分为负反馈和正反馈两类。

（1）负反馈：反馈信息作用所引起的反应是使输出变量向原来变化相反的方向变化，以维持稳态，称为负反馈（negative feedback）。它是维持稳态的重要方式，体内大多数调节属于负反馈，如体温、血压和血糖保持相对恒定等。

在常温下，产热器官和散热器官（受控系统）在体温调节中枢（控制系统）的控制下，使产热与散热维持平衡，从而维持正常的体温。当环境温度突然降低时（干扰因素的作用），机体散热增加，致使体温降低；体温降低刺激体内的温度感受器（监视装置）并使之产生神经冲动（反馈信息），神经冲动经传入神经传至下丘脑的体温调节中枢（控制系统），体温调节中枢到有关效应器的传出冲动增加，结果引起皮肤血管收缩、身体蜷曲（可减少散热）、战栗及代谢率增加（增加产热），从而使体温回升到原有的水平（图1-4）。又如，正常时血糖浓度保持相对恒定也是一种负反馈调节，进食后血糖浓度升高→胰岛β细胞分泌胰岛素增加→组织细胞摄取葡萄糖增加→血糖降低。

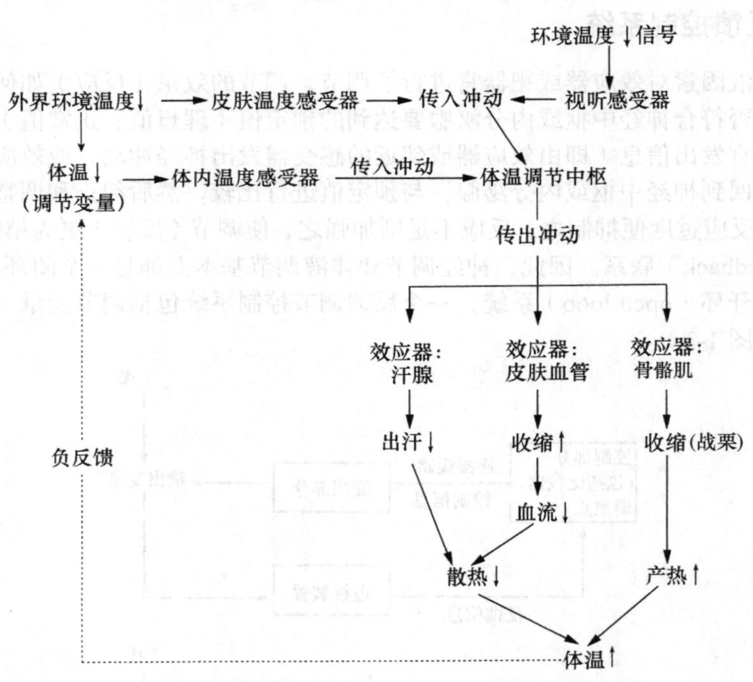

图1-4 负反馈和前馈举例：体温调节（粗箭头为前馈）

（2）正反馈：反馈信息的作用与控制信息的作用方向一致，使输出变量更加向原来相同的方向变化，起促进与加强作用，称为正反馈（positive feedback）。它使某一生理过程逐步加强直至完成。正常情况下，体内发生的正反馈过程较少，主要有排尿、分娩、血液凝固、钠通道开放过程和卵巢激素分泌的调节等。

膀胱储尿达到一定程度时，刺激膀胱壁内的牵张感受器，产生神经冲动，通过传入神经传到脊髓排尿中枢，反射性地引起逼尿肌收缩（排尿）。尿液流经尿道又刺激尿道的感受器，传入冲动到排尿中枢，排尿中枢进一步发出传出冲动，使逼尿肌收缩进一步增强，直至尿液排完为止（图 1-5）。在这里正反馈加速了排尿过程。

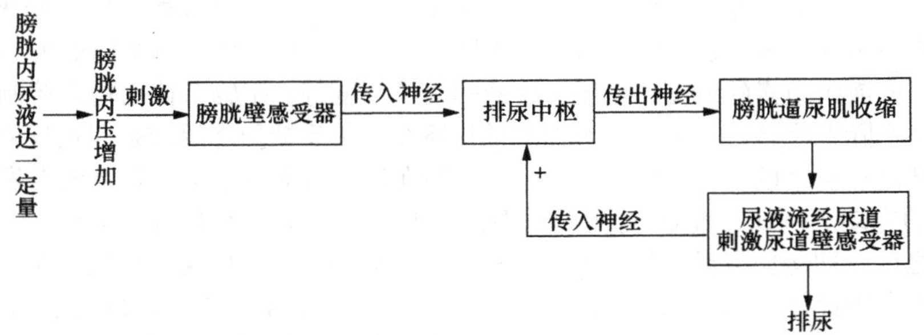

图 1-5　排尿反射的正反馈调节

＋表示刺激或兴奋

在病理情况下正反馈可导致恶性循环。

例如，人体急性大出血→心输出量减少、血压下降→冠状动脉血流减少→心肌缺血→心肌收缩力降低→心输出量进一步减少、血压进一步降低，如此循环下去可导致死亡。医生的责任是要采取必要的措施中断有害的正反馈循环即恶性循环。

（二）前馈控制系统

1. 定义　指控制部分在反馈信息尚未到达前受到干扰信息的作用，在输出变量发生变化前，及时纠正其指令可能（预期）出现的偏差。即在控制部分不直接感测到调节（输出）变量的情况下发出指令。前馈调节是一个开环系统（图 1-6）。

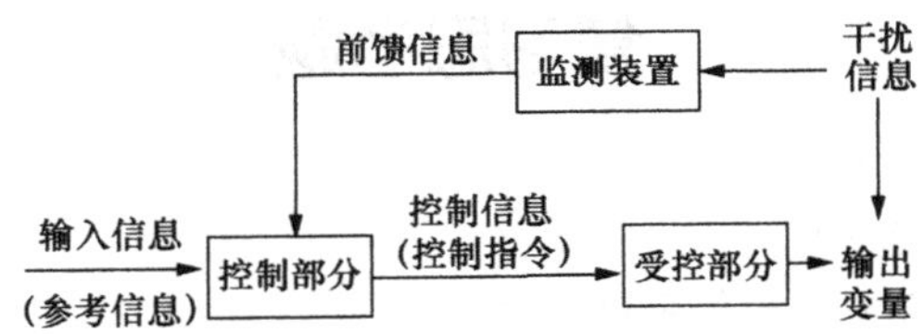

图 1-6　前馈控制系统示意图

条件反射就是一种前馈系统的活动。在上述环境温度改变（干扰因素）引起体温降低的举例中，触发体温负反馈调节的温度感受器是在身体内部的，此外，皮肤上也有温度感受器，其作用是感受外部环境温度。当环境温度突然降低时，虽然这时尚未引起体温下降（输出变量改变），但体表温度感受器（监测装置）已把这一信号转换成前馈信息输送到体温调节中枢，甚至环境温度降低的一些信号，通过视、听监测装置输送到体温调节中枢，后者发出控制信息到皮肤血管和肌肉，从而预先采取了相应的“措施”，即加强机体的产热和减少散热，维持体温相对稳定（图 1-4）。

2. 意义　前馈系统的冲动能对输出变量（如体温）的变化进行前瞻性（超前）调节，可加快机体稳态反应的速度，防止干扰信号的干扰，使输出变量的变化减少到最小。反馈机制是对输出变量的变化产生反应的，前馈是对输出变量预料的变化产生反应的，即预先采取措施防止输出变量的变化。前馈可避免负反馈的滞后现象和“矫枉过正”产生的波动。

例如，当食物还在消化道时，刺激胃肠道激素分泌，后者促进胰岛素分泌，胰岛素可促进细胞摄取和储存从消化道吸收的营养物，从而有助于限制血中营养物（如葡萄糖）浓度的升高（调节变量预料的变化）。

（三）生物节律

许多生理功能都有一个显著特征，它们按一定时间顺序而周而复始地发生变化，这种节律性变化称为生物节律（biologic rhythm)。最常见的类型是昼夜节律，每个周期为24h，如睡眠-觉醒、体温、血液中激素的浓度、血压、尿液的离子浓度等。生物节律为稳态控制系统增加一个预期成分，实际上这是一个无需检测器的前馈系统。负反馈稳态反应是纠正反应，即它是在稳态受到破坏之后启动的，而生物节律使稳态机制在稳态可能发生但实际上没有发生破坏的时候就立即自动启动。例如，睡眠-觉醒周期中，体温在人醒来之前升高，这使身体的新陈代谢机制在醒来之后立即运作得最有效，因为新陈代谢在某种程度上取决于温度。在睡眠时新陈代谢比活动时慢，因此体温在睡眠时下降。人体内的许多激素的血浓度在24h内可预测的波动，例如，皮质醇在上午9时的浓度可能是午夜的2倍。如果怀疑激素分泌异常，那么知道何时测定激素水平就很重要。

生物节律反映了调节变量的设定值（调定点）变化。例如，血压、体温和代谢过程等昼夜节律。体温在下午晚些时候达到峰值，在凌晨急剧下降，人感觉到深夜的时候冷，这并不是环境温度下降，而是人的体温调定点降低了。

昼夜节律可能与休息-活动节律相关，这些节律使机体能够预测行为，并相应地协调机体的活动过程。例如，习惯于下午6时吃晚餐的人到了晚上10点才吃，就会感到难以消化食物，因为他们的消化系统早已“关闭了”。

生物节律的调节中枢（生物钟）在下丘脑的视交叉上核，其传入冲动来自眼和神经系统的某些部位；其传出冲动至大脑其他部位（包括松果体），然后影响身体各个系统，激活某些系统，抑制其他系统。生物节律是机体内部启动的，环境因素不启动节律，而是提供时间信号或调定节律的实际时间。

复习思考题

1. 生理学的研究内容是什么？
2. 何谓机体的内环境和稳态？
3. 试述神经调节、体液调节和自身调节的特点。
4. 解释反馈、正反馈和负反馈。
5. 何谓前馈？举例说明其生物学意义。

（孙庆伟）

第二章　细胞的基本功能

细胞是构成人体及其他生物体的基本结构和功能单位。因此，在了解整个人体、各系统和各器官的功能（生命活动）之前，首先应掌握细胞的基本结构和功能的一般特征（关于细胞的基本结构在生物学和组织学中已学过）。

细胞的基本功能有许多，本章仅介绍几个主要的功能：细胞膜的物质转运功能、细胞的生物电活动、细胞之间的信号传递功能及肌细胞的收缩功能。

第一节　细胞膜的基本结构和物质转运功能

一、细胞膜的基本结构

细胞膜又称质膜（plasma membrane），厚度为7.5～10nm，在电镜下可见它由三层组成，其内、外两侧各有一层致密带，致密带的中间有一层透明带。细胞膜主要由脂质、蛋白质和少量糖类组成。它们在细胞中的排列方式，目前是用液态镶嵌模型（fluid mosaic model）来说明的。该模型的基本内容是：膜结构是以液态的脂质双分子层为基架，其中镶嵌有不同生理功能的蛋白质（图2-1）。

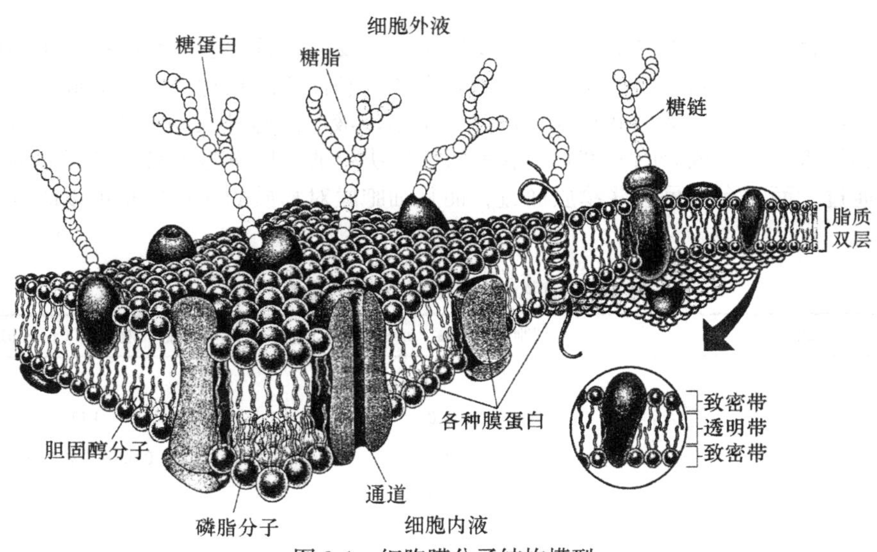

图2-1　细胞膜分子结构模型

膜脂质包括三类：第一类是磷脂（含磷酸的脂质，含量最多，占75%）；第二类是胆固醇（占20%）；第三类是糖脂分子（连接糖基的脂质，占5%）。膜脂质是双嗜性分子（amphiphilic）。以磷脂为例，它一端的磷酸和碱基是亲水性基团，朝向细胞膜的内外表面，与细胞外液和细胞质液体中的极性水分子接触；另一端的两条长链脂肪酸则是疏水的非极性基团，朝向脂质双分子层内部，在膜内形成一非极性的疏水区。膜的疏水区可阻止水溶性物质通过脂质双层。胆固醇分子夹在磷脂分子之间，可增加膜的韧性和弹性，稳定细胞膜，降低膜脂质在膜水平上的天然流动性，膜胆固醇含量增加时，脂质及蛋白质在膜中较难流动。糖脂的糖基形成极性的“头”，

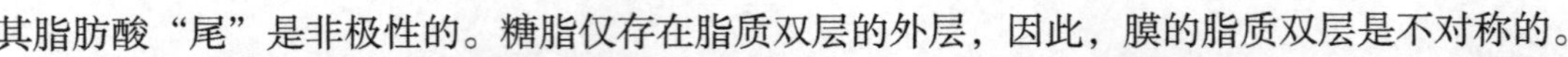

其脂肪酸“尾”是非极性的。糖脂仅存在脂质双层的外层，因此，膜的脂质双层是不对称的。

脂质双层中的蛋白质有两类：整合蛋白（integral protein，又称镶嵌蛋白）和外周蛋白（periphoral）。整合蛋白与膜脂质紧密结合在一起，也是双嗜性分子，其排列方向与膜脂质分子相同：极性端朝向内外表面，与水分子接触，膜内部的非极性端与非极性的脂肪酸链结合。大多数整合蛋白贯穿整个细胞膜，因此被称为整合膜蛋白（integral membrane protein），又称跨膜蛋白（transmembrane protein）。一些跨膜蛋白形成允许某些物质通过的通道（channel）。外周蛋白不是双嗜性的，它们以不同的方式与膜表面连接（大多数附着于细胞膜的内表面）。

膜蛋白的功能多种多样，有的有物质跨膜转运功能（转运蛋白，包括通道及载体）；有的有受体功能（受体蛋白，能与信息传递物质，如激素、神经递质等结合，继而引起细胞反应）；还有的有识别功能（存在于免疫细胞膜上，能识别癌细胞及异体细胞）；离子泵功能，能主动跨膜转运某些离子（如 Na^+、K^+）；此外，还有连接功能（连接蛋白，使邻近细胞连接在一起）、酶（催化）功能（酶蛋白，能催化某些特异性化学反应）等。

细胞膜含有少量糖类，它们以共价键的形式连接于某些膜脂质和蛋白质上，形成糖脂或糖蛋白（图 2-1）。这些糖链大多数附着于膜的外表面，糖脂和糖蛋白的糖部分形成一层糖被，称为糖包被，具有重要的功能：①它们带负电荷，使大多数细胞膜表面带负电，因此可以排斥其他带负电荷的物质；②许多糖类（糖蛋白）发挥受体（receptor）作用，可与激素结合，继而激活其所附着的整合蛋白，再激活一系列细胞内的酶系；③某些糖包被起分子标志物作用，使细胞能识别其他种类的细胞，这是产生免疫反应的基础。

二、细胞膜的物质转运功能

细胞膜的物质转运功能是细胞膜多种功能中最重要的一种功能。细胞膜介于细胞内液与细胞外液之间，维持着细胞内液与细胞外液各自成分和性质的相对稳定，即成为物质分子和离子在细胞内液与细胞外液之间移动的屏障（细胞内液与细胞外液的主要成分见表 2-1）。细胞内液和细胞外液的成分的差别是由膜的特性所决定的，即细胞膜具有选择通透性，允许某些物质通过，而不允许另一些物质通过；而且细胞膜对物质的通透性是可以改变的（增大或减小）。

表 2-1 细胞外液与细胞内液的主要成分

成分	细胞外液浓度（mmol/L）	细胞内液浓度（mmol/L）
Na^+	145	15
K^+	5.0	150
Ca^{2+}	1.0	0.0001（游离）
Mg^{2+}	0.8	1.5
Cl^-	103	7
磷酸盐	4.0	75
氨基酸	2	8
葡萄糖	5.5	1.1
蛋白质	0.2	4.0
三磷酸腺苷（ATP）	0	4.0

物质通过细胞膜的机制有以下几种：

（一）简单扩散——经脂质双层的扩散

简单扩散又称单纯扩散（simple diffusion）。溶液中的溶质离子或分子都会从较高浓度区域向较低浓度区域移动，此过程称为扩散。由于细胞膜是一脂质双层膜，一些脂溶性（疏水性）非极性分子，如 O_2、CO_2、脂肪酸、类固醇激素等可通过脂质双层做跨膜运动从高浓度向低浓度的扩散。而大多数极性分子（如水）或离子，由于不溶或难溶于膜的非极性区（膜磷脂的脂肪酸链所在部位），因此不能或很难经脂质双层的扩散通过细胞膜。单位时间内物质通过单位（cm^2）界面的量称扩散通量（diffusion flux）。它一方面取决于细胞膜两侧的浓度差（梯度）和电位差（梯度）；另一方面取决于细胞膜对该物质的通透性，即某种物质通过细胞膜的难易程度（图 2-2）。而物质的通透性又与该物质的脂溶性成正比，与该物质的分子大小及膜的厚度成反比。

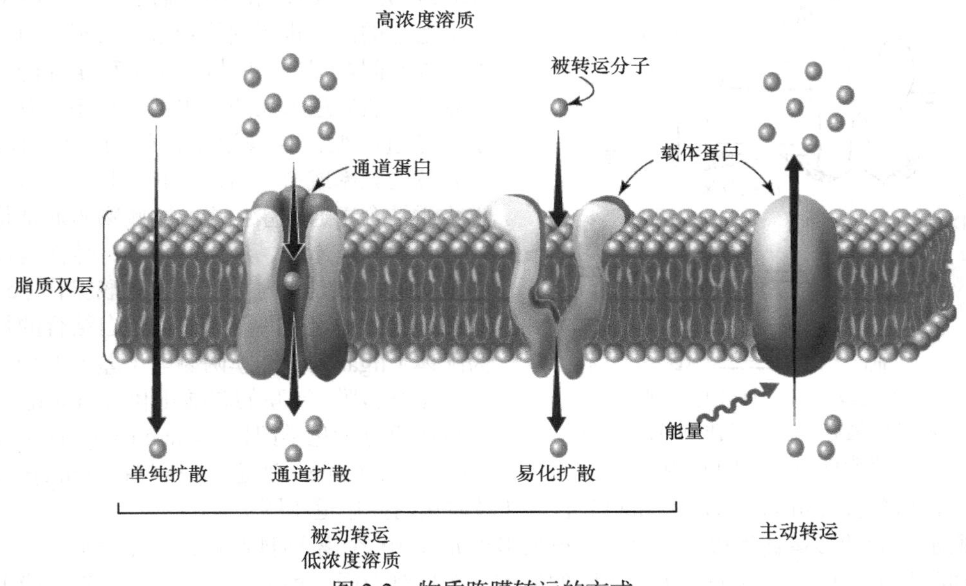

图 2-2　物质跨膜转运的方式

（二）经蛋白通道扩散

一些离子，如 Na^+、K^+、Cl^-、Ca^{2+}，尽管它们在脂质中的溶解度很低，但能进行快速的跨膜运动，而且不同细胞对这些离子具有不同的通透性。这些离子是经细胞膜上的通道扩散通过细胞膜的。此外，部分水的跨膜快速移动也是通过膜通道（水通道）进行的。

通道是一种镶嵌蛋白，因此又称为通道蛋白（channel protein）。有的通道蛋白形如管状，中间有一微孔，给离子移动提供了一个通道；有的通道由若干膜蛋白聚集形成通道的壁（图 2-3）。通道的直径很小，仅稍大于能通过它的离子直径。细胞膜蛋白通道的直径、数量及通道内壁所带电荷的性质都是影响细胞膜对离子通透性的因素。

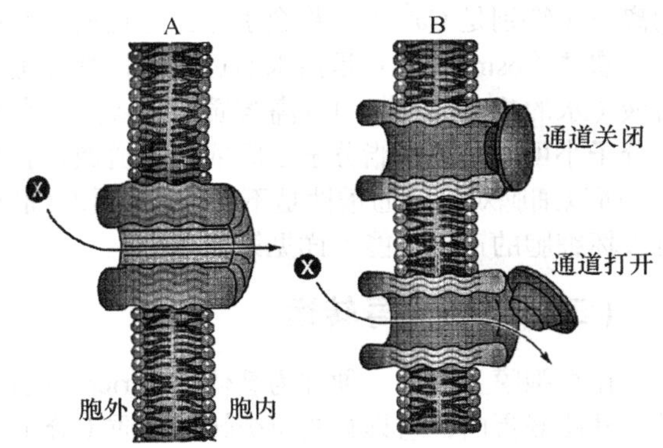

图 2-3　门控和非门控通道

A. 非门控通道（渗漏通道），通道持续开放；B. 门控通道

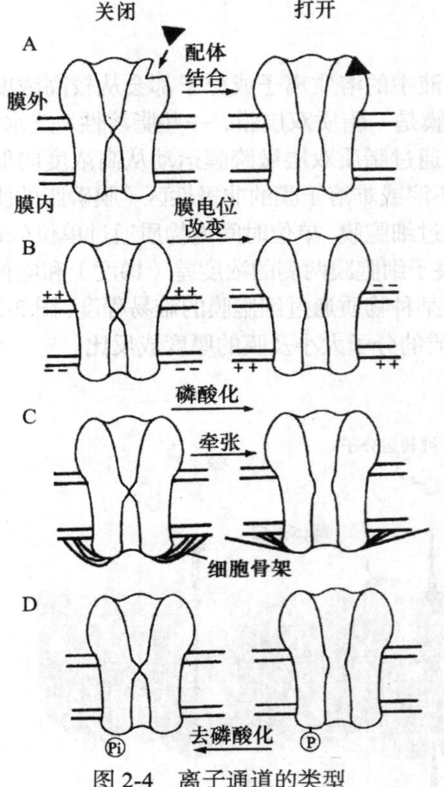

图 2-4 离子通道的类型

A. 化学门控通道；B. 电压门控通道；C. 机械门控通道；D.磷酸化门控通道

经离子通道进行扩散有以下一些特点：

1. 相对特异性 某一种通道（如 K^+通道）一般只允许某种离子（K^+）通过，对其他离子不通透。这是由不同通道的直径、形状、通道壁的内表面所带的电荷及化学键不同所造成的。

2. 通道构象可以改变 某些通道是持续（或随机）开放的，因此允许某些特殊离子顺着电-化学梯度持续扩散，称为非门控通道或渗漏通道（leak channel），而其他是门控的，即它们具有“门”（gate），犹如“闸门”能开放或关闭（图 2-3），开放时允许离子通过，关闭时即使本来能通过的离子也不允许通过。大多数门控通道的开放时间短促，一般持续 1 毫秒至几毫秒或几十毫秒，然后进入关闭（失活）状态。有四个因素可通过改变门控通道蛋白的构象从而改变通道开放的频率或持续时间，它们是：①特异性化学物质结合于通道蛋白上。这些物质通常是细胞外的，如神经递质、激素、药物；然而也可能是细胞内的，如细胞内 Ca^{2+}、环磷酸腺苷（cAMP）或细胞膜的 G 蛋白。能与通道蛋白结合的物质称为配体（ligand）。②膜两侧电位差的改变。③机械牵张细胞膜。④膜的磷酸化和去磷酸化。据此，可将通道分为化学门控（chemical gated）或配体门控（ligand gated）通道、电压门控（voltage gated）通道、机械门控（mechanically gated）通道和磷酸化门控通道（图 2-4）。

通道介导的转运速度极快，每个通道最多可允许 10^8 个离子/秒通过，因此产生一个离子电流。细胞膜上不但对不同的离子有不同的通道，而且对于同一种离子，在不同的细胞膜上或同一细胞膜上存在结构和功能不同的通道蛋白质。离子通道的这种多样性在细胞膜的电活动中有重要意义（详见本章第二节）。

通道的开放引起带电离子的跨膜移动，可以形成跨膜电流（离子电流）；移位的带电离子在不导电的膜两侧聚集，会造成膜两侧电位即跨膜电位的改变，而跨膜电位的改变及进入膜内的离子（特别是 Ca^{2+}），将会引起该通道所在细胞的一系列功能改变。

渗透（osmosis）：是指水通过一选择性通透膜（如细胞膜）的净扩散，即从较低溶质浓度溶液（水的浓度较高）向较高溶质浓度溶液（水的浓度较低）移动。虽然水是极性分子，但由于分子小可通过膜磷脂分子之间或水通道做跨膜移动。水通道的类型和数量在不同细胞是不同的，所以细胞对水的通透性是不同的。渗透对细胞很重要，因为水移动引起细胞容积变化很大，可破坏细胞的正常功能（详见第三章）。

（三）载体介导转运

在细胞膜上存在一种称为载体（carrier）或转运体（transporter）的蛋白质，这种蛋白质也是一种镶嵌蛋白，它具有能与被转运物质（分子或离子）相结合的位点（结合部位）。当被转运物质与位点相结合时，引起载体蛋白质构象改变，使结合的位点移到膜的对侧，然后被转运物质脱离位点，完成转运过程（图 2-5）。载体分子可在膜上做跨膜的双向转运。当载体分子顺着被转运物质的浓度差和电位差方向转运时，无需另外供给能量，此过程称易化扩散

（facilitated diffusion）。当载体分子逆着被转运物质的浓度差和电位差转运时，需要供给能量，此过程称主动转运（active transport）。

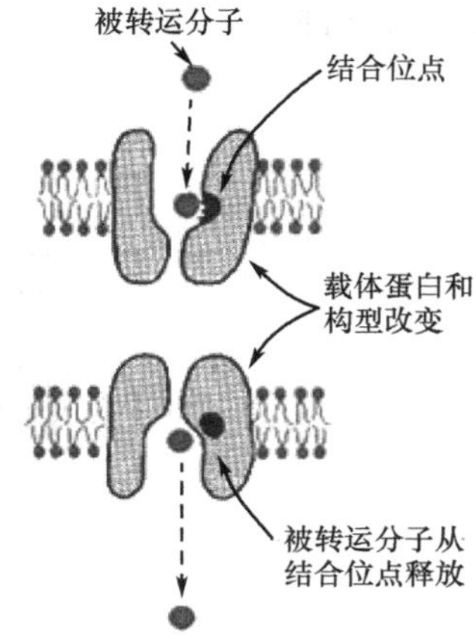

图 2-5　载体介导的转运示意图

1. 易化扩散　具有以下一些特点：

（1）高度结构特异性：即一种载体只能转运某种具有特定化学结构的物质（分子或离子）。例如，在细胞膜上存在的转运葡萄糖的载体，在同样浓度的情况下，对右旋葡萄糖（人体内的葡萄糖几乎都是右旋的）的跨膜转运比对左旋葡萄糖的跨膜转运快得多。

（2）有饱和现象：被转运物质的浓度较低时，易化扩散的扩散通量随着浓度的增大而增加；但当浓度增大到某一限度时，扩散通量不再随膜两侧浓度差的增大而增加。这是因为膜上有关载体的数量或载体上与被转运物质结合的位点数目是一定的，如无限制地增加被转运物质的浓度，也不会有更多的载体或结合位点与其结合，而使扩散通量增加。

（3）竞争性抑制：如果某一载体对甲和乙两种结构类似的物质都有转运能力，那么在环境中加入乙物质将会减弱它对甲物质的转运，反之亦然。这是因为有一定数量的结合位点竞争性地被乙物质所占据的结果。

通过易化扩散做跨膜转运最重要的物质之一是葡萄糖。如果没有葡萄糖载体，细胞膜对葡萄糖不通透。

经脂质双层扩散、经离子通道扩散和易化扩散都不消耗膜本身的能量，其所需能量来自高浓度溶质本身所包含的势能，就像位于斜坡高处的物体可以靠势能自动下滑（“下坡”），不需另行供能，它们都属于被动转运（passive transport）。

2. 主动转运　与上述三种转运不同，是指细胞膜将物质分子或离子逆浓度差和电位差的转运过程，亦即物质分子或离子由膜的低浓度侧移向高浓度侧的过程，就像物体沿斜坡上移一样需要消耗能量。主动转运的能量由细胞代谢提供。由于这种逆浓度梯度而发生的转运过程，犹如从低处往高处泵水必须有水泵一样，故将这种转运体喻为泵（pump）。能转运某物质（主要是离子）的泵就称某泵，如钠泵、钙泵、氢泵、碘泵等。主动转运又可根据能量来源的不同分为原发性主动转运和继发性主动转运。

（1）原发性主动转运：能量直接来自三磷酸腺苷（ATP），载体起 ATP 酶的作用，它催化 ATP 水解为二磷酸腺苷（ADP）和磷酸，同时释放出能量，其自身获得磷酸而被磷酸化。载体蛋白在某一部位的磷酸化和去磷酸化可改变载体其他部位对被转运物质的结合力即亲和力。通过原发性主动转运的物质有 Na^+、K^+、Ca^{2+}、I^-、尿素等。现已分离鉴定的原发性主动转运体主要有三个，它们是 Na^+,K^+-ATP 酶、Ca^{2+}-ATP 酶（Ca^{2+}泵）及 H^+-ATP 酶（H^+泵）。下面着重介绍 Na^+,K^+-ATP 酶，即 Na^+-K^+泵（简称 Na^+泵）的转运机制和意义。

正常情况下细胞内液和细胞外液中 Na^+、K^+分布不均，膜内 K^+浓度为膜外的 30 倍（分别为 150mmol/L 和 5mmol/L），膜外 Na^+浓度为膜内的 10 倍左右（分别为 145mmol/L 和 15mmol/L）（表 2-1）。这种浓度差的维持与细胞膜上普遍存在的钠泵（sodium pump）有关。

Na^+泵是由 1 个 α 亚单位和 1 个 β 亚单位组成的异二聚体蛋白质。在膜内侧有 3 个 Na^+结合部位和 ATP 结合部位，Na^+结合部位邻近具有 ATP 酶活性；外侧有 2 个 K^+结合部位和毒毛花苷 G（哇巴因，ouabain，Na^+泵的一种抑制剂）结合部位（图 2-6）。β 亚单位的功能可能是把整个泵蛋白固定于脂质双层。Na^+泵可被细胞内的 Na^+和细胞外的 K^+所激活，所以又称 Na^+-K^+激活的 ATP 酶。膜内缺 Na^+或膜外缺 K^+都可使它的活性减弱。

一般情况下，每分解 1 分子的 ATP 可以使 3 个 Na^+移出膜外，同时有 2 个 K^+移入膜内。结果使膜外正电荷增加，使膜两侧产生电位差，此时的 Na^+泵称生电性 Na^+泵。这种 ATP 酶直接水解 ATP 产生能量，供离子做跨膜运动，又称原发性主动转运（primary active transport）。

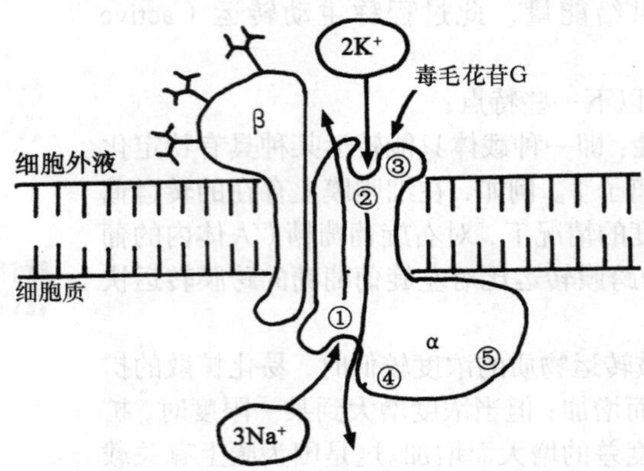

图 2-6 Na$^+$, K$^+$-ATP 酶结构模式图

①Na$^+$结合部位；②K$^+$结合部位；③毒毛花苷 G 结合部位；④磷酸化部位；⑤ATP 结合部位

Na$^+$泵广泛存在于各种细胞膜上。据估计，安静时一般细胞将其代谢所获得的能量（ATP）的 20%～30%用于 Na$^+$泵转运（神经细胞可高达 70%）。如此多的能量用于 Na$^+$泵活动的生理意义是：①通过 Na$^+$泵活动形成和保持细胞内外 Na$^+$、K$^+$的不均匀分布（即细胞外高 Na$^+$，细胞内高 K$^+$），从而建立一种浓度势能储备（即泵出膜外的 Na$^+$由于其高浓度而有再进入膜内的趋势，膜内高浓度的 K$^+$则有再移出膜外的趋势），这既是可兴奋细胞产生生物电活动的基础（见本章第二节），也是某些营养物质逆浓度差转运的能量来源（见继发性主动转运）。②Na$^+$泵不断将通过 Na$^+$渗漏通道渗漏入细胞内的 Na$^+$转运出细胞，可防止因细胞内高浓度 Na$^+$造成的水从细胞外渗透性进入细胞，具有维持细胞正常体积和防止细胞水肿的作用。③Na$^+$泵活动造成的细胞内高 K$^+$是许多代谢反应进行的必需条件，而阻止细胞内 K$^+$过量地移出细胞又可避免高血钾的形成。此外，Na$^+$-K$^+$泵活动还可促进 ATP 的生成，Na$^+$泵活动加强，ADP 生成增加，通过氧化磷酸化生成的 ATP 就增多。

Ca^{2+}-ATP 酶（Ca^{2+}泵）：存在于细胞膜及内质网和肌质网中，将 Ca^{2+}泵至细胞外液或肌质网内，维持细胞内低 Ca^{2+}浓度（0.1～0.2μmol/L），仅为细胞外 Ca^{2+}浓度（1～2mmol/L）的万分之一。

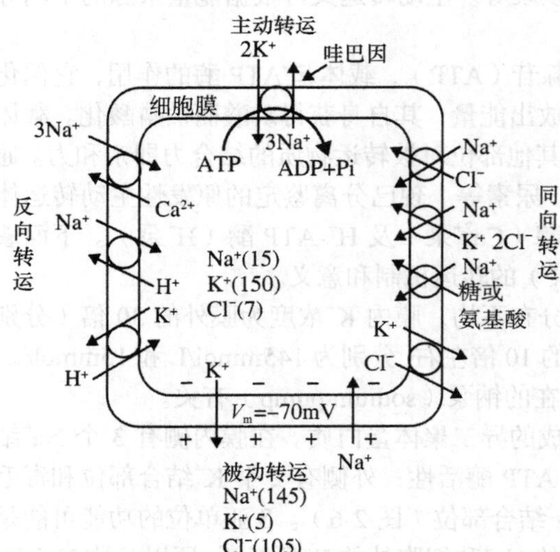

图 2-7 主要的继发性主动转运示意图

括号中的数字表示离子浓度，单位为 mmol/L；V_m表示膜电位

H$^+$, K$^+$-ATP 酶：在胃腺的壁细胞及肾小管上皮细胞上。在壁细胞它将 H$^+$从细胞内泵入胃腺泡腔，同时摄入 K$^+$（图 6-6）。在肾小管上皮细胞分泌 H$^+$到管腔，同时摄入 K$^+$，对于尿液的酸化有重要作用。

（2）继发性主动转运：能量来自 Na$^+$泵形成的细胞外高 Na$^+$势能储备。继发性转运蛋白有两个结合部位，一个结合 Na$^+$，另一个结合被转运物质，而且与 Na$^+$的结合可改变它对被转运物质的亲和力。Na$^+$和被转运物质结合于转运蛋白时，引起其构象改变，使 Na$^+$和被转运物质做跨膜运动，即 Na$^+$从膜外高浓度一侧向膜内低浓度一侧移动，其释放的势能供被转运物质从低浓度一侧移向高浓度一侧。如果被转运物质与 Na$^+$转运方向相同，即从膜外到膜内，称为同向转运（symport，图 2-7），例如葡萄糖和氨基酸在小肠上皮细胞的跨膜转运；如果被转运物质与 Na^+转运方向相反，即从膜内移到膜外，称反向转运（antiport），如心肌细胞上的 Na^+-Ca^{2+}交换机制（即 3 个 Na^+进入胞内，伴有 1 个 Ca^{2+}排出胞外）。毒毛花苷 G 或洋地黄类药物（强心药）可抑制 Na^+泵，减少细胞内 Na^+移出，细胞内 Na^+浓度增加，Na^+跨膜浓度梯度降低，Na^+进入细胞减少，Ca^{2+}排出细胞外也就减少，结果细胞内 Ca^{2+}浓度增加，增强心肌收缩力（详见第四章第二节）。

在小肠，葡萄糖及半乳糖是通过 Na^+驱动的继发性主动转运被吸收的。肠腔中的 Na^+含量可影响葡萄糖的吸收：Na^+多，葡萄糖吸收增多；Na^+少，葡萄糖吸收减少。严重腹泻患者，常用口服补液疗法，患者摄入含 NaCl、葡萄糖、K^+、HCO_3^- 的溶液。小肠 Na^+和葡萄糖的吸收又可促进水从肠腔的渗透性吸收进入血液，因此可纠正患者的脱水状态。

由上述可见，原发性主动转运和继发性主动转运都要依赖 Na^+泵，它们的能量直接或间接来自 ATP。因此能阻断 ATP 合成代谢的抑制剂，对这两种主动转运都有抑制作用。

（四）囊泡转运——出胞和入胞

上述三种转运形式主要涉及小分子物质或离子的跨膜转运，而大分子物质或物质团块则是通过细胞膜更为复杂的结构和功能的改变而进出细胞膜的。也就是说，细胞是以囊泡的形式转运物质的，囊泡转运包括入胞和出胞过程（图 2-8）。

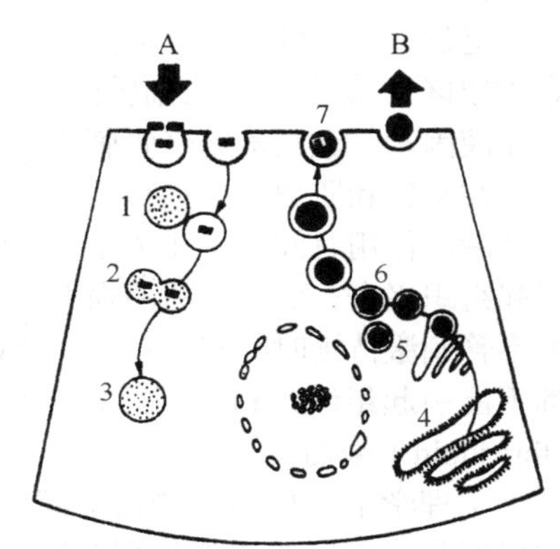

图 2-8　入胞和出胞示意图

A. 入胞；B. 出胞；1. 溶酶体；2. 囊泡与溶酶体融合；3. 被酶消化；4. 粗面内质网；5. 高尔基复合体；6. 分泌囊泡；7. 囊泡释放内容物

1. 入胞作用（endocytosis）　是指细胞外某些物质团块（如侵入体内的细菌、病毒、异物或血浆中脂蛋白颗粒、大分子营养物质等）进入细胞的过程。在入胞作用中，如果进入的物质是固态物质，则称为吞噬（phagocytosis），如中性粒细胞和巨噬细胞对细菌、组织碎片和异物等的吞噬；如果进入的物质是液态物质，则称为胞饮（pinocytosis），常见于毛细血管内皮细胞、小肠、肝上皮细胞等。入胞进行时，首先是细胞周围环境中的某些物质（如侵入体内的细菌或异物）与细胞膜接触，引起该处的质膜内陷，形成突出的伪足并包围异物，然后伪足互相接触并发生膜的融合和断裂，形成囊泡，于是异物连同包被它的那一部分质膜一起进入细胞质中，形成一个囊泡。细胞质中的囊泡与溶酶体融合，囊泡中的异物将被溶酶体内的酶降解。入胞作用在许多情况下是由细胞膜上的受体介导的，即被转运的物质（配体）首先要与细胞膜上的相应受体结合，形成配体-受体复合物后而入胞。

2. 出胞作用（exocytosis）　是指物质由细胞内排出的过程。各种腺细胞的分泌活动、神经递质的释放，就是以出胞的形式进行的。这些物质在粗面内质网合成，在被运输到高尔基复合体的过程中，逐渐被一层膜性结构所包裹，形成分泌囊泡，并逐渐移向细胞膜特定部位内侧面。分泌时，囊泡膜和细胞膜先互相融合，然后融合处出现裂口，这些物质移出膜外。出胞作用需要 Ca^{2+}参与。

第二节　细胞的生物电活动

活的细胞或组织不论安静时还是活动过程中均表现有电现象，这种电现象是伴随细胞生命活动出现的，所以称生物电现象。临床上广泛应用的心电图、脑电图、肌电图、胃电图、视网膜电图等就是心脏、大脑皮质、骨骼肌、胃肌、视网膜器官活动时所记录到的生物电变化。这些电变化是构成该器官的细胞电变化的综合反映。在这里我们先讨论单个细胞（以神经细胞为例）的电变化的一般规律，在以后有关章节还要讨论心脏、大脑皮质等器官的电活动。

一、刺激、反应及兴奋性

机体及其组成部分的细胞组织能对其周围环境的变化产生反应，能被机体感受并引起机体产生某种反应的体内、外环境变化称为刺激（stimulus）。刺激和反应是生理学中常用的一对密切联系的术语。一般来说，机体的反应都是由刺激所引起的。机体对刺激产生反应的能力或特性称为兴奋性（excitability）。人和动物的神经、肌肉及腺体组织对刺激发生反应的能力比其他组织大，发生反应较明显、较迅速，即兴奋性较高，称之为可兴奋组织（excitable tissue）。

兴奋性的“外部”表现，在不同的组织有所不同，但大多数组织其“内部”的共同表现是产生电的变化（生物电），并可用灵敏的仪器记录下来。这种生物电变化在肌肉即可引起其收缩，在腺细胞即可使其分泌，在神经细胞即为神经冲动，这种电变化就是后面将要详细讨论的动作电位，它是可兴奋细胞受刺激后最先出现的反应，是细胞表现为其他功能的前提或触发因素[体内有一部分平滑肌细胞的兴奋（收缩）不是由动作电位发动的，而是由刺激因素（如局部体液因素、激素甚至牵张刺激）直接作用于平滑肌收缩装置引起的]。

在神经和肌肉组织进行的实验表明，在一定范围内，引起组织兴奋所需的最小刺激强度与该刺激的作用时间呈反比关系。这就是说，当刺激的强度较强时，只需较短的作用时间就可以引起组织兴奋；而当刺激的强度较弱时，这个刺激就必须作用较长的时间才能引起组织兴奋。但不管刺激持续时间有多长，如果刺激强度太小或不管刺激强度有多大，如果作用时间太短，都不能引起组织兴奋。因此，组织兴奋性的高低，可以从刺激的强度和时间两个指标即阈值（threshold）来衡量。

生理学上常用强度阈值（阈强度，threshold intensity）来衡量组织兴奋性的高低。所谓阈强度是指固定刺激的作用时间，改变刺激强度，刚能引起组织反应的强度，亦即引起组织兴奋所需要的最小刺激强度（阈强度又简称阈值）。阈强度低，表示兴奋性高；反之，则兴奋性低。一般用阈强度的倒数来表示组织兴奋性。等于阈强度的刺激称阈刺激（threshold stimulus），低于或高于阈强度的刺激分别称阈下刺激（subthreshold stimulus）和阈上刺激（supraliminal stimulus）。

伽伐尼（Galvani）是意大利的解剖学家，1765～1797 年在艺术和科学学院担任产科学教授。在教学工作中常用蛙做解剖。在一个雷雨交加的一天，他将蛙腿标本用铜钩悬挂在铁丝网上，发现每当铜钩接触到铁栏杆时，肌肉也就收缩一次。伽伐尼意识到蛙及其他动物具有独特形式的电活动，蛙腿肌肉收缩是由于这种动物电引起的。物理学家伏打（Volta）进一步研究伽伐尼的发现，认为当两种不同的金属（如铜和铁的解剖刀）被电解质溶液（蛙的组织液）隔开时发生化学反应，产生电流；电流刺激蛙腿肌肉引起收缩。根据此原理伏打发明了世界上第一个简单的电池（今天干电池的祖先）。后来伽伐尼及其助手进一步实验制备了蛙的腓肠肌与其支配的坐骨神经相连的标本，当将此坐骨神经放在一条蛙腿的腓肠肌切损处相接触，就会看到连着坐骨神经的腓肠肌收缩。坐骨神经-腓肠肌标本至今仍然是一种研究肌肉生理的一种制备。由于伽伐尼的工作产生了电生理学，这是研究动物电活动的一门科学。

二、细胞的生物电活动及其产生机制

（一）生物电的记录方法

为了从细胞水平分析电变化的数值和产生的原理，采用单个细胞或单根神经纤维进行实验，以及用

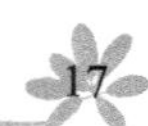

微电极进行细胞内记录来研究细胞的电变化，即用一个细玻璃管拉制成的充有导电液体（KCl）的尖端直径只有0.5～1μm的微型测量电极，刺入细胞或神经纤维的细胞膜内，另一个参考电极位于膜外并接地，记录两电极之间的电位差变化（即膜内外电位差的变化，由于膜外电极已接地，其电位为零，因此这种电位差变化其实是膜内电位变化），并把这种微小的电位变化通过放大器放大后加到示波器示波管的垂直偏转板上，使示波管的电子束在做横向扫描（由扫描装置通过水平偏转板控制）的同时又做垂直方向的移动，以反映膜内电位的变化（图2-9）。这种膜内电位又简称膜电位。

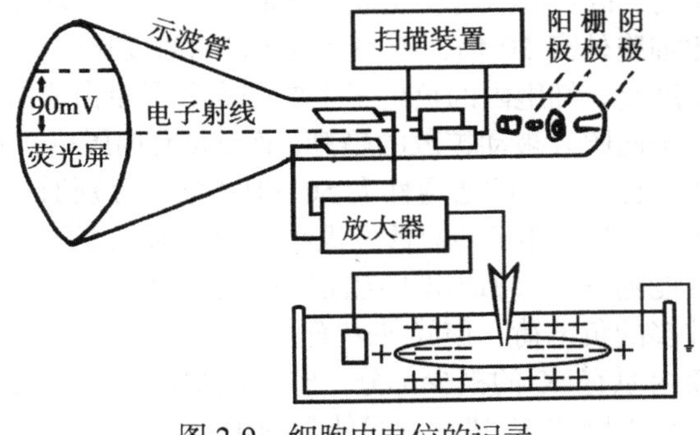

图2-9　细胞内电位的记录

生物电的大小通常用坐标图表示，横坐标表示时间（ms），纵坐标表示膜内电位（mV）大小。先规定零（0）电位位置，零电位以上为正值，零电位以下为负值。细胞水平的生物电活动主要有两种表现形式，即它们在安静时具有的静息电位和受到刺激时产生的局部电位和动作电位。

（二）静息电位

1. 膜电位和静息电位　完整无损的活细胞当处于相对静息状态时，膜表面任何两点的电位相等。当将微电极插入细胞膜内的瞬间，记录仪（示波器）上显示突然的电位变化，可以测知细胞膜内外表面存在着电位差。这种存在于静息状态的膜两侧的电位差称跨膜静息电位或静息电位（resting potential）（图2-10）。而不管细胞膜处于什么状态下的膜内外电位差统称为膜电位。通常规定膜外电位为0，所以膜内电位为负值。各种细胞的静息电位数值不同，例如，哺乳动物大的神经纤维为–70mV，骨骼肌细胞和心肌细胞为–90mV，平滑肌细胞为–60～–50mV，而人的红细胞只有–10mV。这种细胞膜外是正电位，细胞膜内是负电位，使两者的电位差稳定于静息电位水平的状态称极化（polarization）。由于静息电位是指跨膜电位差的大小，因此其大小可用膜内负电位的大小表示，负值越大，表示静息电位越大；负值越小，表示静息电位越小。静息电位负值减小称去极化（depolarization），即极化状态减弱；静息电位负值增大称超极化（hyperpolarization），即极化状态加强。如果细胞先发生去极化，然后再向安静时膜内所处的负值恢复，则称作复极化（repolarization）（图2-11）。

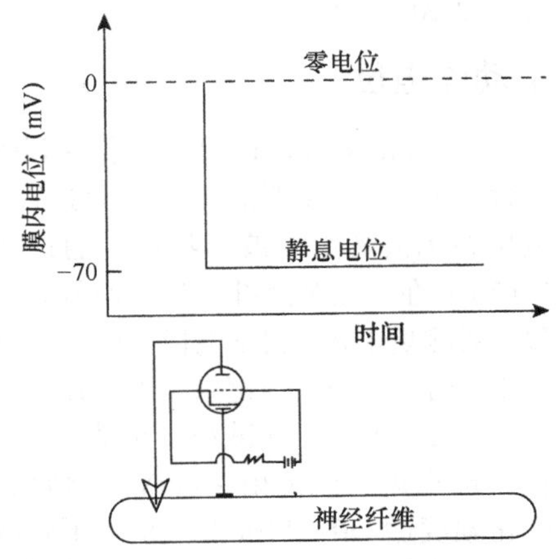

图2-10　静息电位及其记录装置示意图

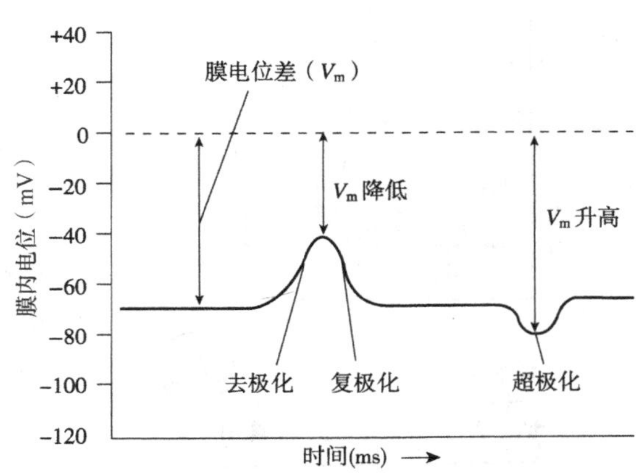

图2-11　去极化、复极化和超极化示意图

2. 静息电位产生的原理 静息电位的产生主要是由于细胞膜内外 Na^+、K^+等离子分布极不均匀，以及静息时细胞膜对 Na^+、K^+等离子的通透性不同所造成的。如前所述，细胞内 K^+浓度比细胞外高 30 倍，细胞外的 Na^+的浓度比细胞内高 10 倍左右（在负离子方面，细胞外的 Cl^-浓度高，细胞内的负离子主要是大分子蛋白质有机离子，不能通过细胞膜）。因此，K^+必然有一个向膜外被动扩散的趋势，而 Na^+有向膜内扩散的趋势。然而，一方面，静息时膜对 K^+的通透性比对 Na^+的通透性大 50～100 倍（分别通过 K^+、Na^+渗漏通道，膜上前者的密度远大于后者），即对 Na^+的通透性极小，因此 K^+向膜外扩散，而细胞内的有机负离子不能通过细胞膜，不能随 K^+一同透出细胞而留在细胞膜内表面，结果使膜外表面正电荷增加，膜内表面相对有较多的负电荷，使膜外表面电位变得较正，膜内表面电位变得较负（由于向外扩散的 K^+只占膜内原有 K^+的极少部分，整个细胞内、外侧的正负电荷仍维持基本相等）。但另一方面，扩散出细胞的 K^+建立的膜外侧的正电位要阻止 K^+外流，且 K^+外流越多，阻止 K^+外流的电势能差越大。当由于 K^+的浓度差而使 K^+向膜外扩散的力量和膜外侧正电位阻止 K^+向外扩散的力量相等时，也就是两种力量达到平衡（电-化学平衡）时，就不再有 K^+的跨膜净移动，膜两侧由已外流的 K^+所形成的电位差也就稳定于某一数值，这称为 K^+的平衡电位或 K^+的电-化学平衡电位（简称 K^+平衡电位）。由于膜静息时对 Na^+也有小的通透性，少量流入膜内的 Na^+要部分抵消膜内的负电位，此外还有生电钠泵的作用，即 Na^+泵活动一次要将膜内 3 个 Na^+泵出膜外，2 个 K^+泵入膜内，又要增加膜内的负电位，所以膜静息时的跨膜电位（静息电位）非常接近（但不完全等于）K^+的平衡电位。细胞外 Ca^{2+}虽比膜内高得多，但膜对 Ca^{2+}不通透，故对静息电位不起作用；膜外 Cl^-虽也比膜内高很多，且通透，趋于移入膜内，但由于它是负离子，膜内的负电位对 Cl^-产生外向排斥力，两种力量相等，方向相反，所以 Cl^-处于电-化学平衡状态，对静息电位的形成不产生影响。

3. 影响静息电位的因素 ①细胞外 K^+浓度：当细胞外液中的 K^+浓度轻度升高时，膜内外 K^+浓度差减少，使移向膜外的 K^+减少，静息电位负值就减小（绝对值减小），即产生部分去极化，结果使比正常更小强度的刺激能使膜达到阈电位而引起动作电位，细胞的兴奋性升高；反之，当细胞外液中 K^+浓度大大降低时，膜内外 K^+浓度差加大，移向膜外的 K^+增加，静息电位负值就增大，即产生超极化，细胞兴奋性降低，甚至不能发动动作电位，导致肌肉麻痹。②Na^+-K^+泵的作用：细胞内液能保持高浓度 K^+是 Na^+-K^+泵不断消耗 ATP 主动转运的结果，因 ATP 的产生要靠细胞的正常新陈代谢，因此，凡缺 O_2、低温、使用某种代谢抑制剂或者使用直接抑制 Na^+泵的毒毛花苷 G，皆可使细胞内 K^+浓度降低而使静息电位减小。

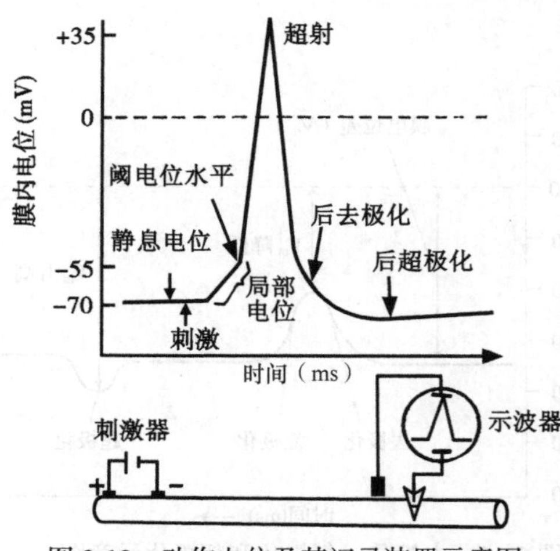

图 2-12 动作电位及其记录装置示意图

（三）动作电位

动作电位（action potential）是指细胞受到刺激而发生兴奋时产生的一系列膜内电位变化过程。

动作电位在示波器上的波形特征可通过实验观察（图 2-12）：在一根神经纤维的表面放置一对刺激电极和一对测量电极，测量电极中的一个是微电极，刺入细胞内，做细胞内记录。当神经纤维受到刺激时，膜内的负电位迅速减小以至消失，进而变为正电位，即在短时间内由−70mV 变到+20～+40mV，变化幅度达 90～110mV。出现了膜两侧电位极性倒转的现象，由原来静息时的膜内为负、膜外为正转变成膜内为正、膜外为负（反极化）。膜内电位由−70mV 上升到 0mV 为膜内负电位的消失，称去极化，再由 0mV 上升到+20～+40mV

称为超射（overshoot），两者相加就是动作电位的幅度，这构成了动作电位曲线的上升支，也称去极相。但这种膜电位极性的倒转只是极短暂的（持续 0.5～1ms），它很快又向静息电位水平恢复，即膜内负值增大构成了动作电位曲线的下降支（也称复极相）。细胞膜在去极化后，膜电位又向原来极化状态恢复的过程称复极化。动作电位去极相和复极相的初期，电位变化迅速，电位变化曲线形如尖锋，故称锋电位（spike potential），它是动作电位的主要标志。当复极化完成 70%时，复极化速度变慢而持续一段时间，称后去极化（after-depolarization）。当复极化达静息电位水平后，膜内电位又朝更负的方向发展，即进入超极化状态，称后超极化（after-hyperpolarization），两者合称后电位（after-potential）。后电位较不稳定。

可见，动作电位是膜两侧电位在静息电位基础上发生的一次快速而可逆的倒转，并沿着细胞膜向周围扩布。它是各种可兴奋细胞兴奋时的共同表现，也是兴奋产生和兴奋传导的客观标志。兴奋性又可定义为细胞接受刺激后产生动作电位的能力，而动作电位的产生过程或动作电位本身又可称为兴奋。

1. 动作电位产生的机制　动作电位的产生是由于膜对离子的通透性在受到刺激后发生短暂的可逆性改变。在静息状态下细胞膜对 K^+通透（通过 K^+渗漏通道），对 Na^+相对不通透，因此静息电位接近 K^+平衡电位。而在动作电位的去极化时，膜对 Na^+的通透性增加 500～5000 倍，大大超过膜对 K^+的通透性，大量 Na^+快速流入细胞，即进入细胞内的正电荷（Na^+）大大超过移出细胞的正电荷（K^+），因此膜内负电位减小，以至消失，并进而出现正电位。此时膜内外电位极性倒转，即膜内为正膜外为负。此时在示波器上出现动作电位的上升支曲线即去极相。很快，膜对 Na^+的通透性又下降，而对 K^+的通透性则增大，K^+又顺其浓度差外流，造成动作电位曲线的下降支即复极相，使膜两侧的电位差又恢复到原先的静息电位水平（图 2-12）。

2. 影响动作电位的因素　①细胞外 Na^+浓度：细胞外 Na^+浓度降低，驱动 Na^+进入细胞内的浓度梯度降低，动作电位幅度降低；反之，细胞外 Na^+浓度升高，动作电位幅度升高（图 2-13）。②细胞外 K^+浓度：细胞外 K^+浓度降低，K^+流出细胞外增多，膜内变得更负；细胞外 K^+浓度升高，跨膜 K^+浓度梯度降低，K^+外流减少，膜电位更接近阈电位，兴奋性升高。③细胞外 Ca^{2+}

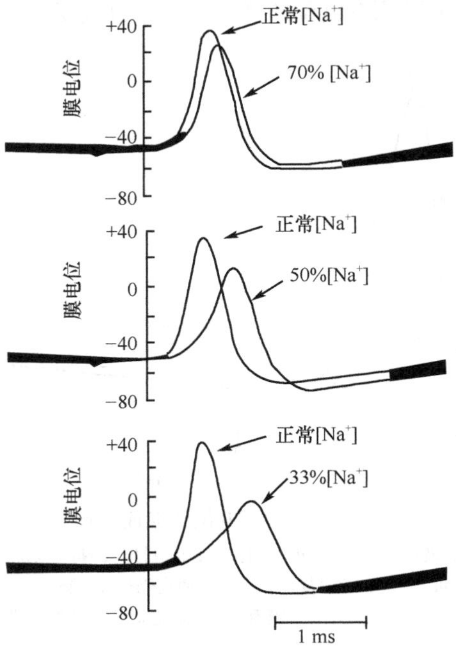

图 2-13　细胞外液 Na^+浓度改变对动作电位的影响

细胞外液 Na^+浓度降低，动作电位幅度和上升速度降低，静息电位不变

浓度：细胞外 Ca^{2+}浓度降低，跨膜电位差降低，静息电位离阈值电位更近，组织兴奋性增大；细胞外 Ca^{2+}浓度升高，跨膜电位差增大，静息膜电位离阈电位更大，组织兴奋性降低。④离子通道阻断剂：Na^+通道可被河鲀毒素（tetrodotoxin，TTX，从河鲀中提取的毒素）特异地阻断（从而可阻止动作电位的产生和传播，造成河鲀中毒），而四乙胺（tetraethy- lammonium）则可特异地阻断 K^+通道。局部麻醉药，如普鲁卡因（procaine）和利多卡因（lidocaine）由于可阻止去极化时的 Na^+的通道开放，故可阻止动作电位的产生和传播而达到止痛作用。

由上可见，动作电位的去极相和复极相的出现，是在 Na^+泵造成的 Na^+、K^+不均衡分布的前提下，以膜对 Na^+、K^+有选择性的通透性增加或降低为基础的，而这种通透性改变的实质是膜 Na^+、K^+通道状态的改变。当膜处于静息电位水平（如−70mV）时，电压门控的 Na^+的通道（以下简称 Na^+通道）关闭，Na^+不能流入膜内；电压门控的 K^+通道（以下简称 K^+ 通道）也关闭，阻止 K^+经此通道从膜内流向膜外。当膜电位从−70mV 去极化到−55mV 左右时，Na^+通道打开，膜对 Na^+的通透性迅速增加，大量 Na^+经 Na^+通道流入膜内，使膜内电位迅速增大。Na^+通道是快通道，其激活（打开）与失活（关闭）都快，Na^+通道开放持续 0.5～1.0ms 便开始关闭，Na^+内流停止（此外，膜内的正电位也阻止 Na^+内流）。与此同时，K^+通道打开，K^+外流增加，大大加速复极化过程（图 2-14、图 2-15）。由于 K^+通道开放持续到复极化后数毫秒，从而造成后超极化电位。Na^+通道在膜电位没有恢复到或接近原先的静息电位之前不会重新开放，因此细胞膜在没有完全复极化的情况下 Na^+通道是不会开放的。动作电位是膜在受到一个有效刺激时，引起其对 Na^+、K^+的通透性改变（由于相应的离子通道开闭），造成膜原有电位即静息电位迅速改变（增大或减小）。

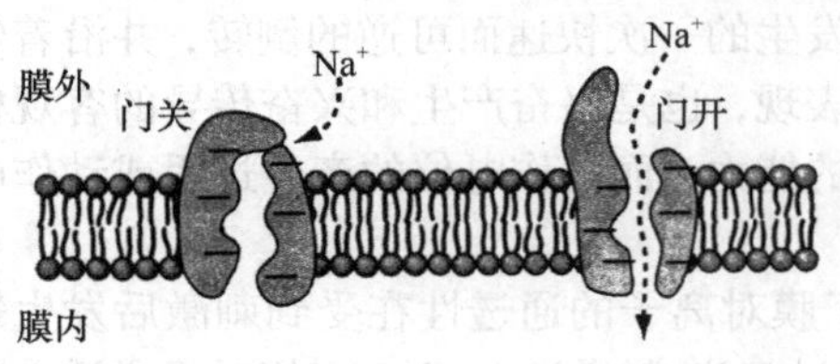

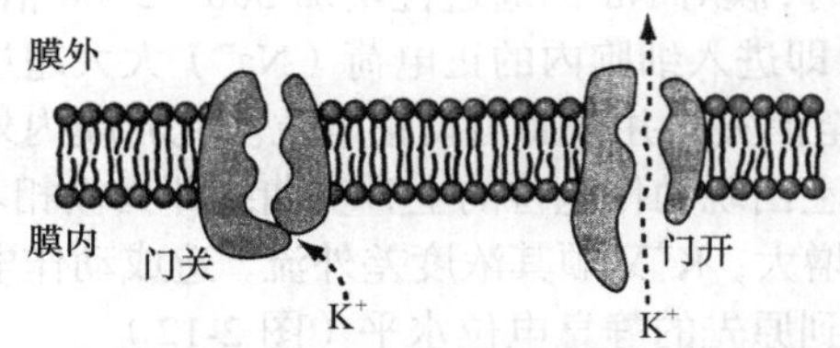

图 2-14　Na^+、K^+通道蛋白的转运打开和关闭通道闸门的构象改变

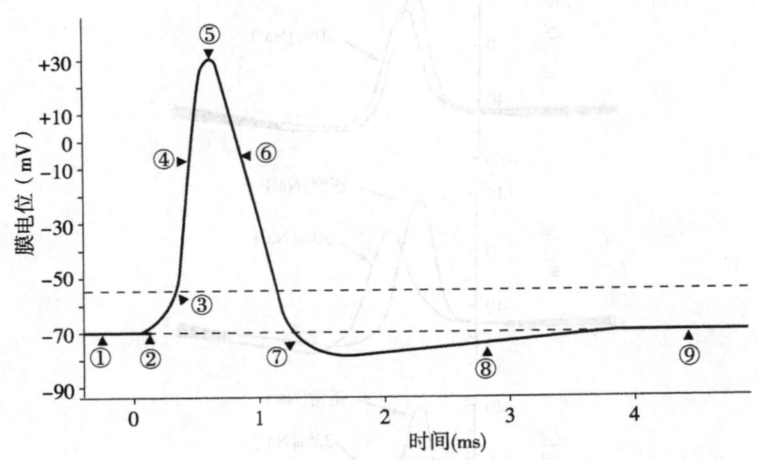

图 2-15　动作电位的形成过程

①静息膜电位；②去极化刺激；③膜去极化达阈电位，电压门控 Na^+通道打开，Na^+进入膜内；④Na^+快速进入膜内（Na^+内流）；⑤Na^+通道关闭，K^+通道缓慢打开；⑥K^+外流，使膜复极化；⑦K^+通道仍打开，更多的 K^+外流，超极化；⑧K^+通道关闭，少量 K^+通过渗漏通道移到膜外；⑨膜返回静息状态时的通透性，膜恢复静息电位

需要指出的是，在动作电位期间，不少 Na^+通过电压门控通道进入膜内，但由于 Na^+-K^+泵几乎在所有时间包括动作电位期间都在起作用，因此维持了跨膜离子浓度梯度。Na^+-K^+泵工作

需要能量，因此神经纤维连续发放动作电位（兴奋）的过程是一个主动代谢的过程。

3. 动作电位的引起和阈电位　前已提及，刺激要引起组织兴奋（产生动作电位），必须达到一定的强度（阈强度）。进一步观察又发现，凡是能引起组织兴奋的刺激，都是先引起细胞膜原有静息电位减小到某一临界值，即先引起膜一定程度的去极化，才会引起动作电位。这个临界值称阈电位（threshold potential）。阈电位一般比静息电位小 10～20mV，神经和骨骼肌细胞的静息电位分别为–70mV 和–90mV，它们的阈电位分别为–50mV 和–70mV。因此，不论什么刺激，只要能使静息电位减小到阈电位水平，都能诱发出动作电位。为什么膜去极化到阈电位水平时会引起动作电位呢?这是因为膜电位降低至阈电位水平时，由于跨膜电位差的改变，引起电压门控的 Na^+通道开放（激活），使膜对 Na^+的通透性增加，使 Na^+内流超过通过渗漏通道的 K^+外流；Na^+内流使膜进一步去极化，而膜的去极化又导致更多的 Na^+通道开放，使 Na^+大量内流，形成所谓 Na^+通道开放的再生性循环（正反馈环），直至全部 Na^+通道开放。由此可使去极化速度增加 500～5000 倍，使膜产生快速的去极化而形成动作电位曲线的上升支。接着由于 Na^+通道关闭和电压门控的 K^+通道开放而立即终止动作电位。如果刺激只引起少量的 Na^+内流，使通过 K^+渗漏通道的 K^+外流超过 Na^+内流，膜去极化就达不到阈电位，不能发动上述正反馈，只要刺激一撤除，膜便又恢复其静息电位。

由此可见，引起动作电位的关键在于能否使静息电位减小到阈电位水平，而与导致这种减小的手段或刺激方式无关。阈电位对动作电位只起一种触发作用，至于产生动作电位的速度和幅度则是由当时膜内外的 Na^+、K^+浓度和膜的其他特性决定的。也就是说，产生动作电位的能量来源于细胞本身，而不是刺激。所以不论何种性质的刺激，如果达不到阈强度便不能引起动作电位，而达到或超过阈强度，它们在同一细胞则引起相同幅度的动作电位，刺激强度增加不会增大动作电位的幅度，这种现象称“全或无”（all or none）现象。这就好比用手指扣动枪支的扳机，只要用上足够的力量，就可使弹头飞速射出，由于手指只起触发作用，所以即使再加大手指扣扳机的力量，弹头向前射出的速度和射程也不会增加。“全或无”现象还包括动作电位的传播不会随着传播距离的增加而减小。“全或无”现象不能理解为细胞的动作电位永远有相同的幅度，许多因素可以改变细胞储存的能量，因而可以改变动作电位的幅度。

总之，动作电位曲线的上升支即去极相，是由于钠通道开放而使细胞外 Na^+扩散进入细胞内形成的；动作电位曲线的下降支即复极相，是由于 Na^+通道关闭，Na^+内流停止和 K^+通道开放而使细胞内的 K^+扩散到细胞外形成的。

4. 动作电位在同一细胞上的传导

（1）无髓神经纤维的传导：动作电位在神经元或其他可兴奋细胞产生后，不会仅仅局限在受刺激部位，而是相继引起邻近部位也发生动作电位，并沿细胞膜传遍整个神经元或细胞，这称为动作电位的传播或传导（conduction）。由于发生动作电位部位的膜电位发生了逆转（反极化），即膜内为正、膜外为负，而其相邻的未兴奋部位仍处于静息时的外正内负状态，于是兴奋部位与邻近的未兴奋部位之间有了电位差。由于膜内、外侧的溶液都是导电的，故兴奋部位与邻近未兴奋部位之间有电荷移动即形成局部回路电流（local circuit currents）。局部回路电流的方向是膜外的正电荷由未兴奋部位流向已兴奋部位，膜内的正电荷由已兴奋部位流向邻近未兴奋部位，结果使邻近未兴奋部位的静息电位降低（负值减小），即去极化；当其降低到阈电位水平时，导致 Na^+通道大量开放而发生动作电位（此时原兴奋部位已复极化）。而此后产生的动作电位部位与其邻接膜之间又形成局部回路电流，再产生动作电位，形成动作电位在整个神经纤维上的传导（图 2-16A），因此动作电位的传播是不衰减的。动作电位沿着神经纤维传播称为神经冲动（nerve impulse）。

（2）有髓神经纤维的传导：在有髓神经纤维上，兴奋传导有所不同。由于髓鞘不导电或不允许带电离子通过，动作电位只能在郎飞结处产生，局部电流也只能发生在相邻的郎飞结之间（即一种较大范围的局部电流），因此，动作电位只能跨过每一段髓鞘在相邻的郎飞结相继出

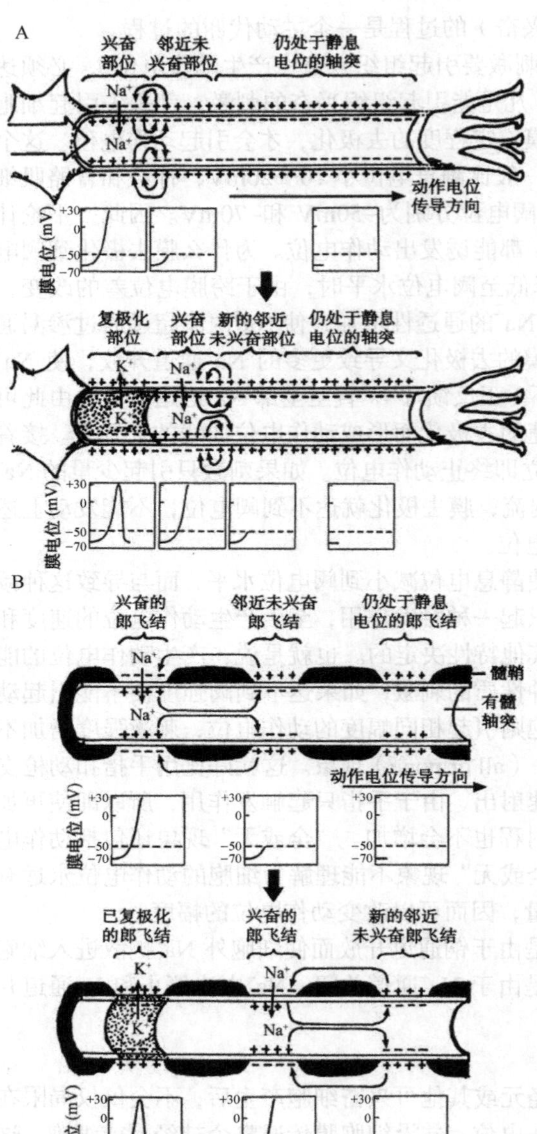

图 2-16　动作电位的传导机制

A. 无髓神经纤维；B. 有髓神经纤维

现，称作跳跃传导（saltatory conduction）（图 2-16B）。这种传导不但速度比无髓神经纤维快得多，而且由于动作电位只发生在郎飞结，在动作电位传导过程中跨膜出入的离子（Na^+、K^+）减少，经过 Na^+泵返回这些离子所需能量也就减少，因此是一种更“节能”的传导方式。

（四）局部电位

阈刺激及阈上刺激可引起动作电位，而阈下刺激虽然不能引起可传导的动作电位，但可使被刺激的膜部位的 Na^+通透性轻度增加（少量 Na^+通道开放），因而使原有的静息电位轻度减小——轻度去极化，这种电位变化称为局部电位（local potential）或局部兴奋（local excitation）。这是由于局部电位没有达到阈电位水平，因此不能把膜的去极化推到 Na^+通道开放的再生性循环而产生动作电位。局部电位与其邻近的静息膜之间也能形成局部回路电流，但这种局部电流很小，不能使邻近膜去极化到阈电位，而且随着与产生局部电位部位的距离的增大而减小，以至完全消失（一般只能传布几毫米），这种传导称为电紧张传播（electrotonic propagation）。这就好比水通过一根有裂缝的软管流动一样，水流随着与水龙头间距离的增加而减小，因为膜对离子是可以通透的，电荷可跨过膜而丢失，就像水从裂缝漏出一样，因此局部电位的传导是衰减的（图 2-17）。这种局部电位也不是“全或无”式的，其电位有大小等级之分（因此又称分级电位），较强的阈下刺激引起较大的局部电位，较弱的阈下刺激引起较小的局部电位。局部电位还可以总和，即如果在第一个阈下刺激所引起的局部电位未消失之前，再接受第二个阈下刺激，两个阈下刺激所引起的局部电位有可能叠加起来，使膜去极化达到阈电位水平，触发一次可传导的动作电位，称作时间总和（temporal summation）。另外，在细胞膜相邻两点或几点同时受到阈下刺激，它们所引起的局部电位也可叠加起来，达到阈电位水平而产生动作电位，称作空间总和（spatial summation）。此外，局部电位可以是去极化，也可以是超极化（图 2-17），而动作电位只是去极化的。

（五）复合动作电位——神经干的动作电位

人体内的神经是由不同种类的神经纤维组成的。电刺激神经干时神经纤维上也可产生动作电位，并且可在神经干上记录到。在神经干上记录到的动作电位，是组成该神经干的各种神经纤维动作电位的总和，称复合动作电位，其形状不同于单根神经纤维产生的动作电位。在一定范围内，复合动作电位的幅度随刺激强度的增加而增大，这是由于各神经纤维的兴奋性不同，较强的刺激引起较多的神经纤维产生动作电位，直到全部神经纤维都兴奋时，其动作电位的幅度就不再随着刺激强度的增加而增大。

（六）细胞兴奋后兴奋性的变化

可兴奋细胞，如神经细胞（或神经纤维）在接受一次刺激产生兴奋（动作电位）后（包括兴奋的即时及以后的一段极短的时间），其兴奋性（即再次产生动作电位的能力）会发生一系列有规律的变化，如果在这期间细胞再次受到刺激，其反应能力将与预先没有受到刺激的静息时有所不同。在神经纤维受到一个有效刺激（阈刺激或阈上刺激）产生兴奋的极短时间内（对应于动作电位去极化和复极化的前 1/3 时期，持续 1～2ms），给予第二个有效刺激，无论此刺激多么强大，都不能再次产生动作电位，即其兴奋性已降至零，这段时间称绝对不应期（此时 Na^{+}通道处于失活状态，不能打开）。此后，直到后去极化前期其兴奋性逐渐恢复，这时受到大于阈强度的刺激可以引起细胞兴奋，即产生动作电位，这段时间称相对不应期（此时尚有部分 Na^{+}通道处于失活状态，而且 K^{+}通道开放，K^{+}外流，因此要使膜去极化达到阈电位，需要比正常较大的去极化刺激）。在相对不应期后（相当于后去极化的后期），兴奋性高于正常，即阈下刺激可引起细胞再次产生动作电位，此期称为超常期（此时 Na^{+}通道已基本复活，即能再打开，而膜电位尚未恢复到静息电位水平，与阈电位的差距更小）。在后超极化时期兴奋性又低于正常水平（低常期），即必须受到阈上刺激才能引起兴奋（因此时的膜电位比静息电位更远离阈电位水平），最后兴奋性恢复正常（图 2-18）。

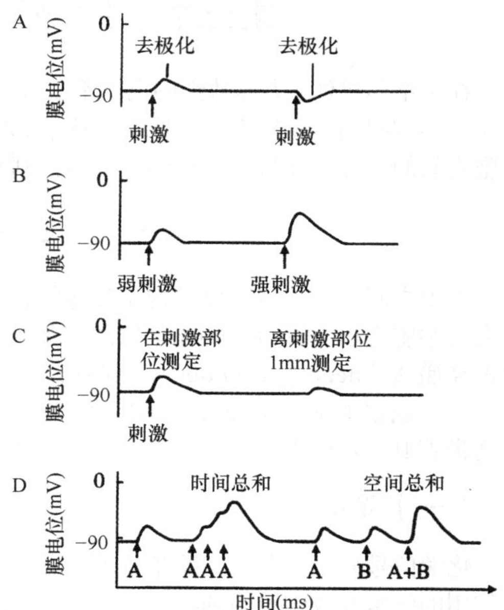

图 2-17　局部电位的一些特性示意图

A. 去极化或超极化；B. 有大小变化；C. 衰减性传导；D. 能总和

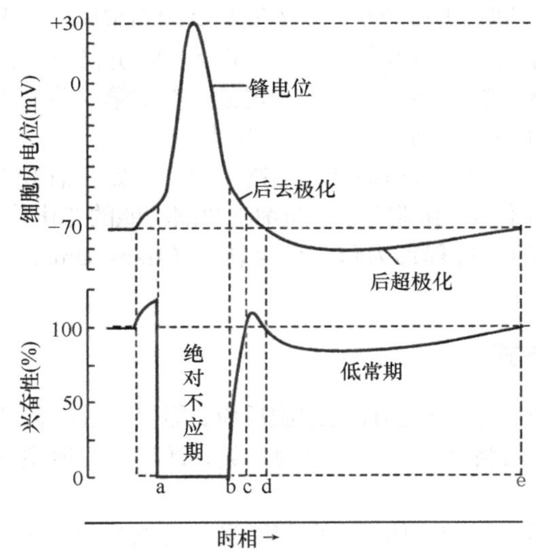

图 2-18　动作电位时相与兴奋性周期的对应关系

静息时的兴奋性为 100%；在锋电位时（ab），兴奋性为零，即绝对不应期；在后去极的前期（bc）为相对不应期，后期（cd）为超常期，在后超极化时（de）为低常期

由于绝对不应期的持续时间相当于动作电位主要部分的持续时间，因此有动作电位（锋电位）存在的期间就不可能再次产生动作电位（兴奋），亦即细胞即使受到连续的快速刺激，也不会出现两次动作电位在同一部位重合的现象。在单位时间内神经纤维产生和传导兴奋的次数取决于绝对不应期的长短，即绝对不应期短，单位时间内产生和传导动作电位的次数多，反之亦然。例如，有一神经纤维的绝对不应期为 2ms，则此纤维每秒（1s=1000ms）产生的最大兴奋频率不可能超过 500 次。

（吴洪福）

第三节 细胞之间的信号传递功能

在多细胞机体，大多数细胞周围都是细胞外液，因此，细胞之间必然存在传递信号的机制，以实现细胞间的信息联系，完成神经调节和体液调节，保证机体功能活动的完整性和统一性。细胞之间的信号传递机制有化学性传递机制和电传递机制两种（以前者为主）。

一、化学性传递机制

细胞之间通过特殊的化学物质传递信息是细胞间功能联系的主要方式。这种传递方式主要是借助细胞合成与释放某种化学物质，如内分泌细胞分泌的激素（hormone）、神经细胞释放的神经递质（neurotransmitter）、某些细胞分泌的细胞因子（cytokine）等，可统称为化学信号分子。通过血液运输或经细胞外液扩散，影响其他细胞的活动。因此，这些特殊的化学物质携带着其来源细胞的信息，在机体的功能活动中起着化学信使的作用。

（一）受体

化学信号分子（激素、神经递质、细胞因子等）作用于细胞，首先必须使该分子结合于它所作用的细胞膜或细胞内的特异部位，并使之激活（构象发生变化），然后才能引起细胞产生各种反应或效应。这个结合部位称受体（receptor）。而这些与受体结合的信号分子称配体（ligand）。受体是位于细胞膜或细胞质或细胞核内的一种特殊蛋白质，它能与某种特定的信号分子结合。由于一种受体只能与一种或结构上类似的几种信号分子（配体）结合，而不同类型的细胞会根据自身的功能需求表达不同类型的受体，因此，即使一种化学信号可与许多不同的细胞接触，但只能影响某些细胞，对其他细胞不起作用，其原因就是由于细胞膜所含的受体类型不同。另外，不同种类的细胞也可含有相同的受体，但同种类型的受体在不同类型的细胞可产生十分不同的反应。因此，受体好比一种分子开关，当信号分子使开关（受体）闭合（即与受体结合）时，就引起细胞反应。信使-受体相互作用的特征还有饱和与竞争。饱和现象在本章第一节易化扩散中已介绍。所谓竞争就是指结构上类似的不同信号分子彼此争夺同一受体。

接着要回答的问题是，受体与信号分子结合以后如何启动细胞的最终反应，例如，细胞膜通透性及物质转运功能的改变，膜电位的变化，物质代谢、细胞分泌、肌细胞收缩功能的变化等。从化学信号分子与受体结合到细胞产生最终反应的全过程称为跨膜信号转导（transmembrane signal transduction）。

（二）受体的分类与跨膜信号转导的方式

虽然化学信号分子与不同细胞的膜受体结合可产生多种多样的细胞反应，但仅通过少数几种信号转导途径完成。根据信号转导的途径不同，可将细胞膜受体分为三类，即离子通道型受体、G 蛋白耦联受体和酶联型受体。

1. 离子通道型受体及其介导的信号转导 信号分子与受体结合引起膜受体构象改变，导致膜离子通道的开放或关闭。这种通道就是在本章第一节介绍过的化学门控通道，也称受体启动的通道。这种受体本身就是组成离子通道蛋白质的一部分，受体构象的改变是通道开放或关闭的直接原因（图 2-19）。离子通道的开放或关闭引起离子（如 Na^+、K^+）跨膜流动的增加或降低，进而改变膜电位；或者改变细胞质中某种离子的浓度，例如，升高细胞质 Ca^{2+}浓度，最后引起该通道所在的细胞一系列生理、生化变化和功能变化。这类受体在骨骼肌和中枢神经系统大量存在，它接收的化学信号大多数是神经递质，由于激活后可引起离子的跨膜流动，故又称促离子型受体（ionotropic receptor）或离子通道型受体（ion channel receptor）。现以神经肌肉接头的兴奋传递过程为例，简要说明这种跨膜信号转导过程。

支配骨骼肌的躯体运动神经末梢释放的神经递质乙酰胆碱(acetylcholine，ACh)，引起其所支配的骨骼肌细胞兴奋（收缩），就是由于ACh与骨骼肌细胞膜上的ACh受体分子[因其也能与烟碱(nicotine)相结合，产生与ACh相结合一样的效应，故这种受体又称烟碱型，即N型ACh受体]相结合，引起受体所在的离子通道开放，产生离子电流，导致肌膜产生动作电位并最终引起肌肉收缩。

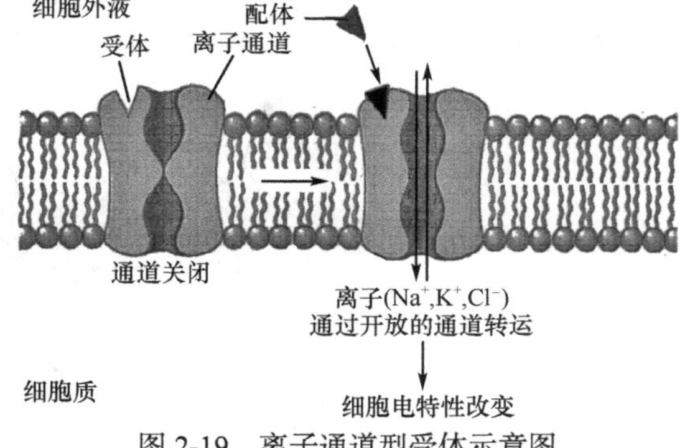

图 2-19　离子通道型受体示意图

受体是通道的一部分，配体结合于受体，打开离子通道，离子进出细胞，改变细胞的电特性（电活动）

2. G蛋白耦联受体及其介导的跨膜信号转导　有些激素和神经递质作用于靶细胞时，首先作用于细胞膜上的特异性受体分子，再通过膜内的G蛋白（G protein）中介，激活或抑制膜内某种称为效应器的酶（效应器酶）或离子通道（图 2-20），导致第二信使（second messenger）物质生成增加或减少，或打开某种离子通道，最终产生细胞功能的改变。由于G蛋白耦联受体既无通道结构，又无酶活性，它所介导的信号转运主要是一系列生物化学反应过程，故又称促代谢型受体（metabotropic receptor）。

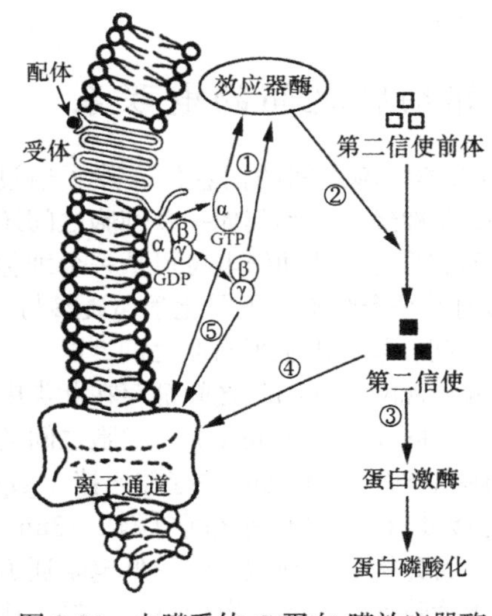

图 2-20　由膜受体-G蛋白-膜效应器酶组成的跨膜信号转导系统

（1）受体蛋白：这类受体又称G蛋白耦联受体，种类繁多，但它们都具有类似的分子结构，即它们具有7个跨膜α螺旋，形成一个螺旋形蛋白质（受体）分子。其N端在细胞外，C端在细胞内。当受体结合了某种细胞外化学信号分子而激活时，将作用于膜中另一种蛋白质，即G蛋白，使之激活。

（2）G蛋白和第二信使：G蛋白是鸟苷酸结合蛋白（guanine nucleotide-binding protein）的简称，是一种能与GTP（三磷酸鸟苷）和GDP（二磷酸鸟苷）可逆性结合的蛋白质。G蛋白由α、β和γ三个亚单位组成。当G蛋白未被激活时，它与一分子GDP结合；当G蛋白与受体蛋白结合而被激活时，α亚单位与GDP分离而与GTP结合，同时α亚单位与β、γ亚单位分离，α亚单位与β-γ亚单位复合体作用于膜内侧面的效应器酶①（后者是一类重要的酶，其酶促产物称为第二信使），而效应器酶的激活或抑制又可导致细胞质中第二信使物质的生成增加或减少②。再通过第二信使物质的作用，改变细胞内酶的活性③，打开或关闭膜上的某些离子通道④，α亚单位与β-γ亚单位复合体也可直接打开离子通道⑤，从而引起细胞内各种功能和生化反应，实现激素、神经递质分子、细胞因子（第一信使）对靶细胞、效应器细胞的功能调节（图 2-20），细胞中起第二信使作用的物质主要有环磷酸腺苷（cAMP）、环磷酸鸟苷（cGMP）、三磷酸肌醇（IP_3）、甘油二酯（DG）和Ca^{2+}等（详见第十一章第一节）。

3. 酶联型受体及其介导的跨膜信号转导　此类受体由三部分组成：细胞外结构、跨膜部分和细胞内结构。细胞外结构可与配体结合，细胞内结构具有蛋白激酶（protein kinase）活性（能使ATP分解，释放出其末端的磷酸基，此磷酸基与其他蛋白质结合而使其磷酸化），或与细胞质蛋白激酶连接。配体与受体结合，引起受体细胞质一侧的蛋白激酶激活或连接的细胞质激酶激活，导致受体自身、膜效应器酶或细胞质内蛋白磷酸化，从而改变它们的活性，产生细胞反

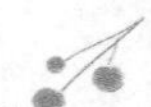

应，称之为酶联型受体（enzyme-linked receptor）（许多酶联型受体的蛋白激酶是酪氨酸激酶，它使细胞质内蛋白的酪氨酸残基磷酸化）（图 2-21）。

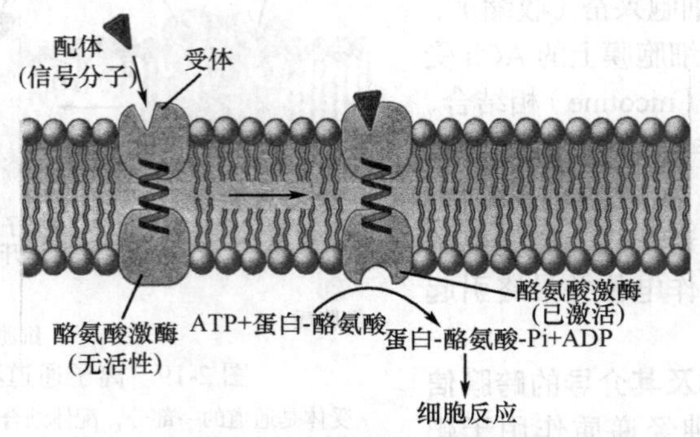

图 2-21　酶联型受体（酪氨酸激酶受体）示意图

4. 细胞内受体及其介导的信号转导　一些脂溶性物质（主要是类固醇激素）进入细胞内，与细胞质或细胞核内受体结合，然后通过调控 DNA 转录和诱导蛋白质合成，产生细胞反应（详见第十一章第一节）。

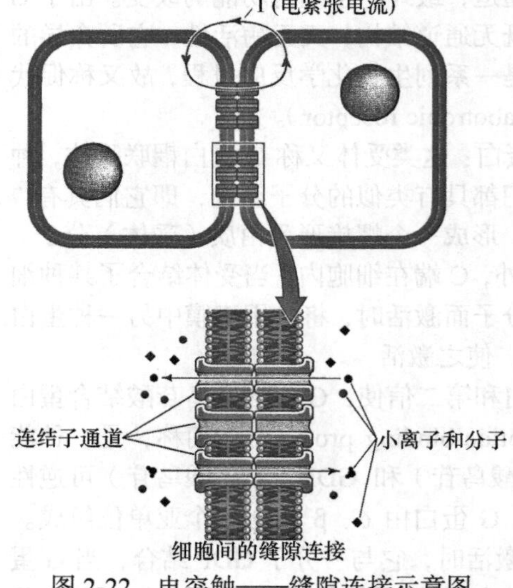

图 2-22　电突触——缝隙连接示意图

二、相邻细胞之间的电联系

高等动物和人类细胞之间的信息传递除了通过化学物质进行外，在神经细胞和其他一些细胞之间还存在相当数量的直接联系，即动作电位可从一个细胞直接传导到相邻的另一个细胞，无需化学递质参与。例如，心肌细胞之间，某些内脏平滑肌之间，以及脊髓、海马、下丘脑和视网膜的细胞之间都存在此类电联系——电突触（electrical synapse）。细胞之间的直接电传递的结构基础是细胞之间的缝隙连接（gap junction）。缝隙连接处，相邻的细胞之间仅隔 2～3nm，并且有小管相通，因此构成了细胞之间的低电阻通道（图 2-22）。由于缝隙连接处动作电位可以直接、快速地传导，又允许各种化学信号在细胞间传递，因此，在细胞之间需要快速传递兴奋的反射通路中和一群功能上类似的细胞（如心肌细胞）进行同步性活动时起到重要作用。

第四节　肌细胞的收缩功能

人体的各种运动主要是靠肌细胞的收缩活动来完成的。骨骼肌、心肌和平滑肌在结构和功能上各有特点，但从分子水平看它们的收缩机制都基本相似。

骨骼肌是体内最多的组织，约占体重的 40%，而平滑肌、心肌则约占体重的 10%，因此，本节以骨骼肌为重点，说明肌细胞的收缩机制，并对肌肉收缩的力学表现作一些初步分析。

一、骨骼肌神经-肌肉接头的兴奋传递

每个骨骼肌纤维都是一个独立的功能和结构单位，它至少接受一个运动神经末梢的支配，

并且在体骨骼肌纤维只有在支配它的神经纤维有神经冲动传来时，才能进行收缩。

（一）骨骼肌神经-肌肉接头的微细结构

运动神经纤维在末梢部位失去髓鞘，以裸露呈球形的轴突末梢（称为终扣）嵌入到肌细胞凹陷中，但它与肌细胞膜不直接接触，轴突末梢的膜称接头前膜，与之对应的特化的肌细胞膜称为接头后膜或终板膜。接头前膜与接头后膜之间有宽20～30nm的接头间隙，间隙内为细胞外液成分。轴突末梢的轴浆中含有许多线粒体和大量直径约为40nm的囊泡。囊泡内储存一定量的ACh。终板膜比一般肌细胞膜厚，且形成许多小皱褶凹入细胞内，称终板皱褶，其意义是可增加接头后膜与神经递质接触的面积；在终板皱褶开口处存在大量ACh受体（N型受体），它实际上是由ACh控制的化学门控Na^+通道的一部分（详见本章第三节）。终板膜上还有乙酰胆碱酯酶（简称胆碱酯酶，acetylcholine esterase，AChE）（图2-23）。

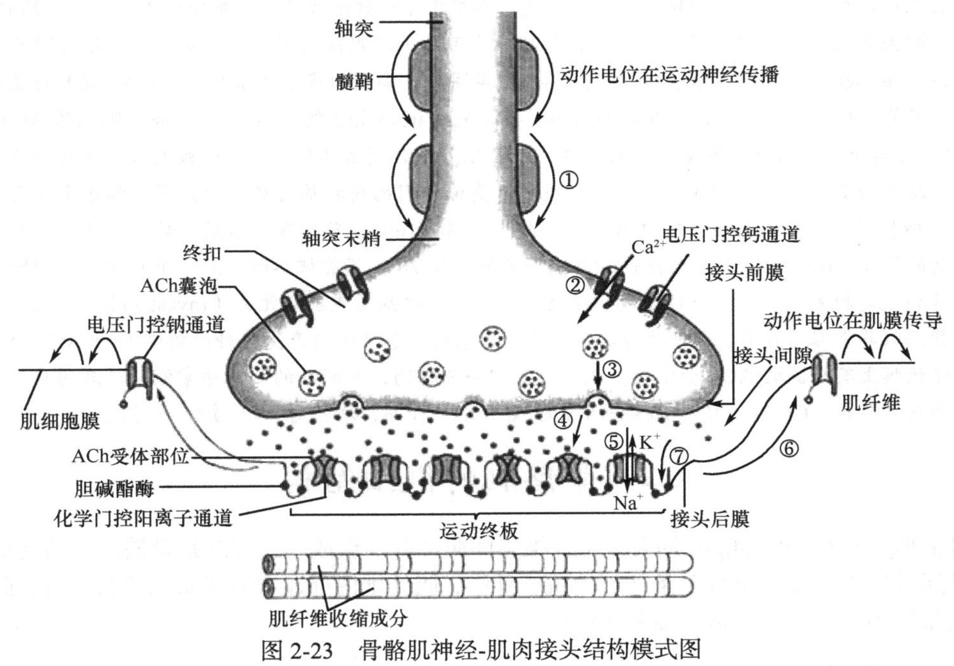

图2-23　骨骼肌神经-肌肉接头结构模式图

（二）骨骼肌神经-肌肉接头处的兴奋传递过程

当动作电位传到运动神经末梢时（图2-23①），在神经冲动去极相的影响下，轴突末梢膜上的电压门控Ca^{2+}通道打开，部分Ca^{2+}进入膜内（图2-23②），轴浆内Ca^{2+}浓度升高，启动囊泡的出胞机制，使大量囊泡向接头前膜移动（图2-23③），并与之融合，通过出胞作用，使囊泡内的ACh全部释放到接头间隙扩散到终板膜（图2-23④），与膜上的ACh受体结合，引起受体蛋白分子构象改变，通道开放。ACh受体通道主要让Na^+通过（内流）（图2-23⑤），结果终板膜内正电荷增加，静息电位负值减小，即终板膜局部去极化。这一电位变化，称为终板电位（end plate potential，EPP）。终板电位是一种局部电位，其大小与轴突末梢释放的ACh量成正比，能以局部电流的形式向周围的肌膜做短距离扩布（图2-23⑥）。当肌膜的静息电位由于终板电位的影响而去极化达到该处膜的阈电位水平时，就使细胞膜暴发一次动作电位。此动作电位沿着整个肌细胞膜作不衰减传导，再通过“兴奋-收缩耦联”（见本节“三、骨骼肌的收缩原理”）引起肌细胞出现一次机械收缩，从而完成神经纤维和肌细胞之间的信息传递。

ACh 与受体作用后大部分迅速被接头后膜上的胆碱酯酶破坏（图 2-23⑦），即大约在 2ms 内便可使一次冲动释放的 ACh 水解为乙酸和胆碱。在正常情况下，一次神经冲动释放的 ACh 所引起的终板电位大大超过使邻近的肌膜产生动作电位所需的阈电位水平（即使肌膜从–90mV 去极化到–70mV）。终板膜本身没有电压门控 Na^+通道，因而不会产生动作电位。因此，正常神经-肌肉接头兴奋传递是相当可靠和有效的，亦即运动神经纤维每一神经冲动到达末梢，都能使肌细胞兴奋一次，并引起一次肌肉收缩，这种神经-肌肉接头的兴奋传递是一对一的。

（三）影响骨骼肌神经-肌肉接头兴奋传递的因素

凡能影响神经-肌肉兴奋传递过程的各个环节的因素都能影响传递过程。①影响 ACh 释放的因素：在一定范围内，ACh 释放量随着细胞外液 Ca^{2+}浓度的升高而增多，而 Mg^{2+}则可对抗 Ca^{2+}的作用，使 ACh 的释放减少。另外，一些细菌，如梭状芽孢杆菌和肉毒杆菌产生的毒素可抑制运动神经末梢释放 ACh，从而可阻止化学信号分子从神经传向肌肉，引起肉毒中毒（一种很常见的食物中毒），导致骨骼肌麻痹。虽然肉毒杆菌毒素是一种很强的天然毒素，但临床上可局部肌内注射用于治疗局限性肌张力障碍，如痉挛性斜颈、面肌痉挛、贲门痉挛、斜眼、痉挛性发声困难、偏侧面痉挛及除皱。②影响 ACh 与受体结合的因素：筒箭毒碱（tubocurarine）和 α-银环蛇毒（α-bungarotoxin）能与 ACh 竞争终板膜上的 ACh 受体，阻碍 ACh 与其受体的结合，导致骨骼肌麻痹。因此 ACh 受体通道不能开放，终板电位和肌膜动作电位不能产生，从而使肌肉失去收缩能力；人工合成的有类似作用的药物称为肌肉松弛剂，临床上可用于外科手术。③抑制胆碱酯酶的药物：有机磷农药（如对硫磷、1605、敌敌畏、乐果、敌百虫等）和抗胆碱酯酶药新斯的明（neostigmine）可选择性抑制胆碱酯酶，使 ACh 不能被水解而大量堆积于接头间隙和终板膜处持续和反复刺激肌纤维，以致造成肌肉痉挛。④有一种病是重症肌无力（myasthenia gravis），患者的某些骨骼肌非常容易疲劳，并产生暂时性瘫痪。其原因是患者体内产生一种能破坏 N 型 ACh 受体的抗体，使终板膜上有功能的 ACh 受体数量减少。抗胆碱酯酶药，如新斯的明，通常能使患者的症状明显改善，因为它可阻止 ACh 的分解，使接头间隙的 ACh 水平升高，增强对 ACh 受体的刺激。

二、骨骼肌的微细结构

骨骼肌由直径 10～80μm 的大量肌纤维（即肌细胞）组成。肌纤维是骨骼肌的功能单位。每一条肌纤维含有数百至数千条并列的肌原纤维，肌纤维内部还含有丰富的肌管系统，肌质中含有大量的钾、镁、磷、蛋白酶和线粒体。

（一）肌原纤维

肌原纤维直径约 1μm，沿肌纤维长轴平行排列。每条肌原纤维都有明暗相间的横纹，分别称为明带和暗带，而且两者均处在同一水平。明带又称 I 带，暗带又称 A 带。在明带中部有色深的由纤维蛋白组成的间线，称 Z 线。在暗带中部有较亮的 H 带，在 H 带的中央有着色较深的中线（M 线），在两个 Z 线之间的一段肌原纤维称为肌节（sarcomere）。每条肌原纤维有几千到几万段端端相续的肌节。每个肌节包括 1/2 个明带、1 个暗带和 1/2 个明带。一个肌节长度可于 1.5～3.5μm 之间变动，当肌肉处于静息状态时，其长度为 2.0～2.2μm。肌节是骨骼肌纤维的结构和功能单位。在电镜下，可以见到肌原纤维内包含两种更细的平行排列的丝状结构，称为肌丝。粗肌丝（thick filament）直径约为 10nm，位于暗带中，长度与暗带相同，约为 1.5μm，中央借 M 线固定。细肌丝（thin filament）直径约为 5nm，长度约为 1μm，它们一端固定于 Z 线，另一端向明带伸出，水平插入粗肌丝之间，并与对侧 Z 线伸出的细肌丝相对。一个肌节两侧的细肌丝游离端之间的距离为 H 带。在横断面上，能看到肌丝在空间上呈规则的排列：通过明带的横断面只有细肌丝，通过 H 带的横断面只有粗肌丝，通过 H 带两侧的暗带横断面粗、细肌丝交错存在，每条粗肌丝的周围规律地排列着 6 条细肌丝，每条细肌丝周围规律地排列着

3 条粗肌丝（图 2-24）。

（二）肌管系统

肌管系统是与肌纤维收缩功能密切相关的另一个重要结构。它由凹入肌纤维内的肌膜和肌纤维内的肌质网分别组成横管系统和纵管系统。

1. 横管系统 它由肌膜凹入肌纤维内部，形成小管，穿行于肌原纤维之间，其行走方向与肌原纤维垂直，故称为横管（transverse tubule），又称 T 管，它位于明带和暗带交界或 Z 线的水平，并与细胞外液相通。

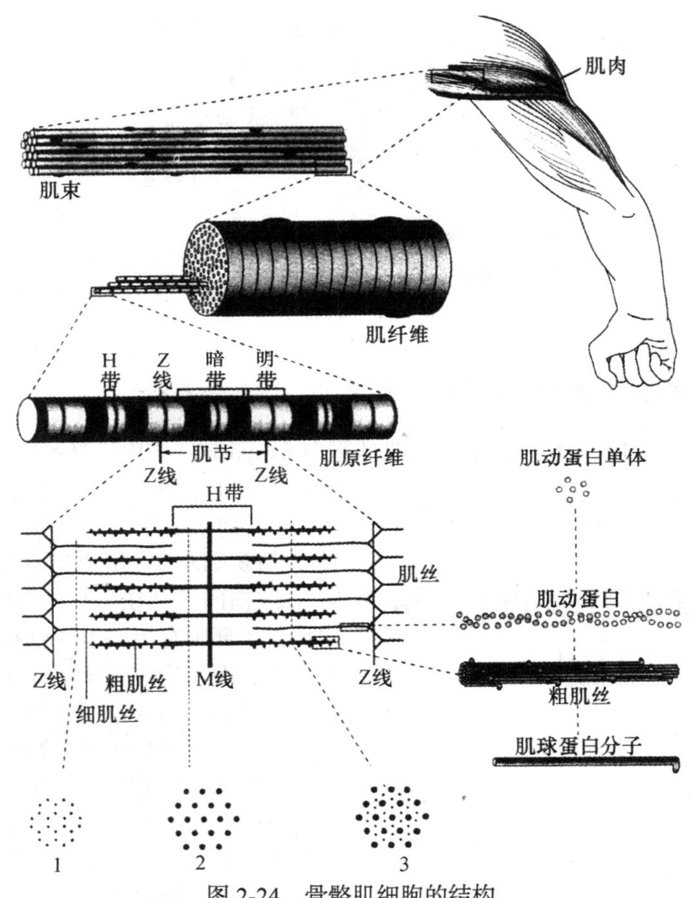

图 2-24 骨骼肌细胞的结构

1：细肌丝在肌原纤维横断面上的几何排列；2：粗肌丝在肌原纤维横断面上的几何排列；3：两种肌丝相互重叠的情况

2. 纵管系统 每条肌原纤维周围包绕一组呈套筒状的肌管系统，即肌质网，它们和肌原纤维平行，故称纵管（longitudinal tubule），又称 L 管（图 2-25）。它主要包绕每个肌小节的中间部分。纵管互相沟通，并且在靠近横管处管腔膨大，称为终池（terminal cisterna），这使纵管以较大的面积和横管靠近。每一横管和两侧的终池一起，形成三联体结构。横管和纵管的膜在三联体处很靠近，两者之间仅有约为 12nm 的间隙，而且终池顶端伸出接头小足（junction feet）与横管膜接触。这种结构有利于细胞内外信号的传递。它是把横管膜上的电变化和肌细胞内的收缩过程衔接起来的关键部位。终池膜上有 Ca^{2+}释放通道，肌质网上有钙泵。肌细胞静息时，终池储存的钙量约占细胞内 Ca^{2+}的 90%以上。

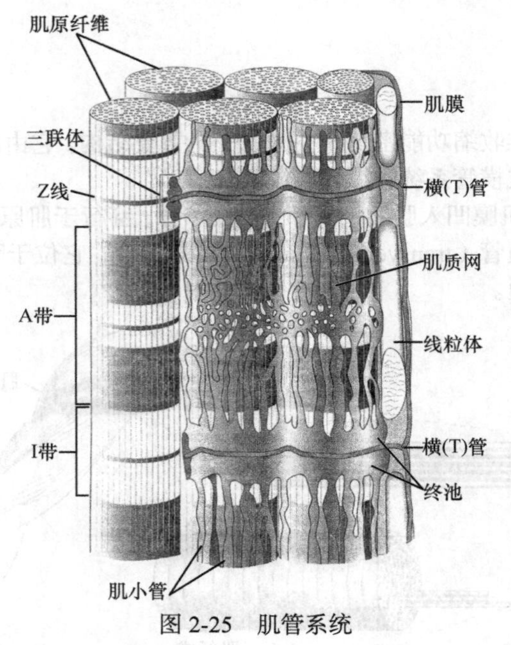

图 2-25 肌管系统

（三）肌丝的分子结构

1. 粗肌丝的分子组成 粗肌丝主要由肌球蛋白（myosin，亦称肌凝蛋白）组成，一条粗肌丝含有 200～300 个肌球蛋白分子，每个分子长 150nm，如豆芽状（长杆状），在长杆状一端有球状膨大部。在组成粗肌丝时，各杆状部朝向 M 线横向聚合在一起，形成粗肌丝的主干，球状膨大部则有规则地裸露在 M 线两侧的粗肌丝主干表面，形成横桥（cross bridge）（但在 M 线两侧各 10nm 范围无横桥）（图 2-24、图 2-26）。横桥具有两个生物化学特性：一是在一定条件下可以和细肌丝呈可逆性的结合，同时出现横桥向 M 线方向的摆动，拖动细肌丝向暗带中央滑行。有人估计，横桥每摆动一次，最大可使细肌丝向暗带中央移动 10nm。二是具有 ATP 酶活性，它能使 ATP 分解为 ADP 和无机磷酸（Pi），同时释放储存于 ATP 的化学能，为横桥运动提供能量，引起肌丝滑行。

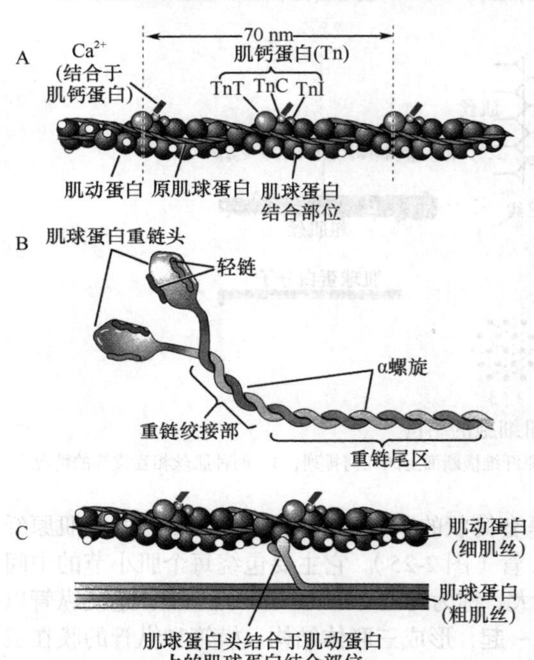

图 2-26 粗、细肌丝的结构

A. 细肌丝，由肌动蛋白、原肌球蛋白和肌钙蛋白组成；B. 肌球蛋白，由 2 个重链和 4 个轻链组成，2 个重链聚合形成双螺旋，其 N 端分开形成头状部；C. 粗、细肌丝相互作用

2. 细肌丝的分子组成 细肌丝由三种蛋白质组成：一是肌动蛋白（actin，亦称肌纤蛋白），占 60%，分子单体呈球状，它们聚合成双螺旋状，成为细肌丝的主干（图 2-26），其上有和横桥结合的位点（图 2-26 中的白色小圆圈），能和横桥呈可逆性结合。二是原肌球蛋白（tropomyosin），也呈双螺旋结构，缠绕在肌动蛋白双螺旋的“沟（槽）壁”上，并与之平行，在肌肉静息状态下

正好处于肌动蛋白和横桥之间，覆盖着肌动蛋白上的横桥结合位点，阻碍两者相互作用。三是肌钙蛋白（troponin，Tn），以一定的间隔出现在原肌球蛋白的双螺旋结构之上，其分子呈球形，含有三个亚单位 C、T、I（TnC、TnT、TnI）。亚单位 C 中有一些带双负电荷的结合位点，对 Ca^{2+}有很大的亲和力；亚单位 T 结合于原肌球蛋白上；亚单位 I 附着于肌动蛋白上，抑制肌球蛋白的横桥与肌动蛋白相互结合。上述几种蛋白质，由于肌球蛋白和肌动蛋白与肌丝滑行有关，直接参与肌肉收缩，故称为收缩蛋白，而肌钙蛋白和原肌球蛋白不直接参与肌丝滑行，但可影响和控制收缩蛋白之间的相互作用，所以称为调节蛋白。

在心肌细胞，心肌梗死时，肌钙蛋白（TnT、TnI）释放到血液中，使用特异性心肌肌钙蛋白抗体，可检测这些蛋白，为心肌梗死的诊断提供重要依据。

三、骨骼肌的收缩原理

在电镜下可看到，肌肉处于不同状态时，肌节长度不同。不论在肌肉静止、收缩或被动拉长时，肌节中的暗（A）带长度始终不变，而明（I）带和 H 带长度则随每个肌小节长度的变化而变化。当肌肉缩短时，明带缩短，各相邻的 Z 线相互接近，但暗带长度不变；明带虽然缩短，但细肌丝长度并未改变，其游离端向 M 线靠近。根据这些观察，有人提出了滑行学说来说明肌肉收缩的机制，即肌肉收缩时，并无肌丝或其他有形结构卷曲或缩短，而只发生了细肌丝向粗肌丝之间滑行或移行，结果相邻的各 Z 线互相靠近，肌节长度变短，整个肌肉缩短。这种滑行就像吹长号时长号的两部分相互滑动一样。细肌丝向粗肌丝之间的这种移动是通过横桥摆动的牵曳来完成的。

（一）肌丝滑行的基本过程

肌肉在静止时，肌质中的 Ca^{2+}浓度低于 10^{-7}mol/L，原肌球蛋白位于肌动蛋白与横桥之间，横桥不能与肌动蛋白结合，肌节便不能缩短。此时横桥已与 ATP 结合，横桥 ATP 酶分解 ATP，释放的化学能储存于横桥（赋能的横桥）。在肌细胞膜开始去极化后的极短时间内，由于终池释放 Ca^{2+}，肌质 Ca^{2+}浓度迅速升高 100 倍，达到 10^{-5}mol/L 时，作为 Ca^{2+}受体的 TnC 与 Ca^{2+}结合（每分子 TnC 可结合 4 个 Ca^{2+}），其分子构象变化，使 TnI 与肌动蛋白的结合力减小，Tn 以某种方式牵拉原肌球蛋白分子做侧向移动，原肌球蛋白从肌动蛋白双螺旋的“沟（槽）壁”上移到“沟（槽）底”，暴露出肌动蛋白上的横桥结合位点，横桥与肌动蛋白结合，同时触发已储存于横桥上的能量释放，横桥获得能量后朝 M 线方向扭动，拖动细肌丝向暗带中央滑行。接着横桥又结合 1 分子 ATP，这一结合引起横桥脱离肌动蛋白，返回到它的竖直状态（图 2-27）。

人死后肌细胞内的 ATP 浓度降低，肌纤维在缺乏 ATP 的情况下，横桥结合于肌动蛋白丝上，两者不能分开，粗、细肌丝彼此被横桥固定，从而使肌肉变成坚硬状态——尸僵。死后 48～60h，由于肌肉组织分解，尸僵消失。

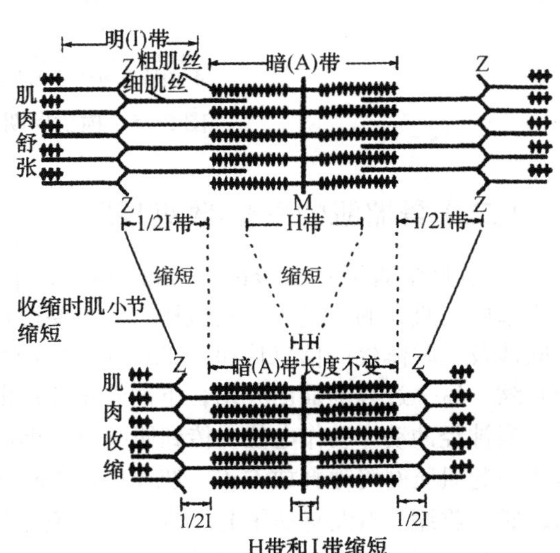

图 2-27　肌丝收缩时肌节的变化

肌肉收缩时暗带长度不变，明带和 H 带缩短，粗细肌丝长度也不变，而是与细肌丝彼此滑行，肌节缩短

横桥又与肌动蛋白的一个新的活性部位结合，再引起横桥扭动，如此重复下去，就像人们一把接一把地拉拽绳索的动作一样，

使细肌丝末端向粗肌丝中央牵曳，肌小节就这样不断地缩短。横桥的这种结合、扭动、脱离、再结合的过程称为横桥周期（cross bridge cycling）。在肌肉快速收缩时，横桥循环每秒可进行5次，每一周期可使肌节缩短1%。只要细胞质 Ca^{2+}浓度维持在 10^{-5}mol/L 水平，这种横桥循环就一直进行下去，直到细肌丝牵曳 Z 线接触粗肌丝末端为止，肌肉也就维持收缩状态(图 2-28)。由于一条肌原纤维以至整个肌肉上的各个肌节的横桥循环是非同步进行的，所以肌肉能连续地收缩。

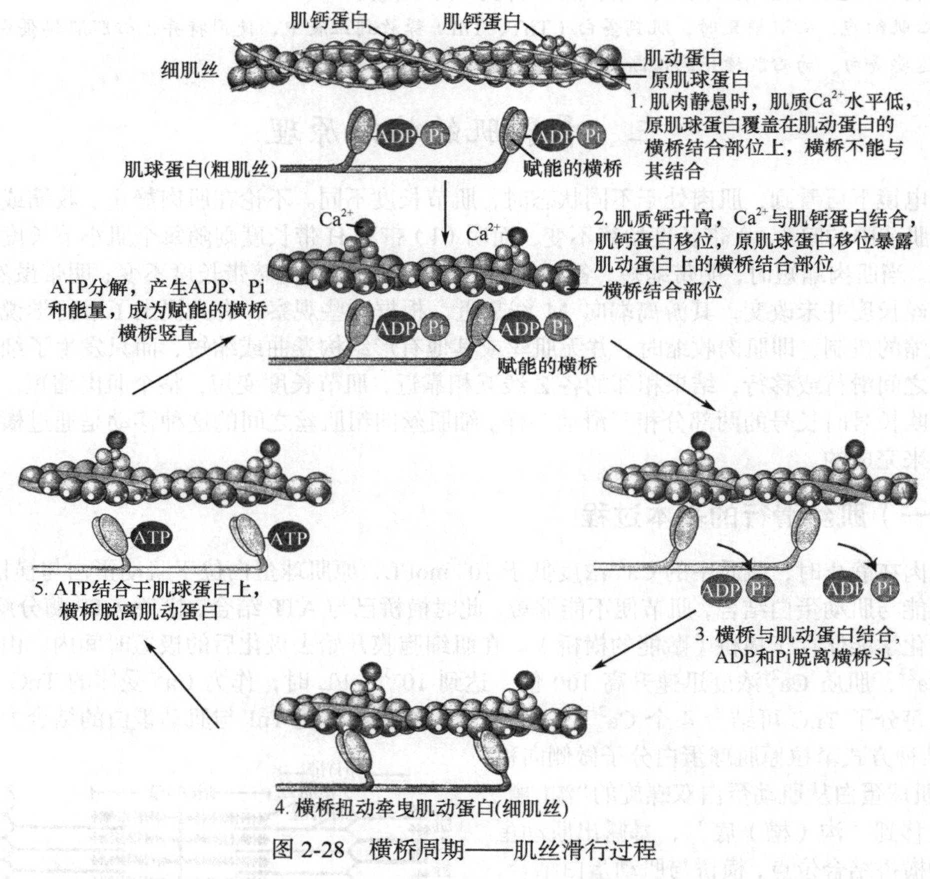

图 2-28 横桥周期——肌丝滑行过程

（二）骨骼肌的兴奋-收缩耦联

兴奋-收缩耦联（excitation-contraction coupling）是指从肌纤维膜上的动作电位到以肌丝滑行为基础的收缩的全过程。它包括三个主要过程：①动作电位通过横管膜传向肌纤维内部——三联体及三联体处的信息传递；②肌质网对 Ca^{2+}的释放和再摄取；③肌质中 Ca^{2+}浓度升高使肌肉收缩。后一过程前面已介绍，下面着重介绍前两个过程。

当神经冲动（动作电位）传到肌膜时，迅速沿着肌膜传向肌纤维内部即 T 管膜。T 管膜去极化引起肌质网终池释放 Ca^{2+}。肌质中的 Ca^{2+}浓度升高，Ca^{2+}与肌钙蛋白结合，通过前述过程引起肌肉收缩。当没有动作电位传到 T 管膜上时，一方面终池停止释放 Ca^{2+}，另一方面由于肌质网上的钙泵（一种 Ca^{2+}、Mg^{2+}依赖的 ATP 酶）主动将肌质中的 Ca^{2+}泵回肌质网使肌质 Ca^{2+}浓度降低，与 Tn 结合的 Ca^{2+}解离，肌肉终止收缩并舒张。由于 Ca^{2+}的这种再积聚也需要分解 ATP 而耗能，所以肌肉舒张和收缩一样，都属于主动过程（图 2-29）。

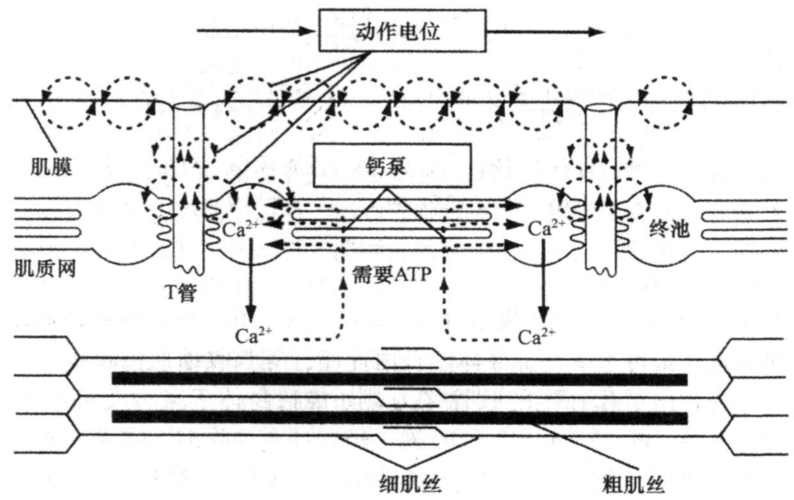

图 2-29　肌肉的兴奋-收缩耦联

显示动作电位引起 Ca^{2+}从肌质网释放，然后被钙泵再摄取

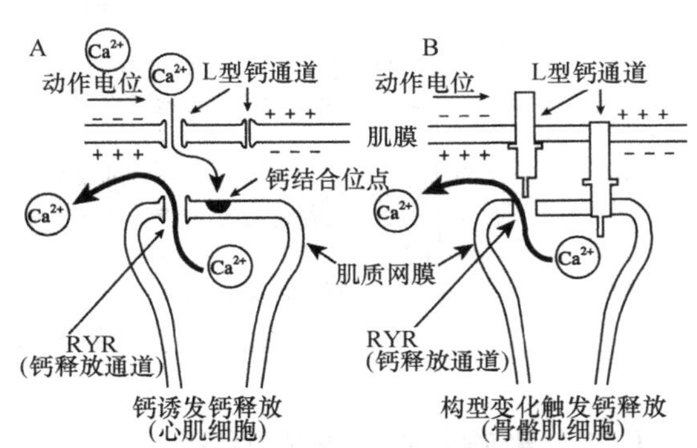

图 2-30　骨骼肌（B）和心肌（A）肌质网 Ca^{2+}释放机制

RYR：ryanodine 受体

T 管膜去极化引起肌质网终池释放 Ca^{2+}的机制：在 T 管膜上有 L 型钙通道（一种电压门控的钙通道），由于它可被药物二氢吡啶（dihydropyridine，DHP）所阻断，故又称二氢吡啶受体（DHPR）。在肌质网终池膜上有钙释放通道，由于它可被植物生物碱兰尼定（ryanodine）所阻断，故又称兰尼定受体（RYR）。T 管膜动作电位的去极化激活 L 型钙通道（二氢吡啶受体），产生构象改变，后者起电压传感器作用，打开邻近终池膜上的钙释放通道，引起 Ca^{2+}释放（图 2-30B）。在心肌细胞，二氢吡啶受体真正是一种电压敏感的钙通道，当 T 管膜去极化使其激活时，通道打开，细胞外 Ca^{2+}流入细胞质，再触发终池上的钙释放通道打开和 Ca^{2+}释放，称为钙诱发钙释放（calcium induced calcium release）（图 2-30A）。二氢吡啶类钙通道阻断药，如尼莫地平、尼群地平临床上已用于治疗心绞痛、高血压等心血管疾病。

四、肌肉收缩的外部表现和影响因素

肌肉收缩时，外部表现有肌肉缩短、产生张力和做功。当肌肉克服某一外力而缩短或肌肉因缩短而牵动某一负荷时，肌肉就完成了一定量的机械功。

肌肉收缩时遇到的负荷主要有两种：一种是前负荷（preload），这是肌肉收缩前就加在肌肉上的负荷，它使肌肉在收缩前就处于某种被拉长状态（肌肉在收缩之前的长度称为初长度），即在具有一定初长度的情况下进入收缩；另一种称后负荷（afterload），是肌肉在开始收缩时才能遇到的负荷或阻力，它不增加肌肉收缩的初长度，但能阻碍收缩时肌纤维的缩短。

（一）肌肉收缩的形式

1. 等张收缩与等长收缩　等张收缩（isotonic contraction）是指肌肉收缩时长度缩短，但从缩短开始到结束其张力不变，如肢体的自由伸屈。等长收缩（isometric contraction）是肌肉收缩时长度不变，但产生一定的收缩张力，如维持身体于某种姿势的肌肉收缩。在体内，肌肉的收缩既有等张收缩，也有等长收缩，经常是两种收缩不同程度的结合。

2. 单收缩和强直收缩 肌肉收缩又可按刺激频率不同分为单收缩（single twitch）和强直收缩（tetanus）。单收缩是指给予肌肉单个刺激时，引起肌肉一次快速地收缩。它可分为潜伏期、收缩期和舒张期。给予肌肉连续刺激，刺激间隔长于收缩期，但又短于整个单收缩时间，则引起肌肉收缩过程的复合，表现为不完全强直收缩，在描记曲线上形成锯齿状收缩曲线。如果刺激频率加快时，使刺激间隔小于单收缩的收缩期，肌肉则一直处于在一定程度的缩短或张力的基础上连续收缩，即表现为完全强直收缩（图 2-31），使描记曲线上的锯齿消失。正常人体内骨骼肌的收缩常常是完全强直收缩。强直收缩显然可以产生更大的收缩效果。如完全强直收缩时所产生的最大张力可达单收缩的 4 倍。在完全强直收缩中，肌肉收缩可以完全融合，但肌肉所产生的动作电位由于有绝对不应期存在，则不能融合。

单收缩还有一个现象——阶梯现象，即肌肉几次收缩后的收缩比第一次收缩更有力，这是运动员“热身”的原理，其原因是在暖肌纤维中的 Ca^{2+} 更有效地穿过肌质，发生更多的肌动-肌球蛋白反应；其次 Ca^{2+} 累积于肌质中，并大部分返回肌质网中，因此在一定程度上，暖纤维比冷纤维收缩更强烈，在第一次刺激后，肌肉对连续刺激的反应最大。

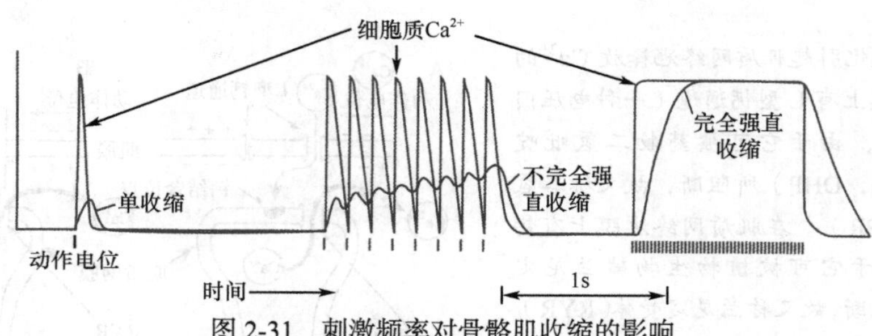

图 2-31 刺激频率对骨骼肌收缩的影响

（二）影响肌肉收缩的因素

肌肉收缩时，究竟以产生张力为主，还是表现缩短为主，以及收缩时做功多少，取决于肌肉当时所遇到的负荷条件和肌肉本身的功能状态。

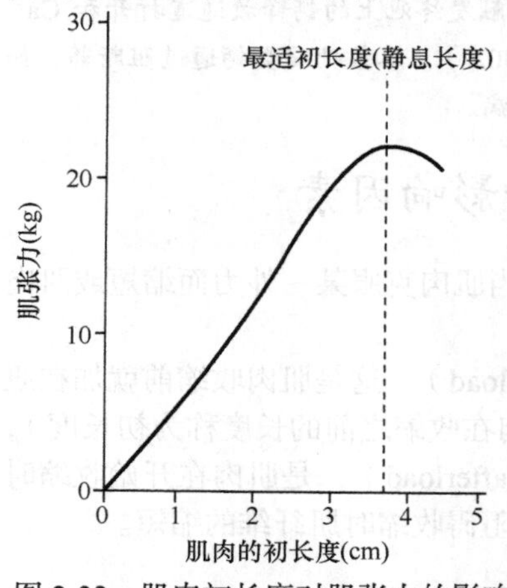

图 2-32 肌肉初长度对肌张力的影响

1. 前负荷 前负荷可使肌肉在收缩之前便处于某种程度的被拉长状态。肌肉在收缩之前的长度称为初长度。在一定范围内，随着前负荷的增加，肌肉做等长收缩时所产生的张力也增大。当超过某一负荷（或初长度）时，肌肉收缩所产生的张力反而减小（图 2-32）。能使肌肉收缩时产生最大张力时的前负荷称最适前负荷，此时的初长度称最适初长度。从骨骼肌结构来看，所谓最适前负荷和由此决定的最适初长度，正好使肌原纤维中肌节静止长度保持在 2～2.2μm，这样的长度能使粗、细肌丝处于最理想的重叠状态，即粗肌丝的横桥与细肌丝的肌动蛋白上的结合位点结合的数量最多，因而产生的张力最大。而肌肉在小于或大于最适初长度时收缩，横桥与肌动蛋白上的结合位点结合的数量减少，所以产生的肌张力减小。

举重运动员在用力举起杠铃之前拉伸其上肢和下肢肌肉，足球运动员在射门之前伸展其下肢大多数肌群，都是使肌肉接近其最适初长度，从而肌肉收缩时能产生最大肌力。

2. 后负荷　肌肉在前负荷固定不变而有后负荷的条件下收缩时，总是先产生张力，以克服负荷，然后才发生肌肉长度的缩短，并且从缩短开始到结束，肌张力维持不变（等张收缩）。后负荷越大，肌肉收缩所产生的张力越大，开始出现缩短的时间越晚，肌肉收缩的速度和缩短的长度越小。也就是说，肌肉收缩所表现的张力和缩短的速度呈反比关系（图 2-33）。当后负荷增加到某一数值时，肌肉不能缩短，此时肌肉缩短的速度及长度均等于零，但产生的张力即达到最大（P_0）。由于此时肌肉缩短的距离为零，故从理论上讲，肌肉没有做功。相反，后负荷越小，肌肉收缩所产生的张力越小，开始出现缩短的时间越早，肌肉收缩的速度和缩短的长度越大。当后负荷为零时，肌肉收缩的速度达最大（V_{max}），但这时肌肉的张力即为零，故从理论上讲，肌肉此时也没有做功。因此，在其他条件相同的情况下，如果希望肌肉收缩有较大的速度，则后负荷必须作相应减少；如果肌肉要克服较大的阻力，则收缩速度必然降低。如果要完成最大物理功，则负荷过大、过小均不适宜，而以中等负荷较为理想，后负荷相当于最大张力的 30%时，肌肉输出的功率最大。

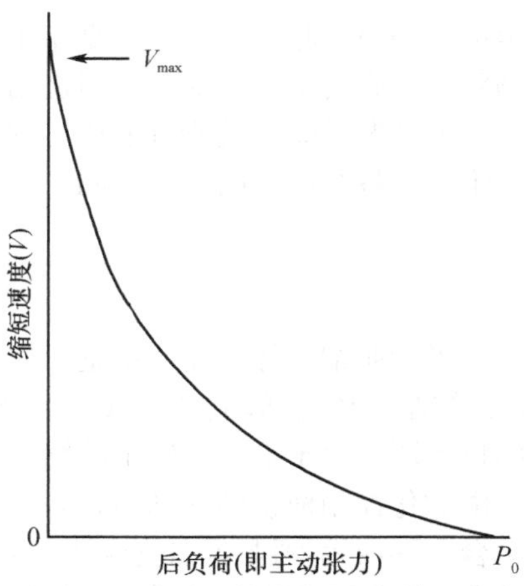

图 2-33　骨骼肌的张力-速度关系曲线

3. 肌肉收缩力　能影响肌肉收缩效果的因素，除了前、后负荷外部条件外，还有肌肉内在的功能状态，即肌肉收缩性能或收缩力，它由肌纤维本身的结构、能量供给、氧的供给、离子及其他内环境因素所决定。例如，缺氧、酸中毒、能源物质缺乏、兴奋-收缩耦联、肌肉内蛋白质或横桥的功能特性的改变等都可降低肌肉收缩性能；而 Ca^{2+}、咖啡因、肾上腺素、类固醇等则可通过影响肌肉收缩机制而增加肌肉的收缩效果。此外，肌肉收缩力的大小也受神经-体液因素的影响。交感神经兴奋可提高肌肉收缩力。肌肉收缩力可通过体育锻炼得到提高。总之，要想肌肉在收缩时能完成最大的外功，其决定因素：一是肌肉有良好的收缩性能；二是肌肉的前负荷适当，使之处于最适初长度的情况下进入收缩；三是后负荷适中，以免张力大而缩短长度变小，或缩短长度大而张力减小，这都不利于做功。肌肉收缩时产生张力的大小，取决于起作用的横桥的数量，而横桥运动的数量又与细胞 Ca^{2+}浓度呈正相关；肌肉收缩速度（最大收缩速度 V_{max}）主要取决于每个横桥周期的时间，而后者又取决于横桥上的 ATP 酶活性和能量释放的速度，这些也与细胞质 Ca^{2+}含量及其增加的速度有关。因此，肌肉收缩力学变化与兴奋-收缩耦联过程中的 Ca^{2+}浓度变化密切相关。

五、骨骼肌纤维的类型

骨骼肌纤维根据其结构和功能特点可分为三类：慢肌（红肌、Ⅰ型肌）纤维，快肌（白肌、$Ⅱ_x$型肌）纤维和中间型肌（红肌、$Ⅱ_A$型肌）纤维。

1. 慢（氧化型）肌纤维　直径较小，毛细血管分布密度较大，线粒体和肌红蛋白较丰富，主要靠有氧代谢产生 ATP，由于肌红蛋白含量高，故呈红色。此类肌纤维收缩速度慢，不易疲劳，如维持身体姿势的肌肉，可以长时间保持身体直立而不疲劳。

2. 快（糖酵解型）肌纤维　直径较大，毛细血管分布密度较小，线粒体和肌红蛋白含量比慢肌少，故呈白色，但丰富的糖原，ATP 酶活性高（肌球蛋白为$Ⅱ_x$型），分解 ATP 速度快，仅依靠无氧代谢（糖酵解）提供 ATP。此类肌纤维收缩速度快，易疲劳，适合于短时间的强烈无氧运动，如举重或投掷。

3. 中间型（快氧化-酵解型）肌纤维　介于快纤维与慢纤维之间的特性，其 ATP 酶活性较高（肌球蛋白为$Ⅱ_A$型），糖酵解能力也高，它比快肌纤维更耐疲劳，比慢肌纤维能更快地产生更大的力。此类肌纤维主要存在于提供姿势支撑，偶尔需要产生快速有力收缩的肌肉，如腓肠肌，它有助于支持腿部，但也用于行走、跑步和跳跃。

大多数骨骼肌是所有上述三种肌纤维的混合体。一般的骨骼肌中大约有一半的纤维是慢肌纤维，但各个肌肉的比例不同。运动训练可以改变肌肉组织中不同纤维的比例。

六、平滑肌的收缩机制

平滑肌细胞像骨骼肌细胞一样，肌球蛋白与肌动蛋白之间通过横桥运动发动收缩，并且由 Ca^{2+}控制横桥的活动。但 Ca^{2+}对横桥活动的作用及肌纤维控制细胞质 Ca^{2+}浓度的机制与骨骼肌明显不同。由于平滑肌细胞的细肌丝上没有能与 Ca^{2+}结合的肌钙蛋白，Ca^{2+}通过调节肌球蛋白的磷酸化控制横桥的活动，即细胞质 Ca^{2+}浓度升高后，Ca^{2+}与细胞质中的钙调蛋白（calmodulin）结合，形成钙-钙调蛋白复合物，后者再激活肌球蛋白轻链激酶，此酶分解 ATP，释放出的无机磷酸使肌球蛋白上的横桥磷酸化，横桥磷酸化使横桥构象改变，并大大增加肌球蛋白的 ATP 酶活性，从而导致横桥与细肌丝上的肌动蛋白结合，发动横桥运动，引起细肌丝滑行和肌肉收缩。平滑肌肌球蛋白 ATP 酶活性比骨骼肌低 10～100 倍，因此分解 ATP 的速度很慢，以致横桥周期及肌肉收缩速度比骨骼肌小，这可能是平滑肌长时间收缩不易产生疲劳的原因。当肌质中 Ca^{2+}浓度降低时，肌球蛋白激酶受抑制，肌球蛋白在磷酸酶的作用下脱磷酸即去磷酸化，横桥恢复原来构象，便与肌动蛋白解离，肌肉舒张。

升高细胞质 Ca^{2+}浓度的途径有两种：从肌质网释放和从细胞外液进入细胞。肌膜的动作电位可触发紧靠其内侧面的肌质网释放 Ca^{2+}。肌膜上还有电压门控和化学门控的钙通道，某些激素则可通过细胞膜去极化和细胞内的第二信使物质打开膜 Ca^{2+}通道和使肌质网释放 Ca^{2+}。平滑肌细胞的活动除受神经、激素控制外，还受许多局部因素的影响，如酸碱度、氧含量、渗透压、细胞外液离子成分等，它们都是通过改变细胞内 Ca^{2+}浓度影响平滑肌张力的。

生理与临床：肌肉疲劳

持久的肌肉活动使肌肉的收缩能力减弱以至完全消失，这种现象称为疲劳(fatique)。由于肌肉的收缩是在中枢神经系统的控制下，由运动神经元支配的骨骼肌的随意运动，因此疲劳可发生在参与肌肉收缩的任何一个环节中，主要包括肌肉本身，骨骼肌神经-肌肉接头及中枢部位，通常将疲劳分为中枢疲劳（产生于 CNS）和外周疲劳（产生于神经肌肉接头与肌肉收缩成分之间）。

（一）外周疲劳

肌肉疲劳与许多因素有关。高强度短时间的运动产生的疲劳的原因有：①无机磷酸（Pi）水平升高：由于肌纤维利用 ATP 氧化供能（ATP→ADP+Pi），使肌质 Pi 升高（ATP 分解产生 ADP+Pi）。肌质 Pi 升高可抑制肌质网释放 Ca^{2+}。②细胞外 K^+水平升高：肌肉在作最大运动时肌细胞动作电位复极化时大量 K^+外流，Na^+-K^+泵不能完全主动转运 K^+返回肌细胞，导致细胞外特别是 T 管内 K^+浓度升高，引起肌细胞膜电位降低（去极化），妨碍动作电位的产生。③细胞质 H^+浓度升高：由于短时间强烈运动主要依靠无氧代谢（糖酵解）供能，所以产生大量乳酸；乳酸释放出 H^+，结果使肌质 pH 降低；pH 降低使 Ca^{2+}与肌钙蛋白的结合力降低，且快肌纤维对 pH 的作用较慢肌更敏感。此类疲劳的发生与恢复都相当快。

此外，高强度的运动还可引起神经-肌肉接头疲劳，当运动神经元受到恒定的长时间强刺激时，运动神经元重复放电，可消耗突触终末贮存的 ACh，导致神经-肌肉兴奋传递障碍。

低强度、持续时间长的运动如长跑，跑步时肌肉交替地收缩与舒张，不产生乳酸堆积，其疲劳的发生主要与糖原消耗有关。肌糖原和血糖水平降低，使用于合成 ATP 的能减少，长跑者及骑自行车的人称之为“撞墙”（hitting wall），他们通常在比赛前通过高碳水化合物饮食来延缓疲劳，给肌肉增加额外的糖原。此类疲劳发生慢，疲劳发生后肌肉要获得完全的恢复，需要较长的休息时间，往往要 24h。

不管是高强度运动或长时间运动引起的肌肉疲劳，肌质网中的ATP水平都没有显著降低，使所有细胞能获得ATP以维持正常的生命活动。如果没有疲劳，肌肉的持久收缩，势必引起ATP浓度降低到横桥不能脱离肌动蛋白的水平，导致肌肉僵直，而肌肉僵直对肌纤维有很大损伤。因此，肌肉疲劳是防止发生肌肉僵直的一种保护机制。

（二）中枢疲劳

当中枢神经系统（上运动神经元）不再充分激活下运动神经元（支配骨骼肌的运动神经元）时产生中枢疲劳（central fatigue）。中枢疲劳时，虽然肌肉仍能运动但主观上感到累并想停止活动。这种疲劳比肌肉的生理性疲劳先出现，因此是一种保护机制。中枢疲劳有精神因素，在强烈运动时中枢疲劳可能与运动时引起的身体不适有关，当疼痛时需要强烈的动机（如希望获胜）才能坚持；在较不强烈运动时中枢疲劳与厌烦及单调的工作（如组装线的工作）或劳累有关，可降低身体做功效果。运动员都知道，运动成绩受运动员精神状态和身体条件两方面的影响，跑得最快或最长距离的运动员往往是“决心获胜”最强烈的运动员。实验证明，中枢疲劳机制与体内燃料（能源）状况有关，人在疲劳之前用糖水漱口者比用清水漱口者更慢发生疲劳。这可能是一种前馈机制，即口腔感受器报告脑中枢更多的燃料（能源）即将到来（在途中），从而抑制中枢疲劳。总之，对于中枢疲劳产生的机制所知较少，在某些情况下可能与脑内某些生化物质不足有关。

生理与临床：骨骼肌的性别与年龄差异

男性和女性肌肉组织之间的差异出现在青春期之后。13岁以后，男性的肌肉质量和力量（收缩强度）比女性增加更多，特别是上半身肌肉质量比女性增加约30%，下半身增加约25%，这种差别主要是由于睾酮具有增加肌纤维直径的作用。在男性中$Ⅱ_A$型肌纤维占优势，而女性则Ⅰ型肌纤维占优势，如股四头肌。这就导致了$Ⅱ_A$型肌占优势者收缩速度快，较易疲劳，而Ⅰ型肌占优势者的氧化能力及抗疲劳能力更强。

正常人30岁后每10年肌肉质量和性能下降10%（肌肉减少症）。80岁时肌肉质量减少30%～50%，而肌肉力量下降 60%（肌力减少症）。肌肉力量减小比肌肉质量减小更大，表明肌肉性能（肌力）年龄相关改变。男性和女性受类似的影响，但女性肌肉质量比男性肌肉质量小，因此更容易受到衰老的影响。上半身肌肉量比下半身肌肉量受的影响较大，这可能是由于上半身活动比下半身少（“废用”）而不是衰老的结果。肌肉量减少主要是由于肌原纤维直径减小，然后肌细胞数量也减少。Ⅱ型肌纤维比Ⅰ型肌纤维受影响更大。肌力的下降是由于大脑（运动皮质、运动前皮质）、小脑和运动神经元的变化。随着衰老失去运动神经元支配的肌肉被存活的运动神经元重新支配，导致广泛的运动单位随着年龄的增长而重建。兴奋-收缩耦联伴随年龄的变化是对刺激的敏感性降低，二氢吡啶受体数量减少，导致Ca^{2+}释放减少和收缩力下降。令人惊讶的是，尽管肌肉功能的逐渐下降不能被阻止，但人们仍然有能力通过运动训练增加高达 200%的肌肉量，即使到了90岁。

临床病例分析：重症肌无力

病例简介：一位18岁的女大学生来到大学生健康中心，对医生诉说：肌肉软弱且不断加重，偶尔会眼皮下垂和容易疲劳，甚至进行日常生活活动如梳头时都感到无力，爬一段楼梯要跌倒几次。这些症状迫使她只好休息。经验血发现她的抗ACh抗体水平很高，神经学检查发现重复刺激运动神经引起的肌肉收缩反应降低。诊断为重症肌无力。

病例分析：此年轻女子为典型的重症肌无力，这是一种自身免疫性疾病，发病率为0.25/10 000～1.25/10 000。患者体内免疫系统产生肌型胆碱能受体的抗体，该抗体破坏部分肌型胆碱能受体，使每个运动终板上的受体数量减少，使突触后膜（终板膜）对ACh的反应降低，从而导致神经冲动通过神经肌肉接头传递障碍。虽然ACh能从运动神经末梢正常释放，但其不能与运动终板上的ACh受体结合，不能引起运

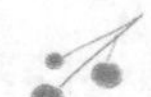

动终板膜去极化和产生终板电位，因而骨骼肌不能产生正常动作电位，肌肉便不能收缩。

治疗：患者用胆碱酯酶（AChE）抑制剂溴吡斯的明（pyridostigmine，一种长效 AChE 抑制剂）治疗后症状好转。正常情况下，运动终板上存在的 AChE 降解 ACh，即终止 ACh 的作用。溴吡斯的明通过抑制 ACh 降解，维持神经-肌肉接头处的较高水平的 ACh，使更多的 ACh 能与受体相互作用，因此在肌纤维上能产生比正常较多的终板电位，增强神经-肌肉传递效果。

复习思考题

1. 何谓原发性主动转运与继发性主动转运?
2. 什么是钠泵?有何生理意义?
3. 何谓静息电位?试述其产生的机制。
4. 何谓动作电位?试述其产生的机制。
5. 比较局部电位与动作电位的主要区别。
6. 分析增加细胞外液钾浓度对细胞膜静息电位和动作电位有何影响。
7. 何谓动作电位的“全或无”现象?
8. 试述神经-肌肉接头处兴奋传递过程。
9. 尸僵是如何引起的?
10. 肉毒杆菌毒素、筒箭毒碱、α-银环蛇毒、重症肌无力及有机磷农药中毒分别是如何影响骨骼肌收缩的?

（关燕菲）

第三章　血　液

血液是由血浆和血细胞组成的流体组织，在心血管系统里循环流动，是内环境中最活跃的部分，成为沟通各部分组织液及内外环境进行物质交换的场所。血液具有以下作用：①运输功能，运输 O_2、营养物质和激素到各器官、组织，运输代谢产物、CO_2 到相应的排泄器官以利于排出体外；②调节酸碱平衡功能，体内代谢不断产生的酸性产物或摄入体内的酸、碱物质进入血液时，会被血浆或红细胞中的抗酸、抗碱物质所缓冲，对维持机体酸碱平衡起重要作用；③调节体温功能，血液在各器官组织间循环流动，有利于体温的相对恒定；④防御和保护功能，血液中的白细胞以及抗体参与了机体的免疫过程，血小板和血浆中的凝血因子参与生理性止血功能；⑤储存功能，血液是电解质、营养物质、化学物质、激素等的储存场所。此外，血液还给身体提供自然颜色，在贫血或低血容量时皮肤变得苍白。

第一节　血液的组成及理化特性

一、血液的组成

血液中的所有成分合称为全血，主要由血浆和悬浮于其中的血细胞两部分组成。

（一）血浆的成分及作用

血浆由水和溶质两大部分组成。水占 91%～92%、溶质占 8%～9%。溶质分为胶体物质和晶体物质两类。

血浆中的胶体物质是血浆蛋白，包括白蛋白、球蛋白和纤维蛋白原三类。球蛋白经电泳又可区分为 α_1-球蛋白、α_2-球蛋白、β-球蛋白、γ-球蛋白。肝脏能合成全部的白蛋白、纤维蛋白原和部分球蛋白，γ-球蛋白由浆细胞合成。正常时白蛋白与球蛋白的比值为（1.5～2.5）：1。肝病时常致白蛋白/球蛋白比值下降。

血浆蛋白的主要功能：①形成血浆胶体渗透压（其中白蛋白提供 75%～80%）；②作为载体运输激素、脂质、离子、维生素及代谢产物等低分子物质（白蛋白、α-球蛋白及 β-球蛋白）；③参与凝血、纤溶等生理功能；④营养功能；⑤免疫功能；⑥缓冲功能：血浆蛋白组成一个重要的缓冲系统。

血浆中的晶体物质相对分子质量小，颗粒数目极多，种类繁多，形成了血浆晶体渗透压。它包括：①无机盐，其中含量最多的是 NaCl，血浆中的绝大部分无机盐可解离为带电离子，这类物质又称为电解质，如 Na^+、K^+、Ca^{2+}、Mg^{2+}、Cl^-、HCO_3^-、HPO_4^{2-} 等；②不含氮的小分子有机化合物，如葡萄糖、甘油三酯、胆固醇、乳酸、酮体等；③非蛋白含氮化合物（non-protein nitrogen，NPN），如尿素、尿酸、肌酸、肌酐、胆红素等。NPN 大部分从肾排出，当肾功能降低时，血液中的 NPN 可明显升高。

（二）血细胞

血细胞包括红细胞（red blood cells，RBC）、白细胞（white blood cells，WBC）和血小板（platelet）。全血经抗凝离心后可分为三层：上层淡黄色透明液体为血浆，占总体积的 50%～60%；下层深红色不透明的部分为红细胞，占总体积的 40%～50%；上下两层中间是一灰白色或棕黄色薄层，约占总体积的 1%，是白细胞和血小板。血细胞在血液中所占的容积百分比称为血细胞比容（hematocrit）（图 3-1）。正常成年男性的血细胞比容为 40%～50%，女性为 37%～48%，新生儿为 55%。由于血液中白细胞和血小板所占容积百分比很小，故血细胞比容主要反映红细胞的相对数量，因此也称为红细胞比容。例如，贫血患者红细胞数量减少，血细胞比容降低；严重呕吐、腹泻和大面积烧伤患者，血浆水分丧失过多，导致血细胞比容升高。

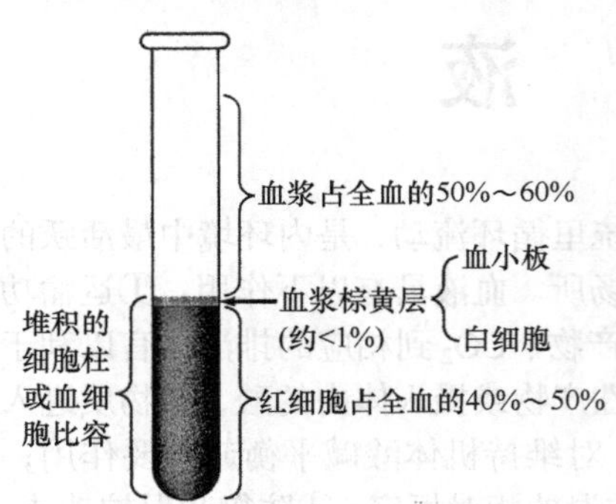

图 3-1　血细胞比容示意图

二、血液的理化特性

（一）血液的颜色

血液的颜色取决于红细胞中血红蛋白的含量和其携氧量。动脉血鲜红，是大量的血红蛋白与氧结合，形成氧合血红蛋白的结果；静脉血暗红，是氧合血红蛋白减少，去氧血红蛋白增多所致。人的血浆因含胆红素，故呈淡黄色，如发生溶血时，血浆变红色。空腹血浆清晰透明，若摄入大量脂肪，小肠吸收的脂肪乳糜微粒进入血中增多，可使血浆变混浊，会妨碍血浆中一些成分检测的准确性。所以，临床上有些血液指标的检测，要求空腹取血。

（二）血液的比重

血液的比重为 1.050～1.060，主要取决于红细胞的数量；血浆比重为 1.025～1.030，主要取决于血浆蛋白的含量；红细胞比重为 1.090～1.092，取决于血红蛋白的含量。

（三）血液的黏滞性

黏滞性（又称黏度，viscosity）主要由液体内部分子或颗粒之间的摩擦所产生。它对血液（或血浆）在血管内的流动起阻滞作用。以水的黏滞性为 1，全血的黏滞性为 4～5，主要取决于红细胞的数量及其在血浆中的分布状态；血浆的黏滞性为 1.6～2.4，主要取决于血浆蛋白（尤其是纤维蛋白原）的含量。当血液流动速度小于一定限度时，其黏滞性与流速呈反比关系。这是因为血液流动变缓慢时，红细胞产生叠连（彼此以凹面相贴成串）或聚集，血流阻力加大，从而影响血液运行。在某些疾病引起微循环部位的血流速度显著变慢时，血液黏滞性变大，可进一步加重组织器官的供血不足，严重影响细胞的代谢。

（四）血浆渗透压

1. 渗透与渗透压　用一半透膜（选择性通透膜，只让溶剂即水分子透过，而溶质分子不能透过）将两种浓度不同的溶质溶液隔开，水会透过半透膜由低浓度一侧的溶液向高浓度一侧扩散，这一现象称为渗透（osmosis）。渗透的产生是由于低浓度溶质溶液中的水分子浓度高于高浓度溶质溶液中的水分子浓度，水分子顺着浓度差移向高浓度溶液一侧。扩散的结果是：高浓度溶液的体积增大，静水压增大，当增加的静水压力等于水分子的扩散（渗透）力时，水的净移动（渗透）停止。渗透压就是完全阻止水分子通过半透膜移动所需的压力（外加压力），也就是水通过半透膜移动的程度（图 3-2）。渗透压是一切溶液的固有特性，其大小主要取决于单位体积溶液中溶质颗粒数目，与溶质的种类（或性质）及颗粒（或分子或离子）的大小无关。因此，溶液的溶质浓度越高，其中溶质的颗粒数目越多，水分子越少，水分子（通过半透膜）进入该溶液就越多，渗透压就越大；相反，溶液的溶质浓度越低，其中溶质的颗粒数目越少，水分子越多，水分子进入该溶液就越少，渗透压就越小。

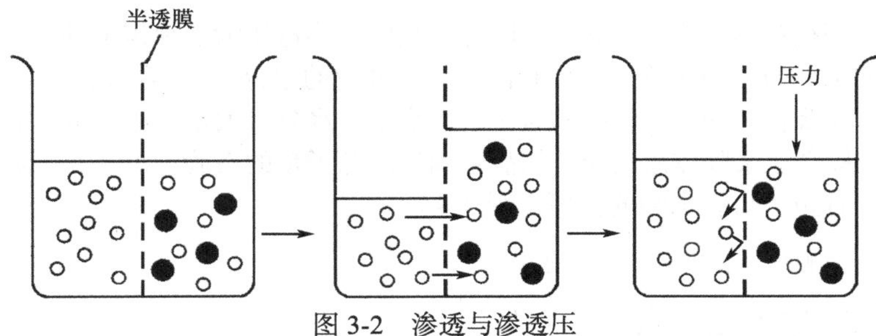

图 3-2　渗透与渗透压

○代表水分子，●代表溶质分子。半透膜对水分子通透，对溶质分子不通透。半透膜左侧为纯水，右侧为等容积的含溶质的溶液，水分子顺浓度差移向溶液一侧，结果右侧溶液的容积增加，阻止水分子移动所需的压力等于渗透压

2. 血浆渗透压的组成　血浆渗透压包括血浆晶体渗透压（crystal osmotic pressure）和血浆胶体渗透压（colloid osmotic pressure）。由血浆中的晶体物质（主要是 Na^+、Cl^-）所形成的渗透压称为血浆晶体渗透压；由血浆中胶体物质（主要是白蛋白）所形成的渗透压称为血浆胶体渗透压。因血浆蛋白的相对分子质量大，在血浆中的颗粒数目少，所以血浆胶体渗透压要比血浆晶体渗透压小得多。

3. 血浆渗透压的单位与正常值　渗透压常用压力单位或渗透浓度单位表示。①以千帕（kPa）或 mmHg 为单位。正常人在体温 37℃时的渗透压为 770kPa（5790mmHg，1mmHg=0.133kPa），其中血浆晶体渗透压为 766.7kPa；血浆胶体渗透压为 3.3kPa 左右（25mmHg 左右）。②以渗透摩尔每千克水[Osm/(kg·H_2O)]为单位，1 渗透摩尔量等于 1000 毫渗透摩尔量（1Osm=1000mOsm）。据测定，正常人在体温 37℃时的血浆渗透压约为 300mOsm/（kg · H_2O），其中血浆晶体渗透压为 298.7mOsm/（kg · H_2O）；血浆胶体渗透压为 1.3mOsm/（kg · H_2O）。

4. 等渗、高渗和低渗溶液　凡是渗透压与正常血浆渗透压相等的溶液称为等渗溶液（isoosmotic solution），如 0.9% NaCl 溶液，将红细胞置于其中能保持其正常形态和大小。渗透压高于或低于血浆渗透压的溶液称为高渗溶液或低渗溶液。

应该指出的是，并不是每种物质的等渗溶液都能使置于其中的红细胞保持其正常形态和大小，如 1.9%尿素溶液虽然其渗透压与血浆相等，但红细胞置于其中后，立即发生溶血。这是由于红细胞对尿素通透而对 NaCl 不通透，因此尿素分子依其浓度差进入红细胞，导致红细胞内渗透压升高，水进入红细胞，使红细胞膨胀破裂而溶血。一般把能够使置于其中的红细胞保持正常形态和大小的溶液称为等张溶液（isotonic solution）。0.9%NaCl 溶液既是等渗溶液也是等张溶液，因此又称生理盐水。1.9%尿素溶液虽然是等渗溶液，但不是等张溶液。5%葡萄糖溶液是等渗溶液，不是等张溶液，因为葡萄糖可以透过细胞膜进入细胞，并迅速被代谢；当静脉灌注时开始时等渗的，然而由于葡萄糖迅速被代谢，输注的净效应就像输注低惨溶液一样，因此在容量减少时，优先选择输注生理盐水。

5. 血浆渗透压的意义

（1）血浆晶体渗透压的意义：血浆晶体渗透压对于维持细胞内外的水平衡及细胞的正常形态与功能有重要作用。细胞膜允许水分子透过，而对细胞外液中的大部分晶体物质不易通透，蛋白质更难通透，因此在细胞外晶体物质维持一定的浓度，产生相对稳定的渗透压，对于维持细胞内外水的平衡及细胞的正常形态与功能有重要作用。例如，将红细胞置于低渗溶液中，水会向细胞内渗透，结果使红细胞体积增大，最后膨胀破裂。红细胞破裂后大量血红蛋白逸出到血浆中的现象称为溶血（hemolysis）。相反，如将红细胞置于高渗溶液中，红细胞内的水分向外渗出，使红细胞皱缩而失去功能（图 3-3）。

（2）血浆胶体渗透压的意义：血浆胶体渗透压对维持血管内外水的平衡和正常血浆容量有重要作用。因血浆中的晶体物质可以自由透过毛细血管壁，故血管内外的晶体渗透压相等，而

血浆中的蛋白质却很难透过毛细血管壁，因此血浆胶体渗透压大于组织液的胶体渗透压，这对于控制血浆中的水分向毛细血管外渗出和回收组织液中的水分，即维持血浆容量起重要作用，如血浆胶体渗透压降低（如肝、肾疾病时），血浆中的水分将大量外渗，可引起组织液增多而水肿；相反，如提高血浆胶体渗透压（如静脉滴注高分子量的右旋糖酐），可促进组织液中的水分返回血浆，有防治组织水肿的作用（图 3-4）。

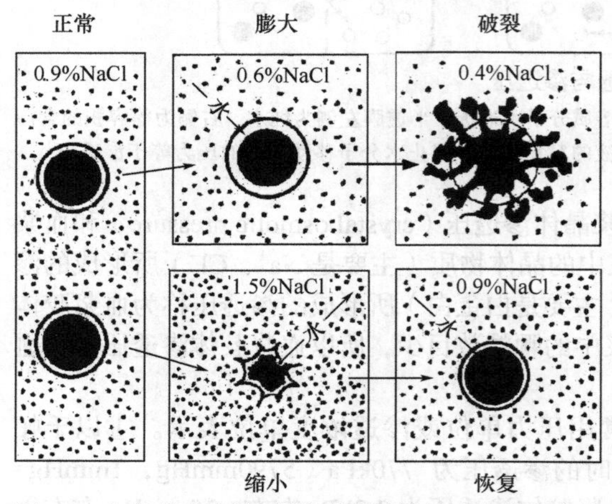

图 3-3　红细胞在高渗、低渗及等渗溶液中的体积变化

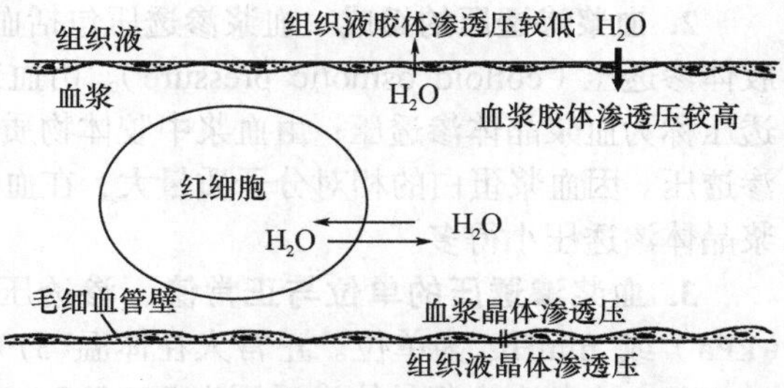

组织液
组织液胶体渗透压较低
H_2O
血浆
H_2O
血浆胶体渗透压较高
红细胞
H_2O
H_2O
毛细血管壁
血浆晶体渗透压
组织液晶体渗透压

图 3-4　血浆晶体渗透压与胶体渗透压的作用示意图

第二节　血　细　胞

一、红　细　胞

（一）形态结构

正常成熟的红细胞无核（使耗 O_2 量减少），直径为 6～9μm，周边稍厚（约 2μm），中央凹陷（厚约 1μm）。正面观时，红细胞呈双凹圆碟状；侧面观时，呈哑铃状。红细胞的这种形态结构，使其表面积增大，有利于气体交换；同时，使红细胞有良好的可塑变形性，能完好地挤过直径比它小的毛细血管和血窦孔隙。

（二）数量

红细胞是血液中数量最多的一种血细胞，也是人体内数量最多的一种细胞。正常成年男性的红细胞数为（4.0～5.5）$\times 10^{12}$/L（400 万～550 万/mm^3）；女性为（3.5～5.0）$\times 10^{12}$/L（350 万～500 万/mm^3）；新生儿可超过 6.0×10^{12}/L（600 万/mm^3），出生后数周逐渐减少，儿童期保持在较低水平，到青春期又逐渐回升而接近成人水平；居住在高原地区者比居住在平原地区者的红细胞数要多一些；运动时的红细胞数比安静时的红细胞数要多；经常参加劳动和体育运动者的红细胞数比参加劳动少和不爱运动者的红细胞数多。

红细胞的主要成分是血红蛋白（hemoglobin，Hb）。它是红细胞的功能性物质。我国正常成年男性血红蛋白含量为 120～160g/L；女性为 110～150g/L。外周血液中的红细胞或血红蛋白含量低于正常值下限时称为贫血。

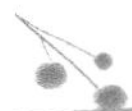

（三）功能

红细胞的主要生理功能是运输 O_2 和 CO_2，以及对血液中的酸碱物质有一定的缓冲作用。血红蛋白除能与 O_2 和 CO_2 结合运输外，还能与 CO 结合生成一氧化碳血红蛋白。由于 CO 与血红蛋白的亲和力比 O_2 与血红蛋白的亲和力大约 250 倍，空气中只要有少量的 CO，大量的血红蛋白就与 CO 结合，使 O_2 与血红蛋白结合的量减少，导致机体缺氧或窒息，此即煤气中毒。如红细胞破裂溶血，血红蛋白逸出，则其生理功能丧失。

（四）生理特性

红细胞除有可塑变形性和膜的选择通透性外，还有重要的渗透脆性和悬浮稳定性。

1. 渗透脆性　血液中红细胞内、外的液体渗透压相等，故能保持其正常的形态和大小。如将红细胞置于低渗盐溶液中，水分子将透入红细胞内，使红细胞膨胀，甚至破裂而溶血（图 3-4）。实验证明，正常红细胞在 0.45%～0.4% NaCl 溶液中开始溶血，而在 0.35%～0.3% NaCl 溶液中完全溶血。这说明红细胞膜具有一定的抵抗低渗盐溶液的能力。红细胞膜对低渗盐溶液致溶血作用的抵抗力称为红细胞渗透脆性（osmotic fragility of erythrocyte，简称脆性）。抵抗力大的红细胞（如初成熟的红细胞）脆性小，在低渗溶液中不易发生破裂溶血；抵抗力小的红细胞（如衰老的红细胞、球形红细胞）脆性大，在低渗溶液中容易发生破裂溶血。巨幼红细胞性贫血患者的红细胞脆性较小。机械振动、冷冻或加热、过酸或过碱、乙醇、胆盐及某些生物毒素（如细菌毒素、蛇毒等）都可使红细胞的脆性增大。

2. 悬浮稳定性　血液中的红细胞能彼此保持一定的距离而悬浮于血浆中不易下沉的特性称为悬浮稳定性（suspension stability）。红细胞的比重虽比血浆大，但因呈双凹圆碟形，表面又存在带负电荷的涎蛋白（sialoprotein），同性电荷相排斥，故红细胞不易下沉而保持悬浮状态。这一特性在正常人中差异性很小，患某些疾病时有很大的改变。因此，这一特性的检测有重要的临床意义。测定方法是将抗凝血注入一特制的玻璃管（红细胞沉降管，简称血沉管）中，垂直静置，然后观察红细胞沉降速率。通常以第一小时末血沉管中出现血浆柱的毫米数来表示，称为红细胞沉降率（erythrocyte sedimentation rate，ESR，简称血沉）。用魏氏法测定，正常成年男性的血沉为 0～15mm/h，女性为 0～20mm/h。血沉慢，表示悬浮稳定性好；血沉快，表示悬浮稳定性差。血沉的快慢取决于红细胞的叠连与否。红细胞彼此以凹面相贴成一串，这一现象称为叠连形成（rouleaux formation）。叠连的红细胞的表面积与容积比减小（单位面积上的重量增加），与血浆间的摩擦力减小，使血沉加快。影响血沉的因素主要在血浆，现已证实，血浆中的白蛋白增加，血沉减慢；而球蛋白与纤维蛋白原增加（如在心肌梗死、活动性肺结核和风湿热等疾病时），血沉加快。故测定血沉可用于某些疾病的辅助诊断。

（五）红细胞的生成与成熟

成人红细胞在骨髓生成。骨髓中的多能干细胞分化为各类定向干细胞（也称造血祖细胞），其中最终分化为红细胞的定向干细胞，称红细胞（系）集落形成单位（colony forming unit-erythrocytes，CFU-E）。在多种生长诱导剂及分化诱导剂的作用下，CFU-E 依次分化转变为原红细胞→早幼红细胞→中幼红细胞→晚幼红细胞→网织红细胞。网织红细胞从骨髓进入血液循环，1～2 天后成为成熟的红细胞。

1. 造血原料和促成熟因子　红细胞生成过程中所需的原料主要是铁和蛋白质。此外，还需微量的铜、维生素 B_6 等。一般饮食中蛋白质的供应已能满足需要，铁的供应也不会缺乏。但当机体造血增强（如贫血）时，所需原料必须增加。若铁摄入不足、吸收利用障碍或丢失（如失血）导致机体缺铁，可引起临床上常见的缺铁性贫血（iron deficiency anemia），又称为小细胞低色素性贫血。

（1）铁：铁的来源有外源性与内源性两个途径：由食物供应的铁称外源性铁；由红细胞破坏所释放的铁，可为机体再利用，称内源性铁。正常成人每天需要 20～25mg 铁，而每日吸收约 1mg 铁，可见 95%的铁是来自体内铁的再利用。衰老的红细胞被巨噬细胞吞噬后，血红蛋白被分解，释放出的铁进入血浆，与血浆中的转铁蛋白（transferrin）结合而被运送到骨髓的幼红细胞。此外，巨噬细胞还可与幼红细胞直接接触以提供铁的需要。促进红细胞发育成熟的因子有叶酸和维生素 B_{12}。叶酸能促进 DNA 的合成和细胞分裂与增殖，从而促进红细胞发育成熟。

（2）维生素 B_{12}：维生素 B_{12} 的主要作用是促进叶酸的活化，增加叶酸在体内的利用率，因此，维生素 B_{12} 缺乏时叶酸利用率降低，可引起叶酸相对不足。一般食物中叶酸和维生素 B_{12} 的供应能满足机体需要，但维生素 B_{12} 须与胃腺壁细胞分泌的内因子（intrinsic factor）结合成复合物，才能由回肠上皮细胞吸收入血。所以内因子缺乏，对红细胞生成的影响与维生素 B_{12} 和叶酸缺乏相同，都使 DNA 合成障碍，幼红细胞分裂增殖能力降低，核浆发育不平衡，结果红细胞体积大，而细胞数量明显减少。这种贫血称巨幼红细胞性贫血（megaloblastic anemia）。而由于缺乏内因子所导致的这类贫血又称为恶性贫血（pernicious anemia），患者必须依靠注射维生素 B_{12} 治疗。

2. 生成的调节 正常人血液中的红细胞数量保持相对稳定，是机体对红细胞的生成进行精细调节的结果。

（1）促红细胞生成素：已知机体缺氧时红细胞生成增多，这是由于缺氧刺激体内产生一种促红细胞生成素（erythropoietin，EPO）的物质所致，它是刺激红细胞生成的主要因素。促红细胞生成素是一种酸性糖蛋白，分子质量为 34 000Da，其主要作用是刺激骨髓造血干细胞转变为原红细胞，此外，还可加速原红细胞分化转变为各类幼红细胞，随后转变为成熟红细胞。

正常人 90%的 EPO 由肾产生，10%由肝细胞和巨噬细胞产生。正常情况下，EPO 在血浆中保持一定浓度，使红细胞数量维持相对稳定。如血浆中缺乏 EPO 时，骨髓中几乎没有红细胞生成。慢性肾病患者和肾切除者，仅由肾外组织合成少量 EPO，血液中 EPO 降低，红细胞生成显著减少，由此造成的贫血称肾性贫血（renal anemia）。我国已能用重组技术生产 EPO，临床上可用于治疗肾性贫血等贫血性疾病，有很好的效果。

除缺氧外，钴盐、雄激素、儿茶酚胺、前列腺素、糖皮质激素、甲状腺激素可促进 EPO 和红细胞生成；雌激素和茶碱抑制 EPO 生成。

（2）雄激素：可直接刺激骨髓造血干细胞，促进有核红细胞分裂和加速血红蛋白的合成；还能作用于肾或肾外组织，使其产生 EPO 增多，从而间接使红细胞生成增加，故成年男性的红细胞数及血红蛋白含量略高于女性。性功能低下的男性，其红细胞数量减少和血红蛋白含量降低，给予生理剂量的雄激素治疗，红细胞数和血红蛋白含量增加。

故临床上采用雄激素来治疗骨髓造血功能降低和男性性功能降低所造成的贫血。相反，雌激素可抑制红细胞生成，这可能是女性的红细胞数和血红蛋白含量低于男性的主要原因。

3. 红细胞的破坏 血液中红细胞的平均寿命约 120 天，即每天约 1/120 的红细胞被破坏。红细胞的破坏场所可分为血管外和血管内两处。其中，血管外破坏占 90%，以肝、脾等器官中的吞噬细胞吞噬为主。特别是脾对异常的红细胞辨别能力强，能将轻度损伤和形态异常的红细胞（包括衰老的红细胞）都清除掉。巨噬细胞吞噬红细胞后，将血红蛋白分解，释放出铁、氨基酸和胆红素，其中铁和氨基酸可被重新利用，而胆红素则由肝排入胆汁，最后排出体外。血管内破坏占 10%，主要是衰老的红细胞在血管中受机械冲击而被破坏。血管内破坏所释放的血红蛋白立即与血浆中的触珠蛋白结合，然后被肝摄取。当血管内的红细胞大量被破坏，血浆中的血红蛋白浓度过高而超出触珠蛋白的结合能力时，未与触珠蛋白结合的血红蛋白将经肾排出，进而出现血红蛋白尿。

二、白　细　胞

（一）分类与正常值

1. 正常值　正常成人白细胞（WBC）的数量是（4.0～10.0）$\times 10^9$/L 即 4000～10 000 个/μl（mm^3）。

2. 正常变异　①新生儿较成人高；②下午较清晨高；③进食、疼痛、情绪激动及运动时增高；④妇女妊娠末期及分娩时显著增高，产后又慢慢恢复正常。焦虑和各种应激时白细胞数升高。

3. 分类　白细胞可分为中性粒细胞（50%～70%）、嗜酸性粒细胞（0.5%～5%）、嗜碱性粒细胞（0～1%）、单核细胞（3%～8%）和淋巴细胞（20%～40%）。

（二）白细胞的生理特性和功能

白细胞具有变形、游走、趋化和分泌等特性。

所有白细胞都可做变形运动，凭借这种运动白细胞得以穿过血管壁，这一过程称白细胞渗出（diapedesis）。白细胞具有趋向某些化学物质游走的特性称趋化性（chemotaxis）（图 3-5）。能吸引白细胞发生定向运动的化学物质，称为趋化因子。体内有趋化作用的物质有细菌毒素、细菌或人体细胞降解产物、抗原抗体复合物等。白细胞游走到这些物质的周围，把这些异物包围起来并吞入胞内的过程称为吞噬作用（图 3-6）。具有吞噬作用的细胞有中性粒细胞、单核细胞、巨噬细胞和嗜酸性粒细胞，统称为吞噬细胞。吞噬细胞吞噬细菌后，当溶酶体中的酶都用于消化细菌时，颗粒消失，这种现象称脱颗粒（degranulation）。

此外，白细胞还可分泌多种细胞因子，如白介素、干扰素、集落刺激因子等。

1. 中性粒细胞　是主要的吞噬细胞，它的主要功能是在细菌感染或急性炎症反应时吞噬和杀死细菌，调节炎症反应。当中性粒细胞吞噬数十个细菌后，其本身即解体，释放的各种溶酶体酶又可溶解周围组织而形成脓液。因此，在非特异性免疫中，中性粒细胞是机体抵抗病原微生物，尤其是急性化脓性细菌入侵的第一道防线。临床上白细胞总数增多和中性粒细胞比例增高，常提示患有可能急性细菌感染。

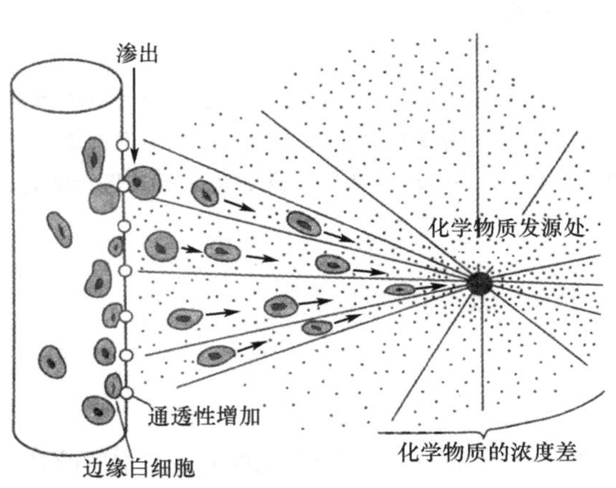

图 3-5　白细胞对组织坏死处的化学趋向性

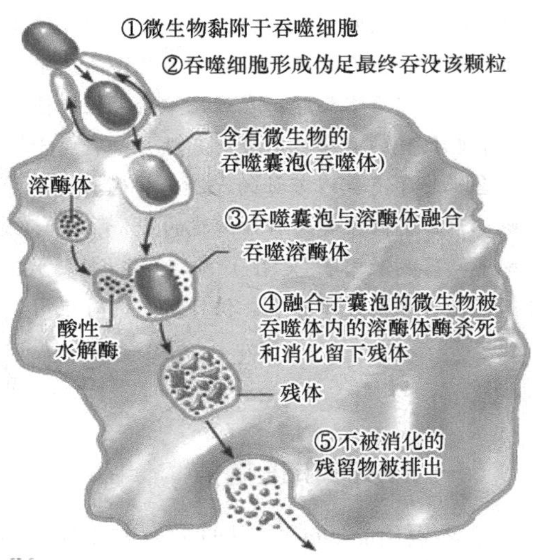

图 3-6　白细胞吞噬和消化细菌示意图

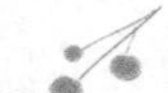

2. 嗜碱性粒细胞 嗜碱性粒细胞和肥大细胞主要参与过敏反应，在过敏期间离开毛细血管进入组织可脱粒释放肝素、组胺、缓激肽、过敏性慢反应物质及嗜酸性粒细胞趋化因子A等。主要与机体的过敏反应有关。

3. 嗜酸性粒细胞 仅有微弱的吞噬功能，基本上没有杀伤作用，其主要作用是：①抑制由嗜碱性粒细胞及肥大细胞引起的过敏反应（如哮喘）；②参与对寄生虫的免疫反应，防止蠕虫感染。血中嗜酸性粒细胞计数升高，提示有过敏反应或寄生虫感染。

4. 单核细胞 进入组织和体腔后成为巨噬细胞，吞噬和杀菌能力强。单核/巨噬细胞能吞噬细菌、病毒、疟原虫、衰老的红细胞、血小板和坏死组织等，并有识别和杀伤肿瘤细胞等作用。参与机体内铁的代谢及胆色素代谢；识别和清除变性的血浆蛋白、脂质等大分子物质；此外，还产生和释放集落刺激因子（colony stimulating factor，CSF，又称促粒细胞生成素），促进粒系祖细胞的增殖和分化。

5. 淋巴细胞 可分为T、B淋巴细胞和自然杀伤（NK）细胞三类，T淋巴细胞主要与细胞免疫有关；B淋巴细胞主要是合成抗体，参与体液免疫；天然杀伤细胞可直接杀灭病原微生物和癌细胞。

（三）生成和破坏

粒细胞和单核细胞在骨髓内生成并成熟。成熟的粒细胞大部分储存在骨髓中，释放入血液循环中的只是一小部分。而且进入血液循环的粒细胞仅一半随血液循环流动，这些粒细胞称为循环白细胞；另一半则聚集在血管壁上，称为边缘白细胞。前文所指的白细胞总数，仅反映循环白细胞的数量。所以，一旦机体受到细菌感染时，边缘白细胞及骨髓中储存的成熟粒细胞可大量进入血液循环，白细胞总数能在短时间内急剧上升。

粒细胞生成所需的原料和促成熟因子主要为氨基酸、维生素B_6、维生素B_{12}、叶酸等。缺乏叶酸可使白细胞生成减少。叶酸拮抗物如甲氨蝶呤，化学结构与叶酸类似，而生理作用却与叶酸相对抗，故可减少白细胞的生成。所以，临床上用甲氨蝶呤治疗白血病。粒细胞的生成也分别受促进因子如多种白细胞产生的集落刺激因子、抑制因子如乳铁蛋白和转化生长因子-β等的调节。

关于粒细胞的破坏，除炎症时吞噬过多细菌而死亡外，还从唾液、尿中丢失，从胃肠的黏膜排入管腔，从肺部血液进入肺泡等。由于粒细胞从骨髓释放入血液后，又不断地失去，故白细胞寿命很难准确判断。有资料表明，粒细胞在血液循环中停留4～8h即进入组织，在组织中生存4～5天便衰老死亡，在严重感染时，生存时间往往缩短为几小时。单核细胞在血液循环中停留3天，然后通过毛细血管壁进入组织，分化为巨噬细胞，在组织中除因在行使吞噬功能时被破坏外，可生存数月。

淋巴细胞的寿命可达数周或数月，取决于机体对它的需要。

全球每年有数以万计的人进行骨髓移植。骨髓移植过程包括从供血者髂骨嵴抽取骨髓和制备造血干细胞（干细胞仅占骨髓有核细胞的1%）。干细胞也可以从外周血分离得到，但采集之前需给供血者注射白细胞集落刺激因子（CSF），以刺激骨髓释放较多的干细胞。此外，还可从胎盘或者脐带血获得干细胞，并将其储存起来（冰冻），供日后需要时应用。

三、血 小 板

（一）形态和正常值

血小板（platelet）是从骨髓巨核细胞的细胞质脱落下来的具有代谢活性的无核细胞质碎片。一个巨核细胞可产生2000～8000个血小板，其形态不规则，直径2～4μm，内含多种生物活性物质。

正常人血小板值为（100～300）$\times 10^9$/L（10万～30万/mm^3），男性高于女性，在运动、

餐后、妊娠期间血小板可稍增加，妇女月经期减少。若血小板数少于 $50\times10^9/L$（5 万/mm^3），称为血小板过少，易发生出血倾向；若多于 $500\times10^9/L$（50 万/mm^3），称为血小板过多，易形成血栓。

（二）生理特性

1. 黏附　血小板与非血小板表面黏着的现象称为血小板的黏附（adherence）。当血管内皮细胞损伤而暴露出胶原组织时，血小板即能黏着在胶原组织上。血小板不能黏附于正常内皮表面。

2. 聚集　血小板彼此相互黏着称为聚集（aggregation）。这一过程需要纤维蛋白原、Ca^{2+}和血小板膜上的糖蛋白（glycoprotein，GP）参与。血小板聚集是止血过程中形成止血栓的最早步骤。在正常血液循环中，血小板无此作用。但在体内，有些诱导血小板聚集的物质，称为诱导剂，能诱导血小板聚集的主要有血栓烷 A_2（thromboxane A_2，TXA_2），内、外源性 ADP 等。聚集分为两个时相：第一时相发生迅速，但聚集后又可解聚，为可逆性聚集，主要是由组织损伤释放少量外源性 ADP 所引起的；第二时相发生较慢，为不可逆性聚集，主要由血小板本身释放的内源性 ADP 所引起。血小板聚集的机制目前还不十分清楚，可能与血小板内 Ca^{2+}增多有关。已知能引起血小板聚集的物质均可使血小板内 cAMP 减少，而抑制血小板聚集的物质则使 cAMP 增多。可能是 cAMP 减少，引起血小板内 Ca^{2+}增多，促进内源性 ADP 释放所致。因此，抑制腺苷酸环化酶的药物（使 cAMP 生成减少）可用于防治血小板聚集和血栓形成。

TXA_2 是最强的内源性血小板聚集剂。血小板激活时，使血小板内的磷脂酶 A_2 激活，在此酶的催化作用下，血小板膜磷脂中的花生四烯酸释放出来。花生四烯酸在血小板环加氧酶的作用下形成环内过氧化物，即前列腺素（prostaglandin，PG）G_2（PGG_2）和 H_2（PGH_2）。PGG_2、PGH_2 有很强的致聚集作用，但性质不稳定，很快在血小板血栓烷合成酶的作用下形成大量的 TXA_2。TXA_2 可使血小板 Ca^{2+}浓度升高，因而有很强的聚集血小板作用，也有很强的收缩血管作用。此外，正常血管壁内皮细胞中有前列环素合成酶，可催化血管内皮细胞及血小板生成的环内过氧化物转变为前列环素（prostacyclin，PGI_2）。PGI_2 可使血小板内 cAMP 增多，因而有很强的抑制血小板聚集作用，也有很强的舒张血管作用（图 3-7）。阿司匹林类药物能抑制环加氧酶，阻止 TXA_2 和 PGI_2 的合成，但由于血小板环加氧酶对阿司匹林的抑制作用较敏感，因此，小剂量的阿司匹林主要抑制血小板环加氧酶，抑制 TXA_2 的合成，临床上已用于防治血栓形成及血栓栓塞性疾病（如心肌梗死等）。但如较长时间和（或）过量摄入阿司匹林，由于也抑制血小板聚集，可造成止血功能障碍，引起出血（如胃出血）。

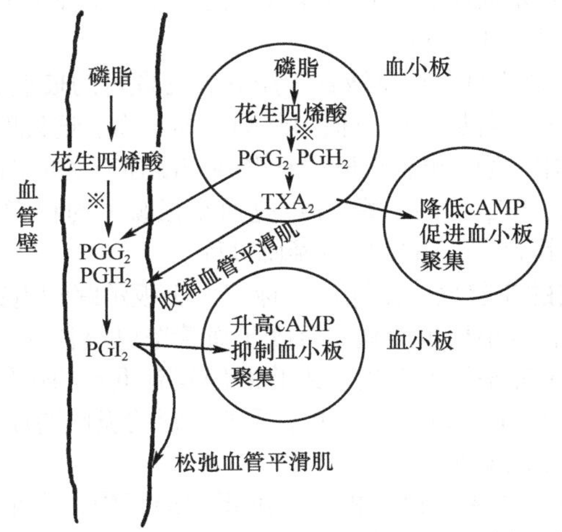

图 3-7　PG 在血小板与血管内皮的动态平衡示意图

※环加氧酶

3. 释放反应 血小板在诱导剂作用下，能将储存于颗粒中的生物活性物质（如 ADP、5-HT、儿茶酚胺等）释放出来，称释放反应（又称分泌功能）。

4. 收缩 血小板内含有的收缩蛋白在一定条件下，使血小板伸缩和改变形态（血小板形态可塑性）称为收缩。血小板收缩能使血凝块回缩，以固化血栓。

5. 吸附 血小板能吸附血浆中的多种物质，特别是一些凝血因子，如凝血因子Ⅰ、Ⅴ、Ⅺ等。此外，还能吸附 5-HT。血小板吸附着这些物质，随血液在血管中循环，一旦血管损伤，大量血小板带着吸附的物质黏附和聚集于破损部位，使受损部位凝血因子浓度升高，易于发生凝血。

（三）生理功能

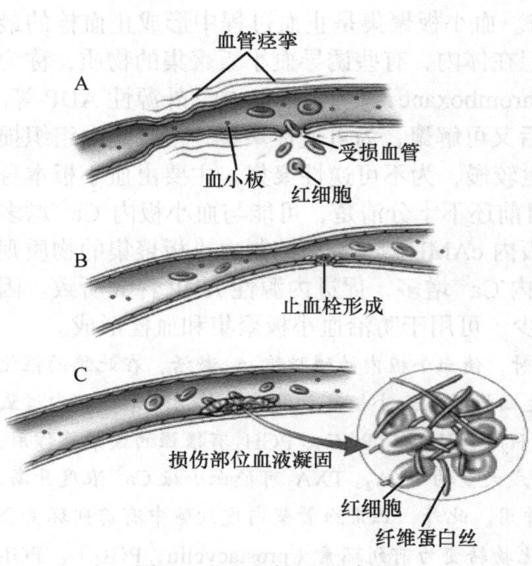

图 3-8 生理性止血步骤

1. 生理性止血功能 小血管损伤后，血液从血管内流出，数分钟后，出血自然停止，这种现象称生理性止血（physiological hemostasis）。生理性止血大致可分为三个过程（图 3-8）：①受损血管收缩（痉挛）。首先，由于损伤刺激反射性引起局部血管收缩反应，持续时间较短；其次，血小板通过释放 5-HT、儿茶酚胺及 TXA_2，进一步使受损血管平滑肌收缩，以减缓出血而促进止血；受损伤的小动脉、动脉收缩可强烈到使整个血管腔封闭。据说，大动脉（如桡动脉）被横断会发生血管暂时收缩而停止流血现象。但不能因此就延缓对受伤血管的人工止血。但若血管被纵切或不规则切断，则不能发生足以阻塞血管的收缩。②血小板栓形成。血小板黏附、聚集在受损伤血管暴露出来的胶原组织上，形成松软的血小板止血栓，初步堵塞血管破裂口，对于微小血管的微小破裂，血小板止血栓在数秒钟内单独就能止血。③血液凝固。如果血管损伤较严重，可启动凝血系统，在局部迅速发生血液凝固。血小板释放一些与血液凝固有关的物质，如血小板因子 3（PF_3），参与血液凝固，形成血凝块。同时，通过血小板收缩反应使血凝块回缩，使松软的止血栓变坚实，从而达到有效止血。从生理性止血过程看到，血小板始终都在起着重要的作用，故对出血时间延长的人，应考虑是否是血小板数量减少或功能异常。出血时间：刺破皮肤后开始出血至出血停止所需的时间，正常为 1～4min。

2. 参与凝血 体外实验证明，将血液置于用硅胶处理过的玻璃容器内，血小板不易解体，血液可保持 72h 以上不凝固。若加入血小板匀浆则立即凝血。这说明血小板破裂后的产物，对凝血过程有很强的促进作用。现已知血小板含有多种与凝血有关的因子，如血小板因子（platelet factor，PF）3、4、2（PF_3、PF_4、PF_2）等。PF_3是血小板膜上的磷脂，它能将凝血因子Ⅰ、Ⅴ、Ⅷ、Ⅸ、Ⅹ和 Ca^{2+}吸附在其表面，直接参与凝血过程。

3. 维持血管内皮细胞的完整性 用同位素标记血小板示踪和电镜观察发现，血小板可以融合入血管内皮细胞；另外，血小板也能随时沉降于血管壁以填补内皮细胞脱落留下的空隙。因此，它对保持血管内皮细胞完整性或对内皮细胞的修复有重要的作用，从而使毛细血管通透性降低。当血小板减少到 $50 \times 10^9/L$ 以下时，由于毛细血管的脆性增加，微小的损伤或血压升高，便会引起皮下与黏膜下出血或紫癜。

4. 在纤维蛋白溶解中的作用 血小板在纤维蛋白溶解中，有早期抑制和后期促进两种作用。凝血块形成早期，抑制纤维蛋白溶解有利于止血；凝血块形成的后期促进纤维蛋白溶解，可防止血凝块继续增加和堵塞血管。

（四）生成与破坏

血小板的生成主要受血小板生成素（thrombopoietin，TPO）的调节，TPO 主要由肝细胞产生。TPO 可促进造血干细胞发育，分化为巨核细胞，促进巨核细胞成熟和释放血小板。血小板平均寿命为 7～14 天，但仅在被释放到外周血液的前两天才有生理功能。血小板除在脾、肝和肺组织中因衰老被吞噬破坏外，还可在发挥其生理功能的过程中被消耗。

（金清华）

第三节　血液凝固与纤维蛋白溶解

一、血液凝固

血液在心血管中经常处于液体状态，这是保持血液流动的必要条件之一。当血管壁一旦被破损，血液流出血管时，就会凝固成块，起到止血作用，此外，还有利于伤口的愈合。因此，血液凝固是一种对机体具有保护作用的生理过程。如果血液凝固过程发生障碍，如凝血过程延长或不能很好地凝血时，将导致异常出血；而凝血过程亢进时，将产生血管内凝血，可导致血栓形成。无论是异常出血或血栓形成和血栓栓塞所造成的疾病都是临床上常见的并且严重危害人类健康的疾病。因此，掌握血液凝固方面的知识，有助于我们更好地防治此类疾病。

（一）血液凝固的机制

血液凝固（blood coagulation，简称凝血）是指血液由流动的液体状态转变成不能流动的凝胶状态的过程，主要是血浆发生了一系列化学连锁反应，使可溶性的纤维蛋白原变成了不溶性的黏性丝状的纤维蛋白，而且越来越多，这些纤维蛋白重叠交错成网，将血细胞及血液的其他成分网罗在其中，这样，液体的血液就变成了半固体的血凝块（图 3-9）。

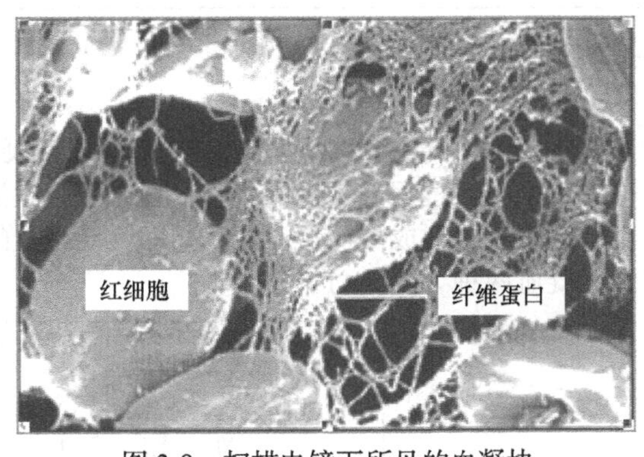

图 3-9　扫描电镜下所见的血凝块

为什么血浆中的纤维蛋白原会变成纤维蛋白呢?这是一个十分复杂的过程。纤维蛋白原变成纤维蛋白是由于凝血酶（thrombin）的催化作用，而在正常血液中不存在足够数量的凝血酶，只有其前身物质——凝血酶原（prothrombin）。凝血酶原为何会变成凝血酶呢?这是由于凝血酶原激活物（凝血酶原酶）的作用。因此，整个凝血过程可分为三个基本步骤：①凝血酶原激活物的形成；②凝血酶的形成；③纤维蛋白的形成。它们的相互关系见图 3-10。

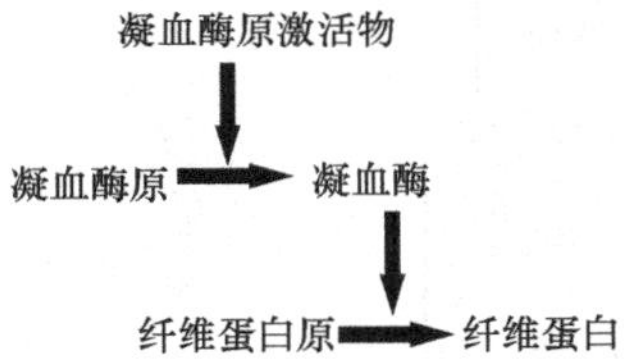

凝血酶原激活物
↓
凝血酶原 → 凝血酶
↓
纤维蛋白原 → 纤维蛋白

图 3-10　凝血过程

凝血酶原激活物的形成是凝血的第一步，但正常血液中不存在凝血酶原激活物，却含有多种与凝血有关的凝血因子。

（二）凝血因子

如上所述，血液凝固是一个十分复杂的化学反应，有许多物质参与这个化学反应，这些物质统称为凝血因子（blood coagulation factor）。国际上依照凝血因子被发现的先后顺序，按罗马数字进行编号，共有 12 种（表 3-1）。上述因子除因子Ⅲ的主要成分为脂蛋白、因子Ⅳ为

Ca^{2+}外，其余的均为球蛋白。因子Ⅱ、Ⅸ、Ⅹ、Ⅺ、Ⅻ都是蛋白酶，但通常在血液中都是无活性的酶原，必须通过有限水解，即在其肽链的某一个部位切断或切下一个片段，暴露或形成活性中心，才能成为有活性的酶。这个过程称为激活。被激活的（activated）因子在其后加小写英文字母“a”表示。绝大多数因子都是在肝中合成的。因子Ⅱ、Ⅶ、Ⅸ和Ⅹ在合成过程中需要维生素K的参与，因此严重肝病或缺乏维生素K时易出现凝血障碍而发生出血现象。因子Ⅲ由损伤组织细胞所释放，主要是由细胞膜磷脂及脂蛋白组成的复合物，起蛋白水解酶作用，以脑、肺和胎盘含量最多。除上述经典的凝血因子外，血液凝固还需要激肽释放酶及高分子激肽原参与。

表 3-1 血液中的各种凝血因子

因子	同义名	合成部位	合成时是否需要维生素K	凝血过程中的作用
Ⅰ	纤维蛋白原	肝	不需要	转变为纤维蛋白
Ⅱ	凝血酶原	肝	需要	转变为有活性的凝血酶
Ⅲ	组织因子	各种组织	不需要	启动外源性凝血
Ⅳ	钙离子（Ca^{2+}）	—	—	参与凝血的多步过程
Ⅴ	前加速素	内皮细胞、血小板	不需要	辅助因子
Ⅶ	前转变素	肝	需要	参与外源性凝血
Ⅷ	抗血友病因子A（球蛋白）	肝为主	不需要	辅助因子，缺乏时产生A型血友病
Ⅸ	血浆凝血活酶（抗血友病因子B）	肝	需要	变为有活性的Ⅸa，缺乏时产生B型血友病
Ⅹ	Stuart-Prower 因子	肝	需要	变为有活性的Ⅹa
Ⅺ	血浆凝血活酶前质	肝	不需要	变为有活性的Ⅺa
Ⅻ	接触因子或 Hageman 因子	肝	不需要	启动内源性凝血
ⅩⅢ	纤维蛋白稳定因子	肝和血小板	不需要	不溶性纤维蛋白的形成

（三）凝血过程

1. 凝血酶原激活物的形成 如前所述，凝血酶原激活物的形成是启动凝血的决定性步骤，也是整个凝血过程最复杂的一步。凝血酶原激活物的形成有内源性和外源性两条途径。根据凝血酶原激活物形成的途径不同，亦即发动凝血的方式不同，可将整个凝血过程分为内源性和外源性凝血两种（图 3-11）。

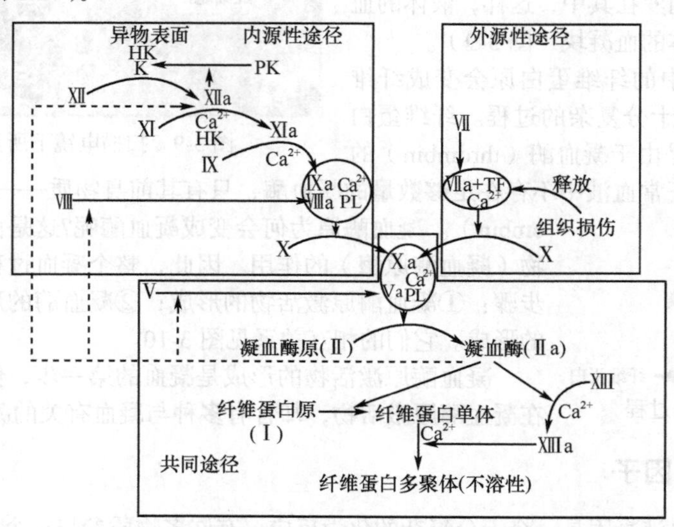

图 3-11 血液凝固过程

HK：高分子激肽原；PK：前激肽释放酶；K：激肽释放酶；PL：磷脂；TF：组织因子（因子Ⅲ）；罗马数字表示相应的凝血因子；虚线箭头表示正反馈

（1）内源性途径：内源性凝血是由因子Ⅻ启动的，参与凝血过程的凝血因子全部来自血浆。最常见的原因是血液与异物表面接触，例如，血管内皮损伤时所暴露出来的内皮下胶原或基底膜，或抽出的血液与玻璃管壁接触。这些表面带有负电荷，在血浆高分子激肽原（HK）的协助下激活因子Ⅻ。因子Ⅻ的激活是一个正反馈过程，即形成的少量Ⅻa 可催化血浆中的前激肽释放酶（PK）变成激肽释放酶（K），而后者具有很强的激活因子Ⅻ的作用。Ⅻa 在高分子激肽原和 Ca^{2+}的协助下水解无活性的因子Ⅺ，成为Ⅺa。

血液与异物表面接触不但激活了因子Ⅻ，而且异物表面也使血小板表面暴露出与凝血有关的磷脂（PL）表面（血小板因子 3，PF_3）。因子Ⅺa 在 Ca^{2+}存在的情况下又激活因子Ⅸ生成Ⅸa。因子Ⅸa 和因子Ⅷa 被 Ca^{2+}连接在血小板磷脂表面上，形成一个复合物，这个复合物又催化被 Ca^{2+}连接在血小板磷脂表面上的因子Ⅹ，成为Ⅹa。在这个催化过程中，因子Ⅸa 起蛋白水解酶作用，使因子Ⅹ激活，而Ⅷa 是一种辅助因子，它可使Ⅸa 激活因子Ⅹ的速度加快 20 万倍。由于缺乏因子Ⅷ、Ⅸ和Ⅺ的人凝血过程缓慢，轻微外伤即可引起出血不止，分别称为 A 型、B 型和 C 型血友病。因子Ⅹa 和Ⅴa 也被 Ca^{2+}连接在磷脂表面，形成一个复合物，即凝血酶原激活物。

（2）外源性途径：外源性凝血是由因子Ⅲ启动的。在组织损伤伴有血管损伤的情况下，由组织细胞释放组织因子（TF、因子Ⅲ），随同组织液混入血液。组织因子与血浆中的因子Ⅶ结合，并使之激活，在 Ca^{2+}存在的情况下，因子Ⅶa-Ⅲ复合物激活因子Ⅹ形成Ⅹa。因子Ⅹa 立即与组织因子的磷脂部分（或从血小板释放的磷脂 PF_3）及因子Ⅴa 结合形成复合物，即凝血酶原激活物。此过程历时不到 10s，因此外源性凝血途径比内源性凝血途径形成凝血酶原激活物快。以后过程内源性与外源性凝血相同。

2. 凝血酶形成阶段 在凝血酶原激活物中，因子Ⅹa 是一种水解蛋白，而因子Ⅴa 为辅助因子，可使Ⅹa 激活凝血酶原的速度提高 1 万倍。凝血酶原被水解成凝血酶时，脱掉了和 Ca^{2+}结合力很强的一段肽链，因而凝血酶就脱离了血小板磷脂表面而进入血浆。

3. 纤维蛋白形成阶段 凝血酶将溶解于血浆中的纤维蛋白原脱去四段小肽，转变成为纤维蛋白单体。同时，凝血酶还激活血浆中的因子ⅩⅢ变成ⅩⅢa，在 Ca^{2+}的参与下，ⅩⅢa 又使纤维蛋白单体互相连接聚合，形成牢固的纤维蛋白多聚体，即不溶性的纤维蛋白丝。许多有黏性的纤维蛋白丝错综交叉，粘连成海绵状的网，将血细胞和血清网罗于其中，形成血凝块。此外，凝血酶还能激活因子Ⅴ、Ⅷ和Ⅺ，成为凝血过程中的正反馈机制（图 3-12）。

血液离体后至完全凝固所需的时间临床上称为凝血时间，正常为 2～8min（玻片法）。血凝块形成数分钟后开始收缩，在 20～60min 内可挤压出其内的大部分液体——血清（serum）。由于血清失去纤维蛋白原及大多数其他凝血因子，因此它与血浆不同，不能凝固。

（四）影响血液凝固的因素

血液凝固过程受许多因素的影响，表现为凝血的加速或延缓。主要的影响因素有：

1. 温度 在一定范围内温度升高时凝血速度加快，这是因为温度升高凝血酶的活性增加；相反，当温度过低时，凝血酶活性受抑制，凝血延缓。所以出血时可在局部冷敷，引起血管收缩，减慢血液流动，可以阻止一些表层出血。

2. 粗糙面 血液与粗糙面接触，一方面容易使血小板解体而释放 PF_3，另一方面使因子Ⅻ激活，从而加速凝血。外科手术时用温热生理盐水浸泡的纱布接触创面，可加速止血，其机制就在于此；反之，将血液置于涂有液状石蜡的玻璃管内则凝血延缓。

3. 凝血因子 血液凝固有赖于多种凝血因子的作用，增加机体维生素 K 的供应，有利于因子Ⅱ、Ⅶ、Ⅸ和Ⅹ的合成，从而可以加速血液凝固。某些出血性疾病患者注射维生素 K 后可收到一定疗效，原因就在于此。而对抗维生素 K 作用的药物如双香豆素（dicoumarin）等则会减少凝血因子的生成，可用于血栓形成患者的治疗。

4. Ca^{2+} Ca^{2+}参与凝血反应的诸多环节。除去血浆中的Ca^{2+}，血液便不能凝固。临床上常用枸橼酸钠作抗凝剂，就是因为它可以同血浆中的Ca^{2+}结合，成为可溶而又不易解离的络合物，使Ca^{2+}不能参与凝血过程，起到抗凝作用。草酸铵和草酸钾也可以同血浆中的Ca^{2+}结合，起到抗凝作用，但因其生成不溶性的草酸钙，故临床上不能用作抗凝剂，只可用于体外抗凝实验。

（五）正常情况下血管内血液不凝的原因——血管内抗凝因素

生理情况下，血管内的血液能保持流体状态而不发生凝固，除与血管内膜光滑完整、血液循环不息和血流较快有关外，还与存在于人体内与凝血系统相对抗的抗凝系统有关。血液中主要的抗凝物质有抗凝血酶、肝素、蛋白质C和组织因子途径抑制物等。

1. 抗凝血酶和肝素 血液中存在一些抗凝血物质，其中起作用较大的是抗凝血酶（antithrombin）和肝素（heparin）。抗凝血酶由肝和血管内皮细胞产生，正常情况下，其抗凝作用弱而慢，与肝素结合后抗凝作用会极大地增强。肝素和抗凝血酶复合物可抑制因子Ⅸa、Ⅹa、Ⅺa 和Ⅻa 的活性。抗凝血酶和肝素的抗凝作用占血浆全部抗凝血活性的 75%，是血浆中最主要的天然抗凝物质。肝素由嗜碱性粒细胞、肥大细胞，以及肝、肺毛细血管内皮细胞分泌。

2. 蛋白质C 由血管内膜合成并存在于内膜上的凝血酶调节蛋白能与凝血酶结合，这不但可延缓凝血过程，而且凝血酶调节蛋白-凝血酶复合物可激活一种血浆蛋白——蛋白质C（protein C），后者可灭活因子Ⅴa 和因子Ⅷa，因此抑制凝血，以及灭活纤溶酶原激活物抑制物，增加纤溶酶生成（图 3-12）。

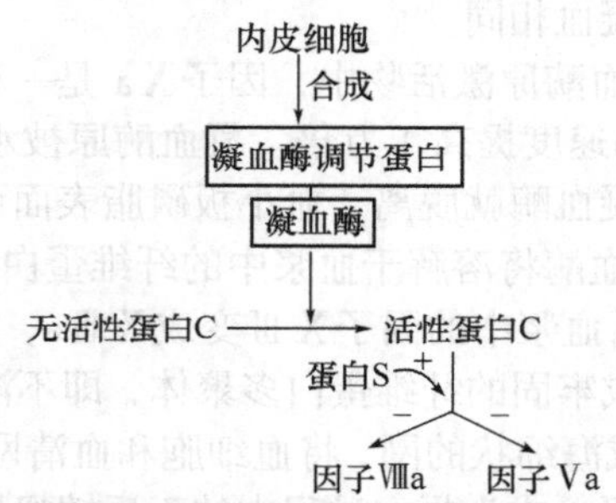

图 3-12 凝血酶通过蛋白C间接灭活因子Ⅴa、Ⅷa

凝血酶与血管内皮细胞上的凝血酶调节蛋白结合激活蛋白C，后者可水解灭活因子Ⅷa 因子Ⅴa 和纤溶酶原激活物抑制物；蛋白S有增强蛋白C的作用。+表示促进；−表示抑制

3. 组织因子途径抑制物（tissue factor pathway inhibitor，TFPI） TFPI主要由小血管内皮细胞产生，是一种相对稳定的糖蛋白，可与组织因子途径即外源性途径生成的因子Ⅹa、Ⅲ（组织因子）、Ⅶa 结合成四元复合物而灭活它们，从而终止外源性途径凝血过程。

4. 血浆中存在纤维蛋白溶解系统 可将已形成的纤维蛋白溶解。

二、纤维蛋白溶解

在纤维蛋白溶解酶（简称纤溶酶，plasmin，又称血浆素）的作用下，纤维蛋白溶解重新液化的过程，称为纤维蛋白溶解（fibrinolysis，简称纤溶）。纤溶对于防止血液在血管内凝固，保持血液的液体状态，防止血栓形成，限制凝血过程的发展有十分重要的意义。

（一）纤溶的基本过程

纤溶是一个复杂的过程。参与纤溶的物质有纤维蛋白溶解酶原（纤溶酶原，plasminogen，又称血浆素原）、纤溶酶、纤溶酶原激活物（plasminogen activator）与抑制物，它们共同构成纤溶系统。

体内的纤溶过程大致可分为两个阶段：第一阶段是纤溶酶原的激活，第二阶段是纤维蛋白及纤维蛋白原的降解（图 3-13）。

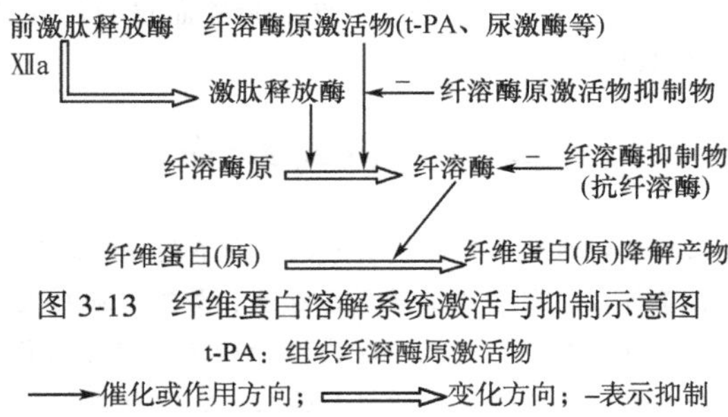

图 3-13　纤维蛋白溶解系统激活与抑制示意图

t-PA：组织纤溶酶原激活物

→催化或作用方向；⇒变化方向；–表示抑制

（二）纤溶酶原的激活

血浆中的纤溶酶原要经过激活物的激活变成纤溶酶才能发挥纤溶作用。纤溶酶原在激活物的作用下脱下一段肽链而激活成纤溶酶。纤溶酶原激活物包括：①组织纤溶酶原激活物（tissue plasminogen activator，t-PA）：由损伤组织及血管内皮释放，在肺、甲状腺、子宫等组织中含量较多。月经血不凝（液化）、甲状腺手术易出血，均与此有关。用基因重组技术合成的人 t-PA 临床上已用于溶栓治疗。②尿激酶（urokinase）：是由肾小管上皮细胞产生的一种 β-球蛋白，可以从尿中提取，与链激酶（streptokinase，为链球菌产物）都可溶解纤维蛋白，临床上也已用于溶栓治疗。③依赖因子Ⅻa 的激活物——激肽释放酶：当血液与异物表面接触而激活因子Ⅻ时，因子Ⅻa 激活前激肽释放酶，生成的激肽释放酶一方面可加速因子Ⅻ的激活（正反馈）（图 3-11），参与凝血过程；另一方面又可激活纤溶酶原，参与纤溶过程（图 3-13）。

（三）纤维蛋白与纤维蛋白原的降解

纤溶酶是一种类似胰蛋白酶、活性很强的蛋白水解酶，它可将纤维蛋白及纤维蛋白原水解为许多可溶性小肽，称为纤维蛋白降解产物（fibrin degradation products，FDP），后者不再产生凝固，而且还有抑制凝血酶的作用。纤溶酶的特异性不强，它对凝血因子Ⅱ、Ⅴ、Ⅷ、Ⅻ也有一定的降解作用。

（四）纤溶抑制物

体内除有许多纤溶酶原激活物外，还有许多可抑制纤溶系统活性的物质，主要有纤溶酶原激活物抑制物-1 和抗纤溶酶。前者可灭活 t-PA 和尿激酶，后者可抑制纤溶酶的活性。

第四节　血量、输血与血型

一、血　　量

正常人血液的总量，称为血量，占体重的 7%～8%或每千克体重 70～80ml。如一个体重 60kg 的人，其血液总量为 4200～4800ml。

人体内大部分血液在心血管内迅速地流动，这部分血液量称为循环血量；另外小部分血液则滞留在肝、肺、皮下等处的血窦或毛细血管和小静脉中，这部分血液量称为储备血量。储备血液的肝、肺、皮下小血管等组织器官称为储血库。

在机体运动或失血等应急情况下，储备血量可被动员加入到循环血量中，以满足机体的需要。故在不同的状态或不同的人血量是不相同的。男性每千克体重的血量比女性多；幼儿每千克体重的血量比成人多；身体强壮者比瘦弱者多；妇女妊娠期间的血量有所增多（主要是血浆量）；剧烈运动、情绪激动时由于储备血量的释放，循环血量有所增加。但正常情况下，血量的变动一般不超过总血量的 10%。

二、失血与输血

失血对机体的影响随失血的量与速度而不同。如一次失血不超过总血量的 10%，机体可通过加强心脏的活动，血管收缩、储存血量释放、肝合成血浆蛋白加速、骨髓造血功能加强等功能代偿，使生命活动维持在正常状态。血浆中的水和无机盐可在几小时内增加组织液回流及通过饮食得到补充，血浆蛋白在 2 天内恢复，红细胞在 1 个月左右逐渐恢复。所以健康人一次献血 200～400ml，对机体健康是没有不良影响的。若一次急性失血达总血量的 20% 时，机体虽通过各种调节，仍不能保持血压在正常水平，会引起口渴、乏力、恶心、眩晕、手足厥冷、出冷汗、心跳加快、血压降低等低血压休克。若短时间内失血达总量的 30% 或更多，如不及时补充血量，就有生命危险。实践证明，对急性大失血者，只要抢救及时和适当，虽失血达总血量的 30%也可转危为安。

临床对于急性失血者的抢救，主要是迅速止血和输血补液，以补充血容量，提升血压，防止休克。输血还可提高神经系统的兴奋性，增强心血管的活动，增加机体抵抗力，改善机体的代谢状况。而输血的关键问题是供血者与受血者的血型要相符。

三、血　型

血型（blood groups）是指细胞膜上特异性抗原的类型。最初只知道红细胞有血型，以后相继发现白细胞、血小板和其他组织细胞也有“血型”。其中在临床实践中有重大意义的是红细胞血型，故通常依据红细胞膜上抗原（血型物质）的不同而划分为不同的血型，而且血型物质还以可溶性形式存在于唾液、精液、乳汁、胃液等体液中。至今已经发现了 20 多个不同的红细胞血型系统，如 ABO、Rh、MNSs、Lewis 等血型系统。每个血型系统又有几种血型。这里仅介绍与临床关系非常密切的 ABO 和 Rh 血型系统。血型是由遗传因素决定的，在法医学上可用来判定亲子关系。临床上血型的鉴定是输血与组织、器官移植成败的关键。

（一）ABO 血型系统

1. 血型抗原与抗体　现已阐明，一些血型抗原（又称凝集原，agglutinogen），是镶嵌在细胞膜上的糖蛋白或糖脂。这些糖蛋白或糖脂上的糖，都是由少数糖基组成的寡糖链构成。血型抗原的特异性就取决于组成的寡糖链的糖基种类及其连接的顺序。

ABO 血型系统依据红细胞膜上有无 A、B 原（凝集原）及种类的不同而分为四种血型：只含 A 抗原的为 A 型；只含 B 抗原的为 B 型；含 A、B 两种抗原的为 AB 型；而没有 A、B 抗原的为 O 型。

ABO 血型者的血浆（或血清）中存在相应的抗体（又称凝集素，agglutinin），分别称为 A 凝集素（简称抗 A）和 B 凝集素（简称抗 B）。A 型血者的血浆中含抗 B；B 型血者的血浆中含抗 A；AB 型血者的血浆中不含抗 A、抗 B；O 型血者的血浆中含有抗 A 和抗 B。可见，血液中红细胞膜上有某一型抗原，血浆中就不会有与之对应的抗体（图 3-14）。

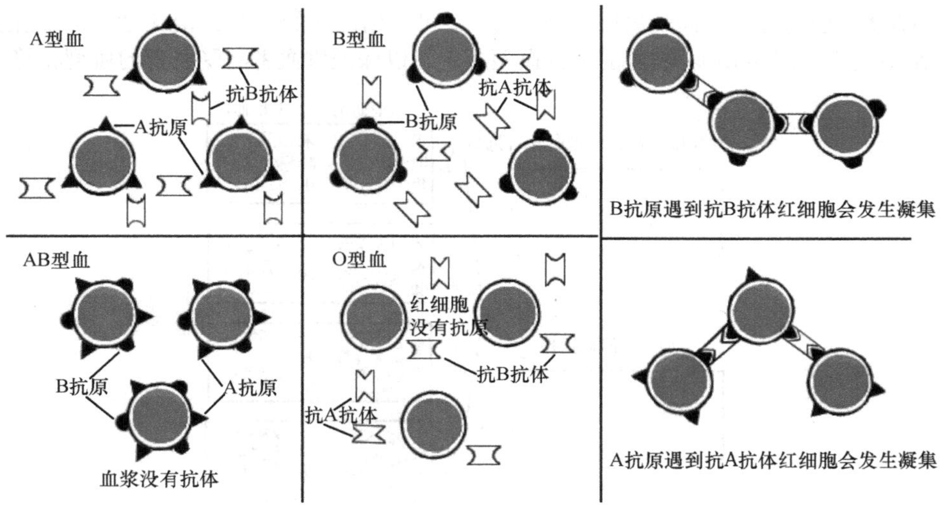

图 3-14　ABO 血型的抗原和抗体及相互关系

血型抗体有天然抗体和免疫抗体两类。ABO 血型系统存在天然抗体。天然抗体多属免疫球蛋白 M（IgM），相对分子质量大，不能通过胎盘，因此如果孕妇 ABO 血型与胎儿血型不合，孕妇体内的天然抗体一般不能通过胎盘到达胎儿体内，不会引起胎儿红细胞凝集。免疫抗体是机体接受了自身所不存在的红细胞抗原刺激而产生的。免疫抗体属于 IgG，相对分子质量小，能通过胎盘进入胎儿体内。

2. ABO 血型之间的输血关系　当含 A 抗原的红细胞与含抗 A 的血浆相遇或含 B 抗原的红细胞与含抗 B 的血浆相遇时，会引起红细胞聚集成团块，随后发生溶血，这一现象称为凝集反应。一旦发生凝集反应，凝集成簇的红细胞会堵塞毛细血管，在补体的参与下，红细胞破裂溶血，大量血红蛋白溢出，可出现血红蛋白尿，血红蛋白在肾小管内遇酸凝固，会堵塞、损坏肾小管引起急性肾衰竭。所以 ABO 血型系统各型之间一般不能互相输血。若输血只考虑输入红细胞而不被受血者的血浆所凝集，那么 O 型血可以输给 ABO 血型系统的任一血型者（曾被称为万能供血者），而 AB 型血者可以接受 ABO 血型系统任一种血型血的输入（表 3-2）。但输血多半有血浆的输入，O 型血者血浆中所含的抗 A、抗 B 输给其他血型者时，会有不同程度的凝集反应发生。但由于献血者血液中的抗体在受血者大容量的血液中被稀释，所以反应并不严重。而 AB 型血者血浆中虽没有抗 A、抗 B，但红细胞膜上所含的 A、B 抗原可与其他血型者血浆中的抗体发生凝集反应，故输血以同型血互相输入为佳。然而，即使是输同型血也不是万无一失的，因 ABO 血型还可以区分为很多亚型，如 A_1、A_2、A_1B 和 A_2B 亚型等，并且血浆中除有天然抗体外，还有免疫抗体（如 Rh 抗体）。因此，输血时不仅要鉴定 ABO 血型，还应做交叉配血试验。

表 3-2　输血时 ABO 血型之间的关系

供血者红细胞（含凝集原）	受血者血浆（清）		（含凝集素）	
	O 型（抗 A、抗 B）	A 型（抗 B）	B 型（抗 A）	AB 型（无）
O 型（无）	−	−	−	−
A 型（A）	+	−	+	−
B 型（B）	+	+	−	−
AB 型（A 和 B）	+	+	+	−

注：+表示有凝集反应；−表示无凝集反应

3. ABO 血型鉴定 根据凝集反应是否发生，可以用已知的标准 A 凝集素和 B 凝集素检测未知的血型抗原（图 3-15）。输血前进行血型鉴定，以保证供血者与受血者的血型相符。

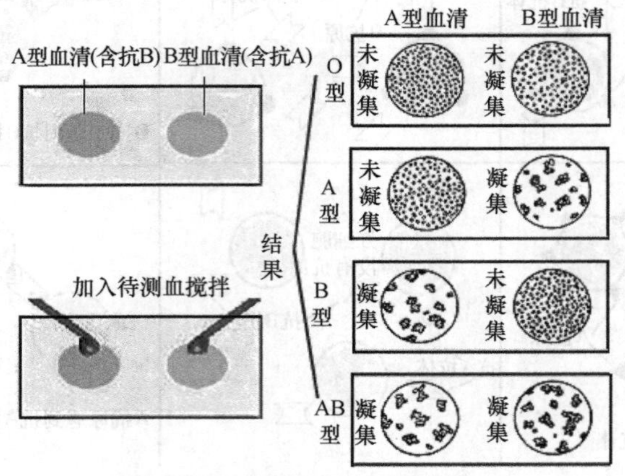

图 3-15 血型鉴定的原理与方法

原理：红细胞上的抗原（凝集原）遇到血清中相对应的抗体（凝集素）会引起红细胞凝集；方法：用 A 型和 B 型血的血清（血浆）（分别含有抗 A 和抗 B 抗体），分别与未知血型的血液（红细胞）混合，从而测知红细胞上的抗原类型，即可判断血型

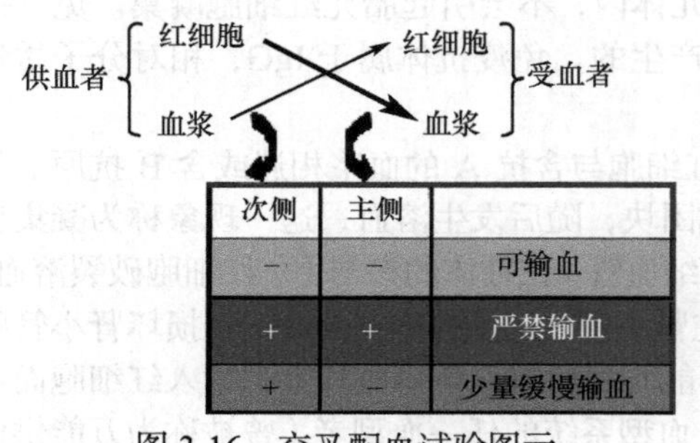

次侧	主侧	
−	−	可输血
+	+	严禁输血
+	−	少量缓慢输血

图 3-16 交叉配血试验图示

+表示凝集；−表示未凝集

4. 交叉配血试验 将供血者的红细胞和受血者的血浆、供血者的血浆与受血者的红细胞分别相混，再分别观察有无凝集反应称交叉配血试验。前者称交叉配血试验的主侧，后者称交叉配血试验的次侧（图 3-16）。只有主侧和次侧均无凝集，才称为“配血相合”，可以进行输血；如主侧凝集，不管次侧是否凝集，均称为“配血不合”，绝对不能进行输血；如主侧不发生凝集，次侧发生凝集，可认为“配血基本相合”。O 型血者作为供血者给其他血型者输血时，交叉配血试验可出现“配血基本相合”的结果，原则上不能进行输血。但在一时无法得到同型血而又急需输血时，采用 O 型血输血，一定要量少（一般不超过 400ml）、缓慢输入，并密切注意受血者有无输血反应。

5. ABO 血型的遗传 血型抗原是由遗传决定的，即由常染色体上的 A、B、O 三个等位基因控制的。在一对染色体上只可能出现这种三个基因中的两个，一个来自父体，一个来自母体。三个基因的这种组合称为基因型，共有六种可能的组合，即 OO、AO、BO、AA、BB 和 AB（表 3-3），每个人只存在其中的一种。由于 O 基因是无功能的隐性基因，故在红细胞上不表达抗原（凝集原），A 和 B 基因是显性基因，可在红细胞膜上表达强的 A 抗原或 B 抗原。因此，六种基因型只有四种表现型，即血型。基因型为 OO 者，因不产生抗原，其血型为 O 型；基因型为 AO 或 AA 者，产生 A 抗原，其血型为 A 型；基因型为 BO 或 BB 者，产生 B 抗原，其血型为 B 型；基因型为 AB 者，可产生 A 抗原和 B 抗原，其血型为 AB 型。因此，血型相同的人其遗传基因型不一定相同。例如，表现型为 A 型的人，其基因型可为 AA 或 AO。了解血型遗传的规律，就可以从父母的血型来推出其子女的基因型和血型，从而可用于亲子鉴定。例如，父母血型均为 B 型，其子女基因型可能为 BB 或 BO，其子女可能的血型为 B 和 O 型，不可能是 A 和 AB 型，依此类推（图 3-17，表 3-4）。但用 ABO 血型遗传规律做亲子鉴定只能做出否定的结论，不能做出肯定的判断。

表 3-3　血型的基因型和表现型

基因型	表现型
OO	O
AA，OA	A
BB，OB	B
AB	AB

表 3-4　ABO 血型的遗传关系

父母血型的配合	子女可能的血型	子女不可能的血型
O×O	O	A，B，AB
A×A	O，A	B，AB
O×A	O，A	B，AB
B×B	O，B	A，AB
O×B	O，B	A，AB
A×B	O，A，B，AB	无
O×AB	A，B	O，AB
A×AB	A，B，AB	O
B×AB	A，B，AB	O
AB×AB	A，B，AB	O

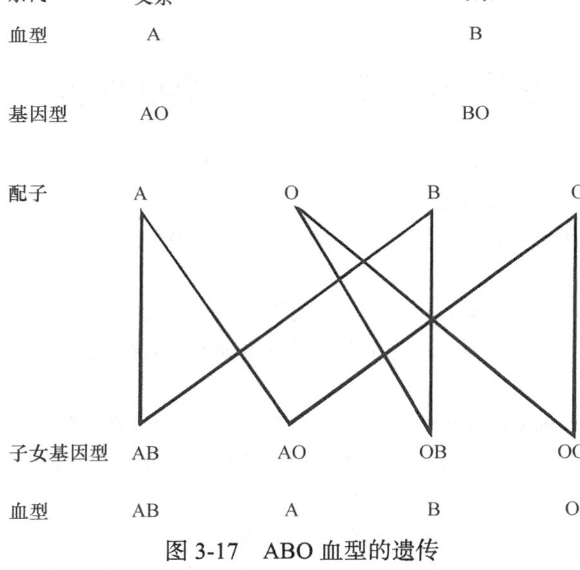

图 3-17　ABO 血型的遗传

（二）Rh 血型系统

1. Rh 血型系统的分型　1940 年在恒河猴（Rhesus）的红细胞膜上发现了一种新的血型抗原，相继在大多数人的红细胞膜上亦发现。这种抗原取恒河猴学名的头两个字母命名为 Rh 抗原（又称 Rh 凝集原或 Rh 因子）。经分析，Rh 抗原有 C、c、D、d、E 和 e 六种，其中 D 抗原的抗原性最强。在实际应用中，通常把红细胞膜上含有 D 抗原的人称为 Rh 阳性者，而不含 D 抗原的人称为 Rh 阴性者。我国汉族绝大多数人为 Rh 阳性，不到 1%的人是 Rh 阴性。某些少

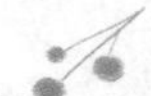

数民族 Rh 阴性的人较多，如苗族为 12.3%、布依族为 8.7%、塔塔尔族为 15.8%、乌孜别克族为 8.7%。白种人为 15%。

2. Rh 血型的特点及临床意义 Rh 血型的重要特点是：Rh 阳性或 Rh 阴性者的血浆（或血清）中都不存在天然抗 Rh 抗体（即抗 D 抗体或 Rh 凝集素），但 Rh 阴性者可因 Rh 抗原进入其体内，通过免疫系统产生免疫性抗 Rh 抗体而存在于血浆中。Rh 抗体主要是免疫球蛋白 G（IgG），其相对分子质量较小，可以透过胎盘。

Rh 血型具有重要的临床意义：

（1）Rh 阴性者如第一次输入了 Rh 阳性者的血液，不会发生凝集反应，但以后再次接受 Rh 阳性者的血液时，便会发生凝集反应。这是因为 Rh 阴性者首次接受 Rh 阳性者输血，Rh 阳性者红细胞膜上的 Rh 抗原刺激了受血者体内的免疫系统，使之产生抗 Rh 抗体。当再次输入 Rh 阳性血液时，便发生凝集反应。故重复输入同一个人的血液也应做交叉配血试验。

（2）Rh 阴性妇女孕育了 Rh 阳性胎儿（父亲是 Rh 阳性），由于分娩过程中胎盘剥离或绒毛膜脱落，Rh 阳性胎儿的红细胞或其所含的 Rh 抗原进入母体血液循环，刺激母体的免疫系统，母体产生抗 Rh 抗体。该妇女若再次孕育 Rh 阳性胎儿，则母体的抗 Rh 抗体通过胎盘进入胎儿血液循环，使胎儿的红细胞大量凝集并溶血，从而造成新生儿溶血病，严重者可导致胎儿死亡而流产；若在 Rh 阴性母亲在分娩前或每次分娩后，在 Rh 抗原刺激母体免疫系统产生抗体之前输注少量特异性抗 Rh 抗体（抗 Rh γ-球蛋白），中和进入母体的 Rh 抗原，避免 Rh 阴性的母亲产生抗 Rh 抗体（抗 D 抗体），可预防第二次妊娠时新生儿溶血的发生。如果怀的是 Rh 阴性胎儿就不会有问题。

（3）Rh 阴性妇女如果在怀孕前曾接受过 Rh 阳性者的输血，体内已产生 Rh 抗体之后怀了 Rh 阳性的胎儿（父亲为 Rh 阳性），也会引起新生儿溶血。

生理与临床：形形色色的贫血

血液血红蛋白减少称为贫血（anemia），这是由于红细胞数量减少或每个红细胞的血红蛋白含量减少或两者都是。血红蛋白异常也可引起贫血。

贫血降低红细胞运输氧的能力，由于贫血者能量不足感到非常疲劳和无精打采，脸色可能苍白和轻微活动就感到气短。

1. 再生障碍性贫血（aplastic anemia） 这是由于红骨髓红细胞产生不足，并且往往白细胞和血小板也产生不足。通常是由于红骨髓干细胞受到某些化学物质如苯、某些抗生素和镇静剂的作用，以及辐射而受到损伤。

2. 缺铁性贫血（iron deficiency anemia） 机体营养不良（缺乏）也可使红细胞的产生低于正常水平。是由于饮食中铁摄入（吸收）不足或体内铁丢失过多，结果血红蛋白产生不足，红细胞数量减少，体积比正常小（小红细胞）。

叶酸缺乏也可引起贫血。叶酸缺乏是由于饮食叶酸不足，多见于消瘦（体弱）者、妊娠妇女及长期嗜酒者。因为叶酸促进 DNA 合成，叶酸缺乏细胞分裂减少，因此红细胞生成减少。妊娠期叶酸缺乏还引起胎儿神经管缺陷，如脊柱裂。

3. 恶性贫血（pernicious anemia） 是另一种营养性贫血，是由于缺乏维生素 B_{12} 引起的。维生素 B_{12} 能促进叶酸的活化和利用率，所以维生素 B_{12} 缺乏也能使红细胞产生减少。虽然饮食维生素 B_{12} 不足可引起恶性贫血，但常见的原因是其吸收不足。正常情况下，胃产生的内因子与维生素 B_{12} 结合，后者在回肠被吸收。内因子缺乏，维生素 B_{12} 吸收不足，导致恶性贫血。大多数恶性贫血由自身免疫性疾病引起，即身体的免疫系统破坏了胃产生内因子的细胞（壁细胞）。

4. 出血性贫血（hemorrhagic anemia） 是一种红细胞丢失或破坏的常见贫血，是由于创伤、消化道溃疡、月经血过多等造成血液丢失。长时间小量出血的慢性失血能引起缺铁性贫血。当红细胞破坏的速

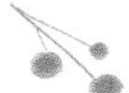
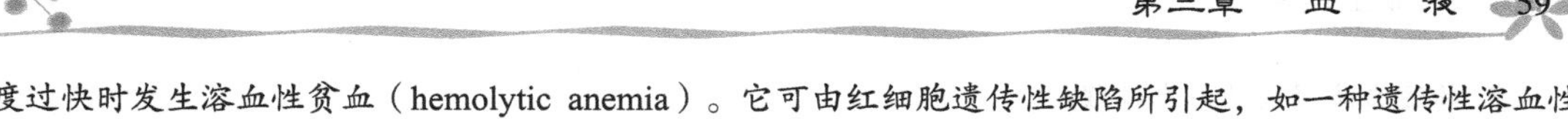

度过快时发生溶血性贫血（hemolytic anemia）。它可由红细胞遗传性缺陷所引起，如一种遗传性溶血性贫血是由于细胞膜缺陷，使红细胞容易破裂。一些溶血性贫血是由药物、蛇毒、人工心瓣膜、新生儿溶血性疾病引起。

5. 珠蛋白生成障碍性贫血（thalassemia） 是由于编码珠蛋白链的基因突变，导致血红蛋白合成减少或缺失所引起的一种常染色体隐性遗传性溶血性疾病，又称地中海贫血。如果血红蛋白的合成被严重抑制，可致患者死亡。病情较轻病例，珠蛋白生成障碍性贫血产生轻度贫血。

6. 镰状红细胞贫血（sickle-cell anemia） 系血红蛋白异常（为 S 型，正常人为 A 型或 A_2 型）的一种遗传性疾病。HbS 聚合成长纤维呈长杆状，结果使红细胞变成镰刀状，其弹性降低，脆性增加，容易栓塞小血管。严重病例由于产生大量异常血红蛋白，可致患者死亡。但许多病例由于产生足够多的正常血红蛋白，没有症状。

临床病例分析：新生儿溶血病

病历简介：王女士的血型为 Rh 阴性，婚后第一胎是 Rh 阳性婴儿，产后母婴均正常。产后医生给母亲注射了 Rh 免疫球蛋白（抗 Rh 抗体），该种球蛋白可中和透入母体的 Rh 抗原并最终将其清除，以防止母亲再次怀上 Rh 阳性胎儿时产生新生儿溶血。

问题：

1.为什么王女士的第一胎 Rh 阳性婴儿不会得新生儿溶血？

2.如果产后不给王女士注射 Rh 免疫球蛋白，为什么她再次妊娠 Rh 阳性胎儿时会发生新生儿溶血？

3.王女士第一次分娩 Rh 阳性婴儿后注射 Rh 免疫球蛋白，为什么能预防她再次妊娠 Rh 阳性胎儿发生新生儿溶血的情况？

4.王女士每次分娩 Rh 阳性胎儿后都必须给予 Rh 免疫球蛋白吗？为什么？

解答：

1.王女士的第一胎 Rh 阳性婴儿不会得新生儿溶血，因为妊娠期间，胎儿与母亲之间是通过胎盘进行物质交换，血液不会混合，所以王女士体内不会产生抗 Rh 的抗体。

2.由于分娩过程中，胎儿的红细胞（Rh 抗原）可能会进入母体血液，如果母体血液接触胎儿血中的 Rh 抗原，母体将产生抗 Rh 抗体，这是主动免疫。主动免疫系统形成记忆细胞，可在很长一段时间产生抗体。王女士再次怀上 Rh 阳性胎儿，抗 Rh 抗体是小分子 IgG，可以通过胎盘进入胎儿血液，与胎儿红细胞上的 Rh 抗原凝集，导致新生儿溶血。

3.若王女士第一次分娩 Rh 阳性婴儿后立即给予外源性 Rh 免疫球蛋白，即使胎儿的红细胞（Rh 抗原）进入母体血液，也可立即被 Rh 免疫球蛋白结合而清除，避免 Rh 抗原诱导母体产生抗 Rh 抗体。所以如果王女士再次怀上 Rh 阳性胎儿，也不会发生新生儿溶血。

4.由于给予外源性 Rh 免疫球蛋白属于被动免疫，维持时间短，所以，每次妊娠分娩 Rh 阳性胎儿后，都应给 Rh 阴性母体注射 Rh 免疫球蛋白。

复习思考题

1. 血液的基本功能有哪些？
2. 简述血浆渗透压的形成及其生理意义。
3. 简述影响红细胞沉降率的因素。
4. 贫血或缺氧时红细胞生成增加的机制是什么？
5. 试述各类白细胞的生理功能。
6. 血小板有何生理功能？

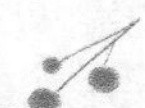

7. 简述血液凝固的基本过程。

8. 比较内源性与外源性凝血过程的区别。

9. 试述轻度小外伤后的生理性止血过程。

10. 简述Rh血型的临床意义。

11. 为什么不应称O型血为“万能输血者”？

12. 献血对人体有害吗?

（洪　兰）

第四章　血 液 循 环

心脏和血管系统组成机体的循环系统。血液在心血管系统中按一定方向周而复始地流动，称为血液循环（blood circulation）。心血管系统包括心脏、动脉、毛细血管和静脉。心脏是推动血液流动的动力器官，起着“血泵”的作用。心脏推动血液由动脉流到毛细血管，血液在此处与组织细胞进行物质交换和气体交换，以后毛细血管汇集成静脉流回心脏。

血液循环最基本的功能是物质运输。运输 O_2、CO_2、营养物质和代谢产物以保证机体新陈代谢的正常进行；依靠血液循环维护机体内环境理化特性的相对稳定；运输激素以完成体液调节；运输白细胞、免疫抗体及各种凝血因子以完成防御功能；运输热量以保持体温相对稳定。因此，当机体的循环功能发生障碍时，新陈代谢将不能正常进行，体内的重要器官也将受到严重损害，甚至危及患者生命。

内分泌功能是心脏、血管的另一功能。如心肌细胞、血管内皮细胞可合成和释放心房钠尿肽（atrial natriuretic peptide，ANP）、内皮舒张因子（endothelium-derived relaxing factor）和内皮缩血管因子（endothelium-derived vasoconstrictor factor）等多种活性物质。

第一节　心脏的泵血功能

心脏是血液循环的动力装置。心脏的泵血功能主要靠两个心室的节律性收缩和舒张活动完成。在神经和体液等机制的调节下，心脏的泵血功能适应机体在不同生理情况下新陈代谢的需要。

心脏是由心肌构成的具有瓣膜结构的空腔器官。心腔由左、右心房和左、右心室组成。心房和心室有房室口相通，口上有房室瓣（二尖瓣和三尖瓣），附于房室口的边缘，尖端朝下，凸向心室腔，瓣尖的游离缘以腱索连于心室壁乳头肌上。心室舒张时，房室瓣开放，血液由心房流入心室；当心室收缩时，因腱索、乳头肌对瓣膜的牵拉，使房室瓣不能翻向心房，而相互紧贴，从而关闭房室口，使血液不能逆流入心房。心室出口处为主动脉口（左心室）和肺动脉口（右心室），口上各有三个半月形的瓣膜（主动脉瓣和肺动脉瓣）。心室收缩时半月瓣开放，血液被射入动脉；心室舒张时半月瓣关闭，防止血液从动脉倒流入心室（图 4-1）。

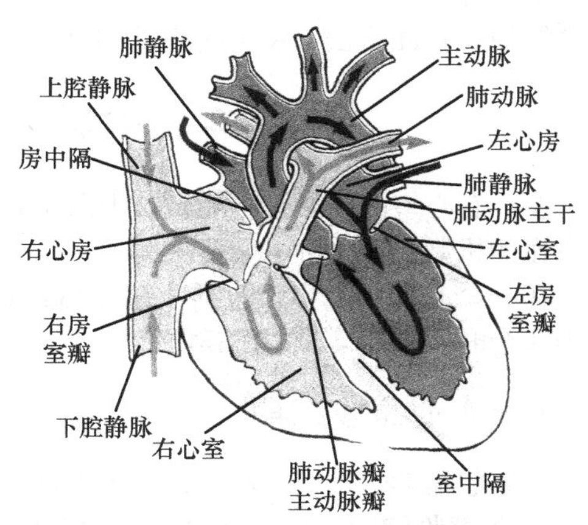

图 4-1　心脏的结构及血液在心脏腔室流动的方向

一、心动周期和心率

心脏一次收缩和舒张构成一个机械活动周期，称为心动周期（cardiac cycle）。在一个心动周期中，心房和心室各自按一定的时程和次序进行收缩和舒张。由于心室在泵血活动中起主要作用，所以，通常心动周期是指心室的活动周期而言。心动周期持续的时间与心率有关。成人心率平均约为 75 次/分，每个心动周期持续约 0.8s。其中，两心房先收缩，持续约 0.1s，继而心房舒张，持续约 0.7s；心房收缩时，心室处于舒张状态，心房进入舒张后，心室开始收缩，持续约 0.3s，随后舒张，占时约 0.5s。心室舒张的前 0.4s 内，心房处于舒张状态，称此间期为全心舒张期，在心室舒张的最后 0.1s，心房又开始收缩（图 4-2）。

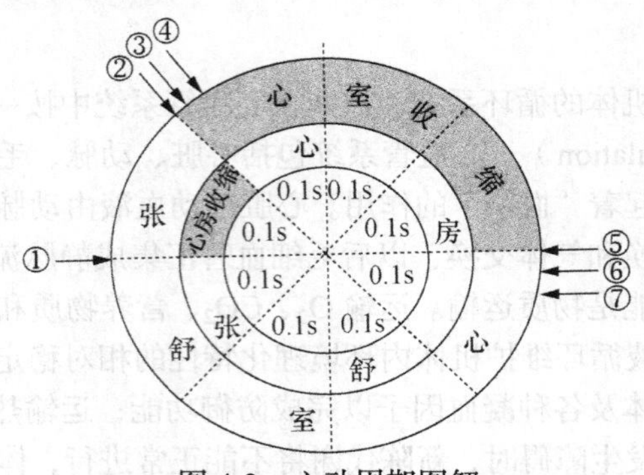

图 4-2　心动周期图解

①心房开始收缩；②心房开始舒张、心室开始收缩；③房室瓣闭；④半月瓣开；⑤心室开始舒张；⑥半月瓣闭；⑦房室瓣开

单位时间内（每分钟）心脏搏动的次数称为心率（heart rate，HR）。正常成人安静状态下，心率为 60～100 次/分，心率可因年龄、性别和机体处于不同状态而有较大差异。新生儿心率可达 130 次/分，随着年龄增长而逐渐减慢，至青春期时接近于成人的心率。在成人中，女性心率较男性稍快；吸气时较呼气时快；经常进行体育锻炼或体力劳动者，心率较慢；安静或睡眠时心率较慢；运动或情绪激动时心率加快。在临床上，成人安静时心率超过 100 次/分，称心动过速（tachycardia）；心率低于 60 次/分，称心动过缓（bradycardia）。

一次心动周期中，心房和心室的活动按一定时程和次序进行。左、右两侧心房或两侧心室的活动几乎是同步的，且心房或心室的收缩期均短于舒张期。如果心率加快，心动周期缩短，收缩期和舒张期均相应缩短，但舒张期缩短的比例较大，心肌的工作时间相对延长，休息时间将会缩短，长此下去，将影响心脏的泵血功能。

二、心脏泵血过程及其机制

左、右心室的泵血过程相似。现以左心室为例，说明心室射血和充盈的过程，以便了解心脏泵血的机制。

在一个心动周期中，包括收缩（contraction）和舒张（relaxation）两个时期，每期又可细分为多个时期（图 4-3、图 4-4）。

（一）心室收缩期

心室收缩期包括等容收缩期和射血期，射血期又分为快速射血期和减慢射血期。

1. 等容收缩期　心室收缩前，心房处于收缩期，心室处于舒张状态，心室内压低于心房压和主动脉压，房室瓣打开，半月瓣关闭，血液经心房流入心室。心室收缩（心房已舒张），室内压升高，当室内压超过房内压时，心室内血液产生由心室向心房反流的倾向，推动房室瓣关闭，阻止血液流入心房。此时，室内压尚低于主动脉压，半月瓣仍处于关闭状态，心室成为一个封闭腔。由于血液是不可压缩的液体，此时心室肌的强烈收缩导致心室内压急剧升高，但心室容积未变，故称这段时间为等容收缩期（isovolumic contraction period），持续约 0.05s。在主动脉压升高或心肌收缩力减弱时，等容收缩期延长。

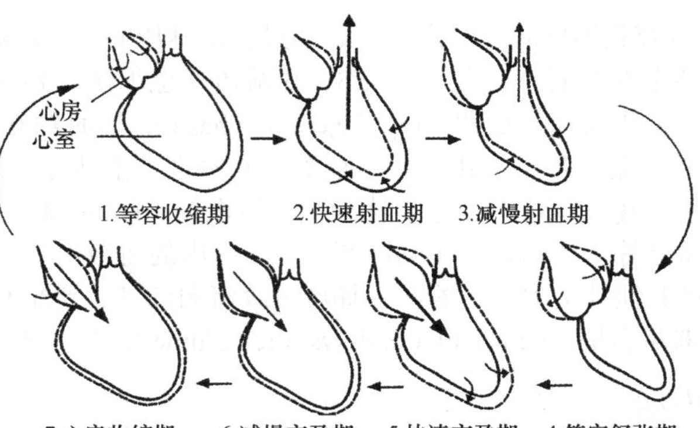

图 4-3 心室收缩和舒张时心瓣膜、血流方向的变化

心腔内箭头表示血流方向

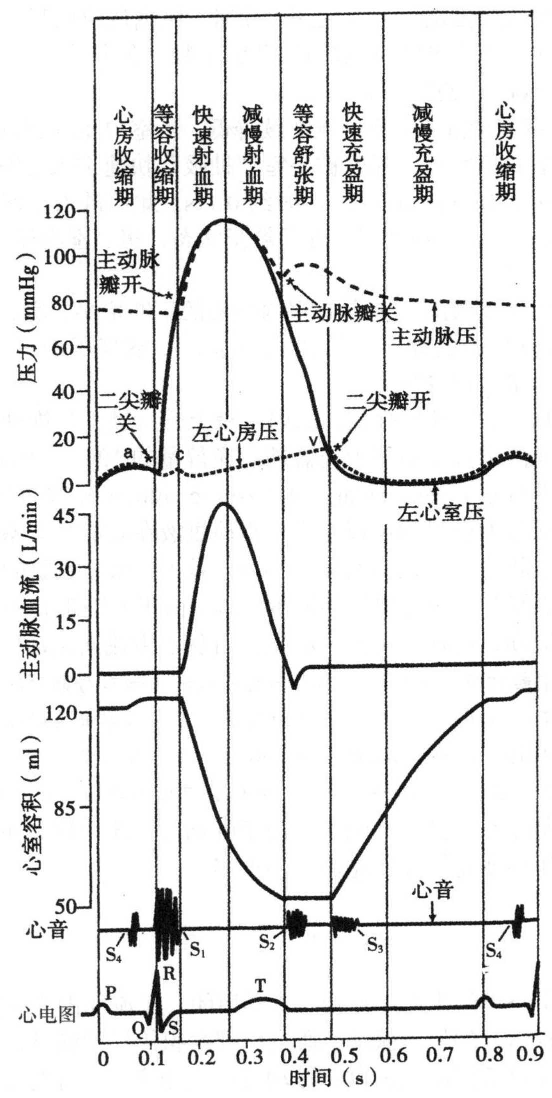

图 4-4 心脏射血与充盈过程中压力、容积、瓣膜、心音、心电的变化（犬）

2. 快速射血期 等容收缩期间当室内压升高超过主动脉压时，半月瓣被冲开，血液快速射入主动脉，射血量占整个射血期总射血量的 2/3，血液流速也很快，心室容积明显缩小，室内压继续上升达峰值，故称为快速射血期（rapid ejection phase），历时约 0.10s。

3. 减慢射血期 快速射血期后，由于大量血液由心室进入主动脉，使主动脉压相应增高，心室内压开始下降，射血速度也逐渐变慢，称为减慢射血期（reduced ejection phase），占时约 0.15s。此时，心室内压已等于或略低于主动脉压，但心室内的血液由于受到心室肌收缩的作用而具有较高的动能，依其惯性动力而逆着压力梯度继续流向动脉，到此期末心室容积减少到最小值，称为心室收缩末期容量（ventricular end-systolic volume），约为 50ml。

（二）心室舒张期

心室舒张期包括等容舒张期和充盈期，充盈期又分为快速充盈期和减慢充盈期。

1. 等容舒张期 在减慢射血期后，心室肌开始舒张，室内压降低，明显低于主动脉压，主动脉内血液向心室方向反流，推动半月瓣关闭。此时，室内压仍明显高于房内压，房室瓣仍然关闭，心室又成为封闭腔。这段时期心室内压急剧下降，但其容积不变，故称为等容舒张期（isovolumic relaxation period），历时 0.06～0.08s。

2. 快速充盈期 心室继续舒张，室内压继续降低，当室内压降到低于房内压时，房室瓣被血流冲开，心房内血液顺着房室压力梯度被心室“抽吸”快速进入心室，心室容积随之增大，故称之为快速充盈期（rapid filling phase），历时约 0.11s。此期进入心室内的血量约为充盈期总充盈量的 2/3。在此期内，心房、心室同时处于舒张状态，房、室内压接近于零，低于静脉压，静脉血也将经心房注入心室。

3. 减慢充盈期 快速充盈期后，随着心室内血液的不断增多，房、室和大静脉之间的压力梯度逐渐减小，血液以较缓慢的速度继续流入心室，心室容积进一步增大，称减慢充盈期（reduced filling phase），历时约 0.22s。

在充盈期的最后 0.1s，心房开始收缩，房内压稍上升，进一步推动心房血液进入心室，使心室进一步充盈。此期充盈量占心室整个充盈期总充盈量的 10%～30%。此期末心室容量达到最大，称为心室舒张末期容量（ventricular end-diastolic volume），为 120～130ml。

从上述心室射血和充盈的全过程可以看出，驱动血液在心房与心室之间，以及心室与主动脉之间流动的主要动力是相应腔室之间的压力梯度（差），而心室肌的收缩和舒张是造成心房与心室、心室与主动脉之间产生压力梯度的根本原因。由于心脏瓣膜的结构特点和有序的启闭活动，保证了血液单向流动，即从心房流入心室，再从心室流向主动脉。

心房在心脏泵血过程中起初级泵的作用，心房不能泵血时（如心房颤动时），心室充盈量仅少量减少，甚至仍维持正常，尚不足以明显影响心脏的泵血功能。但在心率加快时心室充盈期缩短，以及房室瓣狭窄时，心室被动充盈不完全，此时心房收缩挤压心房血液进入心室，对于维持心室足够的血液充盈和心输出量起较重要的作用。因此，如心房失去收缩功能，可使心输出量及动脉血压降低。

右心室的泵血过程与左心室基本相同，但由于肺动脉内压力仅为主动脉内压力的 1/6，故在心动周期中右心室内压的变化幅度比左心室小得多。

三、心　　音

在心动周期中，由于心肌的收缩和舒张、瓣膜启闭、血流冲击心室壁和大动脉壁及血液在心室内形成的漩涡等因素引起的机械振动，通过周围组织传导到胸壁，如将耳紧贴胸壁或将听诊器放在胸壁一定部位即可听到由上述机械振动所产生的声音，称为心音（heart sound）。通常用听诊器很容易听到第一心音和第二心音。若将这些机械振动通过换能器转换成电信号放大后，用记录仪记录下来的曲线即为心音图（phonocardiogram）。

正常心脏在一个心动周期中主要产生两个心音，分别称为第一、第二心音，在某些人或某些情况下用听诊器可听到第三心音、第四心音（图 4-4）。

1. 第一心音 出现在心缩期的早期，是心室收缩开始的标志，其特点是音调较低，声强较高，持续时间较长（约 0.14s）。第一心音主要是房室瓣关闭产生的。由于心室收缩，血液冲击房室瓣，房室瓣关闭，并使房室瓣凸向心房，使腱索绷紧，然后绷紧的腱索弹性回位，又使血液冲向心室，这样引起血液、心室壁和绷紧的瓣膜振动，以及血液在心室内形成湍流而形成。第一心音于左侧第 5 肋间锁骨中线处（心尖搏动处）听得最清楚。一般情况下，心肌收缩力越强，第一心音越响亮。

2. 第二心音 出现在心舒期开始时，是心室舒张开始的标志，其特点是音调较高，声强较低，持续时间较短（约 0.11s）。第二心音主要是半月瓣关闭产生的。心室收缩一停止，心室开始舒张，主动脉和肺动脉血液倒流（由于主动脉和肺动脉内压大于心室内压），半月瓣关闭，使半月瓣向心室凸出，然后其弹性回位，又把血液弹回动脉，这样引起血液在动脉壁与半月瓣之间，以及半月瓣与心室壁之间短时间地来回振荡。这种振动沿着动脉传导到胸壁而产生可听取的心音。当主动脉压和（或）肺动脉压升高时，第二心音增强。

3. 第三心音 在部分健康年轻人，特别是胸壁较薄的儿童及左心衰竭患者，心室舒张中期（快速充盈期）在心尖部可听到一柔和的低强度、低频率的第三心音，其产生的原因是血液由心房冲入心室引起血液在心室壁之间来回振荡所致。

4. 第四心音 又称心房音，出现在心室舒张晚期，为低频音（通常为 20Hz，甚至更少），在正常人一般听不到，其成因为心房异常强烈收缩和左心室壁顺应性下降，心房血液冲入心室，引起血液和心室壁振动所致。

总之，正常情况下用听诊器在胸部能清楚地听到第一心音和第二心音，前者主要是心室收缩，房室瓣关闭所产生；后者主要是心室舒张，半月瓣关闭所产生。正常情况下，瓣膜开放不产生声音。

四、心脏泵血功能的评价

心脏的主要功能是在单位时间内泵出足够的血液以适应机体各组织器官新陈代谢的需要。因此，心输出量的适宜与否，是评价心脏泵血功能的重要指标。以下介绍几种常用的指标。

（一）心脏的输出量

1. 每搏输出量和每分输出量 一侧心室每次收缩时射出的血液量，称每搏输出量（stroke volume，SV），简称搏出量。一侧心室每分钟射出的血液量，称每分输出量（cardial minute output），简称心输出量（cardiac output），等于搏出量与心率的乘积。左、右两心室的心输出量基本相等。通常所说的心输出量是指左心室的输出量。

心输出量与机体的新陈代谢水平相适应，可因性别、年龄及其他生理情况不同而改变。健康成年男性静息状态下，心率平均为 75 次/分，搏出量约为 70ml，心输出量为 5L/min 左右，女性比男性约低 10%，青年时期的心输出量高于老年时期，剧烈运动时可高达 25～35L/min，麻醉状态下可下降到 2.5L/min。

2. 心指数 心输出量是以个体为单位计算的，不同个体之间心输出量也有差别。由于心输出量与体表面积呈正比关系，因此为了比较不同个体之间的心脏功能，生理学上将每平方米体表面积（m^2）计算出的心输出量，称为心指数（cardiac index）。中等身材的成人体表面积为 1.6～1.7m^2，安静和空腹情况下心输出量为 5～6L/min，其心指数为 3.0～3.5L/（min · m^2）。安静和空腹情况下的心指数，称为静息心指数，可作为比较不同个体心功能的评定指标。年龄在 10

岁左右时，静息心指数最大，可达 4L/（min・m^2），以后随年龄增长而逐渐下降。肌肉运动、妊娠、情绪激动和进食等生理条件下心指数有不同程度增高。

（二）射血分数

正常成人安静状态下，左心室舒张末期容量（积）为 120～130ml，收缩末期容量约为 50ml，搏出量约为 70ml。可见，心室每次射血，并未把心室内的血液全部射出。搏出量占心室舒张末期容量的百分比，称为射血分数（ejection fraction）。健康成人的射血分数为 55%～65%。正常情况下，搏出量始终与心室舒张末期的容量成正比，即当心室舒张末期容量增加时，搏出量也相应增加，射血分数基本不变。但是，在心室异常扩大，心功能减退时，心室舒张末期容量显著增大，尽管搏出量变化不大，但射血分数已经明显下降，表明心脏泵血功能已经失常。因此，射血分数是评定心脏泵血功能的重要指标。

（三）心脏做功

心脏收缩是血液循环的动力来源。心脏在泵血过程中所做的功，为血液在血管中流动提供能量。心室收缩一次所做的功，称为每搏功（stroke work），简称搏功。

心脏收缩所释放的能量，一方面将血液由心室射入动脉，并产生一定高度的动脉压（即转化为压强能）；另一方面使血液以一定的速度向前流动（即转化为血液流动的动能）。由于在静息状态下，血液流动的动能所占比例很小，仅占 1%，可忽略不计，因此，搏功等于搏出量与左心室射血压力的乘积，而左心室射血压力接近于主动脉的平均压力，所以，搏功等于搏出量乘以平均主动脉压。通常又可用平均动脉压代替平均主动脉压，这样，搏功近似等于搏出量与平均动脉压的乘积，约为 0.85J。

心脏的每分功等于搏功与心率的乘积。

右心室的搏出量与左心室相等，但肺动脉平均压仅为主动脉平均压的 1/6 左右，故右心室的做功量也只有左心室的 1/6。

心输出量相同的心脏不等于它们的做功量相等，其中动脉压的高低有重要影响。例如，动脉压较高，心脏射出同样多的血液，就必须加强收缩，做功量就会增加，如果此时心肌收缩强度不变，搏出量将会减少；反之，动脉压较低，做功量就会减少，如果此时心肌收缩强度不变，心输出量将会增加。所以，用心脏做功量作为评价心脏射血功能的指标要比单纯用心输出量更全面和更有意义。

心脏活动所消耗的能量除部分用于完成上述外在机械功（又称外功，只占心脏所做总功的 10%）外，还产生和维持主动张力。在等容收缩期，心室产生和维持很高的压力，没有做任何外功。但在等容收缩期，肌肉分解 ATP，能量转化为热。心肌的此类耗能称为张力热（又称内功），它与心室产生的张力和心室维持张力的时间成正比。而心室壁张力大小主要取决于心室泵血所遇到的阻力（压力）。

五、影响心脏泵血功能的因素

心输出量决定于心率和搏出量，而搏出量又受心脏前负荷、后负荷和心肌收缩能力的影响。

（一）影响搏出量的因素

1. 心室前负荷对搏出量的影响 心室舒张末期容量或压力（充盈压）为心室的前负荷。在一定限度内，心室舒张末期容量增大时，心肌纤维被动拉长，心室收缩力增强，从而使搏出量增多。心肌收缩力达最大时的初长度称最适初长度，此时心室的容量或所受到的充盈压力称最适前负荷。若继续拉长超过最适初长度，则心肌收缩力不再增加。这种心肌收缩力随着心肌初长度而改变的机制，也即搏出量与心室舒张末期容量之间的相互关系，称之为异长自身调节（heterometric autoregulation），也称 Starling 心定律（law of the heart）。为了分析前负荷或初长度与搏出量的定量关系，可在实验中（保持动脉血压不变）逐步改变心室舒张末期压力（或容量），并测量心室的搏出量；以左心室舒张末期压力（前负荷）为横坐标，左心室搏出量为纵坐标绘制曲线，称心室功能曲线（ventricular function curve）（图 4-5）。初长度对心肌收缩力的影响与骨骼肌相似，即不同的初长度可改变心肌细胞中粗、细肌丝的重叠程度。在心室最适前负荷或最适初长度时，肌节长度为 2.0～2.2μm，粗、细肌丝处于最佳重叠状态，激活时形成的横桥连接数目最多，收缩时产生的张力最大。因此，肌节长度在没有达到最适前负荷之前，随着肌节和初长度的增加，肌节收缩力增加，就整个心室而言，其收缩强度增加，搏出量增加。心室功能曲线的上升支正是这种关系的反映。

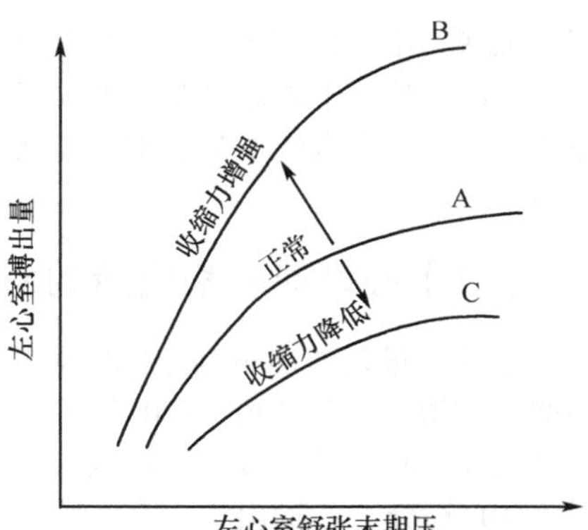

图 4-5　心功能曲线示意图

A. 正常心功能曲线；B. 心功能曲线上移，表示心室收缩能力增强；C. 心功能曲线下移，表示心室收缩能力降低

在心室舒张末期压力超过最适前负荷后，心室功能曲线逐渐平坦，但不像骨骼肌长度-张力曲线那样出现明显的下降（图 2-24），这是因为心肌细胞外间质含有大量韧性较大的胶原纤维，心室壁多层肌纤维交叉排列，从而使心室肌的伸展性较小，对抗被拉长的力量较大。所以当心室肌长度达到最适初长度后，心肌长度不再随充盈压的增加而明显增加，搏出量也就不会随之而明显减小。

心室舒张末期容量是静脉回心血量和心室射血后心室内余血量之和。静脉回心血量取决于心室充盈期的长短和静脉血回流的速度。心率加快时，充盈期缩短，心室充盈不完全，静脉回心血量减少；反之，心室充盈时间延长，静脉回心血量增多。静脉血回流速度越快，心室充盈量越大，其搏出量也就增多。大出血、严重脱水、休克时，静脉回心血量减少，导致心室舒张末期容量减少，搏出量也相应减少，血压降低。

2. 后负荷对搏出量的影响　心肌在收缩时遇到的负荷称后负荷。对心室而言，大动脉血压起着后负荷的作用。动脉血压的变化将影响心室肌的收缩过程，从而影响搏出量。在心率、心肌初长度和心肌收缩能力不变的情况下，动脉血压（后负荷）升高时，引起心室等容收缩期延长而射血期缩短，射血期心肌纤维的缩短速度和幅度均减小，射血速度减慢，搏出量减少。搏出量减少导致射血后心室内剩余血量增多，若此时静脉血液回流量不变，则心室舒张末期充盈血量增多即初长度增加，通过异长自身调节，搏出量增加，可纠正由于动脉血压升高引起的搏出量减小，从而使机体在动脉压升高的情况下，能够维持适当的心输出量。如果动脉血压长期持续升高，要维持适当的心输出量，通过神经、体液调节，心肌将处于一种长期收缩加强的状态，久之心室将出现心肌肥厚的病理性改变，导致泵血功能减退。

3. 心肌收缩能力对搏出量的影响　心肌收缩能力是心肌细胞功能状态或其内在特性的一种描述，它并不决定于前负荷和后负荷，而是决定于心肌细胞兴奋收缩耦联的各环节，主要是肌球蛋白 ATP 酶的活性和被活化的横桥数目。而活化（即与肌动蛋白结合）的横桥数目，又取决于肌质内 Ca^{2+}的浓度和肌钙蛋白 Ca^{2+}的结合力。心肌收缩能力与搏出量和每搏功呈正比关系，当心肌收缩能力增加时，搏出量和搏功明显增加，搏出量的这种调节与心肌的初长度无关，而是通过调节心肌收缩活动的强度和速度实现的，因此称为等长自身调节（homometric autoregulation）。

许多因素可影响心肌收缩能力，如支配心脏的交感神经兴奋或血中儿茶酚胺（肾上腺素和去甲肾上腺素）浓度增加，心肌收缩能力增强，心肌纤维缩短的速度和程度增加，室内压上升速度加快，上升的峰值增高，结果搏出量和搏功增加，心功能曲线向左上方移位。此外，咖啡因、茶碱、强心苷都有增强心肌收缩力的作用，使心功能曲线向左上方移位，而刺激迷走神经、ACh、缺氧、高碳酸血症、酸中毒等都可使心肌收缩力减弱，搏出量减小，心功能曲线向右下方移位。

（二）心率对心输出量的影响

心输出量是搏出量与心率的乘积，心率加快，心输出量增加。但这有一定的限度，如果心率增加过快，超过 170～180 次/分（运动员超过 200 次 / 分），心室充盈的时间明显缩短，充盈量减少，搏出量可减少到仅为正常时的一半左右，心输出量也开始下降；反之，如心率太慢，低于 40 次/分，心输出量也会减少，这是因为心室舒张期足够长时，心室充盈已接近极限，再延长心舒张时间也不能相应增加心室充盈量和搏出量。可见，心搏频率最适宜时，心输出量最大，心率过快和过慢，心输出量都会减少。

六、心脏泵血功能的储备

心脏的泵血功能能够适应机体不同生理情况下的代谢需要。成人静息状态下心输出量为 5L 左右，强体力劳动时，心输出量可达 25～30L，为静息时的 5～6 倍。这表明健康人心脏泵血功能有一定的储备能力。心输出量随机体代谢需要而增加的能力称为心泵功能储备或心力储备（cardiac reserve）。心力储备可分为心率储备和搏出量储备。

（一）心率储备

健康成人静息时心率平均为 75 次/分。在剧烈活动时可达 170～180 次/分，为静息时的 2 倍多。因此，动用心率储备是提高心输出量的重要途径。当心率超过 170～180 次/分（运动员为 200 次/分）时，心输出量反而会减少。

（二）搏出量储备

正常成人静息搏出量约为 70ml，而强体力劳动时，搏出量可提高到 150ml 左右。搏出量的储备来源于两方面，即收缩期储备和舒张期储备。

1. 收缩期储备 正常静息时，左心室射血末期约有 50ml 的剩余血量，当心脏做最大程度的收缩后，心室收缩期末容量降至 10～20ml。静息状态下心室收缩末期容量与心室做最大射血后余血量之差就是收缩期储备，为 30～40ml。

2. 舒张期储备 静息情况下，左心室舒张末期容量为 120～130ml，当心室做最大程度的舒张时，舒张末期容量可达 150～180ml，舒张期容量储备为 30～60ml。

心力储备反映泵血功能对代谢需要的适应能力。坚持体育锻炼的人，心肌纤维增粗，心肌的收缩力增强，因而收缩期储备增加。同时，由于运动员的基础心率比一般健康人低，因此心率储备也较大，在剧烈运动时其心率可增快 2～3 倍，甚至当心率达 200 次/分时，心输出量仍不减少。可见体育锻炼能有效提高心力储备，增强心脏的泵血功能。不从事体育锻炼或有心脏疾患的人，因心力储备小，虽然静息时心输出量能满足代谢需要，但活动增加时，心输出量却不能相应增加，会出现心慌气喘、头晕目眩等症状。

第二节 心肌的生物电活动和生理特性

心脏的泵血功能是通过心肌的收缩和舒张来实现的。和骨骼肌一样，心肌的收缩也是由兴奋而触发的，而心肌兴奋的本质是它的电活动（动作电位）。因此，要了解心脏的节律性收缩

和舒张的机制，就必须知道心肌细胞的生物电活动及其生理特性。

根据心肌细胞的组织学特点、电生理特性及功能上的区别，将心肌细胞粗略地分为两类：一类是普通的心肌细胞，又称工作细胞或非自律细胞，包括心房肌、心室肌细胞，它们具有兴奋性、传导性和收缩性，不具有自律性；另一类是特殊分化的心肌细胞，存在于心脏的特殊传导组织中（图 4-6），它们具有自律性（能自动地产生节律性兴奋，故称为自律细胞）、兴奋性和传导性，由于这类心肌细胞的细胞质内肌原纤维很少或缺如，所以基本上无收缩性。

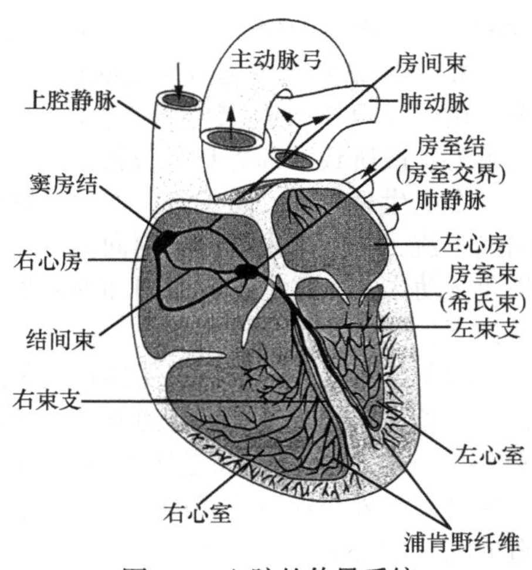

图 4-6　心脏的传导系统

一、心肌细胞的生物电活动

心肌细胞也和其他可兴奋细胞一样存在电活动，其形成机制比神经纤维和骨骼肌细胞复杂。有关生物电的基本知识已于第二章作过介绍，这里只对各类心肌细胞生物电活动的特点作重点叙述。

（一）普通心肌细胞的跨膜电位及其形成机制

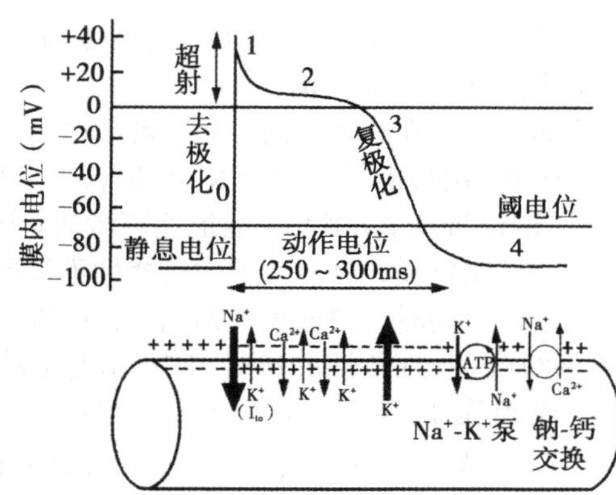

图 4-7　心室肌细胞的动作电位及离子转运

1. 静息电位　同其他可兴奋组织一样，心室肌和心房肌细胞在静息时，膜两侧呈极化状态，膜内电位比膜外电位负约 90mV，即膜内、外存在约 90mV 的电位差，称为静息电位。

2. 动作电位　心肌细胞（以心室肌细胞为例）的动作电位与神经纤维和骨骼肌一样，可以分为去极化和复极化两个主要过程，所不同的是复极化过程复杂，持续时间长，整个过程可细分为 0、1、2、3、4 五个时期，其中 0 期属于去极化过程，1～3 期属于复极化过程，4 期为静息期（图 4-7）。

（1）0 期（去极化期）：当心肌细胞在适宜刺激作用下发生兴奋时，膜内电位由静息状态下的−90mV 迅速上升到+30mV 左右，即从外正内负的极化状态迅速转变为外负内正的反极化状态，构成动作电位的升支（upstroke），去极化期很短，历时 1～2ms；去极化幅度约为 120mV，膜内电位变化速率最大可达 200～400V/s。

（2）1 期（快速复极初期）：膜内电位由+30mV 迅速下降到 0mV 左右，持续约 10ms。动作电位 0 期和 1 期这两个时相的膜电位变化速度都很快，在示波器描记图形上呈尖锋状，故习惯上将心肌细胞动作电位这两部分合称为锋电位。

（3）2 期（缓慢复极期，平台期）：当 1 期复极化膜内电位达到 0mV 左右时，复极过程变得非常缓慢，基本停滞于 0mV 左右。记录波形比较平坦，此期持续 100～150ms，是整个动作电位持续时间长的主要原因，也是心室肌细胞的动作电位区别于骨骼肌和神经纤维动作电位的主要特征。

（4）3 期（快速复极末期）：膜内电位由 0mV 左右较快地下降到−90mV，完成复极化过程，占时 100～150ms。

（5）4 期（静息期）：是膜复极完毕，膜内电位恢复的时期。心室肌细胞或其他非自律细

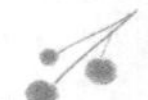

胞的 4 期膜电位稳定于–90mV 的静息电位水平。

3. 心肌细胞跨膜电位形成的机制 心室肌细胞的静息电位形成机制与神经纤维相同，也主要是由于膜内外 Na^+、K^+的不均匀分布及静息时膜对 K^+有很大的通透性，K^+顺其浓度差由膜内向膜外扩散所致，即静息电位接近于 K^+的平衡电位。

在电生理学中，离子流的方向是以正离子在膜两侧流动的方向来命名的。正离子外流称外向离子流，正离子内流则称内向离子流。内向离子流使膜去极化，外向离子流使膜复极化或超极化，动作电位就是这些内向和外向离子流综合起来形成的。现将动作电位各期的形成机制分述如下：

（1）0 期：当心肌细胞受到有效刺激时（正常情况下这种刺激来自邻近细胞传来的动作电位），首先引起少量 Na^+通道开放，少量 Na^+内流，使膜部分去极化。当去极化达到阈电位水平（–70mV）时，Na^+通道被激活，引起更多的 Na^+通道开放，使更多的 Na^+顺其浓度梯度和电位梯度由膜外快速流入膜内；Na^+内流使跨膜电位进一步减小，这又促使更多的 Na^+通道打开，造成大量的 Na^+迅速内流（正反馈），直到膜内外电位倒转（即膜内为正，膜外为负）。Na^+通道是快通道，其激活与失活都很快，当膜去极化达 0mV 左右时，Na^+通道就开始失活而关闭，使 Na^+内流停止。因此 0 期的超射接近于但没有达到 Na^+的平衡电位（即膜电位在达到 Na^+平衡电位之前 Na^+通道就关闭）。在 0 期，膜对 K^+的通透性也降低，K^+外流减少。心室肌 Na^+通道对河鲀毒素（tetrodotoxin，TTX）不敏感，但仍可被 TTX 所阻断。

（2）1 期：1 期的形成除因 Na^+通道关闭，Na^+内流停止以外，还与一种一过性（短暂的）外向电流有关。这种一过性外向电流是 K^+通道开放导致 K^+外流造成的，此电流可被四乙基铵（tetraethylammonium）和 4-氨基吡啶（4-aminopyridine）等 K^+通道阻断剂所阻断。这种 K^+通道伴随膜去极化过程快速激活又快速失活，当膜快速复极化到平台期时失活。

（3）2 期：平台期的形成是由于在这个时期心肌细胞膜上存在两种方向相反的离子电流，一种是 Ca^{2+}内向电流（I_{Ca}，通过 L 型 Ca^{2+}通道），另一种是出现电压门控的 K^+通道开放，产生的外向 K^+电流（I_{K1}）。当去极化到–40mV 左右时，L（long-lasting）型 Ca^{2+}通道逐渐激活（开放）。Ca^{2+}通道是一种电压依赖性慢通道，其开放与关闭都比较慢，且对离子的选择性不甚严格，即除了主要允许 Ca^{2+}通过外，对 Na^+也有一定的通透性。同时，快速复极初期后，电压门控的 K^+通道缓慢地激活，K^+通透性缓慢增加，K^+外流逐渐增大。在 2 期的初期，K^+外流与 Ca^{2+}内流接近于平衡，故形成平台；在 2 期的晚期，慢 Ca^{2+}通道逐渐失活，Ca^{2+}内流逐渐终止，K^+通道开放增加，K^+外流增加，膜电位进入复极 3 期。慢（L 型）Ca^{2+}通道可被 Ca^{2+}通道阻断剂维拉帕米（verapamil）和 Mn^{2+}所阻断。

Ca^{2+}内流不仅参与心肌细胞动作电位平台期的形成，而且 Ca^{2+}进入心肌细胞还可引起细胞内储存的 Ca^{2+}释放（钙诱发的钙释放，见第二章第四节），从而发动肌肉收缩。

（4）3 期：在 3 期，Ca^{2+}通道已经失活，Ca^{2+}内流终止。而 K^+通道开放随时间而递增，K^+顺着浓度梯度较快地流出膜外，外向 K^+电流逐渐增大，使膜内负电位逐渐增大，直至复极化完成。

（5）4 期：在 4 期，心室肌细胞的电位虽然恢复到静息水平，但膜内、外离子分布尚未恢复。在动作电位形成过程中，有一些 Na^+和 Ca^{2+}进入细胞，而一些 K^+流出细胞。膜内 Na^+升高可激活 Na^+-K^+泵主动转运活跃进行，逆着浓度梯度将去极化过程中进入膜内的 Na^+排出膜外，又将复极化过程中外流的 K^+泵回细胞内，以恢复细胞内外正常的浓度梯度（图 4-7）。在 4 期，Ca^{2+}的逆浓度梯度移向膜外是以 Na^+-Ca^{2+}交换的形式进行的，即 Ca^{2+}的主动转运出细胞外是由 Na^+顺浓度梯度流入细胞内提供能量（势能）的。由于细胞外高 Na^+势能储备的维持有赖于 Na^+-K^+泵的作用，因此，Ca^{2+}的主动转运属继发性主动转运，也是通过 Na^+-K^+泵的作用间接由 ATP 提供能量的。

Na^+-K^+泵及 Na^+-Ca^{2+}交换是持续进行的，不过在动作电位的不同时期，其活动强度随当

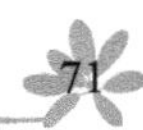

时膜内外不同离子分布情况的改变而改变，这对于维持细胞膜内外离子分布的稳定性起重要作用。

心肌缺血时，心肌细胞 ATP 生成不足，Na^+-K^+泵活动受损，导致细胞外K^+浓度升高，结果使心肌活动受抑制［膜外K^+↑↑→膜内、外K^+浓度差↓→K^+外流↓→静息电位↓（去极化）→Na^+通道失活→心肌细胞不能产生动作电位→心肌抑制］。静脉注射氯化钾已用于囚犯的处死。

（二）自律细胞的跨膜电位及其形成机制

心脏特殊传导系统中的自律细胞主要包括窦房结中的起搏细胞（P 细胞）和浦肯野细胞。自律细胞的“静息电位”不稳定，具有自动去极化现象，因此可以说没有“静息”电位，其最大复极化时的电位称最大复极电位（maximum repolarization potential），又称最大舒张电位（maximum diastolic potential）。复极化达最大复极电位后，立即自发地缓慢去极化。去极化达阈电位后又引起动作电位，如此周而复始。因此，4 期自动去极化是自律细胞产生自动节律性兴奋的基础。

1. 窦房结细胞的动作电位 窦房结细胞与心室肌细胞明显不同，静息时对 K^+没有持久恒定的通透性，而 Na^+渗漏通道密度较大，经常有少量 Na^+内流，中和膜内的部分负电荷，因此最大复极电位的负值较小，为−70～−60mV，在这种膜电位情况下，快 Na^+通道已失活，不能打开，只有慢 Ca^{2+}通道（L 型 Ca^{2+}通道）才能被激活（打开），因此，其动作电位的去极化与复极化的发生都比心室肌细胞慢，0 期去极化历时 7ms，幅度＜70mV，没有明显的超射、快速复极 1 期和 2 期（平台期）（图 4-8）。

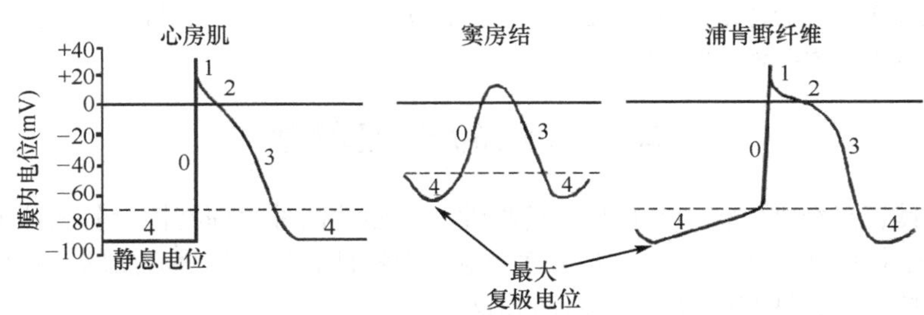

图 4-8 心房肌、窦房结和浦肯野纤维的跨膜电位

虚线为阈电位

窦房结细胞动作电位的去极化（升支）主要是由 Ca^{2+}内流引起的。当跨膜电位由最大复极电位自动去极化达到阈电位（约−40mV）时，膜上的慢 Ca^{2+}通道开放，引起 Ca^{2+}缓慢内流，导致 0 期去极化。随后 Ca^{2+}通道逐渐失活，Ca^{2+}内流停止，同时电压门控 K^+通道被激活，K^+外流增加，形成 3 期复极化，最终膜内电位达到−70～−60mV 而终止动作电位（图 4-9 右）。

窦房结细胞的 4 期自动去极化是由于在动作电位复极化到−60mV 左右即将结束时，由于 K^+通道逐渐失活，K^+外流逐渐减少，使同时存在的恒定的内向 Na^+渗漏电流（又称背景电流）超过 K^+外流，结果使膜内负电位逐渐减小而产生去极化，在去极化后期（去极化达−55mV 时）又激活膜上的 T（transient，瞬时）型 Ca^{2+}通道，引起一过性 Ca^{2+}内流，从而加快 4 期自动去极化达到阈电位（−40mV）而暴发动作电位（图 4-9 左）。T 型 Ca^{2+}通道不被 Ca^{2+}通道阻断剂所阻断。

2. 浦肯野细胞的动作电位 浦肯野细胞动作电位的波形与心室肌细胞的相似，产生的离子基础也基本相同，其最大复极电位为−90mV，阈电位为−70mV。不同的是其 0 期去极化速度比心室肌快，1 期较心室肌细胞更明显，在 1 期和 2 期之间可形成一个明显的切迹；动作电位时程比其他心肌细胞长。浦肯野细胞 4 期自动去极化除了与 K^+外流逐渐减少（即外向电流逐渐减弱）有关外，主要是出现了一种奇特的（funny）由 Na^+负载的内向电流 I_f（f 取自 funny 第一个字母，I_f与心室肌细胞去极化的快 Na^+电流不同，它不被河鲀毒素所阻断），结果使膜内负电位逐渐减小而产生去极化（图 4-9 右）。

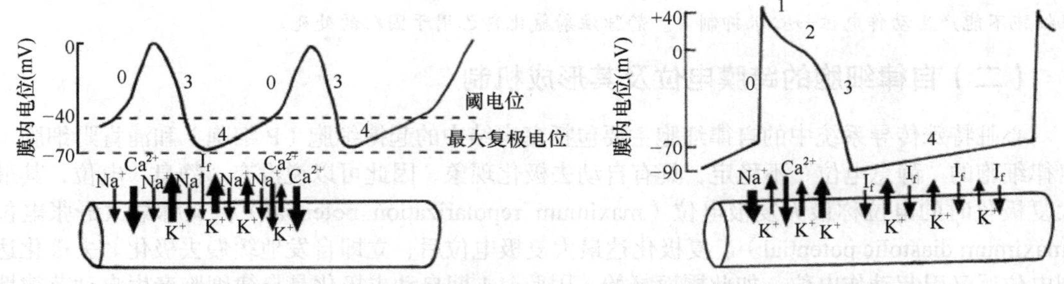

图 4-9 窦房结细胞（左）和浦肯野细胞（右）动作电位及 4 期自动去极化的原理

3. 快反应动作电位和慢反应动作电位 根据动作电位 0 期去极化的速度及其产生原理的不同，可将心脏各部的心肌细胞所产生的动作电位分为两大类。一类为快反应动作电位（fast response action potential），即动作电位 0 期去极化速度快、幅度大；另一类为慢反应动作电位（slow response action potential），即动作电位 0 期去极化速度慢、幅度小。而产生这两类不同动作电位的细胞分别称为快反应细胞和慢反应细胞。再根据是否有自律性，可以将心肌细胞分为四类：①快反应自律细胞：包括房室束及其分支和浦肯野纤维；②快反应非自律细胞：包括心室肌和心房肌细胞；③慢反应自律细胞：包括窦房结细胞、房室交界区内的房结区和结希区细胞；④慢反应非自律细胞：包括房室交界区的结区细胞。这种分类方法在实际中有一定应用价值。

二、心肌的生理特性

心肌组织具有兴奋性、自动节律性、传导性和收缩性四种生理特性。前三种生理特性是以心肌细胞膜的生物电活动为基础的，故又称为电生理特性；后一种是心肌的一种机械特性。心肌组织的这四种生理特性共同决定着心脏的活动。

（一）心肌的兴奋性

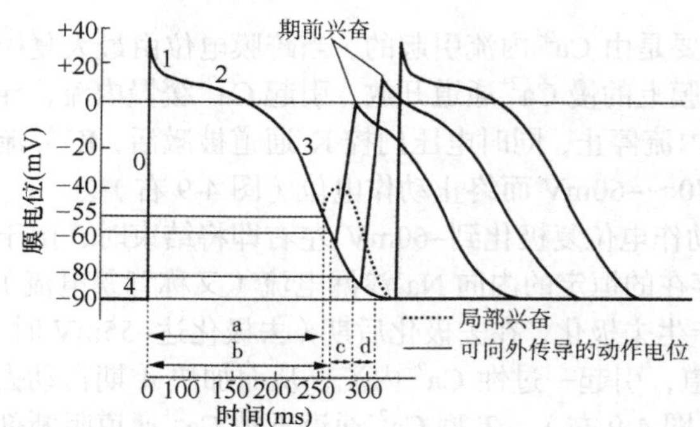

图 4-10 心室肌的动作电位与兴奋性的变化

a. 绝对不应期；b. 有效不应期；c. 相对不应期；d. 超常期

所有心肌细胞都具有兴奋性即产生动作电位的能力。衡量心肌组织兴奋性的高低，同样可以用刺激阈值（阈强度）作指标，阈值小表示兴奋性高，阈值大表示兴奋性低。

1. 心肌兴奋性的周期性变化 心肌细胞的兴奋性不是一成不变的，在受刺激而发生扩布性兴奋的过程中，其兴奋性会发生周期性的变化。这些变化与其跨膜电位的变化密切相关，可分为如下几个时期（图 4-10）。

（1）有效不应期：从心肌细胞 0 期去极化开始，到复极化 3 期膜电位达−55mV 这段时间内，无论给予多大的刺激，都不能使心肌细胞发生反应。因此，此期内兴奋性为零，这段时间称为绝对不应期（absolute refractory period）。此后，复极从−55mV 到−60mV 期间，给予强大的刺激可使膜发生部分去极化或局部兴奋（图 4-10 中的粗虚曲线），但不能产生动作电位，因而也不能引起心肌收缩，此期称为局部反应期（local response period）。所以，从 0

期去极化开始到复极化达−60mV 这段时间，称为有效不应期（effective refractory period）。有效不应期包括绝对不应期和局部反应期。有效不应期的产生是因为这段时间膜电位负值太小，Na^+通道完全失活（绝对不应期阶段），或只有少量 Na^+通道已复活（可接受强大的刺激开放）（局部反应期阶段），因此其激活产生的内向电流仍不足以使膜去极化到阈电位。

（2）相对不应期：有效不应期过后，膜内电位从−60mV 复极化到−80mV 这段时间，称为相对不应期（relative refractory period）。此期由于膜电位负值进一步增大，复活的 Na^+通道的数量增加，但还没有全部复活，因此，只有用阈上刺激才能使心肌产生动作电位（这时产生的动作电位称为期前兴奋），而且，其 0 期去极的幅度和速度都比正常小，兴奋的传导速度也比较慢。

（3）超常期：相对不应期过后，膜内电位从−80mV 复极化到−90mV 这段时间内，如给予心肌一个阈下刺激就能引起一个动作电位，表明此期的兴奋性高于正常，称为超常期（supranormal period）。原因是此期内 Na^+通道基本恢复到可再次激活（打开）的备用状态，而此时膜电位与阈电位的差距较小，用以引起该细胞发生兴奋所需的刺激阈值比正常要小。

最后，当膜复极化完毕达静息电位时，心肌兴奋性又恢复到原来的正常状态。

兴奋性周期性变化的现象是神经、肌肉所有可兴奋细胞的共性。心肌兴奋时兴奋性变化的特点是其有效不应期特别长，相当于心肌的整个收缩期和舒张早期（图 4-11）。心肌组织的这一特点，能使心脏不会发生强直收缩，始终保持节律性的收缩与舒张活动，这样，心脏的充盈和射血才可能进行。

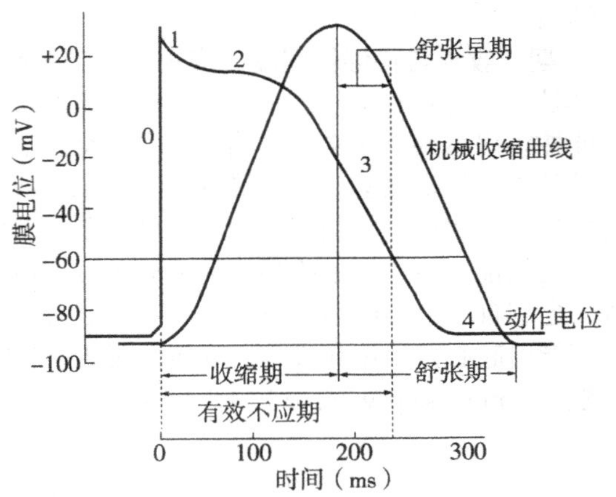

图 4-11　心肌细胞动作电位与心肌机械收缩的对应关系

2. 决定和影响兴奋性的因素　兴奋（即动作电位）的产生是 Na^+、Ca^{2+}的跨膜内流所导致的，Na^+、Ca^{2+}通道所处的状态决定了 Na^+、Ca^{2+}内流的发生与否及其快慢，从而也就决定了当时心肌细胞兴奋性的有无及高低。此外，静息电位与阈电位之间的差距决定着引起组织兴奋所需施加刺激阈值的大小，所以静息电位和阈电位水平的改变也必然影响着心肌组织的兴奋性（图 4-12）。

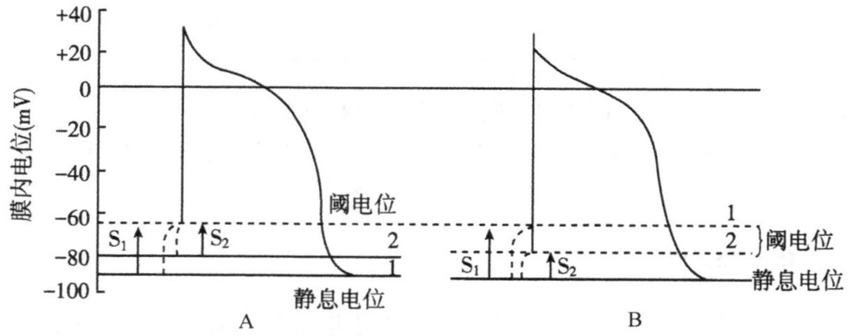

图 4-12　兴奋性的决定因素

A. 膜内电位水平的影响：静息电位 1 的阈刺激 S_1 大于静息电位 2 的阈刺激 S_2；B. 阈电位水平的影响：阈电位 1 的阈刺激 S_1 大于阈电位 2 的阈刺激 S_2

（1）Na^+通道的状态：心肌细胞 Na^+通道（以快反应细胞为例）被激活是产生兴奋的基础。Na^+通道有备用（通道关闭，但能被激活即打开，但未打开）、激活（通道打开）和失活（通道关闭，不能打开）三种状态。该通道处于哪种状态取决于当时的膜电位水平（电压依从性）

及相关的时间进程（时间依从性）。膜电位处于正常的静息电位水平（–90mV）时，Na^+通道处于备用状态。此时若给予一个阈刺激，可使膜电位去极化达–70mV（阈电位），Na^+通道被打开（Na^+通道处于激活状态），Na^+快速跨膜内流，产生去极化直至膜内电位倒转为+30mV，随即 Na^+通道关闭，Na^+内流停止（Na^+通道处于失活状态）。处于失活状态的 Na^+通道不仅限制了 Na^+的跨膜扩散，并且不能被再次激活，只有在膜电位恢复到静息电位水平时，Na^+通道才能重新恢复到可再激活的备用状态，这个过程称为复活。由此可见，Na^+通道的功能状态是决定心肌兴奋性的前提条件，而且其三种功能状态的相互转变是电压依从性和时间依从性的。

（2）静息电位水平：一般来说，静息电位（在自律细胞则为最大复极电位）负值增大，则与阈电位差距加大，引起兴奋所需的刺激阈值也增大，亦即兴奋性降低；反之，静息电位负值减小，则使兴奋性增大。例如，细胞外 K^+浓度降低时，细胞膜内外 K^+浓度差增大，K^+外流增加，静息电位负值增大（超极化），心肌兴奋性降低。

（3）阈电位水平：阈电位水平上移，则与静息电位之间的差距增大，引起兴奋所需的刺激阈值增大，兴奋性降低；反之，阈电位下移，则兴奋性增大（图 4-11）。例如，细胞外 Ca^{2+}浓度增加，可使阈电位上移，于是兴奋性降低；反之，细胞外 Ca^{2+}浓度降低，则阈电位下降，兴奋性增加。

3. 期前收缩与代偿性间歇 当正常心脏按照窦房结的节律进行活动时，窦房结发生的兴奋冲动都是在心房和心室肌前一次兴奋的不应期过了之后才传导到心房和心室的，因此，心房和心室能按窦房结的节律进行收缩和舒张的交替活动。在实验或病理条件下，在有效不应期之后，窦房结的兴奋传来之前，心室受到一次人工的或异位起搏点（见自动节律性）传来的刺激时，便可发生一次兴奋和收缩。由于这一兴奋和收缩是在窦房结正常兴奋冲动传来之前发生的，所以称之为期前兴奋和期前收缩（premature systole）。期前兴奋同样要经历兴奋性的周期性变化过程，也有自己的不应期。当下一次窦房结兴奋冲动传来时，正好落在期前兴奋的有效不应期内，不能引起心室兴奋和收缩，因而，在期前收缩之后出现一次较长时间的舒张期，称为代偿性间歇（compensatory pause）（图 4-13）。

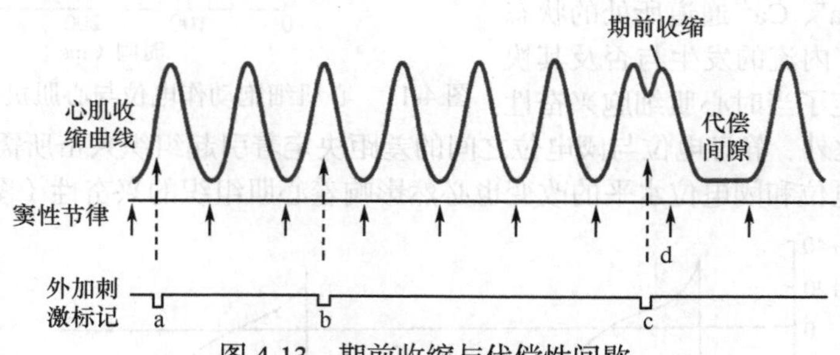

图 4-13 期前收缩与代偿性间歇

刺激 a、b 落在有效不应期内不起反应，刺激 c 落在相对不应期内，引起期前收缩与代偿性间歇，窦性节律 d 落在期前收缩的有效不应期内，不引起反应

（二）心肌的传导性

在心脏内，不论是特殊的传导系统，还是普通心肌细胞都具有传导兴奋的能力。心肌细胞在结构上虽然彼此隔开，但由于细胞之间存在电阻低的缝隙连接，动作电位便可以在细胞和细胞之间迅速传播，从而引起心房或心室整块心肌同步地兴奋和收缩。所以，心肌在功能上表现为一种合胞体。但心房肌和心室肌之间是由结缔组织将两者分开的，并无心肌纤维相互联系。其间兴奋的传播要依靠心脏传导系统。动作电位沿着心肌细胞膜传播的速度是衡量心肌传导性的指标。

1. 兴奋在心脏中传播的途径和特点 正常情况下，窦房结发出的兴奋通过心房肌传播到整个右心房和左心房，同时沿着“优势传导通路”（结间传导通路）迅速传到房室交界区（又称

房室结，可分为房结区、结区和结希区三部分），然后经过房室束（又称希氏束）和左、右束支传到浦肯野纤维网，先引起靠近心内膜侧的心室肌兴奋，再直接通过心室肌将兴奋向外膜侧心室肌扩布，引起整个心室肌兴奋（图 4-6、图 4-14）。

左、右心房
(0.06～0.11s)
窦房结 (心房肌0.3m/s) ↗
(结间束1m/s) (0.03s) → (0.02m/s) 房室交界 (0.09s) → (1m/s) 房室束 (0.04s) → 左右束支 → (4m/s) 浦肯野纤维 (0.03s) → (1m/s) 心室肌（心内膜下肌→ 心外膜下肌）(0.03s)

图 4-14 兴奋在心脏传播的途径、速度（m/s）及时间（s）

由于各种心肌细胞的传导性高低不等，表现为兴奋在心脏各个部分传播的速度也不相同（图 4-14）。普通心房肌的传导速度较慢，约为 0.3m/s，左、右心房全部兴奋需时 0.06～0.11s。而“优势传导通路”的传导速度较快（1m/s），窦房结的兴奋可以沿着这些通路较快地（0.03s）传播到房室交界区。心室肌的传导速度约为 1m/s，而末梢浦肯野纤维的传导速度可高达 4m/s，而且它又呈网状分布于心室壁，从而由房室交界传入心室的兴奋迅速而广泛地向左、右两侧心室壁传导，保证左、右心室作为功能整体进行同步收缩。值得注意的是，作为房室间兴奋传导唯一通道的房室交界区的传导速度很低，其中又以结区最低，为 0.02～0.05m/s，从而使兴奋通过房室交界要延搁一段时间（约为 0.13s，0.09s+0.04s）才能传向心室，称之为房室延搁（atrioventricular delay）。心脏内兴奋传播中房室延搁的存在具有重要的生理意义，它保证了心室能在心房收缩完毕之后才开始收缩，有利于心脏有次序地进行收缩活动，以很好地实现心室的充盈和射血功能。

冠状动脉疾病或伴随老年的退化过程，兴奋冲动在右束支或左束支，或左束支的分支传导阻滞，分别称为右束支或左束支传导阻滞和左前半支或左后半支传导阻滞。

2. 决定和影响传导性的因素 心肌的传导性取决于心肌细胞的某些结构特点和电生理特性。

（1）结构因素：兴奋传导速度与心肌细胞的直径大小呈正比关系，末梢浦肯野纤维的直径最大，所以其传导速度最快；窦房结细胞直径很小，传导速度很慢；而结区细胞直径更小，传导速度也就更慢。

（2）动作电位 0 期去极化的速度和幅度：心肌细胞兴奋的传播也是通过兴奋部位与邻近未兴奋部位之间的局部电流实现的。因此兴奋部位与邻近未兴奋部位之间的局部电流形成的速度与强度直接影响兴奋传导的速度。一方面，0 期的去极化速度越快，局部电流的形成越快，很快就促使邻近未兴奋部位膜去极化到达阈电位水平，因此兴奋传导越快。另一方面，0 期去极化幅度越大，兴奋部位与未兴奋部位的电位差越大，形成的局部电流越强，局部电流波及的距离大，可使距兴奋部位更远的未兴奋部位受到局部电流的刺激而兴奋，故兴奋传导也越快。快反应细胞（如浦肯野细胞，心房肌、心室肌细胞）0 期去极化速度快、幅度大，因而兴奋传导就快；而慢反应细胞（如窦房结和房室结的细胞）动作电位的 0 期去极化速度慢、幅度小，兴奋传导就慢。0 期去极化速度与幅度又与静息电位的水平有关，在一定范围内，静息电位负值大（膜内、外电位差大），0 期去极化速度快、幅度高，则兴奋传导速度快；反之，静息电位小，0 期去极化速度慢、幅度低，则兴奋传导速度慢（图 4-15）。因为在较大（即正常范围）的静息电位（−90mV）时，膜的去极化刺激能引起 Na^+通道迅速开放，而在静息电位负值减小即膜部分去极化的情况下，部分 Na^+通道已失活，仅一部分 Na^+通道在此期产生内向电流。

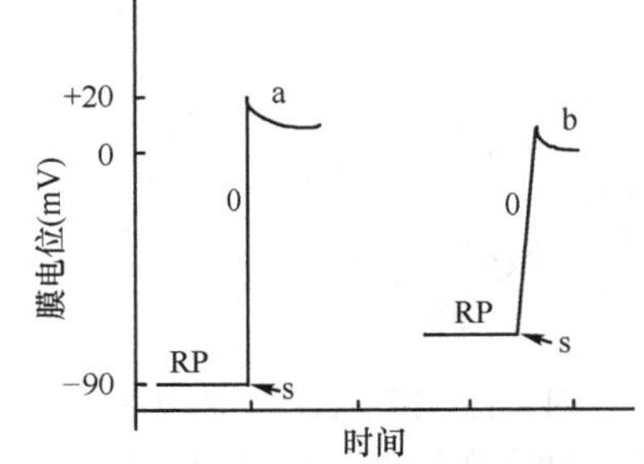

图 4-15 静息电位（RP）水平对动作电位 0 期幅度和上升速度的影响
s：去极化刺激

在心肌缺血、缺氧，心肌梗死，心肌炎，高血钾等情况下，心肌细胞静息电位减小，传导速度变慢，甚至会出现传导阻滞。最常出现阻滞的部位是房室交界处。

（3）邻近未兴奋部位膜的兴奋性：兴奋的传导就是细胞膜依次兴奋的过程，因此，膜的兴奋性必然影响兴奋的传导。只有邻近未兴奋部位膜的兴奋性正常，兴奋才能正常地传导通过。所以前面介绍的影响膜兴奋性的三个因素：静息电位（或最大复极电位）水平、阈电位水平及 Na^+通道的状态，既是决定兴奋性也是影响传导性的重要因素。

（三）自动节律性

心肌细胞在没有外来刺激的情况下，能自动地产生节律性兴奋和收缩的特性，称为自动节律性（autorhythmicity），简称自律性。单位时间（每分钟）内能够自动发生兴奋的次数是衡量自律性高低的指标。

1. 心脏的正常起搏点和潜在起搏点 不是所有心肌细胞都有自律性，只有心脏特殊传导组织才具有此特性。自律组织各部位的自律性不同：窦房结自律性最高，约为 100 次/分；房室交界（房室结）次之，约为 50 次/分；浦肯野纤维最低，约为 25 次/分。正常时，心脏的节律性舒缩活动受自律性最高的窦房结控制，故窦房结是心脏活动的正常起搏点（normal pacemaker）。以窦房结为起搏点控制的心跳节律，称为窦性心律（sinus rhythm）。窦房结以外的自律组织，由于自律性较低，通常处于窦房结控制之下，其本身的自律性表现不出来，称为潜在起搏点（latent pacemaker）。在某些异常情况下，如窦房结的自律性降低或其兴奋传导阻滞，或者潜在起搏点的自律性升高，心脏的活动将由潜在起搏点控制，这时的潜在起搏点称为异位起搏点（ectopic pacemaker）。由异位起搏点控制的心律，称为异位心律。

窦房结对于潜在起搏点的控制，可能是采取两种方式：①“抢先占领”（capture）：由于窦房结的自律性高于其他潜在起搏点，在潜在起搏点的 4 期自动去极化尚未达到阈电位水平时，它们已经受到窦房结传来的兴奋的激动作用而产生了动作电位，其自身的自动兴奋就不可能再出现；②超速驱动压抑（overdrive suppression）：在正常情况下，潜在起搏点始终处在自律性很高的窦房结的兴奋驱动下，“被动”产生兴奋，这种“被动”兴奋的频率远远超出它们本身的自动兴奋频率，而潜在起搏点长时间地被“超速”兴奋的结果造成了抑制效应，因此称之为超速驱动压抑。一旦来自窦房结的驱动中断，潜在起搏点需要一定的时间才能从被压抑的状态中恢复其自身的自动兴奋频率，而且正常起搏点与潜在起搏点自动兴奋频率相差越大，被超速驱动压抑的程度越大，在驱动中断后潜在起搏点自动兴奋频率恢复所需的时间也越长（即停搏的时间也越长）。因此，临床上在使用人工起搏器时，如因故需要暂时中断起搏器，应在中断之前，逐步减慢其驱动频率，以免发生心搏暂停。

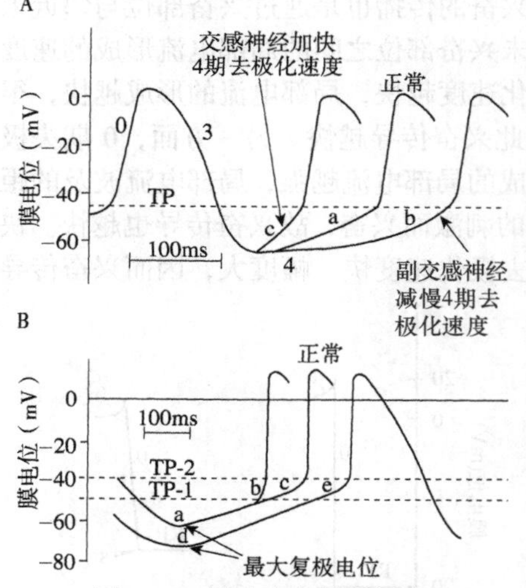

图 4-16 影响自律性的因素

A. 4 期去极化速度 a 减小到 b 时，自律性降低，由 a 加大到 c 时，自律性提高；B. 最大复极电位水平由 a 达到 d，或阈电位由 TP-1 升到 TP-2 时，自律性均降低（e 的自律性小于 b）；TP：阈电位

2. 决定和影响自律性的因素 如前所述，4 期自动去极化是自律性形成的基础。所以，自律性高低既受 4 期自动去极化速度的影响，还受最大复极电位与阈电位之间的差距的影响。

（1）4 期自动去极化速度：4 期自动去极化速度加快，则从最大复极电位去极化到阈电位水平所需的时间就短，单位时间内发生兴奋的次数就多，自律性就增高；反之，自律性就降低。例如，交感神经和儿茶酚胺可加快窦房结细胞 4 期自动去极化的速度（由于增强内向电流 I_f 和 I_{Ca}），使自律性提高、心率加快；迷走神经则可增强 K^+外流和削弱内向电流 I_{Ca}，而使 4 期去极化速度减慢，使心率减慢（图 4-16A）。

（2）最大复极电位与阈电位之间的差距：最大复极电位负值减小和（或）阈电位下移，均使两者之间的差距减小，4 期自动去极化达到阈电位水平所需的时间缩短，4 期去极化速度加快；反之亦然（图 4-16B）。例如，迷走神经可使窦房结细胞膜 K^+通道开放概率增加，复极化 3 期 K^+外流增加，最大复极电位绝对值增大，且使阈电位上移，使两者的差距增大，自律性降低，心率减慢。而儿茶酚胺使阈电位下移，使最大复极电位与阈电位之间的差距缩小，自律性增加，心率加快。

（四）心肌细胞的收缩特性

1. 对细胞外液的 Ca^{2+}浓度有明显的依赖性 心肌细胞和骨骼肌细胞都是以 Ca^{2+}作为兴奋-收缩耦联媒介的。但是，心肌细胞的肌质网、终池很不发达，容积较小，储 Ca^{2+}量比骨骼肌少，而且 Ca^{2+}从肌质网释放需要细胞外 Ca^{2+}进入细胞质（通过钙通道）来触发（所谓 Ca^{2+}诱发的 Ca^{2+}释放）。因此，心肌兴奋-收缩耦联所需的 Ca^{2+}除从终池释放外，还需要由细胞外液的 Ca^{2+}通过肌膜及横管膜的电压依赖性钙通道内流，心肌的收缩也就易受钙通道阻断剂的影响。心肌细胞收缩，对细胞外液 Ca^{2+}有明显的依赖性。在一定范围内，细胞外液的 Ca^{2+}浓度升高，兴奋时内流的 Ca^{2+}增多，心肌收缩增强；反之，细胞外液的 Ca^{2+}浓度降低，则心肌收缩减弱。当细胞外液中 Ca^{2+}浓度降得很低，甚至无 Ca^{2+}时，心肌膜虽然仍能产生动作电位，但细胞内的收缩成分却不能收缩，这一现象称为“兴奋-收缩脱耦联”。

2. 同步收缩 心房和心室内特殊传导组织的传导速度快，而心肌细胞之间的闰盘电阻又低，因此兴奋在心房和心室内传导快，兴奋几乎同时到达所有心房肌或心室肌，从而引起所有心房肌或心室肌同时收缩（同步收缩）。同步收缩泵血效果好，力量大，有利于心脏射血。

3. 不发生强直收缩 由于心肌细胞的有效不应期很长，相当于心肌收缩的整个收缩期连同舒张早期（图 4-11），因此心肌只有在前次兴奋所引起的收缩完毕后并开始舒张时，才可能接受新的刺激而产生第二次收缩。这样，心肌就不会发生强直收缩，而始终保持收缩与舒张相交替的节律性活动，从而使心脏的射血与充盈正常进行。

三、体表心电图

前面讲的心肌细胞的动作电位是单个心肌细胞兴奋时所记录到的细胞内的电位变化，亦即同一心肌细胞膜内、外的电位差变化。但在整体内心肌细胞的兴奋不是一个个心肌细胞兴奋的，而是一片心肌细胞同时兴奋的，即同时有许多心肌细胞产生动作电位——进入去极化过程，因此已兴奋的这部分心肌细胞膜外电位较低（为负），而尚未兴奋部位的膜外电位较高（为正），两部分之间形成电位差。由于兴奋（动作电位）不断在心房和心室中传导，即动作电位不断向未兴奋部位的心肌细胞传播，原先兴奋部位复极化时细胞膜外为正，尚处于兴奋状态的部位细胞膜外为负，两者之间也存在电位差。因此心肌细胞膜外不同部位之间的电位差的大小、方向和传播途径都在不断变化着。心脏位于胸腔中，周围有大量电解质溶液，具有导体性质，是一个容积导体，因此在心肌细胞膜外存在的这种电位差的变化通过心脏周围的导电组织和体液反映到人体表面各部位，以及体内的任何部位。如果将探查电极安置在人体内外某一特定部位，便可把这种电位差的变化记录下来，即为心电图（electrocardiogram，ECG），如体表心电图、食管内心电图、心外膜心电图、心腔内心电图等。目前临床常规应用的心电图就是在人体的体表某些特定部位安放探查（引导）电极记录到的体表心电图。总之，体表心电图（简称心电图）是从体表间接引导的，是在心肌去极化和复极化过程中心脏不同部位的电位差变化的综合电变化，不代表心脏的机械活动。

（一）正常心电图的波形及其意义

心电图通常用心电图机来描记，心电图记录纸上有横线和竖线画出的长和宽均为 1mm 的小方格。记录心电图时，首先调节仪器放大倍数，使输入 1mV 电压信号时，描记笔在纵向上产生 10mm 位移，这样，竖线上每一小格（1mm）相当于 0.1mV 的电位差。横向小格表示时间，每一小格（1mm）相当于 0.04s（因心电图机上记录纸的移动速度为 25mm/s）。如此，就可以在记录纸上测量出心电图各波的电位数值和经历的时间。测量电极在人体上的安放位置和与心电图机的连线方式（称导联）不同所记录的心电图，尽管在波形上有所不同，但基本上都包含一个 P 波、一个 QRS 波群和一个 T 波，有时在 T 波后面还出现一个小的 U 波（图 4-17）。

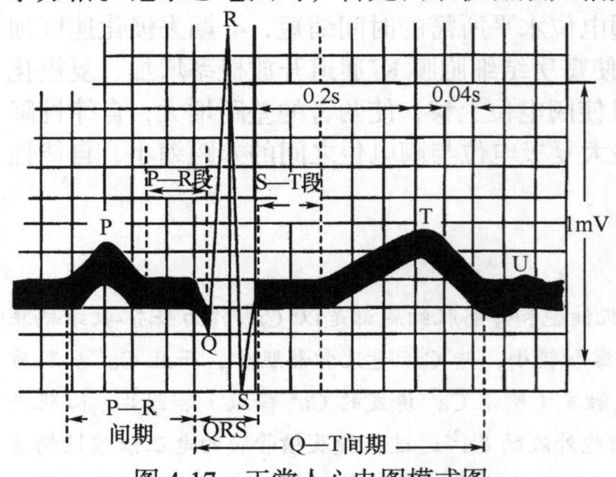

图 4-17 正常人心电图模式图

1. P 波 反映两个心房的去极化过程的电位变化，在心电图上最早出现。P 波的起点标志右心房兴奋的开始，终点标志左、右心房已全部兴奋，波宽代表去极化过程在整个心房传导所需的时间，为 0.08～0.11s，波幅不超过 0.25mV。窦房结去极化虽然在心房之前，但因所产生的电位差很小，不能在体表记录出来，故在心电图上没有表现。心房颤动时，P 波消失，取而代之的是细小杂乱的房颤波形。

2. QRS 复合波 代表两心室去极化过程的电位变化。因心室的体积大，兴奋传导的方向变化也较大，所以波幅远比 P 波大，波形也显得复杂。典型的 QRS 复合波包括三个大小、方向不同的波：先是向下的 Q 波，接着是向上高耸的 R 波，最后是向下的 S 波。用不同导联记录时，这三个波不一定都出现，波的大小、方向也不同。正常 QRS 复合波的时程为 0.06～0.10s。QRS 波增宽反映兴奋在心室内传导时间延长。

P 波之后是心房的复极化过程，但由于在时间上与 P—R 间期、QRS 复合波和 S—T 段初期重叠在一起，波幅又很低，故在一般心电图上看不到。只有当房室传导时间延长即传导阻滞时，由于没有 QRS 复合波的重叠，心房复极过程才变得比较明显，称为 Ta 波。

3. T 波 反映两心室复极化过程的电位变化，波幅一般为 0.1～0.8mV。在 R 波较高的导联中 T 波不应低于 R 波的 1/10。T 波历时 0.05～0.25s。T 波的方向与 QRS 复合波的主波方向相同。

U 波的意义和成因均不十分清楚。

4. P—R 间期（或 P—Q 间期） 指从 P 波起点到 QRS 复合波起点之间的时间，代表窦房结产生的兴奋经由心房、房室交界和房室束到达心室，并引起心室开始兴奋所需的时间，故也称房室传导时间。在心率正常的成人，这段时间一般为 0.12～0.20s。心率越快，P—R 间期越短；在房室传导阻滞时，P—R 间期延长。

5. Q—T 间期 从 QRS 复合波起点到 T 波终点之间的时程，代表心室由开始兴奋到完全恢复至静息状态的时间。正常成人为 0.32～0.44s。Q—T 间期明显受心率影响：心率快，Q—T 间期短；心率慢，Q—T 间期长。

6. S—T 段 指从 QRS 波的终点到 T 波起点之间的过程，正常时与基线平齐，代表心室已全部去极化，各部分之间不存在电位差。心肌缺血或损伤时，S—T 段会出现异常压低或抬高。

（二）心电图与心肌细胞电变化的关系

虽然心肌细胞的生物电变化是心电图的来源，但是单个心肌细胞发生兴奋时所记录到的动作电位图形与心脏在一个心动周期中所记录的心电图有很大的不同。虽然单个心肌细胞的动作电位与整个心脏的心电图在波形上有很大的不同，但它们都是反映心脏同一兴奋过程的，因此在时间上，两者必有明确的对应关系（图 4-18）。以心室肌为例，其去极化 0 时相的电变化及其在心室内的扩布过程，即对应于心电图的 QRS 复合波。由于心室肌细胞开始去极化的先后稍有不同，使得心电图上 QRS 波群的持续时间要较单一心室肌细胞的去极化 0 时相所占的时间长得多。当心室肌细胞全部去极化完毕，并且处于电位暂时相对稳定的复极化 2 期（平台期）时，由于细胞外各点之间接近于等电位，故没有电位差反映在体表上，动作电位 2 期与心电图 S—T 段是对应的。当有一部分心室肌细胞开始进入快速复极化 3 期时，由于心室各部分的快速复极过程不是同时发生的，故在此期内，已复极细胞与复极开始稍晚的细胞之间又出现了电位差，反映在体表上就是心电图的 T 波。所以单一心肌细胞动作电位的 3 期与心电图 T 波是相对应的。因此，心室肌细胞动作电位的整个持续时间便相当于心电图的 Q—T 间期。根据上述两者在时间上的对应关系，可以利用动作电位的产生原理来解释某些异常心电图的变化规律。例如，血钾浓度升高时，由于心肌细胞膜对 K^+ 通透性增大，3 期 K^+ 外流加快，复极速度加快，2、3 期缩短，使心电图 T 波变狭窄而高尖，Q—T 间期缩短；血钾浓度降低时，3 期 K^+ 外流减慢，3 期复极速度减慢，使心电图 T 波变宽，幅度降低，Q—T 间期延长。

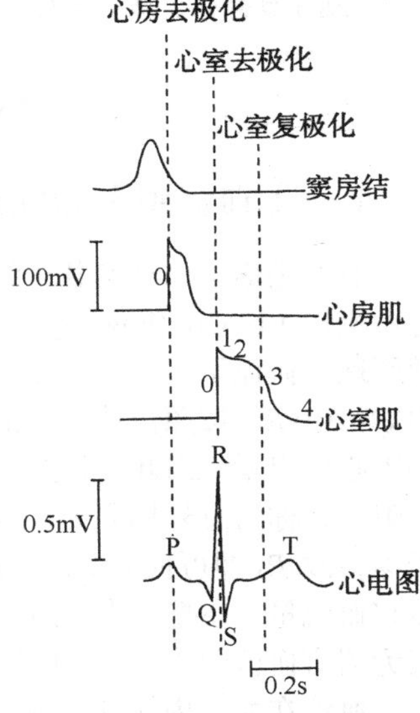

图 4-18 心肌细胞电变化曲线与体表心电图的比较

（马积昊）

第三节 血管生理

一、各类血管的功能特点

血管是血液流动的管道，不论是在体循环还是在肺循环，血液在心脏射血动力的推动下，周而复始地从心室通过动脉、毛细血管和静脉相串联构成的血管系统返回心房。从生理功能上可将血管大致分为以下几类：

1. 弹性储器血管 指主动脉、肺动脉主干及其发出的最大分支。这些血管的管壁坚厚，含弹性纤维较多，可扩张性和弹性较大，称为弹性储器血管（windkessel vessel）。在心室收缩时，血液射入主动脉和大动脉并使之扩张，储血量增多而容积增大。在心室舒张时，管壁因弹性回缩，容积减小，将在射血期多容纳的那部分血液推向外周动脉，使血液在舒张期仍能连续不断地流向外周血管。

2. 分配血管 从弹性储器血管以后到分支为小动脉前的动脉（中动脉），其中膜的平滑肌较多，故管壁收缩性较强。其功能是将血液输送至各器官组织，故称为分配血管。

3. 阻力血管 指小动脉、微动脉及微静脉。小动脉和微动脉的管径小，对血流的阻力大，在总外周阻力中，小动脉和微动脉阻力占 47%。并且小动脉和微动脉管壁富含平滑肌，通过平滑肌的舒缩活动可改变血管的口径，从而改变对血流的阻力，调节器官、组织的血流量，故又称为毛细血管前阻力血管（precapillary resistance vessel）。而微静脉因管径小，对血流也产生一定的阻力，称为毛细血管后阻力血管（postcapillary resistance vessel）。

4. 交换血管 指真毛细血管。其管壁仅由一层内皮细胞和基底膜构成，极薄且通透性很高，加之其口径最细，血液在其中流速极慢，故成为血管内血液和血管外组织液进行物质交换的场所。

5. 容量血管 静脉和相应的动脉比较，其数量较多，口径较大，管壁较薄，因而容量较大且易扩张，也就是说，静脉内较小的压力变化就可导致较大的容积变化。在安静状态下，循环血量的 64%容纳在静脉内，故在生理学中将静脉称为容量血管（capacitance vessel）。

在安静状态下，循环血量的 64%容纳在体静脉内，7%在心腔，9%在肺循环，13%在体循环动脉，2%在微动脉，5%在毛细血管。当因输血而额外增加血量时，其不到 1%被容纳于高压系统的动脉，其余的全部容纳于体静脉、肺循环及心腔（除左心室外）的低压系统。

二、血流量、血流阻力和血压

（一）血流量和血流速度

血管是输送血液到各个组织、器官的管道。通常把单位时间内流过血管某一截面的血量称为血流量（blood flow，Q），又称容积速度，其单位以 ml/min 或 L/min 来表示。根据流体力学原理，血流量（Q）的大小与血管两端的压力差（ΔP）成正比，与血流阻力（R）成反比，即 $Q=\Delta P/R$。按照流体力学的一般规律，在封闭的管道系统中，各个截面流量都是相等的，都等于心输出量。因此，就整个体循环而言，上面公式中的 Q 即为心输出量，R 是体循环总的血流阻力，称为总外周阻力，ΔP 相当于平均动脉压（P_A）与右心房压之差。由于右心房压接近于零，故 P_A 即可代表 ΔP，于是上面的公式可表达为 $Q=P_A/R$。对于某一个器官而言，Q 即为器官血流量。在整体内供应不同器官血液的动脉压基本相同，故决定器官血流量多少的主要因素为器官血流阻力（R）的大小。

血液在血管内流动的线速度称为血流速度（velocity of blood flow），即一个质点在血流中前进的速度。在恒定压力差的条件下，各类血管的血流速度与同类血管总横截面积成反比。动脉系统由于不断分支，总横截面积不断扩大，血流速度随之减慢；而静脉系统逐段汇合，总横截面积随之减小，血流速度逐渐增快。同理，体内主动脉的横截面积最小，毛细血管总横截面积最大，因此血流速度在主动脉最快，在毛细血管最慢（图 4-19）。临床上血流（循环）速度通过上臂静脉注射胆盐或硫酸镁，测定最早出现其产生的苦味所需的时间，正常平均臂-舌循环时为 15s。血液在血管内流动时，由于和血管壁发生摩擦，越靠近血管壁的血流流速越慢，而在中轴处的血流速度最快。这种方式的血流称为层流（laminar flow）。层流时，血流中各个质点流动的方向是一致的。血液流动的另一种方式是湍流（turbulent flow）。在湍流时，血液中各个质点流动的方向不一致，产生旋涡和声音（图 4-20）。层流发生在正常动脉、小动脉、静脉和小静脉，湍流发生在心室和狭窄的动脉。

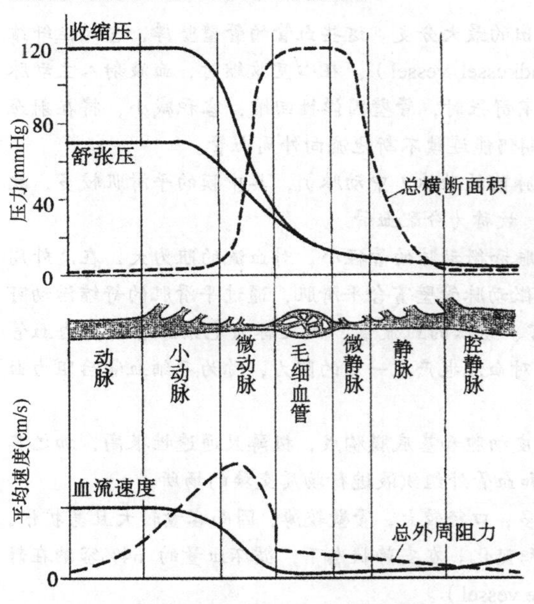

图 4-19 血管系统各段血压、血流速度和血管总口径的关系示意图

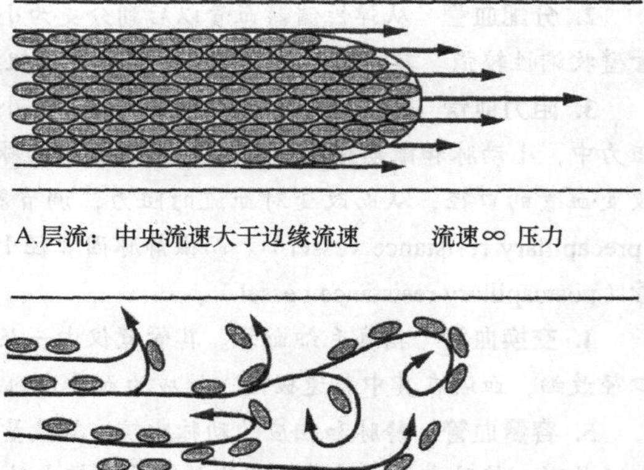

图 4-20 层流与湍流

（二）血流阻力

血液在血管内流动时所遇到的阻力，称为血流阻力。血流阻力的产生，是由于血液流动时血液内部，以及血液与血管壁间的摩擦。实验表明，血流阻力（R）与血管半径（r）、长度（L）及血液黏滞度（η）密切相关，它们之间的关系可表示如下：$R=8L\eta/\pi r^4$[称为泊肃叶定律（Poiseuille law）]。可见血流阻力与血管长度及血液黏滞度成正比，与血管半径的4次方成反比。由于在一般情况下血液黏滞度变化极小，血管长度更是无甚变化，因此血流阻力受血管口径的影响极大。血管口径只要稍微增大或缩小，就会引起血流量显著增加或减少。例如，阻力血管的口径只要增加1倍，血流阻力就减少到原来的1/16（$1^4 \rightarrow 2^4 = 1 \rightarrow 16$），血流量便可增加16倍。此外，血流方式也影响血流阻力：层流血流阻力小，湍流血流阻力大。

（三）血压

血压（blood pressure，BP）是指血管内的血液对单位面积血管壁的侧压力，即压强。测定血压时，是以血压与大气压作比较，以血压高过大气压的数值表示血压的高度。血压数值通常用mmHg或千帕（kPa）表示（1mmHg=0.133kPa）。如测得动脉血压为100mmHg（13.3kPa），即表示动脉内血液对血管壁的侧压力比大气压高100mmHg（13.3kPa）。静脉血压和心房血压较低，常以cmH_2O为单位，$1cmH_2O$=0.735mmHg。

血压的形成，首先是由于心血管系统内有血液充盈。循环系统中血液充盈的程度可用循环系统平均充盈压（mean circulatory filling pressure）来表示。通常情况下，充盈于心血管腔内的血量约有5000ml。在动物实验中，用电刺激造成心室颤动使心脏暂时停止射血，此时循环系统中各处的压力很快平衡，数值相等，约7mmHg（0.93kPa）。这一压力数值即为循环系统平均充盈压。循环系统平均充盈压的高低取决于血流量和循环系统容积之间的相对关系。如血流量增多，或血管容积缩小，循环系统平均充盈压就增高；反之，如血流量减少或血管容积增大，循环系统平均充盈压就降低。

形成血压的另外两个基本因素是心脏射血和外周阻力。在密闭且具有一定血液充盈度的心血管系统中，心室肌收缩时所释放的能量可分为两部分：一部分是用于推动血液流动的动能；另一部分形成对血管壁的侧压，并使血管壁扩张，这部分是势能，即压强能。在心舒期，大动脉发生弹性回缩，又将一部分势能转变为推动血液的动能，使血液在血管中继续向前流动。由于血液从大动脉流向心房的过程中，不断克服阻力而消耗能量，故血压逐渐降低（图4-19）。

三、动脉血压和动脉脉搏

（一）动脉血压

1. 动脉血压的形成 如前所述，在封闭的心血管系统中有足够量的血液充盈，这是形成血压的前提。心室射血（心输出量）和外周阻力是产生血压的基本条件。所谓外周阻力（peripheral resistance）主要是指小动脉和微动脉对血流的阻力。假如不存在外周阻力，则心室收缩释放的能量将全部表现为动能，用于推动射出的血液使之迅速向外周流失，因而不能保持其动脉管壁的侧压力，不能产生动脉血压。由此可见，动脉血压（PA）的形成是心脏射血（可用心输出量Q表示）与外周阻力（R）两者相互作用的结果，即$PA=Q \cdot R$。此外，大动脉弹性在血压形成中也起重要作用。

左心室的射血是间断性的。在每一个心动周期中，左心室内压随着心室的收缩和舒张发生很大幅度的变化，而主动脉压的变化幅度则较小（图4-4）。这是由于大动脉（主动脉）的弹性储器作用及外周阻力的存在，使左心室每次向主动脉内射出的 60～80ml 血液仅有 1/3 流向外周末梢血管，其余 2/3 暂时储存在胸腔大动脉之中，使大动脉压升高，并使大动脉管壁弹性纤维被拉长而管腔扩张。这不但缓冲了心收缩期对大动脉管壁突然增大的收缩压，而且将心室收缩时所释放的一部分能量以势能的形式储存在弹性储器血管的管壁中。心舒张期时，射血停止，于是大动脉管壁弹性回位，将心收缩期时储存的那部分能量释放出来，使舒张期动脉压仍能维持一定高度，推动血液继续流动。可见，大动脉管壁的弹性作用，一方面可使心室间断的射血变为动脉内的连续血流；另一方面还能缓冲动脉血压，使收缩压不致过高，并维持舒张压于一定水平（图 4-21）。

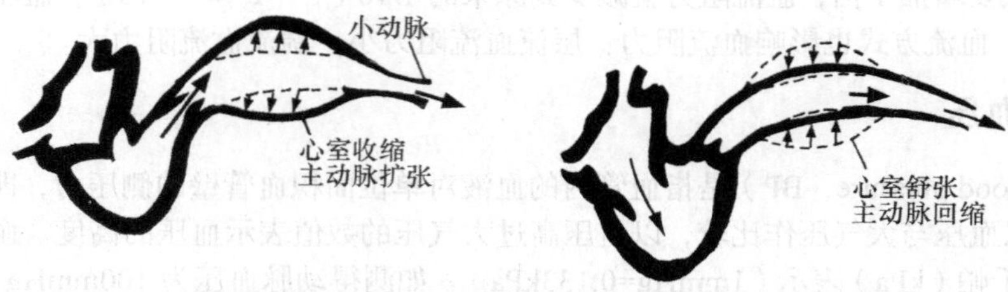

图 4-21 主动脉壁弹性对血压及血流的作用

2. 动脉血压的正常值及其生理变动 动脉血压在每一心动周期中，随心室收缩和舒张而发生规律性波动。心室收缩时，动脉血压升高，它所达到的最高值称为收缩压（systolic pressure）。心室舒张时，动脉血压下降所达到的最低值称为舒张压（diastolic pressure）。收缩压与舒张压之差称为脉搏压（pulse pressure），简称脉压。一个心动周期中，动脉血管平均受到的压力称为平均动脉压（mean arterial pressure）。平均动脉压不能用收缩压与舒张压的简单算术平均值来表示。精确地计算平均动脉压，应将心动周期中每一瞬间动脉压值进行平均。由于心舒期长于心缩期，故平均动脉压值较接近于舒张压值，约等于舒张压+1/3 脉压。

一般所说的动脉血压是指主动脉压。由于在大动脉中血压降落很小，故在上臂肱动脉处所测得的血压数值，基本上可以代表主动脉压。在安静状态下，我国健康青年人的收缩压为 100～120mmHg（13.3～16.0kPa），舒张压为 60～70mmHg（8.0～9.3kPa），脉搏压为 30～50mmHg（4.0～6.7kPa），平均动脉压在 100mmHg（13.3kPa）左右。动脉压习惯以收缩压/舒张压表示，例 120/70mmHg。动脉血压在安静状态下是比较稳定的，但也存在着个体、性别和年龄的差异。一般而言，肥胖者动脉血压稍高，女性在更年期（55～65 岁）前动脉血压一直比同龄男性低，之后动脉血压升高，但仍低于同年龄男性；这可能是女性寿命比男性长的原因之一，因为血压与心脑血管疾病及中风的发生率呈正相关。不论男女，动脉血压都将随年龄的增长而逐渐升高，收缩压的升高比舒张压的升高更为显著，所以脉搏压增大。此外，人情绪激动、恐惧、忧虑、剧烈运动、吸烟、饮酒时血压均可暂时升高，睡眠时血压降低（约下降 20mmHg，但高血压患者下降幅度较小或不下降）。进餐后血压有一过性降低，称为餐后低血压。

测量肥胖者的上臂肱动脉血压，由于增厚的脂肪要消耗袖带所施加压力的一部分，因此所测的血压值比实际值高。成人安静时，舒张压持续超过 90mmHg 和（或）收缩压超过 140mmHg 则为高血压；如果收缩压高于 140mmHg，而舒张压在 90mmHg 以下，则为单纯收缩期高血压。一般把舒张压低于 60mmHg，收缩压低于 90mmHg，定为低血压。

3. 影响动脉血压的因素 如上所述，保持心血管系统内足够的血液充盈量是形成动脉血压的前提。心脏射血和外周阻力的存在是形成动脉血压的基本条件。大动脉管壁弹性对动脉血压起着缓冲收缩压和维持舒张压的作用。因此，凡能影响这些因素的情况，均能影响动脉血压。现将影响动脉血压的各种因素分述如下：

（1）每搏输出量：如果心率不变、每搏输出量增大，心输出量增大首先引起收缩压升高。

由于血压升高，血流速度就加快，在其他因素不变时，到舒张期末，大动脉内存留的血量和每搏输出量增加之前相比，增加并不太多，故舒张压虽有升高，但升高幅度较收缩压升高的幅度小，脉压增大；反之，当每搏输出量减少时，则主要表现为收缩压降低，脉压减小。可见，收缩压的高低主要反映每搏输出量的大小。

（2）心率：在每搏输出量和外周阻力不变的条件下，如果心率加快，心舒期则缩短，在心舒期内流至外周末梢血管的血液就减少，心舒期末大动脉内存留的血量增多，舒张期血压升高。由于动脉血压升高可使血流速度加快，因此，在心缩期内有较多的血液流出动脉系统，故收缩压升高不如舒张压升高显著，脉压减小；反之，当心率减慢时，舒张压降低的幅度比收缩压降低的幅度大，脉压增大。

（3）外周阻力：在心输出量和心率不变的条件下，当外周阻力加大时，心舒期中血液流向毛细血管和静脉的速度减慢，心舒期末存留在动脉中的血量增多，故舒张压升高。在心缩期内，由于动脉血压升高使血流加快，因此收缩压的升高不如舒张压升高明显，脉压变小；反之，外周阻力减小，舒张压的降低比收缩压降低明显，脉压加大。故舒张压的高低主要反映外周阻力的大小。

外周阻力的改变主要受骨骼肌、皮肤和腹腔脏器等的阻力血管口径变化的影响。临床上常见的原发性高血压，就是由于阻力血管口径变小而造成外周阻力过高引起的。严重贫血患者可能因血液黏滞性低使血液阻力减小而使舒张压偏低。红细胞增多症患者可能因血液黏滞性增大而使舒张压升高。

（4）弹性储器血管的缓冲作用：如前所述，正常主动脉和大动脉起着弹性储器的作用，在其缓冲作用下，使收缩压不致过高而舒张压不致过低。老年人由于大动脉管壁硬化，顺应性（可扩张性）降低，弹性储器的缓冲作用减弱，表现为收缩压升高而舒张压降低，故脉压显著增大。

（5）循环血量和血管容积的比例关系：循环血量与血管容积相适应，才能使血管系统有足够的充盈度，产生一定的体循环平均充盈压，这是产生动脉血压的前提条件。正常情况下，循环血量与血管容积是相适应的。失血后，循环血量减少，如果血管容积不变，则体循环平均充盈压必然下降。此时回心血量减少，心输出量降低，使动脉血压降低；反之，即使循环血量不变，某种原因引起血管系统容积增大也会使动脉血压降低。

以上对影响动脉血压的各种因素的讨论中，为分析方便，均是在假定其他因素不变的前提下，阐述某一因素变化对动脉血压的影响。实际上在完整的机体中，这样的情况几乎是不存在的。在各种不同的生理情况下，血压的变化往往是多种因素相互作用的综合结果。但在特定的情况下，某一因素可能是主要的。例如，过敏性休克时，血压下降主要是由于血管扩张，外周阻力降低所致。而在急性心肌梗死所致的心力衰竭时，血压降低则主要是由于心输出量减少所引起的。动脉血压的形成及影响因素归纳于图 4-22。

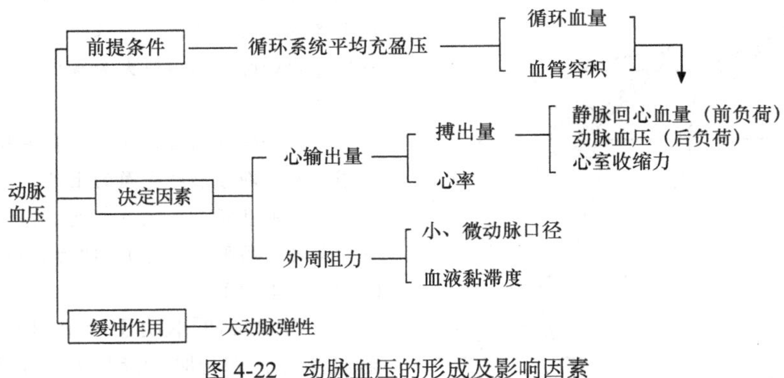

图 4-22　动脉血压的形成及影响因素

（二）动脉脉搏

在每个心动周期中，在动脉内压力和容积发生周期性变化的同时引起了动脉管壁周期性扩大与缩小的搏动，称为动脉脉搏（arterial pulse）。脉搏为脉搏波沿血管壁传播的表现形式，即脉搏波到达处的管壁扩张，用手指可以摸到身体浅表部位的动脉脉搏。由于脉搏的发生几乎是与心跳同步的，因此正常情况下它可用来表示心率。脉搏的强弱与心输出量、动脉的可扩张性和外周阻力，特别是脉压有密切关系。因此，动脉脉搏是反映心血管功能的一项指标。祖国医学十分重视脉象的变化及其在诊断中的应用。

动脉脉搏波的传播速度：动脉脉搏起始于主动脉根部，沿着动脉管壁向外周血管传播，其传播的速度远较血流的速度为快。一般说来，动脉管壁的可扩张性越大，脉搏波的传播速度就越慢。由于主动脉的可扩张性最大，故脉搏波在主动脉的传播速度最慢，为 3～5m/s，在大动脉的传播速度为 7～10m/s，到小动脉段可加快到 15～35m/s。老年人主动脉管壁的可扩张性减小（动脉硬化），脉搏波的传播速度可增加到大约 10m/s。

由于小动脉和微动脉对血流的阻力很大，故在微动脉段以后脉搏波动即大大减弱，到毛细血管，脉搏已基本消失。因此外周静脉没有脉搏波动。但在心动周期中右心房的血压波动可逆向传递到与心房相连的大静脉，如颈静脉，引起颈静脉压力和容积发生相应变化，形成静脉脉搏。

四、静脉血压和静脉血流

静脉被称为容量血管，在功能上除了起储血库的作用外，还可以通过其管壁平滑肌的舒缩活动有效地调节回心血量和心输出量，使循环功能适应机体在各种生理状态时的需要。

（一）静脉血压

当体循环血液通过毛细血管汇集到小静脉时，血压降低到 10～18mmHg；流到胸腔外的大静脉时约为 5.5mmHg；在右心房入口处的腔静脉血压平均为 4.6mmHg；到体循环终点右心房时，血压最低，接近于 0。通常将右心房和腔静脉在右心房入口处的血压称为中心静脉压（central venous pressure，CVP），平均值为 2～6cmH_2O（1～5mmHg，随着呼吸而上下波动，吸气时下降，呼气时上升），而人体各部位、各器官的静脉血压称为外周静脉压。外周静脉压易受体位的影响，而 CVP 则不受体位影响，因此其临床意义更大。

正常右心房压接近于 0，在异常情况下，如严重充血性心力衰竭，大量输血输液可升至 20～30mmHg。右心房压的低限通常为–5～–3mmHg，这也是胸腔内的压力。当心泵功能特别加强时或当血液从外周静脉流入心脏大为减少（如大出血）时，可达到此数值。

中心静脉压的估计法：人取半卧位，找到颈静脉塌陷处（即颈静脉充盈的上端），测出其与胸骨角之间的垂直距离（cm），再加上 5cm（右心房与胸骨角之间的平均距离），即为以 cmH_2O 为单位的 CVP（图 4-23）。

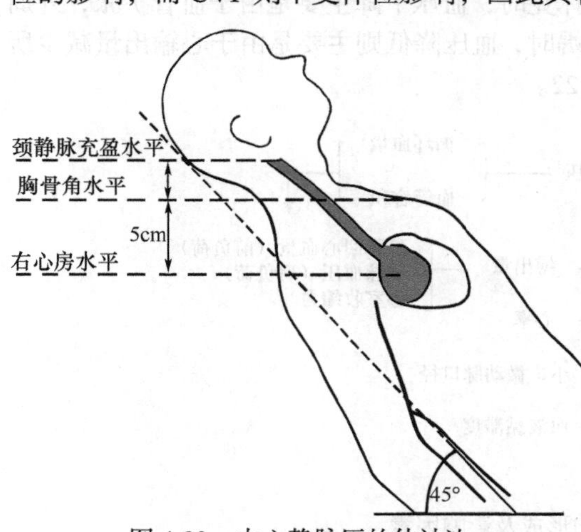

图 4-23　中心静脉压的估计法

CVP 的高低取决于两个因素：一是心脏的射血能力，如心脏功能良好，能及时将回心的血液射入动脉，则 CVP 较低；反之，当心脏射

血能力减弱时（如心力衰竭），右心房和腔静脉淤血，CVP 升高。另一个是静脉血回流的速度和回心血量，回流速度慢，则 CVP 下降。CVP 过低，常表示血量不足或静脉回流障碍。输血、输液过多（血容量增加）超过心脏负担时或全身静脉收缩而使外周静脉压升高等情况下，CVP 将升高。由于 CVP 的测定可反映静脉回心血量和心脏的功能状况，因此常作为临床控制补液速度和补液量的重要指标。

（二）重力对静脉（动脉）血压的影响

前面介绍的动脉、静脉血压的数值，都是指位于与心脏（右心房）同一水平时的压力。当血管的位置低于心脏水平时，血压将升高，高于心脏水平时血压则降低，这是受血液自身重力（地心吸力）作用的缘故（图 4-24）。由于重力对动脉血压的影响，故测动脉血压时，肱动脉或袖带（不是血压计）必须与心脏同高（动物实验直接测动脉血压时，检压计也应与心脏处于同一水平）。但直立时颈部静脉由于受大气压的压迫而塌陷，使其血压接近于0（不是低于大气压），而颅腔内的静脉（硬脑膜窦韧性大不被压陷）为负压，如矢状窦的静脉直立时可降至−10mmHg（在开颅手术切开矢状窦时，空气可能立即被吸入静脉窦，有引起空气栓塞的危险，应注意）。由上述可见，重力对血压的影响，对处于同一水平的动脉和静脉是相同的，但它对静脉的影响比对动脉大。这是因为静脉管壁较薄，可扩张性大，其充盈度易受跨壁压（transmural pressure）的影响。跨壁压是指血液对血管壁的压力与血管外组织对管壁的压力之差。一定的跨壁压是保持血管充盈膨胀的必要条件。跨壁压减小到一定程度，静脉就不能保持膨胀而发生塌陷，当跨壁压增大时，静脉充盈，容积增大。当人体从平卧位转变为直立位时，由于重力作用，血液滞留于身体低垂部分的静脉，使其充盈扩张，因此静脉回心血量减少，搏出量减少，而导致心输出量减少和血压降低——体位性低血压（postural hypotension），或直立性低血压（orthostatic hypotension），结果使输送到脑的血液不足而引起头晕或晕厥。但在正常人，这些变化会迅速发动神经和体液调节机制（见后述），使下肢和腹腔内脏的阻力血管和容量血管收缩，增加外周阻力和回心血量，同时心率加快，结果血压很快得以恢复正常。

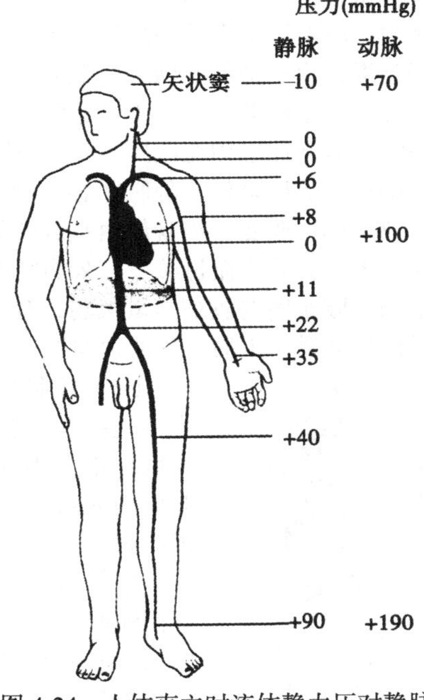

图 4-24　人体直立时流体静力压对静脉血压和动脉血压的影响

数字受身高影响

久病长期卧床的患者，一方面由于上述调节机制长期不用，使这种调节机制削弱或不灵敏；另一方面腹部肌肉收缩无力，从而易导致直立性低血压和引起头晕。重力对血循环的上述作用还与血容量有关：血容量少（如脱水），重力作用产生的影响更明显，所以直立时间过长时易引起晕厥；血容量多，则重力作用产生的影响较小。

（三）静脉血流

1. 静脉对血流的阻力　在静脉系统中，由微静脉至右心房的压力降落仅约 15mmHg，可见静脉对血流的阻力很小，约占整个体循环总阻力的 15%。静脉是从组织引流血液回心脏的通道，小的血流阻力与静脉的功能是相适应的。由于静脉的口径较大，所以当其收缩时阻力增加较小，但由于其容积减小，从而可促进静脉血回流心脏。

2. 影响静脉回心血量的因素　尽管静脉压很低而静脉血总是向心回流，其推动力仍然是压力差。静脉回心血量主要受外周静脉压和中心静脉压之差的影响，凡直接或间接影响该压力差的因素，都将影响静脉血回流。

（1）心肌收缩力：心脏收缩力强，则收缩时心室射出的血液多，心舒期心室内余血少、压力低，对心房和大静脉中血液的抽吸力量就大，有利于静脉血回流。因此，右心衰竭时，右心室搏出量减少，心舒期右心室内余血多压力较高，血液淤积在右心房和大静脉内，回心血量大大减少。患者可出现颈外静脉怒张，肝充血肿大，下肢水肿等静脉系统淤血的体征。若左心室功能衰竭，由于肺静脉回心血流受阻，肺静脉压力升高，因而就会出现肺淤血和肺水肿。

（2）体循环平均充盈压：是反映血管系统内血液充盈程度的指标。当血量增加或容量血管收缩时，体循环平均充盈压升高，静脉回心血量增多；反之，血量减少或容量血管舒张时，体循环平均充盈压降低，静脉回心血量减少。

（3）体位改变：当身体由平卧转为直立时，血液的重力作用使身体下垂部分的静脉扩张，容量增大，故回心血量减少。久病卧床的患者，静脉管壁的紧张性较低，可扩张性较大，加之腹壁和下肢肌肉的收缩力量减弱，对静脉的挤压作用减小，故由平卧位突然站立起来时，可因大量血液淤滞于下肢，回心血量减少、血压下降而发生晕厥。

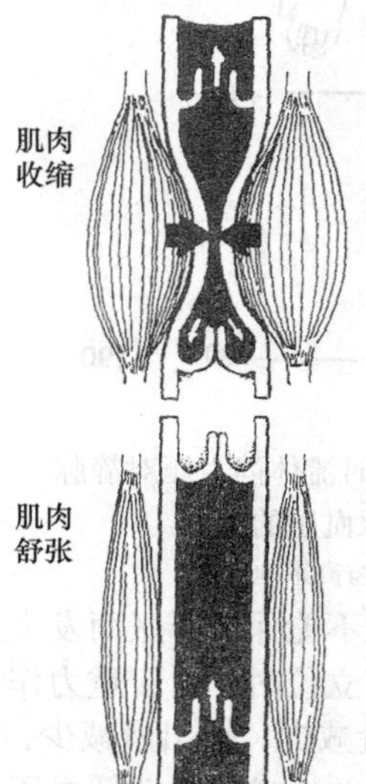

图 4-25 肌肉泵

（4）骨骼肌的挤压作用：上面所述人体站立时对静脉回流的影响，主要是指在没有骨骼肌收缩的情况下发生的，特别是完全站立不动，如采取立正姿势时。如果肌肉收缩，情况就不一样了。肌肉收缩时，位于肌肉内或肌肉间的静脉受到挤压，使静脉血回流加快。当肌肉舒张时，因有静脉瓣防止血液倒流，又因静脉内压降低而有利于静脉远端血液流入，使静脉重新充盈（图 4-25）。因此骨骼肌舒缩与静脉瓣配合，对静脉回流起着一种“泵”的作用，称为“静脉泵”（venous pump）或“肌肉泵”（skeletal muscle pump）。但如果肌肉不是做节律性的舒缩，而是持续维持在紧张的收缩状态（如下肢站立绝对不动时），则静脉持续受压，下肢静脉血回流反而受阻，因回心血量减少，使心输出量减少，甚至可导致昏厥。

长期站立的工作者，血液长时间淤积于下肢静脉，静脉受到牵张，使静脉瓣失去功能。妊娠时胎儿压迫腹腔静脉，由此产生的静脉充盈和牵张。这种情况易导致静脉曲张（特别是表浅静脉）。步行时小腿后部肌肉收缩，促进静脉血回流，可降低下肢静脉充血。长期卧床者通过伸屈膝关节也可产生这种效果。

（5）呼吸运动：吸气时胸腔内压力降低，使胸腔内的大静脉和右心房跨壁压增大，容积扩大，中心静脉压降低。此外，吸气时膈肌下降，腹压增高，挤压血液流向心脏。这两种作用都使静脉回流加速，右心输出量增加。呼气时胸腔内压降低较小，由静脉回流入右心房的血量也相应减少。可见呼吸运动时对静脉回流也起着“泵”的作用，称为“呼吸泵”（respiratory pump）。

五、微 循 环

微循环（microcirculation）是指微动脉与微静脉之间的血液循环。微循环的基本功能是实现血液和组织之间的物质交换。

（一）微循环的组成

由于各组织器官的形态与功能不同，微循环的组成也有所不同。典型的微循环一般由微动脉、后微动脉、毛细血管前括约肌、真毛细血管、通血毛细血管、动-静脉吻合支（又称动-静脉短路）和微静脉七个部分组成（图 4-26）。其中微动脉称为前阻力血管。由于微动脉口径可决定整个微循环系统的血流量，因此在功能上属于微循环灌注的“总闸门”。毛细血管前括约肌则决定其所属毛细血管的血流量，它是微循环的“分闸门”。微静脉是微循环的“后闸门”，又称后阻力血管。

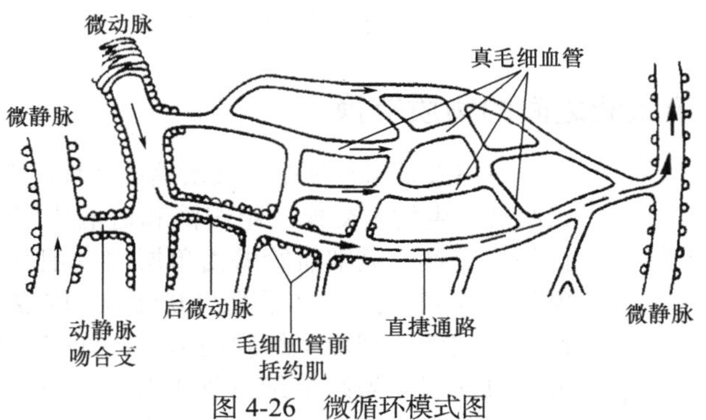

图 4-26　微循环模式图

微循环的血液可通过三条途径从微动脉流向微静脉。

1. 直捷通路　是指血液从微动脉经后微动脉和通血毛细血管进入微静脉的通路。通血毛细血管是后微动脉的直接延伸，是口径较粗而直通微静脉的毛细血管。直捷通路经常处于开放状态，血流速度较快，很少与组织细胞进行物质交换，它的主要功能是使一部分血液能迅速通过微循环回流入心。在骨骼肌微循环中这类通路较多。

2. 动-静脉短路　是指血液从微动脉经动-静脉吻合支直接回流到微静脉的通路。这条通路血管壁厚，血流迅速，血液经此通路时，完全不进行物质交换，所以又称为非营养性通路。在人体某些部分的皮肤和皮下组织，特别是手指、足趾、耳郭等处，这类通路较多。其功能是在体温调节中发挥作用。此通路一般情况下经常处于关闭状态。当环境温度升高时，动-静脉吻合支开放增多，皮肤血流量增加，皮肤温度升高，有利于散热；当环境温度降低时，则动-静脉吻合支关闭，皮肤血流量减少，有利于保存体热。由于动-静脉吻合支无物质交换功能，吻合支的开放将相对减少组织对血氧的摄取。在某些病理情况下，如感染或中毒性休克时，动-静脉吻合支的大量开放，将会加重组织的缺氧状况。

3. 迂回通路　是指血液从微动脉经后微动脉、毛细血管前括约肌、真毛细血管网后汇集到微静脉的途径。此通路中真毛细血管穿行于细胞间隙而又互相连通成网络。同时真毛细血管管壁薄，血流缓慢，因此是血液与组织细胞进行物质交换的场所，故又称之为营养通路。

（二）微循环血流的调节

微循环血管的舒缩活动受交感神经、体液因素和自身调节，在整个微循环系统中除毛细血管、后微动脉和毛细血管前括约肌外都受交感神经支配，并以微动脉的神经支配密度较大。后微动脉平滑肌稀疏不完整，毛细血管前括约肌也仅有少量平滑肌，它们的舒缩活动主要受体液因素调节。这些体液因素包括全身血管活性物质，如肾上腺素、去甲肾上腺素、血管紧张素Ⅱ等，以及局部代谢产物如 CO_2、乳酸、组胺、缓激肽、腺苷等，前三种起全身性缩血管作用，局部代谢产物则起局部性舒血管作用。

正常时，真毛细血管是交替开放的。当一处的真毛细血管关闭（收缩）了一段时间后，该处能量（ATP）及营养物质如葡萄糖的消耗，产生代谢产物（CO_2、乳酸、腺苷等），H^+浓度也升高，使该处的后微动脉及毛细血管前括约肌舒张，于是真毛细血管开放。由于真毛细血管开放，血流通畅，输送更多的 O_2 及营养物质到组织，并运走局部组织中积聚的代谢产物，后微动脉和毛细血管前括约肌又收缩，使真毛细血管又关闭。如此周而复始形成真毛细血管的交替开放（图 4-27）。

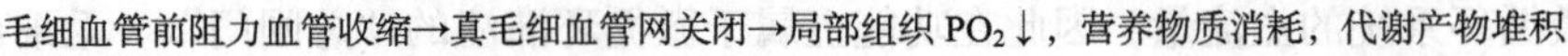

图 4-27 微循环血流的调节

（三）血液和组织液之间的物质交换

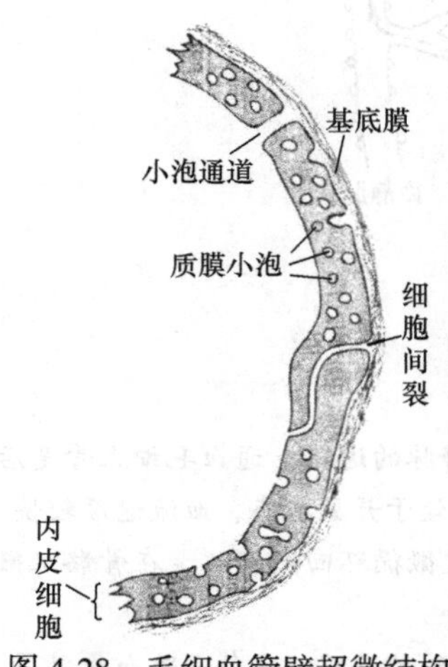

图 4-28 毛细血管壁超微结构

组织液是组织细胞直接所处的环境。组织细胞通过细胞膜和组织液发生物质交换。组织液和血液之间则通过毛细血管壁进行物质交换。毛细血管壁由单层内皮细胞构成，外面有一层很薄的基底膜包围，总厚度约 0.5μm。内皮细胞之间相互连接处存在着细微的裂隙（细胞间裂），许多水溶性离子及小的溶质可通过此裂隙做跨毛细血管扩散。另外，在电镜下还可看到内皮细胞膜有许多凹陷，内皮细胞内还有许多质膜小泡，这一形态特征提示毛细血管内皮细胞具有胞饮功能。质膜小泡可合并成为小泡通道（图 4-28）。

血液和组织液之间通过毛细血管壁所进行的物质交换主要通过以下三种方式进行：

1. 扩散 是血液和组织液之间进行物质交换的最主要方式。血液中的营养物质浓度和氧分压较高，可经毛细血管扩散入组织液中。而组织液中细胞的代谢产物浓度和 CO_2 分压较高，所以经毛细血管壁向血液中扩散。扩散的速度则取决于两侧物质的浓度差，以及物质分子的大小和性质。浓度差越大，分子越小，扩散速度就越快。脂溶性物质如 O_2、CO_2 等可直接通过毛细血管壁迅速扩散，而水溶性物质如 Na^+、Cl^-、葡萄糖及尿素等则只能通过毛细血管壁的细胞间裂进行扩散。由于扩散的速度极快，因此血液流经毛细血管的时间虽然短暂（1～2s），但各种物质的交换仍能充分进行。

2. 滤过和重吸收 当毛细血管壁两侧的静水压不等时，水分子就会通过毛细血管壁的细胞间裂从压力高的一侧向压力低的一侧移动。水溶性溶质分子，如其分子直径小于毛细血管壁的细胞间裂，则也随水分子一起滤过。由于血浆蛋白质等胶体物质的分子不能通过毛细血管壁的细胞间裂，因此血浆胶体物质形成的血浆胶体渗透压能吸引毛细血管壁外侧的水分子。在生理学中，将由于管壁两侧压力差而引起液体由毛细血管内向组织液的移动称为滤过（filtration），液体向相反方向的移动称为重吸收（reabsorption）。血液和组织液之间通过滤过和重吸收的方式进行的物质交换，仅占总的物质交换中的一小部分，不起重要作用，但对于组织液的生成具有重要意义。

3. 胞饮 在毛细血管内皮细胞一侧的某物质可被内皮细胞包围并吞入细胞质，形成内吞小泡。这一过程称为胞饮，内吞小泡被运送至细胞另一侧，然后被排出至细胞外。一般认为分子较大的物质如血浆蛋白质等可通过这种方式进行毛细血管内外的交换。

六、组 织 液

存在于组织细胞间隙内的细胞外液称为组织液（tissue fluid）。组织液绝大部分呈胶冻状，不能自由流动，因此不致因重力作用流至身体的低垂部分。只有极少部分组织液呈液态，可以自由流动。组织液中除蛋白质明显低于血浆外，其他成分与血浆相同。

（一）组织液的生成与回流

组织液是血浆经毛细血管壁滤过而形成的。液体通过毛细血管壁移动的方向取决于四个因

素，即毛细血管血压、组织液静水压、血浆胶体渗透压和组织液胶体渗透压。其中毛细血管血压和组织液胶体渗透压是促进液体自毛细血管内向毛细血管外滤过的力量，而血浆胶体渗透压和组织液静水压则是将组织液重吸收进入毛细血管内的力量，也即阻止毛细血管内液体滤出的力量（当组织液为负压时，它也成为促进液体向毛细血管外滤过的力量）。这两种力量的对比决定着液体进出的方向和流量。滤过力量与重吸收力量之差称为有效滤过压（effective filtration pressure，EFP）。可用下式表示：

有效滤过压=（毛细血管血压+组织液胶体渗透压）–（血浆胶体渗透压+组织液静水压）

当滤过力量大于重吸收力量时（有效滤过压为正值），液体由毛细血管滤出；而当重吸收力量大于滤过力量时（有效滤过压为负值），液体就从组织间隙中被吸收回毛细血管。

人体血浆胶体渗透压约为25mmHg，毛细血管动脉端平均血压为30mmHg，静脉端为10mmHg，组织液静水压低于大气压，为–1mmHg，组织液胶体渗透压为8mmHg。将这些数值代入上面的公式，则毛细血管动脉端有效滤过压为14mmHg，而毛细血管静脉端有效滤过压为–6mmHg。所以毛细血管动脉端液体滤出毛细血管，而在其静脉端组织液被重吸收（图4-29）。虽然静脉端重吸收力量小于动脉端滤过力量，但静脉端毛细血管的通透性比动脉端毛细血管大，因此引起组织液回流所需的压力较小。

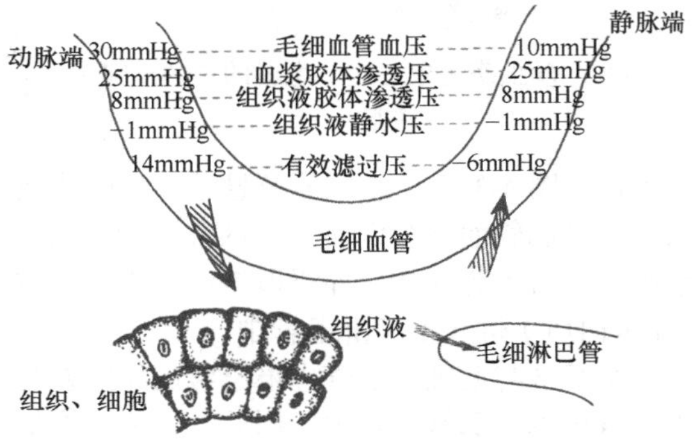

图4-29 组织液生成与回流示意图

由于血液流过毛细血管时，血压是逐渐下降的，因此有效滤过压也是逐渐变化的（由正值逐渐下降到0，最后转变为负值），而毛细血管中液体的滤出与重吸收也是一个逐渐变化的过程。

每天约有24L的液体自毛细血管滤出，约占心输出量的0.3%。约85%的滤出液（组织液）被重吸收回毛细血管，其余的通过淋巴系统返回血循环。

（二）影响组织液生成与回流的因素

在正常情况下，组织液的生成与回流总是维持着动态平衡，以保证体液的正常分布。一旦滤过增多或重吸收减少，使平衡受到破坏，可导致液体在组织间隙潴留，形成水肿。根据以上所述，可能影响有效滤过压、毛细血管壁通透性和淋巴循环的因素，都可以影响组织液的生成与回流。

1. 毛细血管血压 微动脉扩张时，毛细血管前阻力减小，毛细血管血压升高，组织液的生成增多。在运动着的肌肉或发生炎症的部位，都可出现这种情况。在右心衰竭时，静脉回流受阻，使毛细血管血压逆行性升高，组织液的生成也会增加，并可导致组织水肿。

2. 血浆胶体渗透压 某些肾病时大量血浆蛋白质随尿排出，或肝病时蛋白质合成减少，或摄入蛋白质过少而营养不良时均可导致血浆胶体渗透压降低，有效滤过压加大，结果组织液生成增多而出现水肿。

3. 毛细血管壁的通透性 在过敏反应时，由于局部组胺、激肽的大量释放，毛细血管壁的通透性增大，部分血浆蛋白质渗出而进入组织液，使组织液胶体渗透压升高，有效滤过压增大，组织液生成增多，回流减少，出现局部水肿。

4. 淋巴回流 由于约15%的组织液（2～4L/d）需经淋巴管回流入血液，因此，如果淋巴回流受阻，在受阻部位远端的组织间隙中组织液就会积聚，可呈现局部水肿（称为淋巴水肿，一种非凹陷性水肿，其水肿液的蛋白质含量较多，如果持续下去可引起慢性炎症，导致间质纤维化）。例如，作根治性乳房切除术时，因该侧腋下淋巴结切除，降低淋巴回流。丝虫病时，

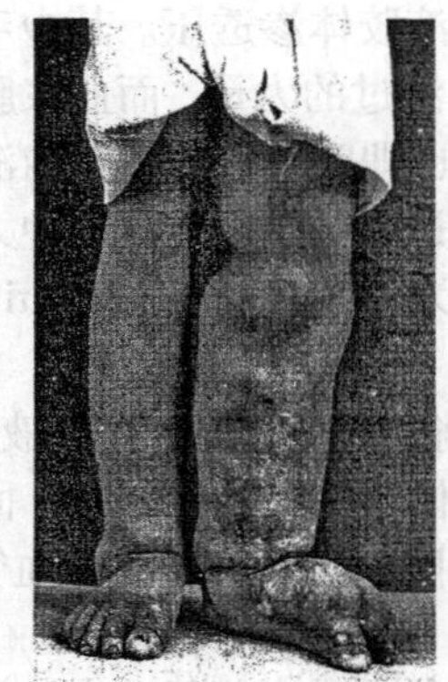

图 4-30 丝虫病（象皮病）患者的“冬瓜腿”（左腿）

寄生虫侵入并阻塞淋巴管，淋巴液积聚，加上组织反应，导致大块水肿，通常在下肢或阴囊（象皮病）（图 4-30）。

七、淋巴液的生成与回流

组织液进入淋巴管，即成为淋巴液（lymph fluid）。因此，来自某一组织的淋巴液的成分和该组织的组织液非常相似。

毛细淋巴管的始端为盲端，其管壁由单层内皮细胞构成，管外无基底膜。毛细淋巴管的结构特点是相邻的内皮细胞边缘呈叠瓦状互相覆盖，并可向管腔内漂动，如此形成向管腔内开放的单向活瓣（图 4-31）。组织液及悬浮于其中的微粒，包括红细胞、细菌等都可以通过这种活瓣进入毛细淋巴管而不会倒流。毛细淋巴管的内皮细胞还具有入胞功能，能摄取组织液中的微粒（如蛋白质）进入毛细淋巴管中。

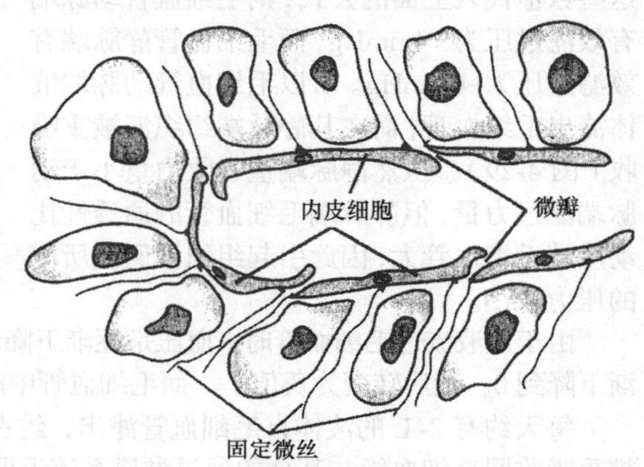

图 4-31 毛细淋巴管盲端结构示意图

组织液与毛细淋巴管内淋巴液的压力差是组织液进入淋巴管的动力，因此，任何能增加组织液压力的因素都能加快淋巴液的生成速度和增加淋巴液的回流量。此外，骨骼肌的节律性收缩和胸膜腔负压的吸引也促进淋巴液回流。淋巴液的生成与回流具有重要的生理意义。它能回收组织液中的蛋白质；小肠绒毛的毛细淋巴管（乳糜管）可输送从肠道吸收的脂肪及胆固醇等营养物质；调节血浆量和组织液量之间的液体平衡，以及清除组织液中不能被毛细血管重吸收的红细胞、细菌及其他异物等。

（许明珠）

第四节 心血管活动的调节

人体在不同生理状态下，各器官、组织的代谢水平不同，对血流量的需要也就不同。人和高等动物可通过机体的神经和体液机制对心脏和各部分血管的活动进行调节，从而满足各器官、组织在不同情况下对血流量的需要，协调地进行各器官之间的血量分配。

一、神 经 调 节

心肌和血管平滑肌接受交感和副交感神经的双重支配。机体对心血管活动的神经调节是通过各种心血管反射来实现的。下面分别讨论心脏和血管的神经支配、心血管活动调节的神经中枢及一些主要的心血管反射（图 4-32）。

（一）心脏和血管的神经支配

1. 心脏的神经支配 支配心脏的传出神经为交感神经系统的心交感神经和副交感神经系统的心迷走神经。

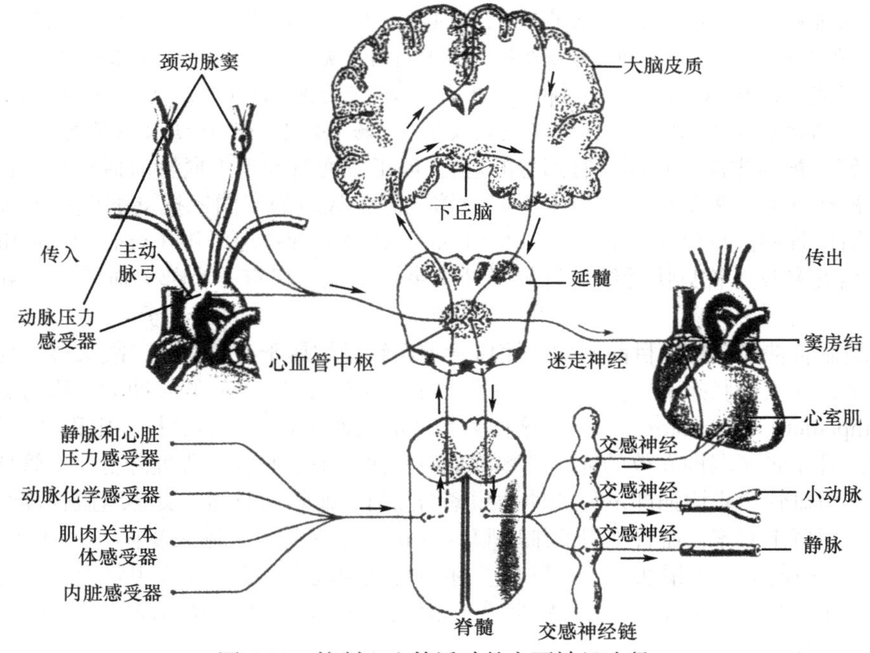

图 4-32 控制心血管活动的主要神经途径

（1）心交感神经及其作用：心交感神经的节前神经元位于脊髓第 1～5 胸段的灰质侧角，其轴突纤维在星状神经节、颈上及颈中神经节处更换神经元。由节后神经元的轴突组成心脏神经丛，然后进入心脏，支配窦房结、房室交界、房室束、心房肌和心室肌。当心交感神经兴奋时，其节后纤维末梢释放去甲肾上腺素，它与心肌细胞膜上的肾上腺素 β_1 受体结合，引起以下效应：①心率加快：去甲肾上腺素能使窦房结细胞 4 期自动去极化速度加快，自律性增高，心率加快；②心肌兴奋传导加速：由于去甲肾上腺素能使慢反应细胞 0 期 Ca^{2+} 内流增大、加速，其动作电位上升速度和幅度均增加，故使房室交界区兴奋传导速度加快；③心肌收缩力增强：去甲肾上腺素能激活心肌细胞膜上的钙通道，故在心肌动作电位 2 期内流的 Ca^{2+} 增多，细胞内肌质网释放的 Ca^{2+} 也增多，导致心肌收缩力增强。心交感神经对心脏的上述三方面作用分别称为正性变时作用（positive chronotropic action）、正性变传导作用（positive dromotropic action）和正性变力作用（positive inotropic action）。

（2）心迷走神经及其作用：心迷走神经节前纤维的胞体位于延髓的迷走神经背核和疑核。节前神经元发出的轴突在迷走神经干中下行，在心内神经节更换神经元，其节后纤维支配窦房结、心房肌、房室交界、房室束及其分支。心室肌虽然也有迷走神经支配，但由于纤维末梢的数量少而作用甚微。当心迷走神经兴奋时，其节后纤维末梢释放递质乙酰胆碱，它与心肌细胞膜上的 M 受体结合，所产生的主要效应为普遍提高心肌细胞膜对 K^+ 的通透性，从而影响心肌活动。具体作用为：①心率减慢：一方面，由于窦房结细胞复极过程中（3 期）K^+ 外流增加，引起最大复极电位增大；另一方面，使 4 期自动去极化速度减慢。这两方面的作用均导致窦房结自律性下降，心率因而减慢。②心房肌收缩力减弱：乙酰胆碱使复极过程中 K^+ 外流增加导致复极加速，动作电位时程缩短，有效不应期也相应缩短，从而使每一动作电位期间进入细胞内的 Ca^{2+} 量相应减少；此外，乙酰胆碱还有直接抑制 Ca^{2+} 通道，减少 Ca^{2+} 内流的作用。由于进入细胞内的 Ca^{2+} 减少，故使心房肌收缩力减弱。③房室传导速度减慢：这是由于乙酰胆碱抑制 Ca^{2+} 通道，减少 Ca^{2+} 内流，致使房室交界慢反应细胞动作电位的 0 期上升幅度减小，兴奋传导速度减慢。这些作用分别称为心迷走神经的负性变时、负性变力和负性变传导作用。

如用阿托品阻断心迷走神经对心脏的作用，心率可增加到 150 多次。当人受到某些强烈刺激（如剧痛、强烈精神刺激）时，心迷走神经释放大量 ACh 可引起心跳一过性停止，导致脑血流量不足而引起晕厥——血管迷走性晕厥（vasovagal syncope）。但由于心室无迷走神经支配，心室的起搏细胞能重新发放动作电位，然后恢复心室功能，人的意识也随之恢复。动物（如鼠）的血管迷走性晕厥称为“装死”。

2. 血管的神经支配 身体所有部分的血管，除毛细血管和毛细血管前括约肌、后微动脉外，都受自主神经支配。根据引起血管平滑肌收缩或舒张效应的不同，把支配血管平滑肌的神经纤维分为缩血管神经纤维（vasoconstrictor fiber）和舒血管神经纤维（vasodilator fiber）两大类。人体绝大多数血管只接受缩血管神经纤维单一支配，仅有一小部分血管兼由舒血管神经纤维支配。

（1）缩血管神经纤维：目前所知的缩血管神经纤维均属于交感神经，故又称之为交感缩血管神经纤维，在安静状态下，交感神经持续地发放 0.5～2 次/秒的低频冲动，称为交感缩血管紧张（sympathetic vasomotor tone）。这种紧张性活动使血管平滑肌保持一定程度的收缩状态。当交感缩血管紧张减弱即发放的冲动频率降低时，血管平滑肌收缩程度降低，血管便舒张；反之，当交感缩血管紧张增强即发放的冲动频率增加时，血管便收缩。交感缩血管神经末梢释放的递质为去甲肾上腺素。血管平滑肌细胞膜具有 α 与 β_2 两种肾上腺素受体，去甲肾上腺素与 α 受体结合，可引起血管平滑肌收缩，与 β_2 受体结合则引起血管舒张。去甲肾上腺素与 α 受体的结合能力强于与 β_2 受体的结合能力，故交感缩血管神经兴奋时所释放的递质主要和 α 受体结合，产生缩血管效应。

（2）舒血管神经纤维：体内一部分血管除受交感缩血管神经纤维支配外，还受舒血管神经纤维支配。舒血管神经纤维可分以下两种类型：①交感舒血管神经纤维：骨骼肌血管除受交感缩血管神经纤维支配外，还受交感舒血管神经纤维支配。交感舒血管神经末梢释放的递质为乙酰胆碱，与血管平滑肌的 M 受体结合，使血管舒张。此类神经平时无紧张性活动，只有机体处于精神紧张或准备做剧烈肌肉运动时才发挥作用，使骨骼肌血管预先舒张而增加其血流量。②副交感舒血管神经纤维：这类舒血管神经纤维伴随副交感神经支配某些器官的血管，其末梢释放的神经递质为乙酰胆碱，它与血管平滑肌细胞膜上的 M 受体相结合，使血管舒张而增加该器官的血流量。这类神经纤维只分布在少数器官（如唾液腺、外生殖器及盆腔脏器等）的血管上，其作用在于调节局部血流量。

（二）心血管中枢

在中枢神经系统内，参与心血管活动调节的神经元集中的部位称为心血管中枢（cardiovascular center）。它分布较广泛，自脊髓至大脑皮质的各级水平均存在。调节心血管活动的各级中枢之间，以及它们与调节机体其他功能的中枢之间，可以发生不同程度的联系与整合，从而使心血管活动与机体其他功能活动协调一致。

1. 脊髓心血管神经元 脊髓胸、腰段灰质外侧角中有支配心脏和血管的交感节前神经元，骶段还有支配血管的副交感节前神经元。在正常情况下，这些神经元的活动完全受来自延髓和延髓以上神经元的控制。在脊髓与脑干离断的情况下，脊髓中的交感节前神经元能完成一些原始的心血管反射。如局部加温皮肤可使相应内脏血管扩张；膀胱充盈时可引起血管收缩、血压升高等。但脊髓的神经元不能对心血管活动进行精细的调节。

2. 延髓心血管中枢 延髓是调节心血管活动的重要中枢部位。延髓控制心血管活动的神经元（胞体）相对集中在某些部位，它包括缩血管区（中枢）、舒血管区（中枢）、感受区及心抑制区（中枢）。前两者又统称为血管运动中枢（图 4-33）。①缩血管区（中枢）：位于延髓头端腹外侧部，其神经元发出的轴突纤维向下（尾侧）投射到脊髓灰质外侧柱，支配心脏和血管的交感节前神经元。缩血管中枢兴奋时，引起心跳加强、加快，心输出量增加，血管收缩，血压升高。缩血管区的神经血管受压迫与某些人的原发性高血压发生有关，并且交感神经活性（紧张性）升高。②舒血管区（中枢）：位于延髓尾端腹外侧部，其纤维向上投射到缩血管区，抑制其活动，因此引起心跳减慢、血管舒张和血压下降。③感受区（传入神经接替站）：位于延髓及脑桥下端后外侧的孤束核，是调节心血管活动的传入神经的接替站，它主要接受由颈动脉窦（体）、主动脉弓（体）和心脏感受器经舌咽神经和迷走神经传入的信息，然后发出纤维投射到延髓心血管中枢和脑的其他部位的心血管活动神经元，影响这些神经元的活动，继而影响心血管活动。④心抑制区（中枢）：又称心迷走中枢，即疑核及迷走神经背核，是心迷走神经的胞体所在部位。其发放的神经冲动经迷走神经传到心脏，其兴奋时引起心跳减慢，血压下降。

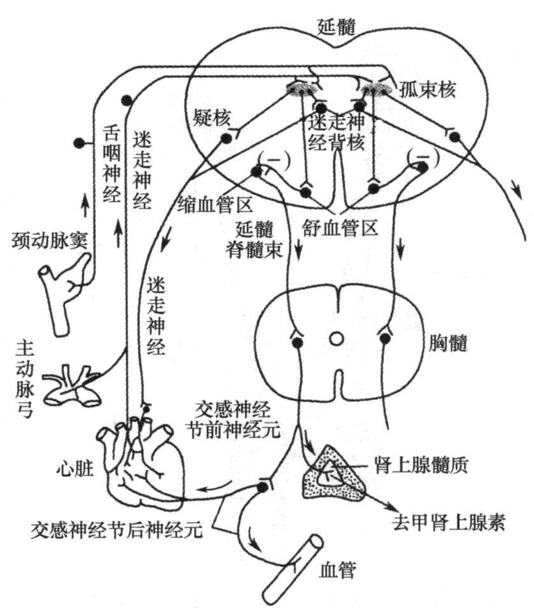

图 4-33　心血管中枢及控制血压的基本途径
（−）表示抑制

3. 调节心血管活动的高级中枢　延髓心血管中枢的活动除了受外周传入冲动的影响外，还受到脑的高级中枢的控制。脑桥、中脑和间脑的网状结构可兴奋或抑制延髓心血管中枢。通常网状结构的头外侧部起兴奋作用，而尾内侧部起抑制作用。下丘脑对心血管运动中枢可产生强的兴奋作用或抑制作用。刺激下丘脑后外侧部主要引起兴奋（血压升高、心跳加快），而刺激前部则通常引起血压降低和心跳减慢。大脑皮质的许多部位也能兴奋或抑制延髓心血管运动中枢。大脑皮质的边缘叶也有下行纤维（通过下丘脑接替）到延髓心血管运动中枢，当情绪激动（如性兴奋、发怒）时，通过这一通路可引起血压升高和心跳加快。此外，延髓心血管中枢还接受延髓呼吸中枢传入的冲动，因此，呼吸增强时常引起心率加快和血压升高。

（三）心血管中枢的紧张性活动

心迷走神经、心交感神经和交感缩血管神经在平时均有紧张性活动，即持续发放低频率的传出冲动。其紧张性起源于有关延髓的心血管中枢。而中枢神经元的紧张性，一方面来源于高级中枢下传的和外周感受器上传的冲动的影响；另一方面与中枢神经元所处的局部环境（如脑脊液、血液）的化学物质（如 CO_2）的刺激有关。

心脏的活动既受心交感神经紧张性的影响，又受心迷走神经紧张性的影响，两者相互对抗。人体在安静状态下，心率约 75 次/分，这是心交感神经与心迷走神经综合活动的结果。在安静时心迷走神经的作用较强，在肌肉运动或情绪激动时，心交感神经中枢兴奋加强，迷走神经中枢受到抑制，心率显著增加。

（四）心血管反射

神经系统对心血管活动的调节是通过各种心血管反射来实现的。机体内环境或外环境中的各种变化可被各种内感受器和外感受器所感受，通过反射引起各种心血管效应。各种心血管反射的生理意义都在于维持机体内环境的稳定，以使机体能适应内外环境的各种变化。下面介绍一些比较重要的心血管反射。

1. 颈动脉窦和主动脉弓压力感受性反射　颈动脉窦和主动脉弓血管壁的外膜下有丰富的感觉神经末梢，其分支末端膨大呈卵圆形，分别称为颈动脉窦压力感受器（carotid sinus baroreceptor）和主动脉弓压力感受器（aortic arch baroreceptor）（图 4-34）。

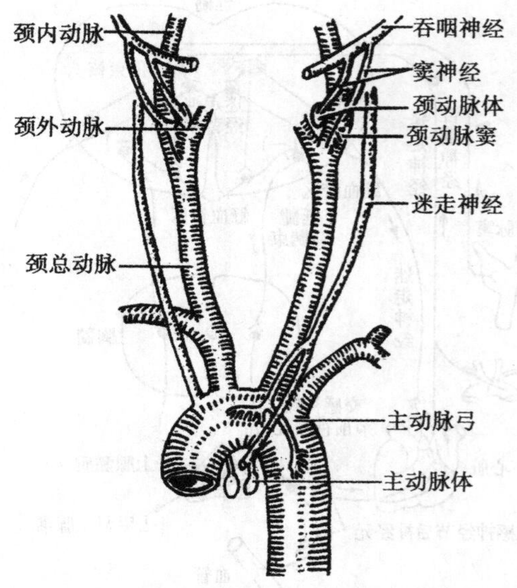

图 4-34　颈动脉窦区与主动脉弓区的压力感受器与化学感受器

当动脉血压使管壁扩张，外膜下的神经末梢受到机械牵张时，压力感受器兴奋发出传入冲动。在一定范围内，血管壁的扩张程度与压力感受器的传入冲动频率成正比，扩张血管的压力越高，传入冲动的频率也越高，而且颈动脉窦压力感受器对搏动性压力刺激要比持续性压力刺激更加敏感。这一特征是和正常机体动脉血压随心动周期而波动的特点相适应的。

颈动脉窦的传入神经为窦神经，它加入舌咽神经，进入延髓。主动脉弓的传入神经为主动脉神经，加入迷走神经进入延髓。颈动脉窦和主动脉弓压力感受器的传入神经纤维进入延髓后，首先终止于孤束核及其邻近区域（即“感受区”），换元后主要投射到延髓心血管中枢。压力感受性反射的传出神经为心迷走神经、心交感神经及交感缩血管神经（图 4-33）。

当动脉血压升高时，颈动脉窦和主动脉弓管壁被进一步扩张，对压力感受器刺激增强，窦神经及主动脉神经传入延髓心血管中枢的冲动增多，其作用是兴奋舒血管中枢（从而间接抑制缩血管中枢）和心抑制中枢，于是由心交感神经和交感缩血管神经纤维传出的冲动减少，心迷走神经传出的冲动增多。结果心率减慢，心收缩力减弱，心输出量减少，血管舒张，外周阻力降低。心输出量减少和外周阻力降低，导致动脉血压回降，接近原正常水平。因此，颈动脉窦和主动脉弓压力感受性反射又称为降压反射（depressor reflex）（图 4-33、图 4-35）。

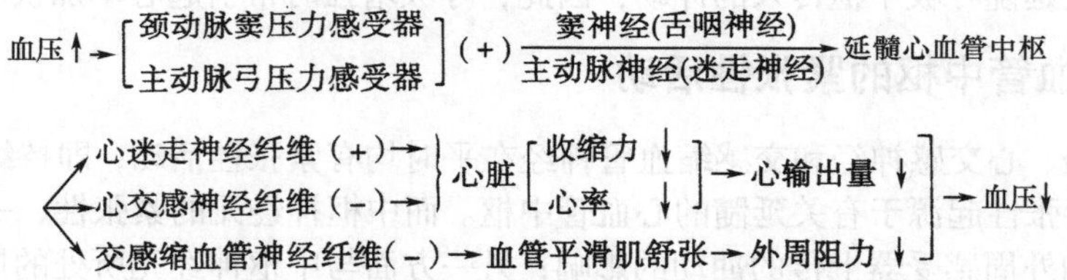

血压↑→［颈动脉窦压力感受器 / 主动脉弓压力感受器］（+）—窦神经(舌咽神经) / 主动脉神经(迷走神经)→延髓心血管中枢

心迷走神经纤维（+）→ / 心交感神经纤维（−）→ ｝心脏［收缩力↓ / 心率↓］→心输出量↓

交感缩血管神经纤维(−)→血管平滑肌舒张→外周阻力↓

→血压↓

图 4-35　降压反射途径示意图

（+）表示兴奋；（−）表示抑制

当动脉血压下降时，上述降压反射减弱，即压力感受器感受到的刺激少，传入神经冲动减少，从而使交感缩血管中枢活动加强，心抑制中枢活动减弱。心交感神经和交感缩血管神经纤维传出冲动增加，心迷走神经传出冲动减少。结果心率加快，心收缩力加强，心输出量增加，阻力血管收缩，外周阻力增加，最后导致血压回升，接近原先正常水平。

压力感受性反射是一种负反馈调节机制。它的生理意义在于使动脉血压保持相对稳定。当血压升高时，可通过降压反射使血压回降；而血压下降时，又可通过降压反射的减弱使血压回升。由于降压反射在血压正常波动范围内（100mmHg 左右）最为灵敏（即在此范围内，血压稍微变化就能自动而快速地反射性重新调整到正常），因此在维持正常血压相对稳定中起重要作用。又由于颈动脉窦和主动脉弓压力感受器正好位于脑和心脏供血管道的起始部，因此降压反射在维持脑和心脏的正常血液供给中具有特别重要的意义。通常降压反射只对突然变化的动脉血压起即时的调节作用，而对缓慢变化的血压或持续存在的高血压不敏感（高血压时调定点上调）。

由于压力感受性反射需要数秒钟才能充分产生效应，有些人从卧位突然站起来时会感到短暂性头晕和定向力障碍。如果压力感受器敏感性异常降低，如动脉粥样硬化患者，站立时血压降低未得到及时补偿，可产生体位性（postural）或直立性（orthostatic）低血压，由于脑血液灌流不足，可感到头晕甚至晕厥。临床医生为了治疗心动过速及降低血压，有时会用手按压颈动脉窦区，也会引起此反射，因此此种操作应当谨慎使用。某些个体颈动脉窦对外部压力异常敏感，甚至过紧的衣领或其他形式的外部压力作用于颈动脉窦区，也可能引起明显的血压降低和晕厥，称为颈动脉窦综合征（carotid sinus syndrome）。

2. 颈动脉体和主动脉体化学感受性反射　颈动脉窦区域和主动脉弓区域还存在着化学感受器（chemoreceptor），即颈动脉体和主动脉体。颈动脉体的传入纤维走行在窦神经中，而主动脉体的传入纤维走行在迷走神经中。当血液中缺氧、CO_2分压升高或H^+浓度增高时，可刺激颈动脉体和主动脉体化学感受器，使感受器兴奋，冲动通过窦神经和迷走神经传入延髓。其传入冲动的中枢作用是兴奋呼吸中枢、缩血管中枢和心迷走中枢，其主要效应是引起呼吸加深、加快，同时引起除脑、心以外的身体其他部位的血管收缩。呼吸加深、加快本身又反射性地引起心率加快，从而掩盖了化学感受器传入冲动对心迷走中枢的兴奋作用。因此在完整的机体中，由化学感受器兴奋所引起的心血管反射效应的结果是：心率加快，心输出量增加，脑和心脏的血流量增加，而腹腔内脏和肾的血流量减少，血压升高。

颈动脉体和主动脉体反射主要是调节呼吸运动的，在一般情况下对心血管活动不起明显的调节作用，只有在缺氧、窒息、动脉血压过低及酸中毒等情况下才发挥作用。

3. 其他心血管反射　许多感受器的传入冲动都可以在一定程度上反射性地影响心血管的活动。

在心房、心室和肺循环血管中存在着许多压力感受器，总称为心肺感受器（cardiopulmonary receptor）。当心房、心室或肺循环血管中压力升高，或因血容量增大而使心脏或血管受到较大的牵张刺激时，这些感受器就发生兴奋。大多数心肺感受器的传入冲动所引起的心血管效应是交感紧张性降低或迷走紧张性增强，其结果是心率减慢，心输出量减少，血管特别是肾血管扩张，肾排尿、排钠增加，血容量减少，血压下降。此外，反射性抑制下丘脑释放抗利尿激素，结果使肾排水增多，使血容量恢复正常。

骨骼肌中存在化学感受器和机械感受器，运动时刺激这些感受器，反射性引起心率加快，活动肌肉以外的血管收缩，心肌收缩力增强，从而导致血压升高，活动肌肉血流量增多。针刺穴位可以引起心血管活动的改变，可能是刺激肌肉、皮肤内的某些感受器或其传入纤维所致。此外，疼痛通常引起血压升高，心跳加快，但长时间剧烈的疼痛可能引起心跳减慢、血管舒张和血压下降，严重时晕厥。当脑血流量减少时，心血管中枢的神经元受刺激，引起心率加快、外周血管收缩、血压升高，从而维持脑的血液供应，称脑缺血反应（cerebral ischemic response）。

刺激某些内脏器官也可以引起心血管活动的反射性变化，例如，肺、胃、肠和膀胱等空腔器官扩张时，常可引起心脏活动抑制和舒血管的反射效应。压迫眼球也可引起心跳减慢，称为眼-心反射（oculocardiac reflex）。

二、体液调节

体液调节是指血液和组织液中所存在的一些化学物质对心脏和血管活动的调节作用。这些体液因素（化学物质），有些是通过血液运输的，可广泛作用于心血管系统；有些是在局部组织中形成的，主要作用于局部的血管，对局部组织的血流起调节作用。

（一）肾素-血管紧张素系统

当肾缺血或血钠降低、肾交感神经受刺激时，可刺激肾球旁细胞释放一种酶，称为肾素

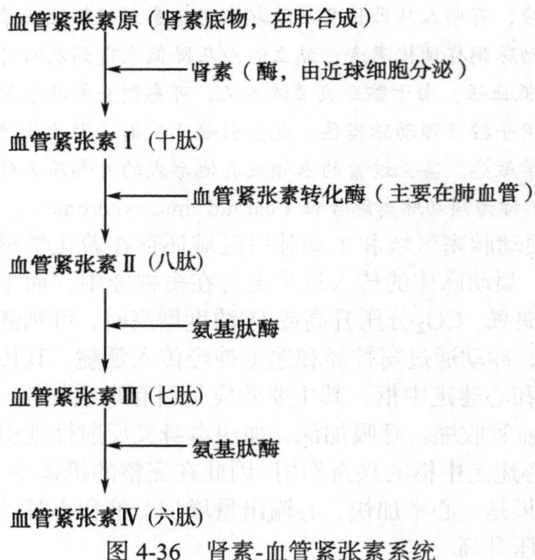

图 4-36　肾素-血管紧张素系统

（renin）。肾素进入血液，可将血浆中一种 α_2-球蛋白（血管紧张素原）水解为血管紧张素Ⅰ（十肽）。血管紧张素Ⅰ在经过肺循环时，又经血管紧张素转化酶（存在于肺血管内皮细胞）的作用而转变成血管紧张素Ⅱ（八肽）。血管紧张素Ⅱ还可进一步被氨基肽酶水解成血管紧张素Ⅲ（七肽）和血管紧张素Ⅳ（六肽）（图 4-36）。

血管紧张素Ⅱ是一种活性很高的升压物质。其主要作用首先是使全身小动脉血管和容量血管（静脉）收缩。小动脉强烈收缩，使外周阻力增加；静脉收缩，使静脉回心血量增加，心输出量增加，结果血压升高。其次，使肾上腺皮质释放醛固酮增加，后者可促进肾小管对 Na^+的重吸收，使细胞外液量增加，循环血量增加，升高血压。

由于肾素、血管紧张素和醛固酮之间有密切关系，故将它们联系起来称为肾素-血管紧张素-醛固酮系统（renin-angiotensin-aldosterone system，RAAS）。由于此系统具有调节血容量的作用，故对于动脉血压的长期调节具有重要意义。

血管紧张素转化酶抑制剂及血管紧张素Ⅱ受体阻断剂能有效降低高血压患者的血压，是治疗高血压的常用药。

（二）肾上腺素和去甲肾上腺素

血液中的肾上腺素（epinephrine，E）和去甲肾上腺素（norepinephrine，NE）主要来自肾上腺髓质。由交感神经末梢所释放的去甲肾上腺素一般在局部发挥作用，并迅速被酶分解而失活，或被神经末梢重摄取，仅一小部分进入血液。

肾上腺素和去甲肾上腺素对心血管的作用大体相同，但又各有特殊性。这主要是由于它们对不同的肾上腺素受体结合能力不同所致。

心肌细胞膜上的受体为 β_1 受体，其被激活后具有使心肌细胞活动加强的作用。血管平滑肌细胞膜上有 α 和 β_2 受体两种，α 受体激活可使血管收缩，β_2 受体激活则使血管舒张。由于肾上腺素既能激活 α 受体，又能激活 β（β_1 和 β_2）受体，因此对心脏可使心率加快，心肌收缩力加强，心输出量增加。至于对外周血管的作用，则取决于器官血管平滑肌细胞膜的哪种受体占优势，皮肤、肾和肠胃等内脏的血管 α 受体数量占优势，故肾上腺素使这些器官的血管收缩。但在骨骼肌、肝中的血管则为 β_2 受体数量占优势，小剂量肾上腺素往往引起这些血管舒张，只有在大剂量时，才出现缩血管反应。所以，肾上腺素对外周血管的调节作用是使全身各器官的血流分配发生变化：使皮肤、内脏血流量减少，骨骼肌血流量增加。由于肾上腺素使一些血管收缩的同时，还使另一些血管舒张（如骨骼肌血管），所以总的来看，肾上腺素对外周阻力的影响不大，甚至稍微降低。由于肾上腺素对心脏的作用较强，而对外周的阻力的影响不大，所以临床上常用作“强心”急救药。

去甲肾上腺素主要激活 α 与 β_1 受体，对 β_2 受体的作用很小（是肾上腺素的作用的 1/10），因此它对心脏有兴奋作用，对体内大多数器官的血管均有明显的缩血管作用。用去甲肾上腺素灌流离体心脏，可使心率加快，但在完整机体内，注射去甲肾上腺素通常出现心动过缓。这是由于去甲肾上腺素使血管广泛收缩，外周阻力增加，血压升高，通过降压反射使心率减慢，掩盖了去甲肾上腺素对心肌的直接效应。临床上去甲肾上腺素可作为起缩血管作用的升压药和黏膜局部止血药。

（三）抗利尿激素（血管升压素）

抗利尿激素（antidiuretic hormone，ADH）由垂体后叶释放，经常少量进入循环，其主要作用是促进肾小管对水的重吸收，使细胞外液量和循环血量增加（详见第八章）。大剂量 ADH 可使除冠状动脉和脑血管以外的全身动脉强烈收缩，外周阻力增加，血压上升，故又名血管升压素（vasopressin）。同一浓度的 ADH，其抗利尿效应是升压效应的 1000 倍，因此一般认为在生理状态下 ADH 不参与血压的调节，只有在急性大失血，使血压明显下降的情况下，ADH 大量分泌，对于维持血容量和血压的回升可能起重要作用。大剂量 ADH 的舒张冠状血管和脑血管的作用是由于 ADH 刺激内皮细胞释放舒血管的 NO，因此，有利于在心输出量降低时维持心脑血流量、同时尿减少，保存体内液体。临床上 ADH 可用于治疗食管静脉曲张引起的出血。

（四）血管内皮细胞生成的血管活性物质

血管内皮细胞可以合成并释放多种血管活性物质，引起血管平滑肌舒张或收缩。

1. 前列腺素（prostaglandin，PG） PG 是一族脂肪酸衍生物。血管内皮细胞生成的 PG 主要是 PGI_2，也称前列环素（prostacyclin），有舒张血管平滑肌的作用，它可减弱各种缩血管物质的作用和减少交感神经末梢释放去甲肾上腺素，在交感神经-血管平滑肌接头处起局部负反馈作用，有利于保持器官、组织局部的血流相对恒定。

2. 内皮舒张因子（endothelium-derived relaxing factor，EDRF） EDRF 是另一类由内皮细胞合成的重要的舒血管物质，其化学本质是 NO。NO 从内皮细胞合成后扩散到血管平滑肌，使细胞内游离 Ca^{2+}浓度降低而引起血管平滑肌舒张，参与正常血压的维持。此外，它还具有抑制血小板聚集的作用。血管合成 NO 不足易导致高血压及动脉粥样硬化的发生。现已确认，血流对血管内皮产生的切应力是引起 EDRF 释放的主要因素。低氧也能使血管内皮释放 EDRF。此外，一些缩血管物质，如去甲肾上腺素、血管升压素、血管紧张素Ⅱ等，也可使血管内皮释放 EDRF，从而可减弱这些缩血管物质的收缩血管平滑肌的作用。

抑制 NO 合酶的药物临床上已成功地用于治疗败血症休克引起的低血压；相反，吸入 NO 已用于治疗肺动脉高压及呼吸窘迫综合征。

3. 内皮素（endothelin） 内皮素是血管内皮合成的由 21 个氨基酸组成的多肽，是已知的最强烈的内源性缩血管物质，它几乎存在于所有血管的内皮细胞，当组织损伤造成血管破裂或损伤时，局部释放内皮素，随之使局部血管收缩，防止过多的血液从动脉丢失。

（五）激肽类

激肽类（kinins）主要包括缓激肽（bradykinin）和赖氨酰缓激肽（kallidin）。后者也称胰缓激肽或血管舒张素。它们是由激肽原（kininogen）通过激肽释放酶（kallikrein）水解作用形成的。激肽类的作用与组胺类似。它们可使内脏平滑肌收缩，但强力舒张小动脉，降低血压，增加毛细血管的通透性。此外，还吸引白细胞及有致痛作用（当注射于皮下时），因此参与炎症过程。它们在汗腺、唾液腺及胰腺分泌活动中形成，因此可能有助于增加这些组织的血流。

（六）心房钠尿肽

心房钠尿肽（atrial natriuretic peptide，ANP）主要由心房肌细胞合成，当细胞外液量增加，导致中心静脉压升高和心房牵张增加时，ANP 分泌增加。ANP 的主要作用：①利钠利尿，ANP 可增加肾小球滤过率，抑制肾小管重吸收 Na^+，使肾排钠、排水增多；②降低血压，ANP 可使血管舒张，外周阻力降低，心率减慢，导致心输出量减少（参见第八章）。

充血性心力衰竭时血液中 ANP 及脑钠尿肽（心房肌合成的另一种类似 ANP 作用的肽，因

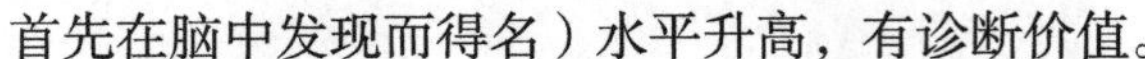

首先在脑中发现而得名）水平升高，有诊断价值。

（七）组胺

组胺（histamine）存在于许多组织，特别是皮肤、肺和肠黏膜组织的肥大细胞中。当组织受到损伤、发炎或发生过敏反应时，均可释放组胺。组胺能使小动脉强烈舒张，并能提高毛细血管壁的通透性，从而使血浆易于渗出血管外，形成局部组织水肿。组胺也是冻疮、荨麻疹、青霉素皮肤试验过敏等表现局部充血、水肿的主要原因。

（八）尾加压素

尾加压素Ⅱ（urotensin-Ⅱ，UⅡ）最初是从鱼脊髓中分离的神经肽，存在于人的心脏和血管。UⅡ是已知最强的哺乳动物缩血管物质之一，能持续、高效收缩血管，特别是动脉血管。在人类许多疾病的发生中起作用，例如，在高血压和心衰时，UⅡ及其受体水平都升高，因此其水平升高可能是某些疾病的信号。

（九）其他化学物质

Ca^{2+}浓度升高引起血管收缩；K^+、Mg^{2+}浓度升高引起血管舒张，特别是Mg^{2+}的作用更强；H^+浓度升高（pH↓）引起小动脉舒张，H^+浓度轻度降低引起小动脉收缩；在大多数组织特别是脑CO_2浓度升高引起血管舒张，但血液中CO_2作用于脑的血管运动中枢，通过交感缩血管神经作用，引起机体广泛的血管收缩。乙酸和枸橼酸引起血管轻度舒张。

三、自身调节

在排除神经、体液调节因素的情况下，血压在一定范围内变化时，各器官血流量仍能通过局部血管的舒缩活动得到适当的调节。由于这种调节机制存在于器官组织或血管本身，故称为自身调节（autoregulation）。心脏泵血功能的自身调节机制已在前面叙述。关于血管的自身调节机制尚未完全阐明，主要通过下面两种机制。

（一）肌源性反应

血管平滑肌本身能经常保持一定的紧张性收缩，称为肌源性活动（myogenic activity）。当血压升高时，器官灌注压将随之升高，血管平滑肌受到牵张，肌源性活动进一步加强，血管口径缩小，器官血流阻力增大，从而使器官血流量不致因灌注压的升高而增多。当器官灌注压降低时，则发生相反的变化。由此保持了器官血流量的相对稳定。如用罂粟碱、水合氯醛或氰化物等药物抑制平滑肌活动后，自身调节现象消失。

（二）局部代谢产物作用

这一机制认为，器官血流量的自身调节是由局部组织中的代谢产物的浓度决定的。当血压降低使器官灌注压降低时，组织因血液供应减少而致使局部组织缺O_2和代谢产物积聚增多、pH下降，引起血管舒张，器官血流量不致因血压下降而减少。而当动脉血压上升使器官灌注压升高时，营养物和O_2供应增加，器官血流量增多，代谢产物被清除，导致血管口径缩小，器官血流量不致因血压上升而增多，由此而保持了器官血流量的相对稳定。

四、动脉血压的短期调节和长期调节

动脉血压的短期调节是指血压调节始动迅速、作用短暂（数秒、数分钟）。上述的神经调节中的降压反射、化学感受性反射和脑缺血反应，以及体液调节中的肾上腺素与去甲肾上腺素等即属短期调节。

这种调节不仅速度快，而且强有力。例如，血压突然降低时（如大出血），通过上述调节机制立即引起静脉收缩，加速静脉血回流心脏；心跳加快、加强，使心输出量增加；外周小动脉收缩，阻止血液从动脉流失。通过这些作用使动脉血压回升，以维持患者生命。相反，当动脉血压突然明显升高时，如在大量快速输血和用升压药时，即产生与上述相反的反应，使血压返回至正常范围。

血压在较长时间内（数小时、数天、数月或更长）发生变化时，单靠神经反射的作用不足以将血压调整到正常水平，需要体液因素与交感神经系统的共同作用，这主要是通过对细胞外液量即血量的调节最终使血压恢复和维持正常。后一种调节途径主要又是通过肾实现的。因此，肾在动脉血压的长期调节中起重要作用。肾对血压的调节过程如下：当体内细胞外液量增多时，血量增多，血量和血管容量之间的相对关系发生改变，使动脉血压升高；而当动脉血压升高时，肾小球滤过率增加，又引起肾排钠和排水增加，使细胞外液总量减少，从而使血压恢复到正常水平。体内细胞外液量减少时，发生相反的过程，即肾排钠、排水减少，使细胞外液量和血压恢复。此外，细胞外液量的改变还使 ADH 和血管紧张素Ⅱ生成发生改变。ADH 能促进肾小管和集合管对水的重吸收，血量减少时，ADH 释放增加，肾排水量减少，有利于血量的恢复；当血量增加时，ADH 释放减少，肾排水量增多，也有利于血量的恢复；当动脉血压降低和循环血量减少时，血管紧张素Ⅱ生成增加，后者除能引起血管收缩、升高血压外，还能促进肾上腺皮质分泌醛固酮。醛固酮能使肾小管对 Na^+和水的重吸收增加，故使细胞外液量增加，血压升高。

（彭　清）

第五节　器官循环

在安静状态下，体内各个器官的平均血流量及耗氧量是不同的。各器官的血流量既取决于灌注这一器官的动脉与静脉之间的压力差，又与该器官阻力血管的舒缩状态有关。由于各器官的结构和功能各异，其内部的血管分布也各有特征。因此其血流量的调节既服从前面已述的一般规律，又有其本身的特点。在此仅讨论心、肺、脑几个重要器官的血液循环特点。

一、冠状动脉循环

（一）冠状动脉循环的解剖特点

心肌的血液供应主要来自左、右冠状动脉（简称冠脉）。冠脉的主干走行于心脏的表面，其小分支常以垂直于心脏表面的方向穿入心肌，并在心内膜下分支成网。这种分支方式使冠脉血管容易在心肌收缩时受到压迫，故心室内膜下心肌易发生缺血、缺氧。

心肌的毛细血管网分布极为丰富。毛细血管数与心肌纤维数的比例为 1∶1，而且在心肌横截面上就有 2500～3000 根/mm^2 毛细血管，显然，心肌和冠脉之间的物质交换可很快进行。另外，在冠脉之间还存在着吻合支，在人类，这种吻合支在心内膜下较多。正常心脏的冠脉侧支较细小，故血流量很少。所以当较大的冠脉分支阻塞时，不易很快建立侧支循环，常导致心肌梗死，严重时可危及生命。但如果较小的冠脉分支阻塞时，侧支的扩张，将邻近正常的血流分流到缺血区（建立侧支循环）。

（二）冠脉循环的血流特点

1. 冠脉血流呈周期性的变化　从冠脉血管的分布特点可以看出，当心肌收缩时，可使冠脉血管受到挤压，从而增加其对血流的阻力，影响其血流量，这一作用在左心室最明显。如图 4-37 所示，在左心室的等容收缩期，由于心肌收缩的强烈挤压，使左冠脉血流急剧减少，甚至出现倒流。进入快速射血期后，随着左心室射血的进行，在主动脉血压升高的同时，冠脉血压随之

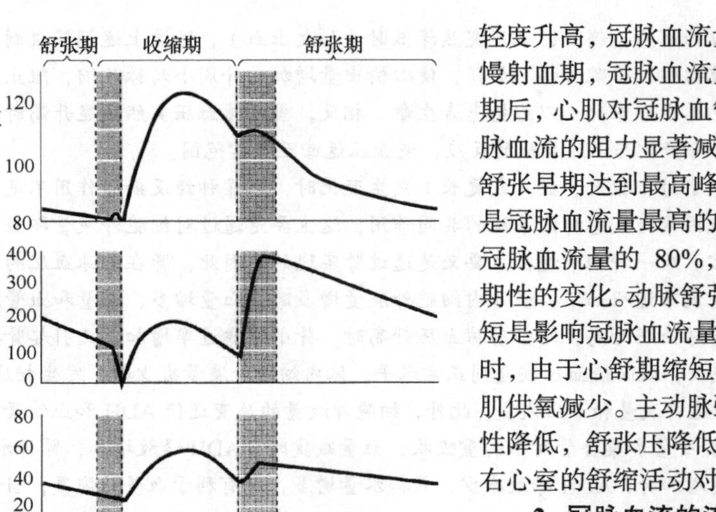

图 4-37 一个心动周期中左、右冠脉血流变化情况
灰色柱分别为等容收缩期和等容舒张期

轻度升高，冠脉血流量也随之轻度增加。到减慢射血期，冠脉血流量再次下降。当进入舒张期后，心肌对冠脉血管的挤压作用减弱，对冠脉血流的阻力显著减小，血流量显著增加，在舒张早期达到最高峰，然后逐渐回降。心舒期是冠脉血流量最高的阶段，约占一个心动周期冠脉血流量的 80%，可见，冠脉血流量呈周期性的变化。动脉舒张压的高低和心舒期的长短是影响冠脉血流量的重要因素。当心率加快时，由于心舒期缩短，冠脉血流量减少，使心肌供氧减少。主动脉粥样硬化患者，因动脉弹性降低，舒张压降低，可使冠脉血流量减少。右心室的舒缩活动对冠脉血流的影响不明显。

2. 冠脉血流的流程短、流速快、灌注压高、血流量大及动静脉氧差大 由于冠脉起自主动脉根部，经过全部冠脉血管到右心房只需几秒钟，在冠脉血管中较细的分支内，仍维持较高的血压。心脏虽只占体重的 0.5%，但冠脉在安静状态下其血流量约为 250ml/min，占心输出量的 4%～5%。冠状动脉血氧含量为 20ml/100ml，冠脉静脉血氧含量为 8.6ml/100ml，动静脉氧差为 11.4ml/100ml，其他器官的动静脉氧差仅为（1～6ml）/100ml，说明心脏对氧的摄取率远高于其他器官。当运动引起耗氧量增加时，心脏不能增加氧的摄取率，必须通过提高冠脉血流量来弥补其需氧量的增加，即靠扩张冠脉以增加血流量是运动时增加氧供应的主要途径，因此心肌对缺血、缺氧十分敏感。

（三）冠脉血流量的调节

调节冠脉血流量的因素主要有神经和体液因素两种，但其中以心肌活动时生成的代谢产物的作用最重要。

1. 心肌代谢水平对冠脉血流量的调节 心肌代谢水平是调节冠脉血流量最重要的因素，冠脉血流量和心肌的代谢水平成正比。心肌的活动增强，耗氧量增多，心肌组织的氧分压降低，可引起冠脉血管舒张，增加血流量。

心肌组织中低氧引起冠脉血管舒张是由某些代谢产物的作用引起的。其中主要的代谢产物是腺苷（adenosine）。当心肌细胞代谢增强时，心肌细胞内 O_2 浓度降低，细胞中 ATP 分解为 ADP 和 AMP。后者进一步分解为腺苷，并释放到心肌组织液。腺苷对小动脉有较强的扩血管作用。此外，其他一些物质如 H^+、K^+、CO_2、乳酸、缓激肽、前列腺素 E 和 NO 等也有舒张冠脉的作用，但作用比腺苷弱。

2. 神经调节 冠脉血管受交感和副交感神经的双重支配。交感神经兴奋可使冠脉先收缩后舒张。初期出现的收缩，是由于交感神经对冠脉的直接作用所致。在冠脉血管壁上分布有肾上腺素 α 和 β_2 两种受体。α 受体被激活时，引起冠脉血管收缩；β_2 受体被激活时，引起冠脉血管舒张。一般情况下，缩血管作用稍占优势，刺激交感神经直接引起冠脉血管收缩。后期出现的冠脉血管舒张，则是由于心肌活动加强，代谢产物增多所造成的继发性反应引起的，所以交感神经兴奋的间接作用是使冠脉血管舒张。交感神经的缩血管作用往往被继发的舒血管作用所掩盖，因此在整体内刺激交感神经常表现为冠脉血管舒张。

某些人 α 受体的缩血管作用过强，这些人当交感神经过度兴奋时，可引起冠脉痉挛，导致心绞痛。

迷走神经在冠脉血管上分布很少，其直接作用一方面是使冠脉血管轻度舒张。但另一方

面，迷走神经兴奋，使心肌活动减弱，耗氧量降低，代谢产物减少，故可继发性地使冠脉血管收缩，从而抵消迷走神经对冠脉血管的舒张作用。所以在整体内刺激迷走神经对冠脉血流量的影响不大。

3. 激素的调节　肾上腺素和去甲肾上腺素两者均有促进心肌代谢和增加心肌耗氧量的作用，可使冠脉血管因代谢产物的增加而扩张。其中以肾上腺素的作用较强。另外，两者也可直接作用于冠脉血管壁平滑肌上的α和β受体，引起冠脉血管收缩和舒张。甲状腺激素促进心肌代谢，增加耗氧量，引起冠脉血管扩张，血流量增加。血管紧张素Ⅱ使冠脉收缩，血流量减少。

二、肺　循　环

肺循环（pulmonary circulation）的功能是使血液在流经肺泡毛细血管时与肺泡气之间进行气体交换。

（一）肺循环的生理特点

1. 两套血管系统　肺和支气管有两套血管系统。一为体循环的支气管动脉分支，其血流主要供给支气管和肺组织营养，血液由支气管静脉返回体循环；另一为肺循环，主要是进行血液与肺泡气之间的气体交换，交换后的血液由肺静脉返回左心（图 4-38）。

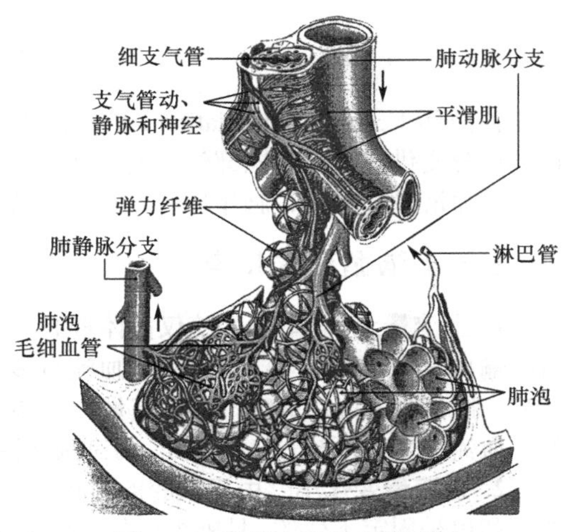

图 4-38　肺的血液循环模式图

2. 途径短、血压低、阻力小　肺动脉主干长只有 4cm，后即分支入肺泡壁形成毛细血管网，最后汇集入肺静脉回左心房，整个途径比体循环短得多。而且由于肺循环的血管管腔较大，管壁薄，可扩张性大，且全部血管位于比大气压低的胸腔内，血流总阻力只有体循环的 1/10，故阻力较小。同时肺循环的血压也较低，为体循环的 1/4～1/6，正常人肺动脉收缩压为 24mmHg，舒张压约为 9mmHg，平均动脉压为 15mmHg，所以肺循环是一个低阻抗、低压力系统，极易受心功能的影响。

3. 血容量变化大　通常肺循环血容量为 450ml。由于肺组织和肺血管可扩张性大，在用力呼气时，肺部血容量减少至 200ml；而深吸气时可增加至 1000ml，可见其血容量变化范围较大。因此，肺起到了储血库的作用。

4. 对缺氧敏感　当肺泡缺氧（PO_2下降）时，肺泡周围的微动脉收缩。这和体循环因局部组织低氧使局部的血管舒张相反。其生理意义在于：当某部位肺泡通气不足而氧含量减少时，该部位血管发生收缩，血流量减少，使更多的血液流经通气充足的肺泡，有利于进行有效的气体交换。

长时间生活在高海拔地区的人，由于缺 O_2 引起肺血管收缩，阻力升高，肺动脉高压，使右心室工作负担持久增加，常导致右心室肥大。

5. 有效滤过压极低　由于肺毛细血管血压低（约为 7mmHg），因此，有效滤过压极低（约为 1mmHg）。正常时只有少量液体从肺毛细血管进入组织间隙，这些液体除少量渗入肺泡内表面被蒸发掉外，其余的进入肺淋巴管而返回血液循环。由于肺组织间隙是负压，肺泡如出现多余的液体都将被通过肺泡上皮细胞之间的小孔进入肺组织间隙，因此肺泡总是保持“干燥”的，同时也使肺泡壁与毛细血管壁紧密相贴，有利于肺泡和血液之间的气体交换。

（二）肺血流量的调节

1. 神经调节 肺循环血管受交感神经和迷走神经的支配。当交感神经兴奋时可引起肺血管的收缩。但在整体内，当交感神经兴奋时体循环的血管也收缩，将一部分血液挤入肺循环，使肺的血容量增加。循环血液中的儿茶酚胺也有同样的作用。而迷走神经兴奋可使肺血管舒张。

2. 肺泡气的氧分压 肺泡气的氧分压对肺部血管的舒缩活动有明显的影响，当肺泡气中 PO_2 降低时，这些肺泡周围的微动脉收缩。而当肺泡气中 PCO_2 同时升高时，其缩血管效应更明显，其生理意义前已述及。

3. 体液调节 一些血管活性物质如肾上腺素、去甲肾上腺素、血管紧张素Ⅱ、血栓烷 A_2、PGF-2α、内皮素、组胺等可使肺循环的微动脉收缩，5-HT 可使肺循环的微静脉收缩，但在流经肺后即被分解失活；腺苷、乙酰胆碱、前列环素（PGI_2）、缓激肽、NO 则使肺血管舒张。

三、脑 循 环

脑循环（cerebral circulation）的血液供应来自颈内动脉和椎动脉合成的脑底动脉环，由此再分出分支供应脑的不同部位。脑静脉血进入硬脑膜窦，经颈内静脉回流入上腔静脉。与其他器官的血液循环相比，脑循环有其自己的特点。

（一）脑循环的特点

1. 血流量大、耗氧多 脑仅占体重的 2%，在安静状态下，脑组织的血流量约为 750ml/min，占心输出量的 15%左右，可见脑的血流量多。脑的总耗氧量为 46ml/min，约占全身总耗氧量的 19%。脑对缺氧特别敏感，脑血流量降低 20%～30%可引起轻度头痛，降低 40%～50%引起晕厥，血流完全中断超过 4～5min，引起脑组织不可逆损伤和死亡。

2. 血流量变化小 由于颅腔的容积是固定不变的，故位于颅内的脑、脑血管和脑脊液三者的总和也是固定不变的，且脑组织是不可被压缩的，所以脑血管的舒缩程度受到了相当的限制，其血流量的变化也较小。

3. 存在血-脑屏障和血-脑脊液屏障 在脑毛细血管和脑组织液之间，存在由毛细血管的内皮、基底膜和星状胶质细胞的血管周足形成的、限制物质在血液和脑组织之间自由交换的结构，称作血-脑屏障（blood-brain barrier）。其中一些脂溶性物质如 O_2、CO_2、某些麻醉药、乙醇等容易通过，而甘露醇、蔗糖等则不易通过。另外，在血液和脑脊液之间亦存在由无孔的毛细血管壁和脉络丛细胞中运输各种物质的特殊载体系统等结构形成的血-脑脊液屏障（blood-cerebrospinal fluid barrier）。这两种屏障的存在，使脑组织的内环境得到了稳定，并能防止血液中有害物质侵入脑内，以维持脑细胞的正常活动（详见解剖学）。

（二）脑血流量的调节

1. 神经调节 脑血管接受交感和副交感神经纤维的双重神经支配，刺激它们仅分别引起轻度的脑血管收缩和舒张，脑血流量的变化也很小，因此对正常脑血流量的调节作用不大。

2. 体液调节 脑血管的舒缩活动主要受体液因素的调节。脑血管对 PCO_2 变化特别敏感，当吸入气 CO_2 浓度增加，导致肺泡及血液 PCO_2 升高时，脑血管扩张和血流量增加。而当过度通气（呼吸频率超过生理需要）时，血液 PCO_2 降低，引起脑血管收缩和血流量减少，可导致头昏等症状。血液 PCO_2 升高舒张脑血管是通过升高脑脊液及血液中的 H^+ 浓度实现的。此外，其他一些体液因素，如 K^+、腺苷、乳酸、丙酮酸等增加时，也引起脑血管扩张，脑血流量增加，以适应脑组织代谢率增加时对血流量的需要。

因精神应激等原因过度通气而导致 PCO_2 降低的人，可对着纸袋呼吸，以致重复呼吸自己呼出的富含

CO_2的气体，可升高其血液的PCO_2到正常水平，从而可防止因低碳酸血症引起的脑血管收缩和脑血流量减少，以及由此导致的脑缺血、缺氧产生的头昏。

3. 自身调节 当动脉血压在60～140mmHg的范围内变动时，脑血管可通过自身调节机制使脑血流量保持恒定。当血压低于60mmHg时，脑血流量显著减少，可引起脑功能障碍（如晕厥）；反之，当血压超过140mmHg时，脑血流量会明显增加，可导致血-脑屏障通透性增加和脑水肿。小血管压力过高时甚至可引起脑血管破裂。

生理与临床：形形色色的晕厥

晕厥是由于血压突然降低，脑血流量突然减少，导致意识短暂性丧失而倒在地上，在日常生活中经常可以遇到。

1. 血管迷走性晕厥 又称精神性晕厥，是比较常见到的一种昏厥，主要是由于人受了强烈的精神刺激或惊吓引起，如突然听到亲人去世、罪犯突然听到宣判死刑、剧痛、各种穿刺甚至针灸等。在上述情况下敏感者的副交感神经广泛兴奋，引起心跳明显减慢甚至暂停；交感舒血管神经纤维兴奋，引起血管特别是骨骼肌血管扩张，结果导致动脉血压降低，脑血流量急剧减少，脑缺血、缺氧而昏倒。

2. 体位性晕厥 又称体位性低血压或直立性低血压。人由平卧位突然转为直立位或蹲久了突然站起来，或长时间站立，下肢固定不动（尤其是在炎热气温下），由于重力作用，血液淤积于身体下半身尤其是下肢的静脉，静脉扩张，静脉血回流到心脏的速度减慢，使回到心脏的血量突然减少，从而导致心输出量突然减少，血压降低；但正常人血压一降低，迅速通过神经反射引起心跳加快、加强，动脉血管收缩，血压迅速回升。当这一反射障碍或不灵敏时，如久病卧床者，服用某些降压药或有自主神经系统疾病时，上述情况下直立时血压降低更明显，使脑血流量明显减少而引起晕厥。另外，直立时静脉压增加，使毛细血管血压增加，毛细血管内的液体渗出到组织间隙，使血容量减少，也导致血压降低。因此，长时间站立时，应移动下肢，以促进静脉血回流，可减少晕厥的发生。

3. 颈动脉窦晕厥 由于颈动脉窦受压过大，如穿过紧的高领衣服或颈圈，或人为压迫等，反射性引起心跳减慢、血管扩张，导致血压降低。在局部动脉硬化，动脉炎、颈动脉周围病变等情况下，颈动脉窦过敏，更易于发生。

4. 排尿性晕厥 发生于排尿或排尿结束时的昏晕。多数见于男性，特别是老年人，常在午夜醒来小便时。夜间迷走神经紧张性增高，体位骤然转变、排尿时的屏气动作和膀胱排空反射性引起血压降低。

5. 剧咳后晕厥 剧烈咳嗽时胸腔内压增加，压迫胸腔内大静脉，阻碍静脉血回流，使心输出量减少，导致血压降低和脑缺血而发生晕厥，这种因为剧烈咳嗽导致的晕厥，称为咳嗽晕厥综合征。

6. 餐后晕厥 有的人特别是老年人吃饱后发生晕厥，这是由于餐后大量血液流到消化系统，使脑一过性缺血所致。

7. 用力性晕厥 当全身用力过度、心输出量不能满足身体的新陈代谢需要时，引起血管扩张，血管阻力降低，导致血压降低而晕厥。多见于主动脉和肺动脉狭窄的患者。

晕厥也可由体内更严重的身体异常所导致。约有25%的晕厥是心源性的，由于血流通过心脏一过性受阻，或由于各种心律失常使心输出量突然降低。此外，有7%的心肌梗死患者伴有晕厥症状。因此，遇到晕厥患者应仔细查找其原因。

晕厥时患者倒在地面上，是一种保护机制，因为人躺在地面上时静脉与心脏处于同一水平，静脉血回流加速，心输出量增加，血压及脑血流量迅速升高。因此在患者没有完全恢复之前绝不要将患者扶起。

临床病例分析：肾血管性高血压

病例简介：一位65岁的女性主诉“身体不舒服和排尿减少”。测血压舒张压为115mmHg，听诊腹部有杂音。诊断为高血压而入院。

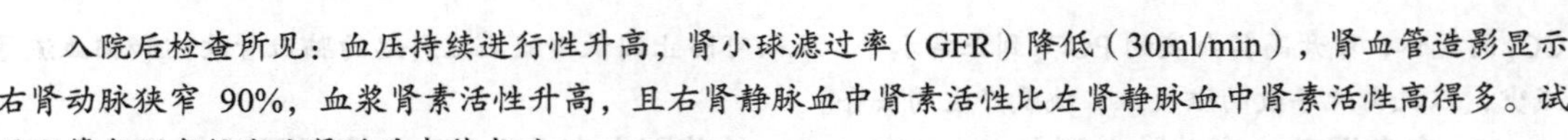

入院后检查所见：血压持续进行性升高，肾小球滤过率（GFR）降低（30ml/min），肾血管造影显示右肾动脉狭窄 90%，血浆肾素活性升高，且右肾静脉血中肾素活性比左肾静脉血中肾素活性高得多。试用血管成形术扩张右肾动脉未获成功。

此病人主要为右肾动脉高度狭窄，请解释由此所产生的症状：血压(主要是舒张压)升高，腹部血管杂音、GFR及尿减少，血浆肾素活性升高，并根据生理学知识提出处理原则。

病例分析：右肾动脉狭窄→右肾血流减少，血流通过狭窄的肾动脉产生湍流，故在腹部听到杂音。肾血流减少导致 GFR 及尿量减少。右肾血流减少→右肾血管灌注压降低，激活肾素-血管紧张素-醛固酮系统，因此血浆特别是右肾静脉肾素水平升高。血管紧张素Ⅱ生成增加，引起小动脉收缩外周阻力升高，致平均动脉压升高；醛固酮增加引起肾重吸收 Na^+增加，使身体总 Na^+含量增加，细胞外液量及血容量增加，导致舒张压增加。

处理原则：应打破造成高血压的恶性循环途径，即用血管紧张素转换酶抑制剂阻断血管紧张Ⅰ转化为血管紧张素Ⅱ。虽然继续分泌高水平的肾素、血浆肾素活性也将持续升高，但不能生成血管紧张素Ⅱ及醛固酮。

复习思考题

1. 简述心动周期的分期。
2. 简述第一心音和第二心音的成因、性质及意义。
3. 简述评价心脏泵血功能的指标及生理意义。
4. 简述影响心输出量的因素。
5. 简述普通心肌细胞动作电位的分期及各期形成的离子基础。
6. 简述窦房结 P 细胞和浦肯野细胞动作电位 4 期自动去极化的机制。
7. 简述决定和影响兴奋性的因素。
8. 简述决定和影响传导性的因素。
9. 试述动脉血压是怎样形成的。
10. 简述影响静脉回流的因素。
11. 简述压力感受性反射过程及意义。
12. 简述血管紧张素Ⅱ、肾上腺素与去甲肾上腺素对心血管的作用。
13. 试述组织液的生成及其影响因素。
14. 简述冠脉循环的特点。
15. 百米赛跑后为什么不应立即停止活动？
16. 为什么大热天运动容易引起晕厥？
17. 为什么有些人蹲久了突然站起来时，会感到头昏、眼前发黑？
18. 一位同学在实验室做实验静止站立了几个小时突然晕倒，解释其原因？如果你在其旁边是否会扶起他来？为什么？

（彭　涛）

第五章　呼　　吸

机体在新陈代谢过程中，需要不断地从环境中摄取 O_2，并排出 CO_2。机体与外界环境之间的气体交换过程称为呼吸（respiration）。呼吸是维持机体正常生命活动所必需的基本生理过程之一，一旦呼吸停止，生命也将终止。

高等动物和人的呼吸过程由三个相互衔接并且同时进行的环节来完成（图 5-1）：①外呼吸：包括肺通气（肺与外界环境之间的气体交换过程）和肺换气（肺泡和肺泡毛细血管血液之间的气体交换过程）；②气体在血液中的运输：指肺泡中的 O_2 经血液循环运输至组织细胞，以及组织细胞产生的 CO_2 经血液循环运输至肺的过程；③内呼吸：也称组织换气（组织毛细血管血液与组织细胞之间的气体交换过程），发生在细胞内的生物氧化过程也可以看作是内呼吸的一部分。呼吸过程依赖呼吸、循环、血液三个系统共同参与完成，与机体的代谢水平相适应，受到神经和体液因素的调节。

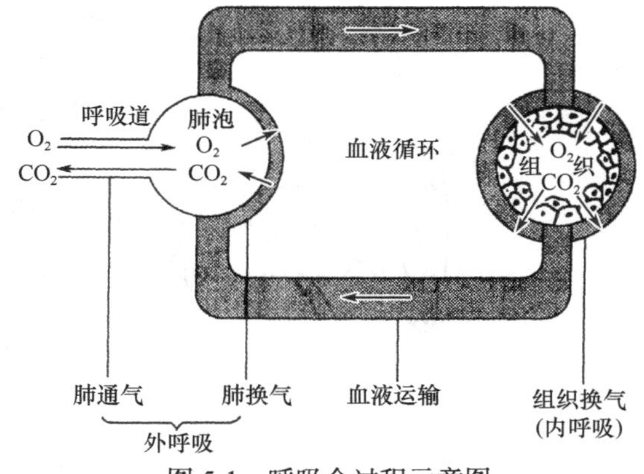

图 5-1　呼吸全过程示意图

第一节　肺　通　气

肺通气（pulmonary ventilation）是指肺与外界环境之间的气体交换过程。实现肺通气的结构基础包括呼吸道、肺泡和胸廓等。呼吸道是沟通肺泡与外界的通道；肺泡是肺泡气与血液中气体进行交换的主要场所；而胸廓的节律性呼吸运动是实现肺通气的动力。

一、肺通气的原理

气体进出肺取决于两方面因素的相互作用：一是推动气体流动的动力；二是阻止其流动的阻力。前者必须克服后者，才能实现肺通气。

（一）肺通气的动力

肺泡与外界环境之间的气体压力差是推动气体流动，实现肺通气的直接动力。在一定的海平面水平，外界环境大气压相对恒定，所以肺泡和外界环境之间的气体压力差主要取决于肺内压。肺内压的高低取决于肺的扩大和缩小，但肺本身并不能自动舒缩，肺的扩大和缩小依赖胸廓的扩大和缩小，而胸廓的扩大和缩小是由呼吸肌的活动所引起的，可见，呼吸肌的舒缩活动即呼吸运动是实现肺通气的原动力。

1. 呼吸运动　由呼吸肌的节律性收缩和舒张引起的胸廓扩大和缩小，称为呼吸运动（respiratory movement），包括吸气运动和呼气运动。呼吸肌包括吸气肌和呼气肌。收缩时使胸廓扩大产生吸气动作的肌肉称为吸气肌，主要有膈肌和肋间外肌；收缩时使胸廓缩小产生呼气动作的是呼气肌，主要有肋间内肌和腹壁肌。此外，还有一些辅助呼吸肌，如斜角肌、胸锁乳突肌和胸背部的肌肉等。在不同功能状态下参与呼吸运动的呼吸肌不尽相同。

（1）平静呼吸：机体在安静状态下的呼吸运动称为平静呼吸，每分钟为 12～18 次。平静吸气时，膈肌和肋间外肌收缩，表现为膈穹隆下降，肋骨和胸骨上举，肋骨下缘外翻，从而使胸腔上下、前后及左右径均增大，胸廓容积增大，肺容积也随之增大，肺内压降低。平静吸气是由吸气肌收缩来实现的主动过程。平静呼气时，膈肌和肋间外肌舒张，胸廓和肺依靠重力及其自身的弹性回缩力恢复到吸气前的位置和容积，是无呼吸肌收缩参与的被动过程（图 5-2）。

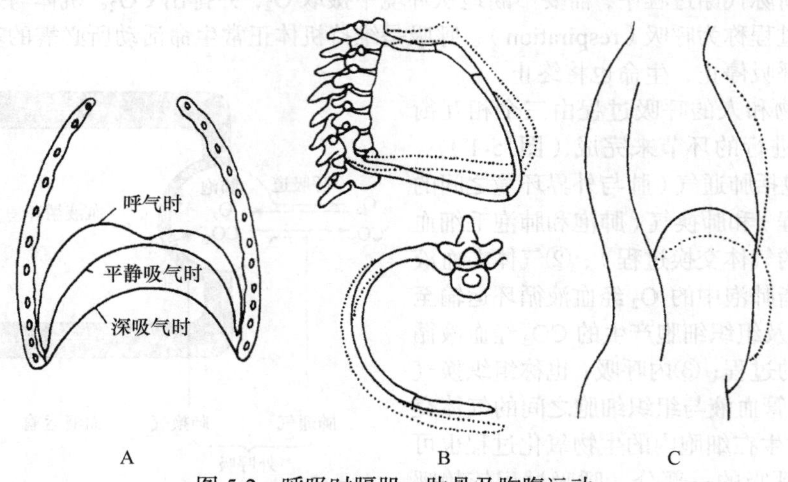

图 5-2 呼吸时膈肌、肋骨及胸腹运动

A. 膈肌运动；B. 肋骨运动；C. 胸腹运动

实线表示呼气时位置，虚线表示吸气时位置

（2）用力呼吸：机体活动时或异常情况下（如缺氧或 CO_2 分压升高）引起深而快的呼吸，也称深呼吸。用力吸气时，除膈肌和肋间外肌收缩加强外，还有胸部、肩部等处的辅助吸气肌参与；而用力呼气时，除吸气肌舒张外，还有肋间内肌及腹壁肌的强力收缩。所以用力呼吸，吸气和呼气都是主动过程。

在呼吸过程中，膈肌收缩和舒张时随着膈穹隆的下降和上升，腹腔内的脏器也可发生移位，造成腹壁的起伏变化，这种以膈肌舒缩为主的呼吸运动称为腹式呼吸（abdominal breathing）；肋间外肌收缩和舒张时主要表现为胸部的起伏，这种以肋间外肌舒缩活动为主的呼吸运动称为胸式呼吸（thoracic breathing）。前者多见于胸膜炎、胸腔积液、胸廓畸形等患者；后者则常见于膈下脓肿、肝脾肿大、严重腹水或腹腔巨大肿瘤等患者，以及妊娠晚期的妇女等。婴儿因胸廓尚不发达，以腹式呼吸为主。正常成人的呼吸大多是胸式呼吸和腹式呼吸同时存在，称为混合式呼吸。

2. 呼吸时肺内压和胸膜腔内压的变化

（1）肺内压：即肺泡内的压力。吸气时，胸廓扩大，肺容积随之增大，肺内压下降，低于大气压 1～2mmHg 时，气体经呼吸道进入肺内，随着肺内气体的增多，肺内压不断升高，肺内压和大气压间的压差变小，两者相等时，气流停止，吸气终止。呼气时，胸廓和肺弹性回位，肺容积变小，肺内压升高，高于大气压 1～2mmHg 时，肺内气体被排出，随着肺内气体量的减少，肺内压和大气压之间的压差变小，两者相等时，呼气停止。所以在气道通畅的情况下，吸气末和呼气末，肺内压和大气压相等（图 5-3）。肺内压的变化幅度与呼吸的深浅、缓急和气道通畅程度等有关。

综上所述，肺内压和大气压之差是推动气体进出肺的直接动力。因此，一旦呼吸停止可用人为的方法建立肺内压和大气压之间的压差，从而维持肺通气，这便是人工呼吸（artificial respiration）。

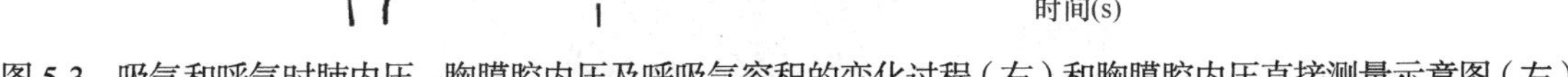

图 5-3 吸气和呼气时肺内压、胸膜腔内压及呼吸气容积的变化过程（右）和胸膜腔内压直接测量示意图（左）

正常成人安静状态下的耗氧量约为 250ml/min，而人体内储氧量仅约 1500ml，中断供氧 3～4min，就会造成心脏、大脑不可逆的损伤。所以在一些意外事故中，如窒息、药物中毒、溺水、触电及心脑血管意外时，一旦发现心跳呼吸停止，首要的抢救措施就是迅速进行人工呼吸和胸外心脏按压。人工呼吸的原理就是人为建立肺内压和大气之间的压力差。可通过徒手或机械装置使空气有节律地进入肺内，然后利用胸廓和肺组织的弹性回缩力使进入肺内的气体呼出，如此周而复始，以代替自主呼吸。人工呼吸方法很多，有口对口吹气法、俯卧压背法、仰卧压胸法，但以口对口吹气式人工呼吸最为方便和有效。

（2）胸膜腔内压：胸膜腔由紧贴肺表面的脏层胸膜和紧贴胸廓内壁的壁层胸膜所围成，内有少量浆液（无气体）使胸膜的脏、壁两层紧贴在一起而不易分开，所以肺就可随胸廓的运动而张缩。此外，浆液还能减少呼吸运动过程中两层胸膜之间的摩擦，起润滑作用。胸膜腔内的压力称为胸膜腔内压。

1）胸膜腔内压的测定：胸膜腔内压的测定方法有两种。一种是直接测压法，将与检压计相连的注射针头刺入胸膜腔内，检压计的液面即可直接指示胸膜腔内的压力（图 5-3）。直接测压法的缺点是有刺破胸膜脏层和肺的危险。另一种方法是间接测压法，让受试者吞下带有薄壁气囊的导管至下胸部的食管，通过测量食管内压来间接反映胸膜腔内压。因为食管在胸腔内，其壁薄而软，所以食管内的压力变化在数值上与胸膜腔内压的变化基本一致。测定发现，胸膜腔内压在整个平静呼吸过程中都低于大气压，因而称为胸膜腔内负压（简称胸内负压）。

2）胸膜腔内负压的形成：胸膜腔负压是出生后形成和发展起来的，出生前，胎儿胸廓和肺的容积都很小，肺泡内仅有少量液体，无空气。胎儿一旦降生，体态伸展，吸气肌有力收缩，使胸廓突然展开，肺被动扩张，空气经呼吸道进入肺内，肺被胸膜腔耦联于胸壁，肺组织便产生了离开胸廓向内的回缩力。之后，胸廓的生长速度比肺快，使肺被动扩张的程度增大，肺的回缩力也随之增大。由于壁胸膜受胸廓的骨骼和肌肉的支持和保护，外界大气压通过胸壁对胸膜腔的作用可忽略，而肺泡内气体通过呼吸道与体外空气相通，大气压可通过极薄的肺泡壁压迫脏层胸膜。因此，胸膜腔通过脏层胸膜受到促使肺泡扩张的肺内压和促使肺泡缩小的肺回缩力两种方向相反的力的作用。胸膜腔内压=大气压−肺回缩力。若把大气压定为 0，则胸膜腔内压=−肺回缩力。

因此，胸膜腔内负压是由肺回缩力造成的。平静呼吸过程中，肺总是处于一定的扩张状态而表现有一定的回缩力，使胸膜腔内压总是低于大气压（即为负压）。吸气时肺扩张程度大，回缩力大，负压也增大，为−10～−5mmHg；呼气时肺扩张程度减小，回缩力较小，负压减小，呼气末期为−5～−3mmHg。但在某些特殊情况下，胸膜腔内压可因气道阻力及呼吸运动的强度影响肺内压而发生较大幅度的改变。例如，紧闭声门用力吸气时，胸膜腔内压可降至−90mmHg；紧闭声门用力呼气时，胸膜腔内压可升到 110mmHg。

3）胸膜腔内负压的生理意义：主要在于维持肺泡的扩张状态，降低气道阻力，并使肺能随胸廓的扩张而扩张。此外，胸膜腔内负压也可作用于胸腔内壁薄而可扩张性大的腔静脉和胸导管，有利于静脉血和淋巴液的回流。如果胸膜腔内进入气体（如胸壁贯通伤或肺损伤时），则称为气胸（pneumothorax）（图 5-4）。这时胸膜腔内负压减小，甚至消失，可造成肺不张、肺萎陷。严重的气胸不仅影响呼吸功能，也影响静脉血和淋巴液的回流，进而危及患者生命。由于人体胸膜腔是由左、右两侧胸膜腔组成，气胸的损伤通常一次只影响一侧肺。

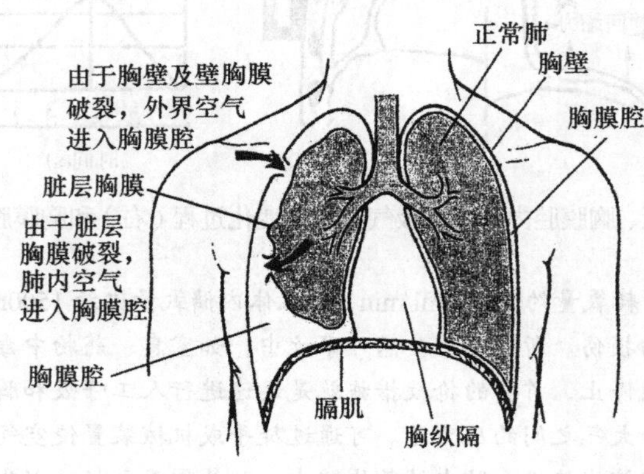

图 5-4 气胸示意图

（二）肺通气的阻力

通气过程中所遇到的阻力称为肺通气的阻力。包括弹性阻力（约占 70%）和非弹性阻力（约占 30%），呼吸运动产生的动力，在克服了通气所产生的阻力后，才能实现肺的通气功能。

1. 弹性阻力与顺应性

（1）弹性阻力（elastic resistance）：是指弹性组织在外力作用下变形时，具有对抗变形的力，即回位力。肺和胸廓都是弹性组织，均具有一定的弹性阻力。

肺的弹性阻力包括肺组织的弹性回缩力（占 1/3）和肺泡表面张力（占 2/3）。两者均是使肺泡趋于缩小的力，所以是吸气的阻力，呼气的动力。①肺组织弹性回缩力：主要来自肺泡的弹性纤维和胶原纤维，肺扩张程度越大，这些纤维被牵拉回缩的力量也越大；②肺泡表面张力：肺泡壁内表面覆盖一薄层液体，与肺泡内气体构成液-气界面。液体分子之间的吸引力大于液体分子与气体分子之间的吸引力，由此产生了趋于使液体表面变小的表面张力（surface tension）（图 5-5），即肺泡表面张力。肺组织弹性回缩力和肺泡表面张力两者均是使肺泡趋于缩小的力，所以是吸气的阻力，呼气的动力。

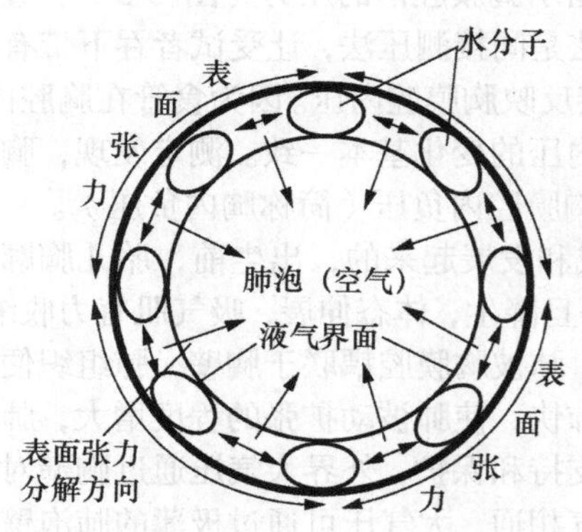

图 5-5 肺泡表面张力

在肺泡液体层分子之间的吸引力产生肺泡表面张力

根据 Laplace 公式：$P=2T/r$，式中 P 为使肺泡缩小的回缩压力；T 为肺泡内液-气界面的表面张力；r 为肺泡半径（m），回缩压力与表面张力成正比，与肺泡半径成反比。体内各肺泡大小不等，但又彼此相连通，若大小不同的肺泡表面张力相同，则小肺泡回缩压力大，大肺泡回缩压力小，这样就会造成小肺泡越来越小，趋于塌陷，而大肺泡则过度扩张而趋于破裂（图 5-6A）。在正常生理情况下这种情况不会发生，因为在肺泡液-气界面上存在表面活性物质，即肺泡表面活性物质（alveolar surfactant）。

肺泡表面活性物质由肺泡Ⅱ型上皮细胞分泌，其主要成分是二棕榈酰磷脂酰胆碱（dipalmitoyl phosphatidyl choline，DPPC）。DPPC 分子的一端（尾端）是非极性疏水的脂肪酸，不溶于水；另一端（头端）是极性的亲水端，易溶于水。因此，DPPC 分子在肺泡液-气界面是单分子层垂直排列的，亲水端垂直插入液体层中，疏水端则朝向肺泡腔，而且其分子密度随肺泡的张缩而改变，肺泡扩大时，分子密度降低，肺泡回缩时，分子密度增加（图 5-6B）。肺泡表面活性物质的作用是降低肺泡表面张力，该作用具有以下重要的生理意义：①降低吸气阻力，有助于维持肺扩张。②调节大小肺泡内压，维持大小肺泡容积的相对稳定。肺泡表面活性物质在大小肺泡的分布密度不同，小肺泡表面活性物质分布密度高，降低表面张力的作用较大肺泡强，最终使大小肺泡的回缩压力趋于平衡，从而维持大小肺泡容积的相对稳定（图 5-6B）。③减少肺组织液生成，维持肺泡干燥，防止肺水肿的发生。肺泡表面张力的合力指向肺泡腔，对肺间质液可起到“抽吸”作用，肺泡表面活性物质使肺泡表面张力降低，组织液生成减少，从而防止肺水肿的发生。

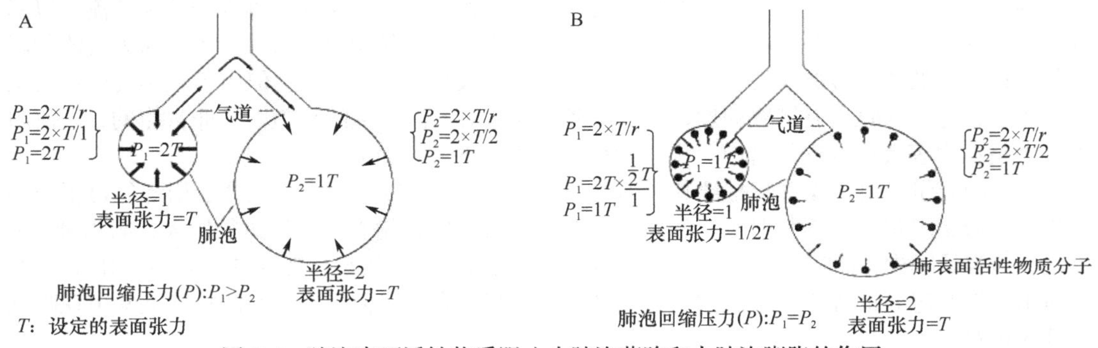

图 5-6　肺泡表面活性物质阻止小肺泡萎陷和大肺泡膨胀的作用

根据 Laplace 定律，肺泡表面张力产生的回缩力与肺泡半径成反比。A. 小肺泡产生的回缩压力比大肺泡大，此可引起小肺泡萎陷，大肺泡过度膨胀；B. 表面活性物质降低小肺泡的表面张力比大肺泡大，结果使大小肺泡的回缩力相等

肺泡Ⅱ型细胞在妊娠 6～7 个月开始分泌肺泡表面活性物质，并逐渐增多，在分娩前期达到高峰。某些早产儿可因肺泡Ⅱ型细胞尚未成熟，肺泡内缺乏表面活性物质，导致肺泡表面张力过高，患儿易造成肺不张，同时过高的肺泡表面张力会吸引肺泡壁毛细血管内血浆滤入肺泡，血浆中的蛋白在肺泡内形成一层“透明膜”，阻碍肺部的气体交换，引起新生儿呼吸窘迫综合征，严重时可导致死亡。可在产前抽取羊水检测肺泡表面活性物质的含量，以预测新生儿发生这种疾病的可能性。成人在患肺炎、肺梗死等疾病时，由于肺组织缺血、缺 O_2 而损害肺泡Ⅱ型细胞时，肺表面活性物质合成减少，也会导致肺顺应性降低，引起肺不张、肺水肿，这是成人呼吸窘迫综合征的发病原因之一。甲状腺素、肾上腺素、糖皮质激素和性激素等可促进肺泡表面活性物质的合成。

胸廓的弹性阻力即胸廓的弹性回位力，其方向随胸廓的位置而改变。当胸廓处于自然位置（肺容量约占肺总量的 67%，平静吸气末）时，胸廓的弹性阻力为 0。胸廓容积小于自然容积时，其弹性阻力向外，是吸气的动力，呼气的阻力。胸廓的容积大于自然容积时，其弹性阻力向内，是吸气的阻力，呼气的动力。

（2）顺应性：弹性阻力的大小可用在外力作用下扩张的难易程度（可扩张性），即顺应性（compliance，*C*）来衡量。在同样大小的外力下，容易扩张者，表示弹性阻力小，顺应性大；不易扩张者，表示弹性阻力大，顺应性小。因此顺应性与弹性阻力呈反比关系：

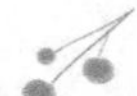

顺应性（C）=1/弹性阻力（R）

顺应性大小可用单位压力（cmH_2O）变化（ΔP）下所引起的器官容积（L）变化（ΔV）来表示，其单位是 L/cmH_2O。

正常成人在平静呼吸时，肺的顺应性（C_L）和胸廓的顺应性（C_T）均为 $0.2L/cmH_2O$。由于肺和胸廓是两个串联在一起的弹性体，总的弹性阻力为两者弹性阻力之和，而顺应性为弹性阻力的倒数，故肺和胸廓总的顺应性（C_{RS}，即呼吸系统的顺应性）为：

$$1/C_{RS}=1/C_L+1/C_T=1/0.2+1/0.2=10，C_{RS}=1/10=0.1（L/cmH_2O）$$

肺顺应性在肺充血、肺不张（肺泡萎陷）、表面活性物质减少、肺纤维化（如慢性肺结核）和肺水肿等情况下减小，即比正常较难扩张。而在肺气肿时，由于肺弹性组织破坏，肺的弹性回缩力降低，肺顺应性可增大，肺较容易扩张。胸廓顺应性在肥胖、胸廓畸形、胸膜增厚等情况下减小，此时，胸廓的弹性阻力增大，患者表现出不同程度的呼吸困难。

2. 非弹性阻力（non-elastic resistance） 包括气道阻力（占非弹性阻力的 80%～90%）、惯性阻力和黏滞阻力。平静呼吸时后两者很小，可忽略不计，这里主要讨论气道阻力。

气道阻力是指气流通过呼吸道时，气体分子之间、气体分子与管壁之间的摩擦力。气道阻力受气流速度、气流形式和气道管径大小的影响。气流速度快，阻力大；气流速度慢，阻力小。气流形式有层流和湍流，层流比湍流时阻力小。气流速度太快或管道不规则容易发生湍流，如气管内有黏液、渗出物或异物等，可用排痰、减轻黏膜肿胀、清除异物等方法减少湍流，以降低阻力。气道管径大小是影响气道阻力的另一重要因素。管径缩小，阻力大增，因为气流的阻力与管道半径的 4 次方成反比。最小的支气管的半径最小，阻力最大，但由于最小的气道是呈并联排列，它们的阻力以倒数相加，所以许多小气道对气流产生的总阻力是非常小的，气流阻力最大是在中等大小的支气管内。气道管径主要受以下三方面因素的影响：

（1）肺容量：由于支气管是被其周围的肺组织支持的，因此肺容量改变会引起气道阻力的变化：肺容量增加（如吸气时），气道外组织牵引气道的作用大，气道口径增大，阻力减小；反之，肺容量减少（如呼气时），气道外组织牵引气道的作用较小，气道口径减小，阻力增大。气道阻力增高患者的呼吸常常表现为升高功能余气量，企图降低阻力。所以临床上常出现呼气性呼吸困难。

（2）自主神经的作用：气道平滑肌受交感神经和副交感神经支配，前者兴奋使平滑肌舒张，管径变大，阻力降低；后者的作用则相反。

以上两种因素均随呼吸而发生周期性变化，从而使气道阻力也随呼吸而发生周期性变化。吸气时，肺扩张，气道被拉开，同时交感神经兴奋使气道平滑肌舒张，结果使气道管径增大，气道阻力减小。呼气时则发生相反变化，使气道管径缩小，气道阻力增大。所以支气管哮喘患者呼气比吸气更为困难。而吸烟、尘埃、冷空气等刺激物可反射性兴奋迷走神经，引起气道收缩和咳嗽。

（3）化学因素的影响：儿茶酚胺、PGE_2、PGI_2、NO、缓激肽等使气道平滑肌舒张，气道阻力降低；组胺、ACh、$PGF_{2\alpha}$、白三烯、内皮素均引起支气管收缩。

二、肺通气功能的评价

（一）肺容积和肺容量

1. 肺容积（lung volume） 是指肺容纳的气体量，它的多少可随着进出肺的气体量而变化，即决定于呼吸运动的深浅。通常肺容积可分为潮气量、补吸气量、补呼气量和余气量（图 5-7），它们互不重叠。

（1）潮气量：每次吸入或呼出的气体量，称为潮气量（tidal volume，TV）。正常成人平

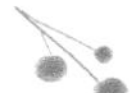

静呼吸时，潮气量为 400～600ml，一般以 500ml 计算。潮气量可随呼吸强弱而变，用力呼吸时，潮气量增大。

（2）补吸气量：平静吸气后，再做最大吸气所能增加吸入的气体量，称补吸气量（inspiratory reserve volume，IRV）或吸气储备量。正常成人为 1500～1800ml。

（3）补呼气量：平静呼气末，再做最大呼气所能呼出的气体量，称补呼气量（expiratory reserve volume，ERV）或呼气储备量，正常成人为 900～1200ml。其大小表示呼气储备能力。

（4）余气量：最大呼气末，肺内所存留的气体量称为余气量（residual volume，RV）。正常成年男性平均约为 1.5L，女性为 1L。

2. 肺容量　肺容积中两项或两项以上的联合气体量称为肺容量（lung capacity）。肺容量包括深吸气量、功能余气量、肺活量和肺总量（图 5-7）。

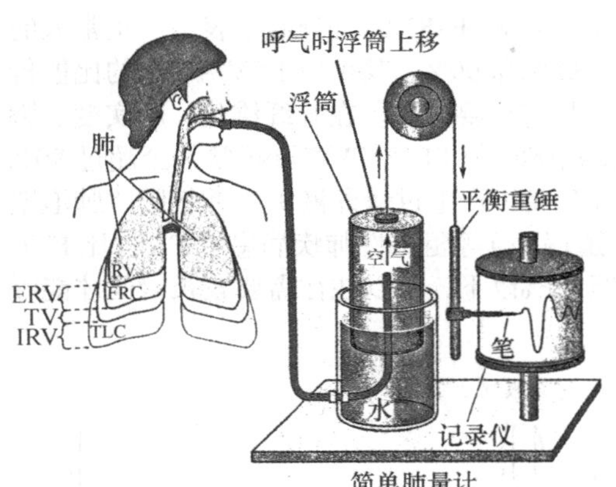

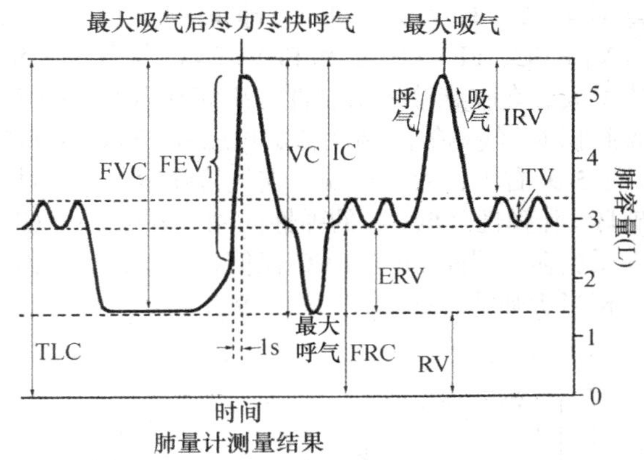

图 5-7　肺容积和肺容量图解

TV：潮气量；IRV：补吸气量；ERV：补呼气量；VC：肺活量；IC：深吸气量；RV：余气量；FRC：功能余气量；FEV_1：1 秒用力呼气量；TLC：肺总容量；FVC：用力肺活量

Heimlich 手法：用于帮助异物卡住并阻塞上呼吸道者排出异物。营救者用拳头安放在被救者的脐稍上方和胸骨下方，用力向上猛推压腹部，腹压突然增加，迫使膈肌推向胸腔，胸腔容积缩小，肺泡压增加，产生用力呼气，常可将梗塞在上呼吸道的异物逐出（图 5-8）。

（1）深吸气量：补吸气量与潮气量之和称为深吸气量（inspiratory capacity，IC）。

（2）功能余气量：平静呼气末存留在肺中的气体量称为功能余气量（functional residual capacity，FRC），其量为余气量与补呼气量之和，正常成年男性约为 2.5L，女性约为 2L。功能余气量的生理意义是稀释每次吸入肺泡的 O_2 和排出肺泡的 CO_2，以缓冲呼吸过程中肺泡及血液中 PO_2 和 PCO_2 的变化幅度。肺弹性减退（如肺气肿）时，功能余气量增加；肺纤维化时，功能余气量减少。功能余气量也与呼气阻力有关，阻力大，气流速度低，没有等到潮气全部排出以前，下一次吸气已开始，功能余气量就增加。支气管哮喘患者发作期功能余气量明显增加。功能余气量和余气量受年龄影响，青年人余气量占肺总量的 20%～25%，功能余气量占肺总容量的 40%，老年人两者都增加。

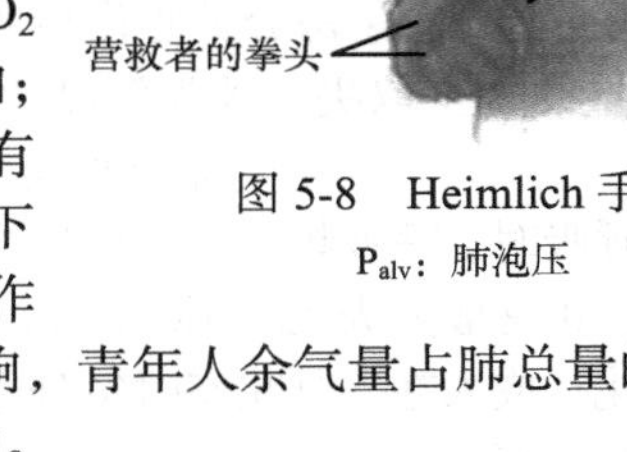

图 5-8　Heimlich 手法

P_{alv}：肺泡压

（3）肺活量、用力肺活量和用力呼气量：在最大吸气后再做最大呼气所能呼出的气体量，称肺活量（vital capacity，VC）。肺活量实际上是补吸气量、潮气量和补呼气量三者之和，是肺在一次呼吸中的最大通气范围。正常成年男性肺活量约为 3500ml，女性为 2500ml。肺活量受体位、身材大小、胸廓和肺的弹性、年龄、性别等的影响，因此，个体间差异较大。但在同一个体，重复性好，误差不超过 5%，适宜作自身比较，可以作为肺通气功能的指标之一。

但肺活量作为肺通气功能的指标尚有缺点，例如，当测试者肺弹性降低或气道狭窄时，肺通气功能已受到明显影响，而肺活量在任意延长呼气时间的条件下，仍可在正常范围。如果限制呼气时间，则单位时间内呼出气量要比正常人少，为此提出了用力肺活量和用力呼气量的概念。用力肺活量（forced vital capacity，FVC）是指一次最大吸气后，尽力尽快呼气所能呼出的最大（总的）气体量（图 5-7）。正常时，用力肺活量略小于不限制时间条件下测得的肺活量；在气道阻力增大时，用力肺活量要小于肺活量。用力呼气量（forced expiratory volume，FEV）是指一次最大吸气后尽快呼气，在一定时间内所能呼出的气体量。为排除 FVC 的影响，通常以第 1、2、3 秒末的 FEV（即 FEV_1、FEV_2 和 FEV_3）所占 FVC 的百分数来表示。正常人的 FEV_1/FVC、FEV_2/FVC 和 FEV_3/FVC 分别约为 83%、96%和 99%，其中以 FEV_1/FVC 的比值价值最大，在临床鉴别限制性肺疾病和阻塞性肺疾病中具有重要意义。在肺纤维化、肺实变、胸膜腔积液、气胸等限制性肺疾病患者，FVC 和 FEV_1 均下降，但 FEV_1/FVC 可正常甚至超过 80%（图 5-9 右），而在哮喘（支气管痉挛）、慢性支气管炎（产生过量黏液）、肺气肿（肺泡壁破坏，肺弹性降低，肺的弹性回缩力降低，呼气时气道塌陷）等阻塞性肺疾病患者 FEV_1 比 FVC 降低更多，因此 FEV_1/FVC 比值显著减小，可能低至 20%以下，所以往往需要较长时间才能呼出相当于肺活量的气体（图 5-9 左）。

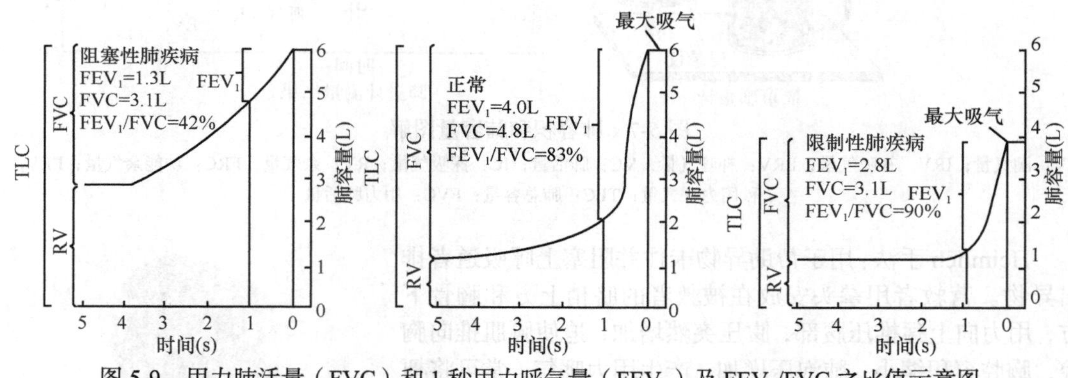

图 5-9 用力肺活量（FVC）和 1 秒用力呼气量（FEV_1）及 FEV_1/FVC 之比值示意图

（4）肺总容量：肺所能容纳的最大气体量，称为肺总容量（total lung capacity，TLC）。它等于肺活量与余气量之和。正常成年男性约为 5000ml，女性约为 3500ml。

（二）肺通气量与肺泡通气量

1. 肺通气量（lung ventilation volume） 是单位时间内进出肺的气体量，它受呼吸频率和呼吸深度变化的影响。和肺容量相比，肺通气量能更好地反映肺的通气功能。

（1）每分通气量：每分钟呼出或吸入的气体量称为每分通气量（minute ventilation volume），每分通气量的多少取决于呼吸深度（潮气量大小）和呼吸频率，其相互关系为：

每分通气量=潮气量×呼吸频率（次/分）

平静呼吸时，呼吸频率随年龄与性别的不同而不同，新生婴儿可达 60～70 次/分，随年龄增大逐渐减慢，正常成人为 12～18 次/分，女性比男性快 1～2 次/分。平时每分通气量又随体内新陈代谢率而变化。成人在安静状态时每分通气量为 6～8L，从事体力劳动时可达 10L 以上。

（2）最大随意通气量：人体以最大的呼吸深度和呼吸频率所达到的每分通气量称最大随意

通气量（maximal voluntary ventilation，MVV）（又称每分最大通气量）。它代表单位时间内肺的全部通气能力得到充分发挥时的通气量，是反映呼吸功能的很好指标，并可判定通气储备能力。测定最大随意通气量时，一般只测定 15s 最深、最快的呼出或吸入气量，所得的值乘以 4 即可。每分最大通气量一般可达 70～120L。每分最大通气量与每分通气量之差可表明肺通气量的储备能力，常用%表示如下：

通气贮量百分比（%）=每分最大通气量−每分通气量/每分最大通气量×100%

正常成人的通气储量百分比在 93%以上，若小于 70%，则表明肺通气功能不良。

2. 肺泡通气量 每次吸入的气体，一部分将停留在从上呼吸道至呼吸性细支气管之间的气道内，这部分气体不参加肺泡与血液之间的气体交换，这部分呼吸道的容量称为解剖无效腔，其容积约为 150ml。进入肺泡内的气体，也可因血流在肺内分布不均而未能与血液进行气体交换，未能发生气体交换的这部分肺泡容量称为肺泡无效腔（图 5-10）。肺泡无效腔与解剖无效腔一起合称为生理无效腔。正常人平卧时，肺泡都有通气和气体交换功能，故肺泡无效腔可视为 0，那么生理无效腔就相当于解剖无效腔。

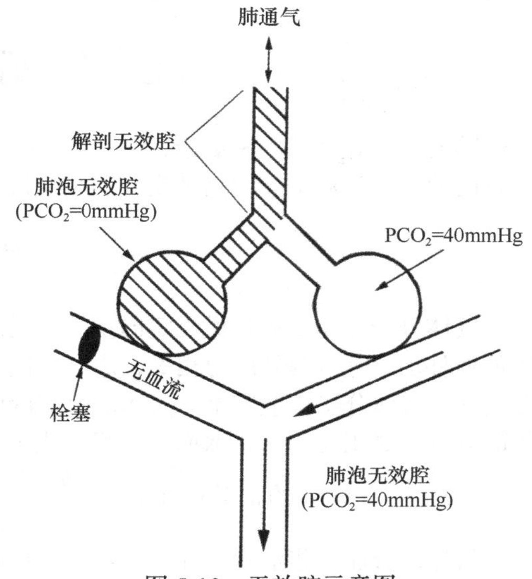

图 5-10 无效腔示意图

生理无效腔=解剖无效腔+肺泡无效腔

阴影部分为肺内气体与血液无交换区

由于无效腔的存在，新鲜空气必须通过无效腔后才进入肺泡。每次吸气时，首先进入肺泡的气体是上次呼气之末停留在无效腔内的气体，然后才是新鲜空气进入肺泡。每次呼气时，首先将留在无效腔中的部分新鲜空气呼出，随后才能呼出肺泡中的一部分气体，而另一部分则停留在无效腔内。所以每次吸入的潮气量减去留在无效腔内的气量，才是真正进入肺泡内进行交换的新鲜气体量，每分钟进入肺泡的新鲜空气量称为肺泡通气量（alveolar ventilation），其计算公式为：

肺泡通气量=（潮气量−无效腔气量）×呼吸频率

如潮气量为 500ml，无效腔气量为 150ml，则每次吸入肺泡的新鲜空气是 350ml。若功能余气量为 2500ml，则每次呼吸仅使肺泡内气体更新 1/7 左右。潮气量减少或功能余气量增加，均使肺泡气体更新率降低，不利于气体交换。此外，潮气量和呼吸频率的变化，对肺通气量和肺泡通气量有不同的影响。例如，潮气量减半和呼吸频率加倍或潮气量加倍而呼吸频率减半，肺通气量将保持不变，但肺泡通气量却明显变化（表 5-1）。因此，从气体交换角度考虑，在一定范围内，深而慢的呼吸比浅而快的呼吸效率要高。

表 5-1 不同呼吸频率和潮气量时的肺通气量和肺泡通气量

呼吸频率（次/分）	潮气量（ml）	肺通气量（ml/min）	肺泡通气量（ml/min）
16	500	8000	5600
8	1000	8000	6800
32	250	8000	3200

（三）呼吸功

在每次呼吸过程中，呼吸肌为实现肺通气所做的功称为呼吸功（work of breathing）。其中伸展胸壁和肺弹性组织所做的功——弹性功，约占呼吸功的65%，移动非弹性组织（黏性阻力）占 7%，移动通过呼吸道的空气（气道阻力）约占 28%。通常计算呼吸功的方法是容积的变化乘以作用于呼吸系统的压力，即跨壁压变化乘以肺容积的变化来表示。正常人安静时呼吸功在0.3～0.8kg · m/min，仅占全身总耗能的 3%左右，剧烈运动以及肺胸廓疾病时，如肺气肿、气胸、哮喘和伴有呼吸困难、端坐呼吸的充血性心力衰竭时，呼吸功大大增加。呼吸肌可在长时间完成增加的功。然而，呼吸肌也具有像其他骨骼肌一样的长度-张力关系，当它们被拉得很长时收缩减弱，会疲劳，导致呼吸衰竭，造成通气不足。

第二节　呼吸气体的交换

肺通气使肺泡气不断更新，保持了肺泡气 PO_2、PCO_2 的相对稳定，这是气体交换得以顺利进行的前提。气体交换包括肺换气和组织换气，两者交换的原理一样。本节重点介绍肺换气。

一、气体交换的原理

气体分子总是不停地做无定向运动，无论处于气态还是溶于液体中，总是由气压高处向气压低处移动，直至两处压力相等，这一过程称为扩散。单位时间内气体扩散的容积为气体的扩散速率。气体分子扩散速率与气体的溶解度成正比，与其相对分子质量的平方根成反比，与气体的分压差成正比，与扩散面积、温度成正比，与扩散距离成反比，其关系式如下：

$$\text{气体的扩散速率} \propto \frac{\text{气体分压差} \times \text{温度} \times \text{气体溶解度} \times \text{扩散面积}}{\text{扩散距离} \times \text{气体分子量平方根}}$$

气体的分压是指混合气体中各组成气体在其中所具有的压力，可用混合气体的总压力乘以各组成气体在其中所占的容积百分比来求得。例如，空气是混合气体，在海平面其总压力为760mmHg，O_2 在其中的容积百分比约为 21%，则空气中的 O_2 分压（PO_2）为 760mmHg× 21%=159mmHg；CO_2 的容积百分比为 0.04%，则 CO_2 分压（PCO_2）为 760mmHg× 0.04%=0.3mmHg。

气体与液体相遇时，气体分子不断地溶解于液体中，而溶解在液体中的该气体的分子不断地从溶解中逸出。溶解的气体分子从溶液中逸出的力，称为该气体的张力。在一定分压下，当这一气体溶解和逸出的速度相等时，溶解气体的张力就等于这一气体的分压。通常也将溶解于血液中某气体的张力称为该气体的分压。肺泡气、血液和组织中 PO_2 和 PCO_2 各不相同（表 5-2），彼此存在分压差，这种分压差即是气体交换的动力。在分压差的推动下，气体分子便从分压高处向分压低处扩散。

表 5-2　肺泡气、血液及组织中 O_2 和 CO_2 的分压（mmHg）

	空气	肺泡气	动脉血	静脉血	组织
PO_2	159	102	100	40	30
PCO_2	0.3	40	40	46	50

二、气体交换的过程

从表 5-2 可知，肺泡内 PO_2（102mmHg）高于静脉血 PO_2（40mmHg），而肺泡内 PCO_2（40mmHg）低于静脉血 PCO_2（46mmHg），因此，肺泡内 O_2 扩散到静脉血中，而 CO_2 则从静脉血中扩散到肺泡。经过交换后，静脉血变成动脉血（PO_2 达到 100mmHg，PCO_2 降为 40mmHg）。在组织处，动脉血 PO_2（100mmHg）高于组织 PO_2（30mmHg），而 PCO_2（40mmHg）低于组织 PCO_2（50mmHg），因此，动脉血中的 O_2 扩散到组织内，而 CO_2 则从组织扩散到血液中，

经过交换后，动脉血变成静脉血（PO_2 降至 40mmHg，PCO_2 升至 46mmHg）。由于肺通气、血液流动和组织细胞代谢（耗 O_2 及产生 CO_2）是不断进行的，通过气体交换，肺循环毛细血管内的血液不断地从肺泡中获得 O_2，放出 CO_2；而组织细胞不断地从体循环毛细血管的血液中获得 O_2 和放出 CO_2（图 5-11）。

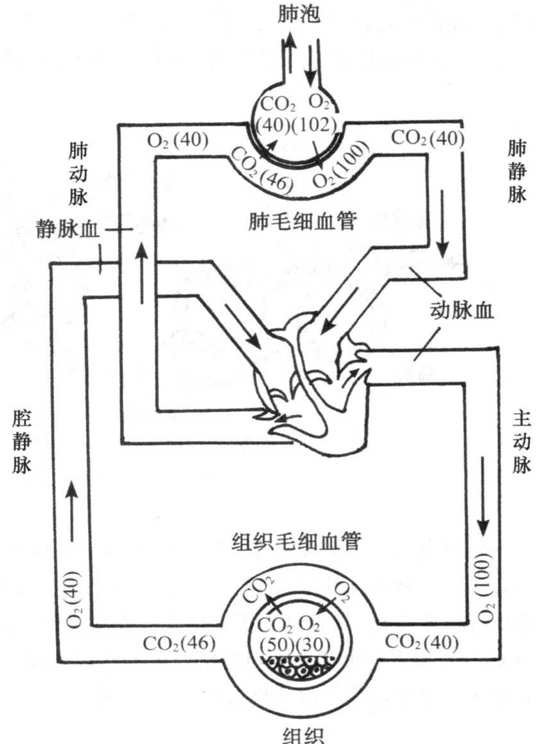

图 5-11 气体交换示意图

数字为气体分压，单位为 mmHg

三、影响肺部气体交换的因素

（一）呼吸膜的通透性和面积

肺换气即肺泡与血液间的气体交换是通过呼吸膜进行的。所以呼吸膜的通透性和面积可影响气体交换效率。呼吸膜由肺泡壁、毛细血管壁及两层壁间的组织构成，可细分为六层结构，从内至外为含表面活性物质的极薄的液体层、很薄的肺泡上皮细胞层、上皮基底膜、肺泡上皮基底膜与毛细血管基底膜之间很小的间隙、毛细血管基底膜和毛细血管内皮细胞层(图 5-12）。虽然呼吸膜有六层结构，但却很薄，总厚度不到 1μm，有的部位只有 0.2μm，故有很大的通透性，气体易于扩散通过。两肺呼吸膜的面积达 50～100m^2，为气体交换提供了广阔的面积，所以气体交换的效率很高。气体在单位分压差（1mmHg）作用下，每分钟通过呼吸膜扩散的毫升数称为肺扩散容量(diffusing capacity of lung，D_L)。CO_2 的肺扩散容量为 O_2 的 20 倍。正常安静时，血流经过肺毛细血管的前 1/3 即可完成 O_2 扩散量的 90%。但在病理情况下（如肺水肿、肺纤维化、尘肺、肺炎等），呼吸膜厚度增至大于 2μm 或有效面积减到小于 50m^2(如肺气肿使肺泡融合），均可使肺换气效率降低，导致缺 O_2 和呼吸困难。

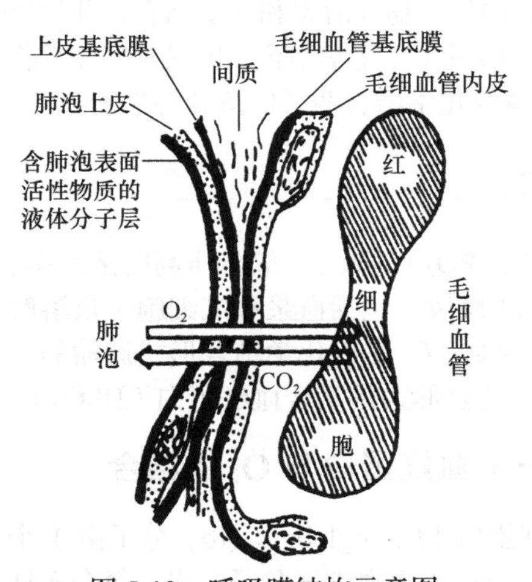

图 5-12 呼吸膜结构示意图

（二）通气/血流比值

通气/血流比值（ventilation/perfusion ratio）是指每分钟肺泡通气量（V）和每分钟肺血流量（Q）之间的比值（V/Q）。要实现肺泡与血液之间的气体交换，必须有足量的肺泡通气量和充足的肺毛细血管血流量，且两者匹配得当，才能达到最佳换气效率。正常人安静时，每分钟肺泡通气量约 4.2L，肺血流量（即心输出量）约为 5L，故 V/Q=4.2/5=0.84。通气量与血流量在这个比值时，换气效率最高，是通气量与血流量最合适匹配的理想指标，足以使流经肺泡毛细血管的静脉血全部成为动脉血（图 5-13A）。如果 V/Q 值增大，可能通气过多或血流不足（如肺动脉部分栓塞），使部分肺泡气未能与血液气充分交换导致肺泡无效腔增大（图 5-13C）；反之，如果 V/Q 值减小，表明肺通气不足（如支气管痉挛、气道黏液堵塞、异物或肿瘤）或血流过多，部分血液流经通气不良的肺泡，使混合静脉血中的气体未得到充分更新，发生功能性动-静脉短路（图 5-13B）。通气/血流比值增加或减少均影响有效的气体交换，造成缺 O_2 或 CO_2 的潴留，但主要表现为缺 O_2。

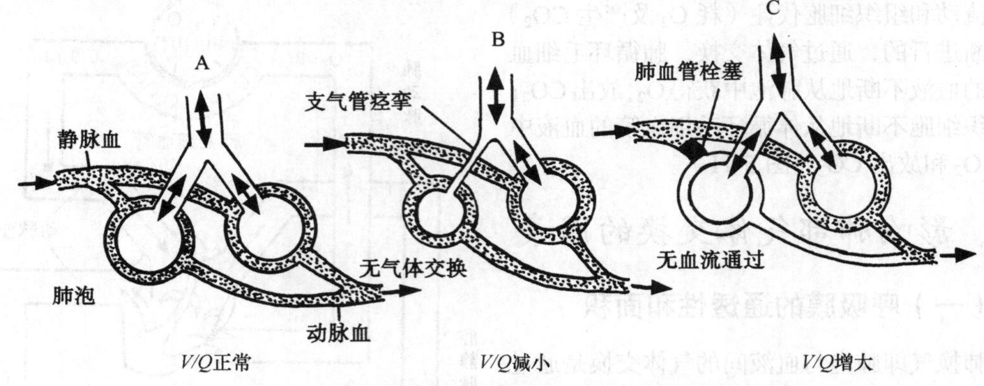

图 5-13　通气/血流（*V*/*Q*）比值变化示意图

健康成人就整个肺而言，*V*/*Q* 是 0.84。但肺各个局部的 *V*/*Q* 比值不尽相同，直立时，肺尖部较肺底部的通气量和血流量均较小，且以血流量减少更显著，故肺尖部 *V*/*Q* 比值＞1，可达 3 以上，而肺底部比值则可低至 0.6。正常情况下，由于呼吸膜面积远远超过气体交换的实际需要，因此并不影响 O_2 的摄取和 CO_2 的排出。由于肺尖部有较大的 *V*/*Q* 值，即相对有较高的肺泡氧分压，这是一个结核杆菌喜好的生长环保，这可能是肺结核好发于肺尖部的缘故。

第三节　气体在血液中的运输

从肺泡扩散入血液的 O_2 必须通过血液循环运送到各组织，从组织扩散入血液的 CO_2 也必须由血液循环运送到肺泡。O_2 和 CO_2 在血液中运输的形式有两种：物理溶解和化学结合，并且以后者为主。前者数量虽少但很重要，因为必须先物理溶解，然后才能化学结合；也只有气体呈物理溶解状态，才能进行气体交换。在正常情况下，物理溶解与化学结合两者保持动态平衡。

一、O_2 的运输

血液中以物理溶解形式存在的 O_2 的多少取决于氧分压（PO_2）的大小，氧分压高时溶解多，氧分压低时溶解少。动脉血中 PO_2 为 100mmHg，每 100ml 血液（包括血浆和红细胞）仅溶解 0.3mlO_2，占动脉血 O_2 总量的 1.5%，其量甚微。可见 98.5%的 O_2 是以化学结合形式运输的。O_2 的化学结合形式是氧合血红蛋白（HbO_2）。

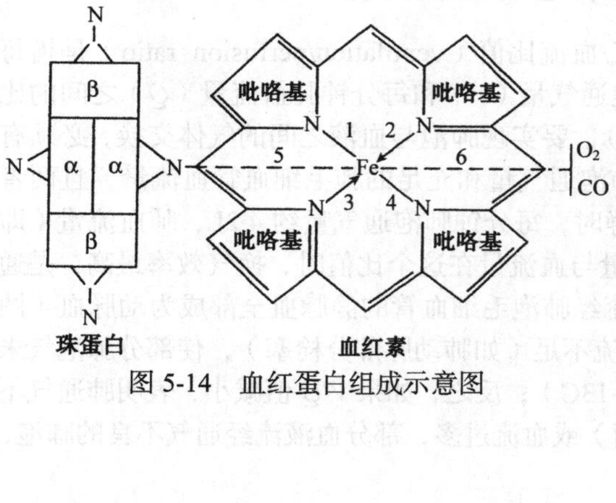

图 5-14　血红蛋白组成示意图

（一）血红蛋白与 O_2 的结合

血红蛋白（hemoglobin，Hb）分子由 1 个珠蛋白分子和 4 个血红素分子组成。每个血红素分子有 1 个 Fe^{2+}。每个珠蛋白分子有 4 条多肽链（2α，2β），每条多肽链上的组氨酸残基各与 1 个血红素的 Fe^{2+}结合，该 Fe^{2+}能与 1 个 O_2 分子可逆性结合，故每个 Hb 分子可结合 4 个 O_2 分子（图 5-14）。单独存在的血红素、Fe^{2+} 或珠蛋白均无此携 O_2 能力。每克 Hb 可结合

1.34mlO_2。100ml 血液中，Hb 所能结合的最大 O_2 量称为 Hb 氧容量，此值受 Hb 浓度的影响；而 Hb 实际结合的 O_2 量称为 Hb 氧含量，其值可受 PO_2 的影响。Hb 氧含量和 Hb 氧容量的百分比称为 Hb 氧饱和度。例如，血液中的 Hb 浓度为 15g/100ml 时，则 Hb 氧容量为 15×1.34=20.1ml/100ml 血液，如果 Hb 氧含量是 20.1ml，则 Hb 氧饱和度是 100%。如果 Hb 氧含量实际是 15ml，则 Hb 氧饱和度=15/20.1×100%=75%。通常情况下，溶解的 O_2 极少，故可忽略不计，因此，Hb 氧容量、Hb 氧含量和 Hb 氧饱和度可分别视为血氧容量（blood oxygen capacity）、血氧含量（blood oxygen content）和血氧饱和度（oxygen saturation）。按静息时心输出量为 5L/min，则每分钟携带到组织的氧为 5L/min×200mlO_2=1000ml/min。

血液中的 O_2 主要以氧合 Hb（HbO_2）形式运输。O_2 与 Hb 的结合反应快、可逆、不需酶的催化、受 PO_2 的影响。当血液流经 PO_2 高的肺泡时，Hb 与 O_2 结合，形成 HbO_2；当血液流经 PO_2 低的组织时，HbO_2 迅速解离，释放 O_2，成为去氧 Hb（HbH，由于去氧 Hb 与 H^+ 的亲和力比氧合 Hb 大得多，所以它结合较多的 H^+，可以缩写为 HbH，而不是 Hb，表示它结合 H^+）。

$$Hb+O_2 \underset{PO_2\text{低的组织}}{\overset{PO_2\text{高的肺部}}{\rightleftharpoons}} HbO_2$$

在这个反应中，Fe^{2+} 与 O_2 结合后仍是二价铁，所以该反应是氧合，不是氧化。HbO_2 呈鲜红色，去氧 Hb 呈紫蓝色，当体表浅表毛细血管床血液中去氧 Hb 含量达 5g/100ml 血液以上时，皮肤、黏膜呈浅蓝色，称为发绀（cyanosis）或紫绀。发绀一般可作为缺 O_2 标志，但它与缺 O_2 并不呈平行关系。一些严重贫血的患者，由于 Hb 量太少，即使缺氧严重，每 100ml 血液的去氧 Hb 也很难超过 5g，故不会发绀；反之，有些高原性红细胞增多症患者，虽不缺 O_2，但仍可看到发绀的存在。此外，血红素的 Fe^{2+} 与 CO 的亲和力比与 O_2 的亲和力大 250 倍，在 CO 中毒时，生成大量碳氧血红蛋白（HbCO）而使 Hb 丧失携 O_2 能力。同时，CO 与 Hb 分子中的某一血红素结合后，将增加其余三个血红素对 O_2 的亲和力，妨碍 O_2 的解离，因此造成组织缺 O_2 更为严重。由于 HbCO 呈樱桃红色，故 CO 中毒引起缺 O_2 的皮肤、黏膜等处表现的不是发绀而是樱桃红色。血红素的 Fe^{2+} 一旦被氧化生成 Fe^{3+}，即失去携 O_2 能力，这种 Hb 称为高铁 Hb，也呈紫蓝色。所以，在亚硝酸盐和苯胺中毒时，由于形成大量高铁 Hb，也可出现发绀。

（二）氧解离曲线及其影响因素

1. 氧解离曲线　表示血液 PO_2 与 Hb 氧饱和度关系的曲线，称氧解离曲线（oxygen dissociation curve）。该曲线表明在一定范围内，Hb 氧饱和度与氧分压呈正相关，即氧分压高，氧饱和度也高；氧分压低，氧饱和度也低。但这种关系并不是完全呈直线式的正比关系，而是呈一条特殊的“S”形曲线（图 5-15）。根据其变化趋势和意义，人为地将曲线分为三段。

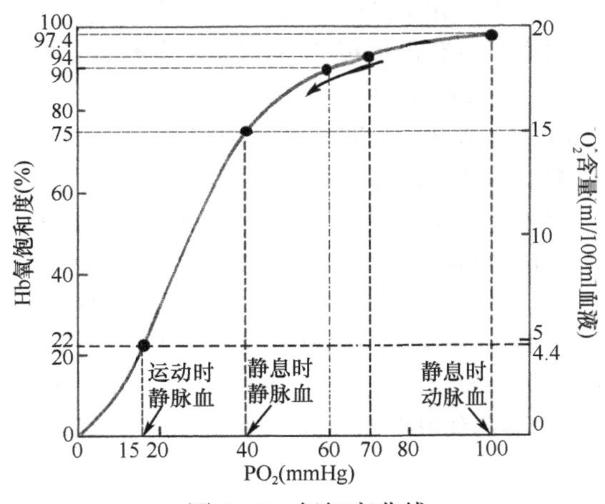

图 5-15　氧解离曲线

（1）氧解离曲线的上段：PO_2 在 60～100mmHg，即 PO_2 较高的水平，曲线平坦，表明 PO_2 的变化对 Hb 氧饱和度的影响不大。例如，PO_2 为 100mmHg 时，Hb 氧饱和度约为 97.4%，血氧含量约为 19.4ml/100ml 血液；如将吸入气中的 PO_2 提高到 150mmHg，Hb 氧饱和度为 100%，只增加了 2.6%；反之，如使 PO_2 下降到 70mmHg，Hb 氧饱和度为 94%，也不过只降低了 3.4%。因此，即使吸入气或肺泡气 PO_2 有所下降，如在高原、高空或某些呼吸系统疾病时，

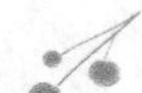

只要 PO_2 不低于 60mmHg，Hb 氧饱和度仍能保持在 90%以上，血液仍可携带足够量的 O_2，不致发生明显的低氧血症。由于 Hb 的这种特性，为机体提供了较大的安全系数，具有保护作用。

（2）氧解离曲线的中段：PO_2 在 40～60mmHg，Hb 氧饱和度的变化显著，曲线较陡，是 HbO_2 释放 O_2 的部分。在这个范围内 PO_2 稍有降低，Hb 氧饱和度就明显减小，即 HbO_2 的解离加强，可释放出更多的 O_2。血液流经组织时，氧分压降低到 40mmHg，血氧饱和度降至 75%，血氧含量约 14.4ml/100ml，即每 100ml 血液流过组织时释放了 5ml 的 O_2，为组织提供较多的 O_2。

（3）氧解离曲线的下段：PO_2 在 15～40mmHg，也是 HbO_2 与 O_2 解离的部分，是曲线坡度最陡的一段，即 PO_2 稍降，HbO_2 就可大大下降。在组织活动加强时，静脉血 PO_2 可降至 15mmHg，HbO_2 进一步解离，Hb 氧饱和度降至 22%左右，静脉血氧含量降至 4.4ml/100ml，这样每 100ml 血液能供给组织 15ml 的 O_2，为安静时的 3 倍。可见该段曲线代表 O_2 储备。

2. 影响氧解离曲线的因素 Hb 与 O_2 的结合和解离可受多种因素影响（图 5-16），使氧解离曲线的位置偏移。氧解离曲线向右下偏移（右移），表明 Hb 和 O_2 的亲和力降低，有利于 O_2 的释放；反之，氧解离曲线向左上偏移（左移），表示 Hb 对 O_2 的亲和力增强，不利于 O_2 的释放。

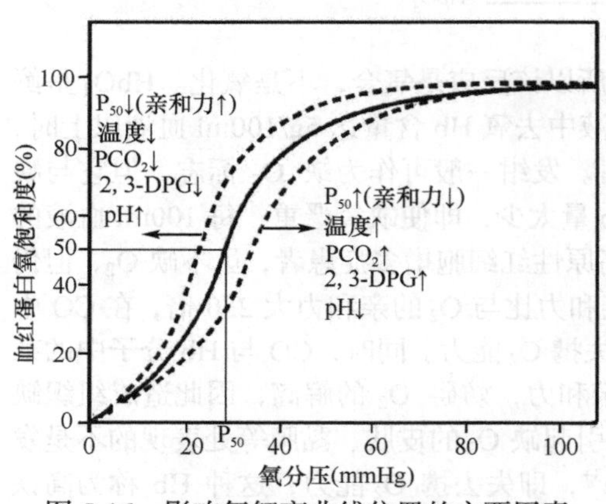

图 5-16 影响氧解离曲线位置的主要因素

（1）pH 和 PCO_2 的影响：当组织代谢活动增强时，CO_2 产生增加，PCO_2 和 H^+ 浓度升高，pH 降低，两者使 Hb 与 O_2 的亲和力降低，氧解离曲线右移；pH 升高（H^+ 浓度降低）或 PCO_2 降低，Hb 与 O_2 的亲和力增加，氧解离曲线左移（图 5-16）。CO_2 和酸度（H^+）对 Hb 与 O_2 的亲和力（氧解离曲线）的这种影响（即 CO_2 与 Hb 结合，促进 Hb 与 O_2 的分离，使氧解离曲线右移）称为波尔效应（Bohr effect）。它有利于活动组织（CO_2 及酸性代谢产物均增多）从血液中获得更多的 O_2，也有利于肺泡毛细血管中的 Hb（排出 CO_2 后）与 O_2 结合。

（2）温度的影响：温度升高（如在运动中的肌肉），氧解离曲线右移，可解离出更多的 O_2 供组织利用。反之，温度下降（如低温麻醉时），氧解离曲线左移，则 HbO_2 不易解离出 O_2。组织代谢活跃时，局部组织温度升高、CO_2 和酸性代谢产物增加，都有利于 HbO_2 解离，活动组织可获得更多的 O_2 以适应其代谢的需要。

（3）2,3-二磷酸甘油酸（2,3-diphosphoglyceric acid，2,3-DPG）：是红细胞无氧酵解的产物。2,3-DPG 浓度升高时（如高山缺 O_2），Hb 对 O_2 的亲和力降低，氧解离曲线右移，使更多的 O_2 释放；2,3-DPG 降低时，Hb 与 O_2 的亲和力增加，氧解离曲线左移（图 5-16）。

（4）Hb 自身性质的影响：除上述因素外，Hb 与 O_2 的结合还受其自身性质的影响。例如，CO 与 Hb 分子中某个血红素结合后，将增加其余 3 个血红素对 O_2 的亲和力，使氧解离曲线左移，妨碍 O_2 的解离。CO 与 Hb 的亲和力是 O_2 的 250 倍，更重要的是，CO 与 Hb 结合将大大占据 Hb 与 O_2 结合的位点，使 O_2 与 Hb 结合减少，因此吸入 CO 危害极大。Hb 中的亚铁（Fe^{2+}）氧化成高铁（Fe^{3+}）后，便失去携 O_2 的能力。胎儿 Hb 是 F 型（HbF），与 O_2 的亲和力高，有利于胎儿血液流经胎盘时从母体摄取 O_2。有一种病叫镰状红细胞贫血，其红细胞内含有较多的 2,3-DPG，因此与 O_2 的亲和力降低，氧解离曲线右移。

二、CO_2 的运输

O_2 进入组织毛细血管血液后，约 7%是以物理溶解的形式存在的，故 CO_2 主要以化学结合的形式在血液中运输。化学结合的 CO_2 70%以 HCO_3^- 的形式存在，23%以氨基甲酰血红蛋白的形式存在。

（一）碳酸氢盐

CO_2从组织扩散入血液，在血浆中可与H_2O反应生成H_2CO_3，但血浆中缺乏催化这一反应的酶，因此反应速度很慢。红细胞内含有丰富的碳酸酐酶，能催化这一反应，故大部分CO_2迅速从血浆扩散入红细胞，生成H_2CO_3，H_2CO_3又自动解离为H^+和HCO_3^-。HCO_3^-很容易透过红细胞膜，大部分扩散出红细胞，与血浆中存在较多的Na^+结合成$NaHCO_3$，一小部分HCO_3^-则与细胞内的K^+结合成$KHCO_3$。红细胞膜对正离子的通透性很小，因此，正离子不能伴随HCO_3^-外移，此时，血浆中较多的Cl^-则向红细胞内转移，以保持红细胞内外电荷的平衡，这称为氯转移（chloride shift）。H_2CO_3解离所生成的H^+则与去氧Hb结合而被缓冲。其总的反应式是：

$$CO_2 + H_2O \xrightarrow{\text{碳酸酐酶}} H_2CO_3 \rightarrow H^+ + HCO_3^-$$

$$H^+ + Hb^- \longrightarrow HHb$$

Hb缓冲H^+对于维持身体的pH相对恒定有重要作用，如果血液PCO_2高于正常，Hb缓冲不能吸收CO_2与H_2O反应产生的所有H^+，H^+积聚于血浆引起呼吸性酸中毒。

在肺部，因肺泡气PCO_2比静脉血低，上述反应向相反方向进行。血浆溶解的CO_2首先扩散入肺泡，红细胞内的HCO_3^-和H^+生成H_2CO_3，碳酸酐酶又催化H_2CO_3分解成CO_2和H_2O，CO_2又从红细胞扩散入血浆，而血浆中的HCO_3^-便进入红细胞以补充消耗的HCO_3^-，Cl^-则出红细胞。这样以HCO_3^-形式运输的CO_2在肺部释放出来（图5-17）。

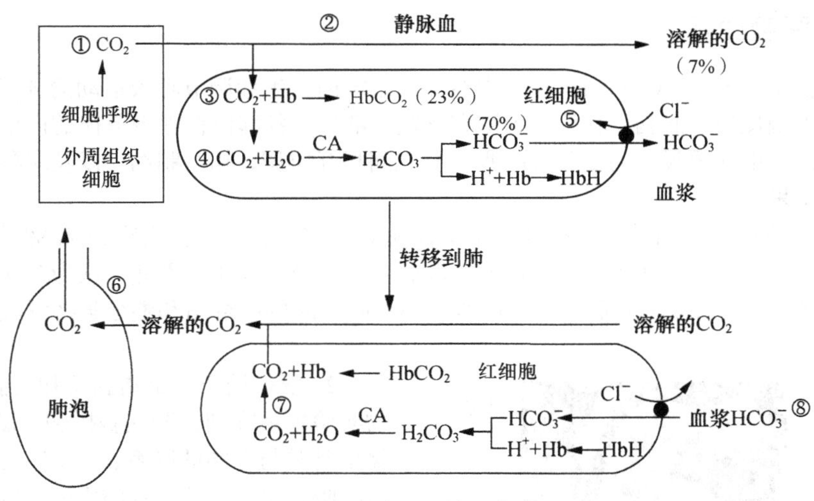

图5-17 CO_2运输示意图

CA：碳酸酐酶；①CO_2从组织细胞扩散进入全身毛细血管；②仅3%的CO_2溶解在血浆；③23%CO_2与Hb结合形成氨基甲酰血红蛋白；④70%的CO_2在CA催化下与H_2O发生反应生成HCO_3^-和H^+；⑤HCO_3^-进入血浆与Cl^-交换（Cl^-转移）；⑥血浆中溶解的CO_2扩散到肺；⑦CO_2脱离Hb，离开红细胞进入血浆；⑧HCO_3^-回红细胞，并转化为CO_2。

（二）氨基甲酰血红蛋白

一部分CO_2与Hb中珠蛋白的自由氨基（末端氨基）结合，形成氨基甲酰血红蛋白（$HbCO_2$），反应式如下：

$$Hb+CO_2 \underset{\text{在肺}}{\overset{\text{在组织}}{\rightleftharpoons}} HbCO_2$$

由于CO_2和O_2与Hb分子结合的部位不同，因此两者不会产生竞争结合Hb，所以Hb能

同时运输 O_2 与 CO_2。

这一反应无须酶的催化，是疏松的物理性结合，反应迅速、可逆（即当 PCO_2 降低时容易释放出 CO_2），主要调节因素是血红蛋白的氧合作用。氧合 Hb（HbO_2）的酸性高，难以与 CO_2 直接结合；去氧 Hb 的酸性低，容易与 CO_2 直接结合。因此，当血液流经组织时，HbO_2 释放出 O_2，去氧 Hb 增多，与 CO_2 结合力增强，可结合较多的 CO_2；当血液流经肺时，O_2 与 Hb 结合形成 HbO_2，与 CO_2 结合力降低，于是释放出所结合的 CO_2，扩散入肺泡呼出。O_2 与 Hb 结合促使 CO_2 释放，这一效应称霍尔丹效应（Haldane effect）。因此，O_2 和 CO_2 与 Hb 结合的相互作用是很有意义的：在组织产生的 CO_2 与 Hb 结合，使 Hb 与 O_2 的结合力降低，易于释放 O_2（波尔效应）；而 HbO_2 释放出 O_2 又增加 Hb 与组织产生的 CO_2 的结合力，即易于与 CO_2 结合。

第四节　呼吸运动的调节

呼吸运动的调节包括两种方式，即自主性（代谢性）调节和行为性（随意）调节。自主性呼吸是一种非意识性节律性呼吸运动，在中枢神经系统的参与下，通过多种传入冲动的作用，反射性地调节呼吸的深度和频率，以适应机体摄取 O_2 和排出 CO_2 的需要。而随意呼吸运动则是由大脑皮质和丘脑高级神经中枢控制的。本节主要介绍自主性呼吸调节。

一、呼吸中枢和呼吸节律的形成

（一）呼吸中枢

呼吸中枢（respiratory center）是指中枢神经系统内产生和调节呼吸运动的神经元群。它们分布在包括大脑皮质、间脑、脑桥、延髓和脊髓等部位，各部位在呼吸节律的产生和调节中所起的作用不同。正常呼吸运动是各级呼吸中枢之间相互协调、相互制约，以及对各种传入冲动进行整合的结果。

1. 脊髓　支配呼吸肌的运动神经元位于脊髓第 3～5 颈段（支配膈肌）和胸段（支配肋间肌和腹肌等）灰质前角。在延髓和脊髓间横断脊髓，呼吸即停止。因此，认为节律性呼吸运动不是在脊髓产生的。脊髓只是联系高位呼吸中枢和呼吸肌的中继站和整合某些呼吸反射的初级中枢。

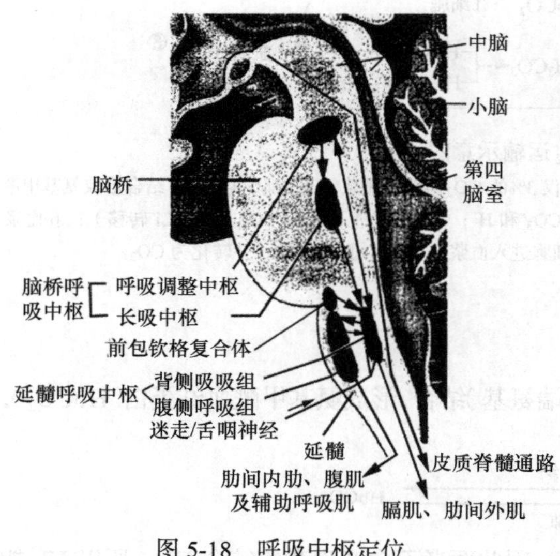

图 5-18　呼吸中枢定位

2. 低位脑干　是指脑桥和延髓。在哺乳动物实验中观察到，若在脑桥和中脑之间横断，保留延髓与脊髓的联系，动物保持基本的节律性呼吸。如在延髓与脊髓之间横断，则呼吸停止，说明低位脑干（延髓和脑桥）是产生原始节律性呼吸活动的基本部位，是呼吸的基本中枢所在。

（1）延髓呼吸中枢：在延髓存在二组控制呼吸的神经元，分别称为背侧呼吸组（dorsal respiratory group，DRG）和腹侧呼吸组（ventral respiratory group，VRG）（图 5-18）。

1）背侧呼吸组：主要由吸气神经元组成，在呼吸的控制中起主要作用，平静呼吸时其兴奋主要引起膈肌和肋间外肌收缩而吸气。DRG 通过迷走神经和舌咽神接受颈动脉体和主动脉体化学感受器、颈动脉窦和主动脉弓压力感受器及肺牵张感受器的传入冲动（图 5-18）。

2）腹侧呼吸组：含吸气神经元和呼气神经元。其活动特点是：①在正常平静呼吸时几乎无活动。正常平静呼吸仅由背侧呼吸组神经元重复发放吸气冲动传到脊髓吸气运动神经元通过膈神经和肋间神经引起膈肌和肋间外肌收缩所引起，呼气则是由背侧呼吸组神经元活动突然停止，肺及胸廓的弹性回位引起。②当需增加肺通气而加强呼吸活动时（特别是在运动时），呼吸冲动可从背侧呼吸组神经元扩布到腹侧呼吸组神经元，使之也参与呼吸活动。其传出冲动到达肋间内肌、腹肌、辅助呼吸肌，以及咽喉肌和舌肌。其主要作用是引起呼气肌收缩，产生主动呼气，以及维持呼吸时上呼吸道开放。

（2）脑桥呼吸组（PRG）：以前称呼吸调整中枢，它发放冲动到 DRG，切断吸气神经元活动，限制吸气，促使吸气向呼气转换，使吸气不致过长过深。它接受 DRG 的传入冲动。

在 VRG 上端有一前包钦格（pre-Btziger）复合体，其神经元网络可能充当呼吸节律发生器（“起搏点”）的作用，驱动 DRG 吸气神经元节律性放电。

3. 高位中枢 正常人的呼吸运动还受到高位中枢，如大脑皮质、边缘系统及下丘脑的调节。例如，疼痛和情绪活动可影响呼吸，这是边缘系统及下丘脑的下行纤维控制脑干呼吸神经元活动的结果。大脑皮质可以随意控制呼吸的深度和频率。发动说唱等动作时，在一定限度内可以随意屏气或加强呼吸。

大脑皮质对呼吸的调节是随意呼吸调节，低位脑干对呼吸的调节是不随意的自主呼吸调节。这两种调节的下行通路是分开的。因此，就可能产生自主呼吸被破坏而随意呼吸仍是完好的情形。它所造成的临床症状称为 Ondine’s curse（原发性肺泡换气不足）。患者仍可通过随意呼吸或依靠人工呼吸机来维持肺通气，如果不进行人工呼吸，一旦患者入睡，呼吸运动就会停止。

（二）呼吸节律形成的机制

关于节律性呼吸运动形成的机制，至今尚未完全阐明。目前认吸气与呼气之间的周期性转换是呼吸中枢神经元网络中不同神经元之间相互作用或交互抑制的结果。DRG 神经元在前包钦格复合体神经元的驱动下递增式放电，形成吸气冲动，行使吸气发生器作用，产生吸气。前包钦格复合体神经元像窦房结起搏细胞一样，具有自我产生动作电位的能力，DRG 神经元在其驱动下产生递增式放电。当放电频率增加到一定程度时，即突然停止放电（吸气肌舒张，产生被动呼气）；然后又开始放电（引起吸气），如此反复进行。当需要增加肺通气量而加强呼吸时（如运动时）呼吸冲动可从 DRG 扩散到 VRG 神经元，兴奋其呼气神经元，引起主动呼气。另外，延髓呼吸中枢的吸气和呼气神经元之间还存在交互抑制，即吸气神经元兴奋时呼气神经元抑制；呼气神经元兴奋时吸气神经元抑制。延髓节律性呼吸发生器还接受外周传入冲动（包括颈动脉体、主动脉体化学感受器有关血液 PO_2、PCO_2 及 pH 的信息；颈动脉窦、主动脉弓压力感受器有关动脉压的信息，以及肺牵张感受器及肺其他感受器的传入信息）的影响。此外还接受脑桥呼吸调整中枢的影响。

二、呼吸的神经反射性调节

呼吸中枢接受各种感受器的传入冲动，通过神经反射，调节呼吸运动。

（一）肺牵张反射

1868 年 Breuer 和 Hering 发现，在麻醉动物肺充气或肺扩张，则抑制吸气；肺放气或肺缩小，则引起吸气。切断迷走神经，上述反应消失，所以是反射性反应。由肺扩张或肺缩小引起的吸气停止或吸气发生的反射，称为黑-伯反射（Hering-Breuer reflex）或肺牵张反射（pulmonary stretch reflex）。它有两种成分：肺扩张反射和肺缩小反射。

1. 肺扩张反射 是肺充气或扩张时抑制吸气的反射。感受器位于从气管到细支气管的平滑肌中，是牵张感受器。吸气时，肺扩张，当肺内气量达一定容积时，肺牵张感受器兴奋，发放冲动增加。冲动经迷走神经传入延髓，抑制 DRG 活动，吸气停止，转入呼气。这样便加速了吸气和呼气的交替，使呼吸频率增加。所以切断迷走神经后，吸气延长、加深，呼吸变得深而慢。

肺扩张反射的敏感性有种系差异，兔的最明显，人的最弱。正常人体在平静呼吸时这种反射不起作用，只是一种保护机制，防止过度膨胀肺部，但初生婴儿存在此反射，在出生后 4～5 天，此反射显著减弱。病理情况下（如肺充血、肺水肿等），由于肺顺应性降低，肺扩张时使气道扩张较大，刺激较强，可以引起该反射，使呼吸变浅变快。

2. 肺缩小反射 是肺缩小时引起吸气的反射。感受器同样位于气道平滑肌内，但其性质尚不十分清楚。肺缩小反射在较强的缩肺时才出现，它在平静呼吸调节中意义不大，但对阻止呼气过深和肺不张等可能起一定作用。

（二）呼吸肌本体感受性反射

人开始运动时，呼吸频率和深度就会增加，甚至在 PO_2、PCO_2 和 H^+ 水平变化之前就发生。这主要是运动时肌肉、关节的本体感受器受到刺激，冲动传入呼吸中枢引起的，称为呼吸肌本体感受性反射。在动物实验中，以及某些患者因治疗需要而切断颈或胸脊神经背根，术后可见呼吸肌活动减弱或暂时消失，说明呼吸肌本体感受器的传入冲动在维护和调节正常呼吸中起着一定的作用。此外，在对清醒或麻醉动物和人体的肢体做被动运动时，可使肺通气量增加。这都是通过肌肉和关节中的本体感受器受刺激引起的反射，

（三）防御性呼吸反射

1. 咳嗽反射 是一种保护性反射，可将呼吸道的异物或分泌物排出体外，同时也是呼吸道疾病的常见症状。咽、喉、气管和支气管黏膜下层有丰富的感觉神经末梢，当其受到刺激时，可引起咳嗽反射。其传入神经为迷走神经，中枢可能在延髓。咳嗽时先是短促的或较深的吸气，接着声门紧闭、呼气肌强烈收缩，肺内压和胸膜腔内压急速升高，然后声门突然打开，气体以极高的速度从肺内冲出，将刺激物清除，起到清洁、保护呼吸道，并维持其通畅的作用。但是，强烈、频繁、持久的咳嗽可引起肺气肿和肺心病，对机体不利，应当加以防止。

2. 喷嚏反射 是鼻腔黏膜受到刺激引起的一种防御反射。其传入神经为三叉神经，中枢在延髓，反射动作与咳嗽相似，不同之处是在打喷嚏时，悬雍垂下降，舌压向软腭，高压气流主要由鼻腔冲出以驱除鼻腔的刺激物。

（四）其他感受器受刺激引起的呼吸改变

1. 血压对呼吸的影响 当人体血压升高时，可刺激颈动脉窦和主动脉弓压力感受器，反射性地引起呼吸减弱、减慢；反之，血压突然降低，引起呼吸加强、加快。

2. 疼痛对呼吸的影响 疼痛刺激可引起呼吸加深、加快。手术时，若因麻醉太浅引起患者疼痛，会导致呼吸加深、加快，最终可因 CO_2 排出过多而发生呼吸抑制。

3. 体温 体温升高，如发热、剧烈运动时，呼吸频率增加；体温降低则相反，突然的冷刺激（如跳入冷水中）可导致暂时呼吸停止。

4. 拉伸肛门括约肌 拉伸肛门括约肌增加呼吸频率，有时也被用来刺激新生儿或停止呼吸的人。

5. 针刺穴位对呼吸的影响 针刺入中穴可使意外发生的呼吸暂停恢复。

6. 打嗝和哈欠 打嗝是膈肌及其他吸气肌不随意的痉挛性收缩，产生吸气并突然关闭声门。声门关闭产生声音和打嗝的感觉。其生理意义不明。大多数打嗝的发作是短暂的（持续数分钟），常由屏气或导致动脉血 PCO_2 升高的因素引起。也可能是膈神经或胃感觉神经受刺激或直接损伤或压迫脑的某些部位引起，也可由心理因素造成的。憋气通常可以缓解打嗝。哈欠是一种独特的会“传染”的呼吸动作，可

能由与情绪有关的神经递质触发。像打嗝一样在胎儿时期就存在，并且存在于鱼类、乌龟和哺乳动物。哈欠时的深吸气使肺泡扩张，这有助于防止肺不张及增加静脉血回流到心脏。在动物，哈欠也是群猴之间沟通的一种非言语的信号，在人类也可能有类似作用。

7. 潜水反射　面部浸入冷水中引起潜水反射，表现为呼吸暂停、心跳减慢和外周血管收缩，可保护个体在被淹水的开始阶段不吸入水。因此，这一反射的存在能使看上去溺死者复苏。

三、化学因素对呼吸的调节

呼吸的化学性调节是指动脉血或脑脊液中的 PO_2、PCO_2 和 H^+改变对呼吸运动的影响。机体通过呼吸，调节血液中 O_2、CO_2、H^+的水平，动脉血中 O_2、CO_2 和 H^+水平的变化又通过化学感受器调节呼吸运动，改变肺通气量，以维持动脉血中的 PO_2、PCO_2 和 H^+的相对恒定，以适应全身代谢的需要和维持内环境的相对稳定。

（一）化学感受器

1. 外周化学感受器　包括颈动脉体和主动脉体。它们可直接感受动脉血液 PO_2（主要）、PCO_2 和 H^+浓度的变化，传入冲动经由窦神经（汇入舌咽神经）和主动脉神经（行走于迷走神经内）传入延髓。低氧，PCO_2、H^+升高时颈动脉体和主动脉体的传入冲动都能反射性地引起呼吸加深、加快和血液循环的变化，但颈动脉体主要调节呼吸，而主动脉体在血液循环调节方面较为重要。

2. 中枢化学感受器（central chemoreceptor）　又称化学敏感区，位于延髓腹外侧浅表部位，与背侧呼吸组神经元很接近，左右对称（图 5-19）。其生理刺激是脑脊液和脑细胞外液的 H^+浓度（pH）变化；H^+浓度升高，刺激中枢化学感受器，再引起呼吸中枢兴奋（图 5-19B）。中枢化学感受器不感受缺 O_2 的刺激，其作用可能是调节脑脊液的 H^+浓度，使中枢神经系统有一稳定的 pH 环境，而外周化学感受器的作用主要是在机体低 O_2 时，维持对呼吸的驱动。

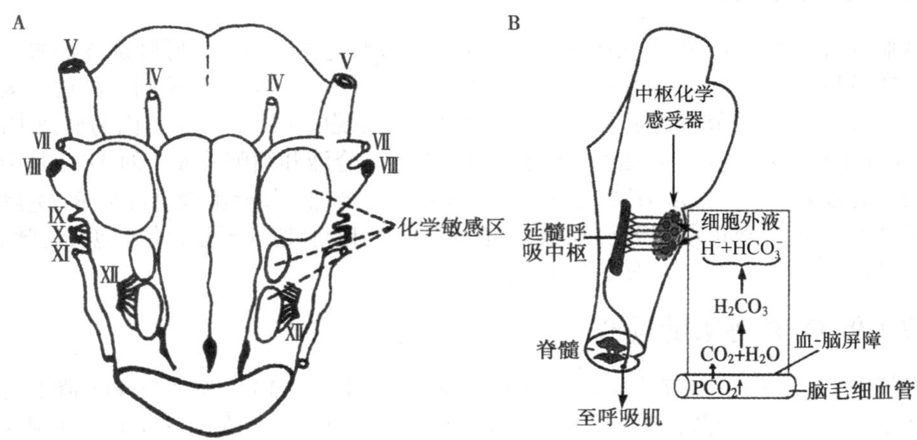

图 5-19　中枢化学感受器

A. 延髓腹外侧的三个化学敏感区，罗马数字代表相对应的脑神经；B. 血液或脑脊液 PCO_2 升高时，刺激呼吸的中枢机制

（二）CO_2 对呼吸的影响

CO_2 对呼吸有很强的刺激作用，它是维持正常呼吸的最重要生理性刺激。人在过度通气后可发生呼吸暂停，就是因为过度通气排出了较多的 CO_2，使血液 CO_2 分压下降，以致对呼吸的刺激减弱所致。吸入气中 CO_2 浓度轻度增加时，肺泡的 PCO_2 升高，随后动脉血 PCO_2 也升高，

呼吸加深、加快，肺通气量增加，从而使血液 PCO_2 恢复正常，维持血液正常的 pH。临床上氧气疗法通常不采用纯 O_2，而是必须加入 3%～5% CO_2，其原因之一就是促使呼吸加深、加快，提高肺通气量。当吸入气 CO_2 含量过高时，肺通气量不能作相应的增加，致使肺泡气、动脉血 PCO_2 显著升高，CO_2 堆积，抑制中枢神经系统的活动（包括呼吸中枢），发生呼吸困难、头痛、头昏，甚至昏迷，出现 CO_2 麻醉。总之，CO_2 在呼吸调节中经常起作用，动脉血 PCO_2 在一定范围内升高，可以加强对呼吸的刺激作用，但超过一定限度则产生抑制和麻醉效应。

某种原因引起通气过度，造成血液 PCO_2 降低而导致低碳酸血症时（血液 pH 降低，H^+ 升高），可嘱咐其口鼻对着纸袋（如食品纸袋）呼吸，以致重复呼吸自己呼出的富含 CO_2 的气体，可升高其血液的 PCO_2 到正常水平，从而可防止因低碳酸血症引起的脑血管收缩，以及由此导致的脑缺血和脑缺血产生的眩晕。

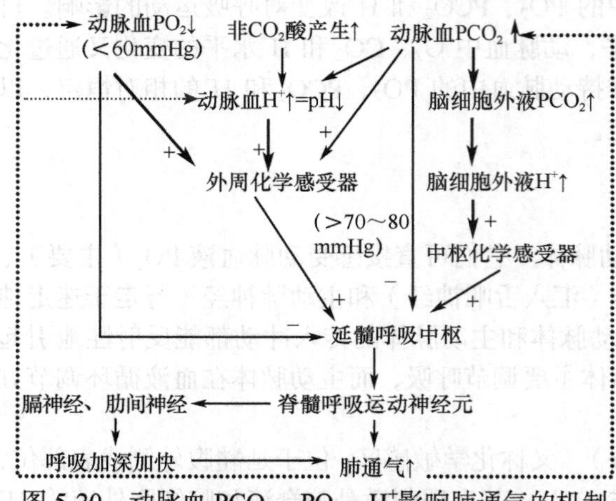

图 5-20 动脉血 PCO_2、PO_2、H^+ 影响肺通气的机制

粗箭头表示主要作用；虚线箭头表示负反馈

CO_2 对呼吸的刺激作用是通过刺激外周和中枢化学感受器实现的：肺泡 PCO_2 升高，动脉血 PCO_2 升高，动脉血 H^+ 浓度升高，刺激外周化学感受器；同时，由于 CO_2 具有脂溶性，易通过血-脑屏障和血-脑脊液屏障，使脑脊液和脑组织液中的 H^+ 升高（$CO_2+H_2O \rightarrow H_2CO_3 \rightarrow HCO_3^-+H^+$），刺激中枢化学感受器。来自外周和中枢化学感受器的传入冲动刺激延髓呼吸中枢，反射性地使呼吸加深、加快，增加肺通气（图 5-19B，图 5-20）。两条途径以刺激中枢化学感受器的作用为主，但刺激外周感受器的作用较迅速。

（三）H^+ 对呼吸的调节

动脉血 H^+ 浓度增加（如剧烈运动时，产生大量乳酸进入血液），呼吸加深加快，肺通气量增加；H^+ 浓度降低（如频繁呕吐，大量 H^+ 从胃液中丢失），呼吸受抑制，肺通气量降低。血液中的 H^+ 对呼吸的调节主要是通过外周化学感受器实现的（图 5-20）。因为血液中的 H^+ 不能通过血-脑屏障，从而就不能刺激中枢化学感受器。脑脊液和细胞外液中的 H^+ 才是中枢化学感受器的最有效刺激物。血液 H^+ 浓度升高，引起肺通气增加，使肺泡及动脉血 PCO_2 降低，最终使动脉血 H^+ 浓度降至正常；相反，血液 H^+ 浓度降低，引起肺通气不足，使肺泡及动脉血 PCO_2 升高，最终使动脉血 H^+ 升高（恢复正常）。

（四）低 O_2 对呼吸的调节

吸入气中 O_2 分压在一定范围内下降可以刺激呼吸（图 5-20）。吸入气 PO_2 降低时，肺泡气、动脉血 PO_2 都随之降低，呼吸加深、加快，肺通气增加。一般在动脉血 PO_2 降到 60mmHg 以下时，肺通气量才出现明显的增加。这是因为动脉血 PO_2 在 60mmHg 时，Hb 氧饱和度仍在 90%以上。因此，动脉血 PO_2 的改变对正常人呼吸的调节作用不大，仅在某些病理情况下，如严重肺气肿、肺心病时由于肺通气功能障碍，出现明显低 O_2 时才发生明显的刺激呼吸的作用。

慢性阻塞性肺疾病（如哮喘、支气管炎、肺气肿）患者，由于中枢化学感受器逐渐适应了高浓度的 CO_2 刺激，低 O_2 成为重要的呼吸刺激。此类患者如供给纯 O_2（100% O_2）矫正动脉血 PO_2，消除了低 O_2 对呼吸的刺激作用，可引起呼吸停止。

需要指出的是，外周化学感受器是对血液 PO_2 起反应，而不是对血液的总 O_2 含量起反应。在轻度至中度贫血和 CO 中毒时，动脉血 O_2 含量降低（前者由于 Hb 含量降低，后者由于与 Hb 结合的 O_2 减少），但不刺激化学感受器反射性引起肺通气增加，因为在上述情况下动脉血 PO_2 正常（由于溶解于血液中的 O_2 量不受影响）。

低 O_2 对呼吸的刺激作用完全是通过外周化学感受器实现的（图 5-20）。切断动物外周化学感受器的传入神经或摘除人的颈动脉体，急性低 O_2 的呼吸刺激的反应完全消失。低 O_2 对中枢的直接作用是抑制作用。但是低 O_2 可以通过对外周化学感受器的刺激而兴奋呼吸中枢，这样在一定程度上可以对抗低 O_2 对中枢的直接抑制作用。但在严重低 O_2 时，来自外周化学感受器的传入冲动对抗不了低 O_2 对呼吸中枢的抑制作用，因而使呼吸减弱甚至停止。由于低 O_2 对呼吸的刺激作用完全是通过外周化学感受器实现的，因此，PCO_2 过高而呼吸中枢受抑制的患者，只靠低氧刺激主动脉体和颈动脉体化学感受器驱动呼吸中枢，给这类患者吸入 O_2 特别是纯 O_2，由于解除了低 O_2 的刺激作用，反而会引起呼吸暂停，临床上给 O_2 治疗时应予以注意。

四、特殊情况下的呼吸运动及其调节

（一）运动时呼吸运动的变化及其调节

运动时机体代谢增强，耗 O_2 量和 CO_2 产生量均随运动量的加大而增加，呼吸系统将发生一系列变化以适应机体需要。呼吸加深、加快，潮气量可从平静呼吸的 500ml 上升到 2000ml，呼吸频率可从 12～18 次/分增加到 50 次/分，每分通气量可增加到 100L/min 以上，相当于安静时的十几倍甚至几十倍，从而确保运动时 O_2 的供应和 CO_2 的排出。

运动时肺通气量增加和恢复有一个过程。运动之初，通气量突然增加，然后较缓慢增加，随后达到一个稳态水平。运动停止后，也是通气量首先骤降，然后缓慢降到运动前的水平（图 5-21）。运动细胞的氧供滞后于利用的能量，产生氧债。运动后较多的耗氧补偿氧债。

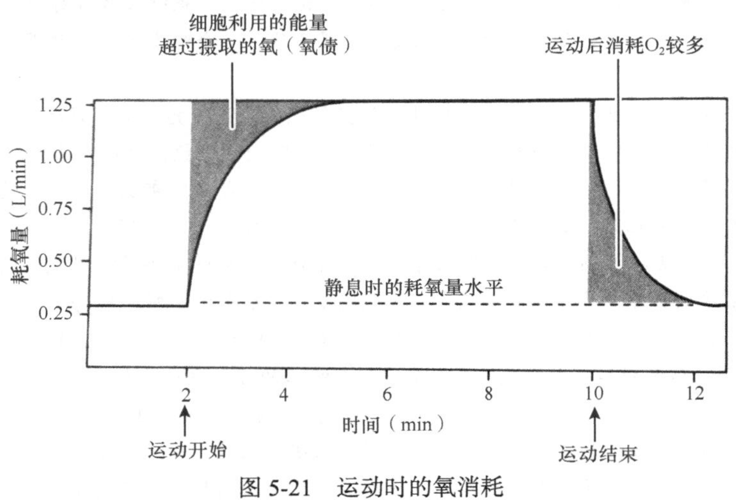

图 5-21　运动时的氧消耗

运动开始时，肺通气量的骤增反应主要是由条件反射及来自肌肉、肌腱关节的传入冲动引起的，因为收缩肌肉引起的血液 PO_2 降低、PCO_2 和 H^+ 升高的变化要经过 20s 或更长时间才能刺激外周和中枢化学感受器。随后肺通气较缓和地增加可能是由于血液化学因素的变化，虽然中等程度运动时，动脉血 pH、PO_2 及 PCO_2 仍保持相对的稳定，但它们随呼吸而呈周期性波动。运动时，这种波动幅度的增大，可能在运动通气反应中起重要作用。此外，运动时体温及血浆 K^+ 水平升高，它们可通过刺激中枢和外周化学感受器兴奋呼吸。剧烈运动时血液中乳酸增加，可进一步增加通气。

运动停止后，通气未立即恢复到安静水平。这是因为运动时，供 O_2 量小于耗 O_2 量，欠下了"O_2 债"。所以运动停止后一段时间内，耗 O_2 量仍大于安静时的，以偿还"O_2 债"，待偿还后，通气才恢复到安静时的水平。这时维持通气增强的刺激主要是 H^+。

（二）低气压（高海拔）条件下的呼吸及其调节

人从海平面或海拔较低处突然到海拔较高处（登高）时，由于高海拔处气压较低，氧含量降低，会因急性缺氧产生一系列症状——高山病（mountain sickness）：困倦、头痛、头晕、恶心、呕吐、判断力受损、行为改变、运动不协调、意识模糊等，严重时可引起脑水肿和肺水肿、意识丧失，这可导致死亡。为了避免这些症状的发生，人应慢慢爬山（登高），使身体能适应大气压的变化。此外，人长期处于低气压环境中，机体会产生一系列适应性生理变化：①缺氧刺激外周化学感受器，使呼吸频率和呼吸深度增加；然而呼吸频率和深度增加引起 CO_2 排出过多，降低 PCO_2（呼吸性碱中毒），但肾脏通过减少排酸可使 pH 重新恢复正常。②PCO_2 降低，2, 3-二磷酸甘油酸产生增加，使氧离曲线右移，释放更多的 O_2。③静息状态的肺毛细血管开放和毛细血管进一步扩张，增加了肺泡气体交换面积，使肺的扩散容量增加。④增加肌红蛋白含量，以储存尽可能多的 O_2。⑤提高细胞色素氧化酶活性，从血液中提取尽可能多的 O_2。⑥缺氧刺激促红细胞生成素生成，增加红细胞数量。⑦增加线粒体数量，以增加能量供应。

通过上述变化，有助于人体在高海拔地区轻松维持生活。

生理与临床：睡眠呼吸暂停和打鼾

在睡眠时约有 1/3 的正常人会发生短暂性的呼吸暂停或肺换气不足，呼吸暂停时间通常不到 10s，动脉 PO_2（O_2 含量）和 PCO_2（CO_2 含量）也没有明显变化。发生睡眠呼吸暂停综合征时呼吸暂停时间较长（在 10s 以上），并且动脉 PO_2 和 PCO_2 也发生明显变化，一个晚上可发作数百次，多见于老年人和肥胖者。

睡眠呼吸暂停可分为两类，一类是由上呼吸道阻塞引起的，另一类是由于驱动呼吸的中枢神经受损伤所致，以前一种最常见。呼吸暂停发生在快波睡眠，也即肌肉张力最低时最容易出现。

阻塞性睡眠呼吸暂停是由于睡眠时副交感神经兴奋性增强，导致咽部肌肉松弛，使咽腔变小，如果原来咽腔就比较狭窄，如肥胖，咽壁的脂肪较多或颈部过多的脂肪组织，可压缩咽腔；或软腭松弛、悬雍垂过长、舌体肥大、舌根后缩、扁桃体肥大等，均可导致上呼吸道主要是咽腔完全闭塞，使呼吸时气流不能通过而发生呼吸暂停。另外，鼻腔病变，鼻腔阻塞也可引起睡眠呼吸暂停。有些病例是由于颏舌肌在吸气时不能收缩，因而导致阻断吸气。呼吸暂停引起血液中的 O_2 含量减少、PO_2 降低，而 CO_2 含量则增加、PCO_2 增高，这又强烈刺激呼吸中枢，突然引起吃力的呼吸运动（人被憋醒），空气通过狭窄的气道（主要是咽腔）产生一种奇特的声音——打鼾。通气后随着血液中的 PO_2 增高，PCO_2 降低，对呼吸中枢的刺激作用减弱，呼吸运动减弱，空气又难以通过阻塞的咽腔，呼吸暂停再次发生。一个晚上呼吸暂停和吃力的呼吸（伴鼾声）反复交替数百次，使患者处于间断的和不平静的睡眠状态。因此睡眠呼吸暂停患者由于晚上真正睡眠的时间不足，所以通常白天有明显的嗜睡、头晕乏力及其他障碍，如交感神经兴奋性增高，表现为注意力不集中、心率加快、肺及全身动脉血压升高，大大增加患心血管疾病的危险性。所以，有睡眠暂停综合征者不宜从事高危作业及驾驶汽车等工作。

阻塞性呼吸暂停的治疗主要应针对病因。此外可采用：①经鼻持续气道正压通气；②手术切除咽喉背侧过多的脂肪组织（悬雍垂腭咽成形术），切除增大的扁桃体或腺样体或过长的悬雍垂，或在气管上造一开口（气管造口术），使睡眠时气流旁开阻塞的气道等。一般性治疗有减肥、睡眠采用侧位、抬高床头、避免用镇静药等。

临床病例分析：通气过度引起的低钙搐搦

病例简介：某男，20岁，学生。在期终考试前夕，诉说呼吸困难、头昏、手指麻木和手足肌肉痉挛。实验室检查发现动脉 PCO_2 异常低，血清 Ca^{2+} 水平也降低。

问题：动脉 PCO_2 及血清 Ca^{2+} 降低是怎样引起的？血清 Ca^{2+} 浓度降低怎样引起感觉异常及肌肉痉挛？动脉 PCO_2 降低如何引起头昏？

病例分析：由于该学生害怕即将到来的期终考试而突然通气过度，增加通气降低动脉 PCO_2，从而又导致血浆 pH 升高（H^+ 降低）。pH 升高引起血清 Ca^{2+} 与血浆蛋白结合增加，导致血浆游离 Ca^{2+} 浓度降低，细胞外液 Ca^{2+} 浓度降低使膜的兴奋性增加，增加感觉、运动神经及骨骼肌自发性活动；增加运动神经元及骨骼肌电活动产生肌肉痉挛；感觉神经活动增强与感觉异常有关。膜兴奋性增加是由于在低 Ca^{2+} 环境下，钠通道开放的概率增加（相当于阈电位水平下移），因此神经纤维去极化时更快达到阈电位，兴奋性增高，有时在没有刺激的情况下自发产生动作电位，引起肌肉收缩。脑血管阻力受动脉 PCO_2 的控制，动脉 PCO_2 降低，引起脑血管收缩，阻力增加，脑血流量降低；脑血流降低产生头昏，并可能引起晕厥。

复习思考题

1. 简述胸内负压的形成及生理意义。
2. 何谓肺表面活性物质？其作用和生理意义是什么？
3. 肺活量与用力呼气量、肺通气量与肺泡通气量在检测肺通气功能中的意义的有何不同？
4. 什么是氧解离曲线？试分析曲线的特点和生理意义。简述影响氧解离曲线的因素。
5. 调节呼吸的外周化学感受器位于何处？其适宜刺激是什么？与中枢化学感受器相比有何区别？
6. 试述动脉血中 CO_2 分压升高，O_2 分压下降，$[H^+]$ 升高对呼吸有何作用？为什么？
7. 切断家兔双侧迷走神经后呼吸有何变化？为什么？
8. 在实验中，若给予家兔一次性注入 1.5ml 的乳酸溶液，对其呼吸有何影响？为什么？
9. 为什么给呼吸衰竭患者吸入纯氧（100%的氧）可能会使呼吸停止？如何给氧？
10. 过度通气后呼吸运动有何变化？为什么？
11. 正常人呼吸 100%的氧与呼吸室内空气相比，其动脉血的氧含量增加多少？

（刘云霞　李莎莎）

第六章　消化与吸收

第一节　概　　述

机体的生命活动依赖于不断地新陈代谢，在新陈代谢过程中需要从外界环境中摄取各种营养物质。人体所需的营养物质包括蛋白质、脂肪、糖类、维生素、无机盐和水，都来自食物。前三种物质的结构复杂，相对分子质量大，不能直接被吸收，必须经过消化系统的加工、处理，即将大块的、不溶于水和大分子的食物变成小块（小颗粒）、溶于水和分子较小的物质。这个过程称为消化（digestion）。食物经过消化后的小分子物质，以及维生素、无机盐和水透过消化道黏膜，进入血液和淋巴的过程，称为吸收（absorption）。

食物的消化包括机械性消化（mechanical digestion）和化学性消化（chemical digestion）。前者是通过消化道的运动，将食物研磨，与消化液混合、搅拌，并向消化道远端推送；后者是通过消化液中的各种消化酶的作用，将食物中的大分子物质（主要是蛋白质、脂肪和多糖）分解为可吸收的小分子物质。两种消化互相配合，同时进行。不能被消化和吸收的食物残渣，最后以粪便的形式排出体外。

一、消化道平滑肌的生理特性

在整个消化道中，除口、咽、食管上端和肛门外括约肌是骨骼肌外，其余部分都是由平滑肌组成的。

（一）一般生理特性

消化道平滑肌具有肌肉组织的共同特性，即兴奋性、传导性和收缩性，但也有其自己的特点。

1. 兴奋性低，收缩缓慢　消化道平滑肌的兴奋性较骨骼肌为低，收缩的潜伏期、收缩期和舒张期所占的时间比骨骼肌长得多，而且变异很大。

2. 自律性　但节律较慢，且不规则。

3. 具有一定的紧张性　消化道平滑肌经常保持在一种微弱的持续收缩状态，即具有一定的紧张性。这对消化道，如胃、肠等能保持一定的形状和位置有重要关系；紧张性还使消化道的管腔内经常保持一定的基础压力；平滑肌的各种收缩活动也是在紧张性基础上发生的。

4. 伸展性大　消化道平滑肌能适应生理的需要而做很大程度的伸展。作为中空的容纳器官来说，这一特性具有重要生理意义。如胃可容纳好几倍于自己原初容积的食物，而胃内压却升高不明显。

5. 对化学、温度和机械牵张刺激较为敏感　消化道平滑肌对电刺激不敏感，但对化学、温度和机械牵张刺激很敏感。例如，微量的乙酰胆碱可使之收缩增强，迅速改变温度和轻度突然牵拉都可引起强烈收缩等。消化道平滑肌的这种对化学、温度、机械牵张刺激的敏感性，与其所在消化道的环境有关，因为消化道内的食物和消化液是消化道平滑肌活动的天然刺激物。

（二）电生理特性

1. 静息电位　胃肠平滑肌细胞的静息电位为−60～−50mV。其产生的机制主要是K^+由膜内向膜外扩散和生电性钠泵的活动（将 3 个Na^+从膜内移到膜外，2 个K^+从膜外移到膜内）（图 6-1）。

2. 慢波或基本电节律　许多胃肠平滑肌细胞的静息电位不稳定，表现为缓慢的起伏波动，即周期性的去极化和复极化，称为慢波（slow wave），也称基本电节律（basic electrical rhythm），其波幅为 10～15mV，持续时间由数秒至十几秒。当慢波去极化波达到阈电位水平时，就发生动作电位，继而引起平滑肌收缩。慢波的频率变动在 3～12 次/分，随消化道的部位而异，胃体约 3 次/分，十二指肠为 12 次/分，回肠末端为 8～9 次/分。

慢波起源于消化道的纵行肌与环行肌之间的 Cajal 间质细胞，这些细胞与纵、环两层平滑肌细胞形成缝隙连接，可将慢波快速传播到平滑肌。慢波本身不引起肌肉收缩，但它可使静息膜电位接近于阈电位，一旦达到阈电位就可以触发产生动作电位，继而增强平滑肌的收缩。

慢波的产生可能与细胞膜上生电性钠泵的周期性活动有关。实验证明，用抑制钠泵的药物毒毛花苷 G 后，胃肠平滑肌的慢波电位消失。

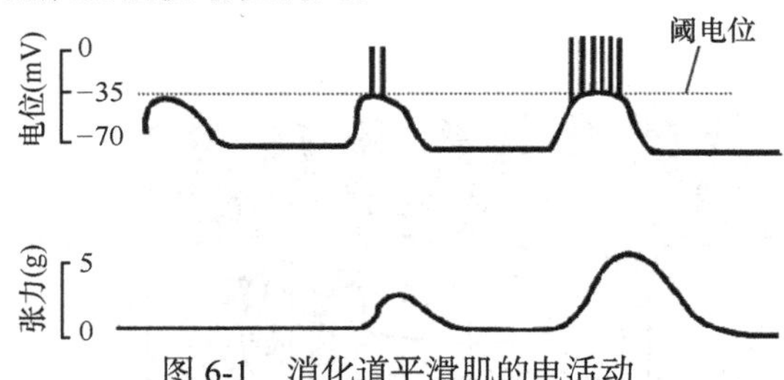

图 6-1　消化道平滑肌的电活动

上面的曲线为细胞内电极记录的基本电节律，在曲线第二个波和第三个波的去极化期出现数目不同的动作电位；下面的曲线为肌肉收缩，收缩波只出现在有动作电位时，动作电位数目越多，收缩的幅度也越大

3. 动作电位　当慢波去极化达阈电位水平（约–40mV）时，便在慢波的基础上产生每秒 1～10 次的动作电位，较大频率的动作电位引起较强的平滑肌收缩。每一动作电位的持续时间为 10～20ms，动作电位的去极化相主要是由慢钙通道开放，Ca^{2+}（及少量 Na^{+}）内流造成的。内流的 Ca^{2+} 又可引起平滑肌收缩。复极化相是由于 K^{+} 通道开放，K^{+} 外流引起的。

慢波、动作电位和肌肉收缩的关系可简要归纳为：平滑肌的收缩是继动作电位之后产生的，而动作电位则是在慢波去极化的基础上发生的。因此，慢波电位本身虽不能引起平滑肌的收缩，但却被认为是平滑肌的起步电位，是平滑肌收缩节律的控制波，它决定蠕动的方向、节律和速度。

二、消化腺的分泌功能

消化腺包括存在于消化道黏膜的许多腺体和附属于消化道的唾液腺、胰腺和肝，每天分泌的消化液总量达 6～8L。消化液的主要成分是水、无机物和有机物，后者包括各种消化酶、黏液、抗体等（详见本章第二至第五节）。

消化液的功能主要有：①分解食物中的营养物质；②为各种消化酶提供适宜的 pH 环境；③稀释食物，使消化道内容物的渗透压与血浆渗透压接近，有利于营养物质的吸收；④所含的黏液、抗体等有保护消化道黏膜的作用，促进消化道黏膜细胞的生长。

三、消化道的神经支配

消化道除口腔、咽、食管上段及肛门外括约肌外，都受交感和副交感神经的双重支配。交感和副交感神经与消化道内在的复杂的神经网络——肠神经系统一起，共同调节消化道平滑肌的运动、腺体分泌和血管运动。

（一）内在神经（肠神经系统）

消化道的内在神经是指消化管壁的壁内神经丛，包括位于纵行肌与环行肌之间的肌间神经丛和位于环行肌与黏膜层之间的黏膜下神经丛（图 6-2）。这些神经丛含有运动神经元（支配平滑肌及血管）、感觉神经元（感受消化道内的机械、化学和温度等刺激）及中间神经元。每一神经丛内部及两种神经丛之间都有神经纤维互相联系，共同组成一个消化道内在的神经系统，称为肠神经系统（enteric nervous system）又称“第二脑”（second brain）。肠神经系统释放的递质种类繁多，包括 NO、ACh、5-羟色胺、多巴胺、γ-氨基丁酸（GABA）及众多的肽类，如脑啡肽（enkephalin）、血管活性肠肽（vasoactive intestinal peptide，VIP）、P 物质（substance P）等。肠神经系统的功能，总的说来，黏膜下神经丛主要参与消化道腺体和内分泌细胞的分泌，肠内物质的吸收，以及对局部血流的控制；肌间神经丛参与对消化道运动的控制。虽然肠神经系统能独立行使其功能，但在完整机体内，肠神经系统的活动常常受外来神经活动的调控。

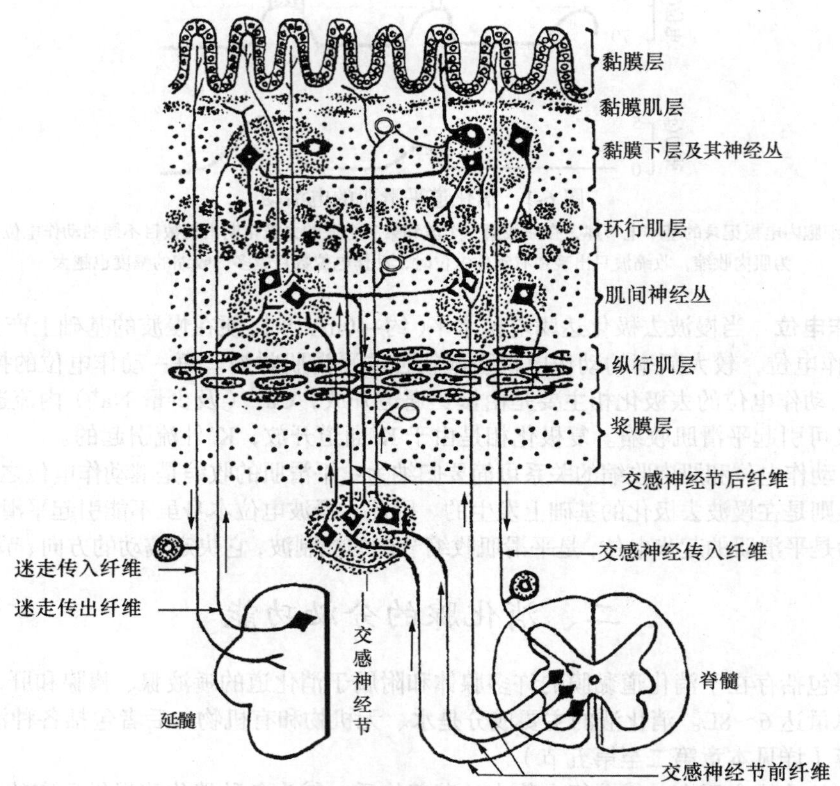

图 6-2 胃肠道的内在神经丛及其与外来神经的联系

（二）外来神经

胃肠道的外来神经包括交感神经和副交感神经（图 6-2、图 6-3）。交感神经发自脊髓胸 5 至腰 2 段脊髓的侧角，节前纤维在腹腔神经节和肠系膜神经节更换神经元后，发出的节后肾上腺素能纤维（其末梢释放的递质为去甲肾上腺素）主要终止于肠神经系统中壁内神经丛中的胆碱能神经元（抑制其释放 ACh），少量交感节后纤维终止于胃肠道平滑肌、血管平滑肌和胃肠道腺体。副交感神经主要来自迷走神经和盆神经，其节前纤维直接进入胃肠组织，主要与肌间神经丛和黏膜下神经丛的神经元形成突触，节后纤维大部分释放的递质是乙酰胆碱，通常兴奋时引起胃肠道运动增强，腺体分泌增多。少部分副交感神经节后纤维释放的递质既非去甲肾上腺素，也非乙酰胆碱，而是一些肽类物质，如血管活性肠肽。

交感神经与副交感神经都是混合神经，即含有传出纤维和传入纤维。胃肠道感受器的传入纤维可将冲动传导到壁内神经丛并引起肠壁的局部反射（图 6-2），还可以通过椎前、椎旁神经节，脊（脑）神经节，脊髓及脑干中继的其他反射，调节胃肠活动。例如，胃-结肠反射（gastro- colic reflex）是食物充胀胃引起的结肠收缩运动加强；迷走-迷走反射（vago-vagal reflex）是来自胃和十二指肠的信号沿迷走神经传入纤维传到脑干，其传出冲动又经迷走神经的传出纤维传到胃，调控胃的分泌和运动功能等。一般情况下，副交感神经兴奋可使消化液分泌增加，消化道运动加强；交感神经的作用则相反，但引起消化道括约肌收缩。

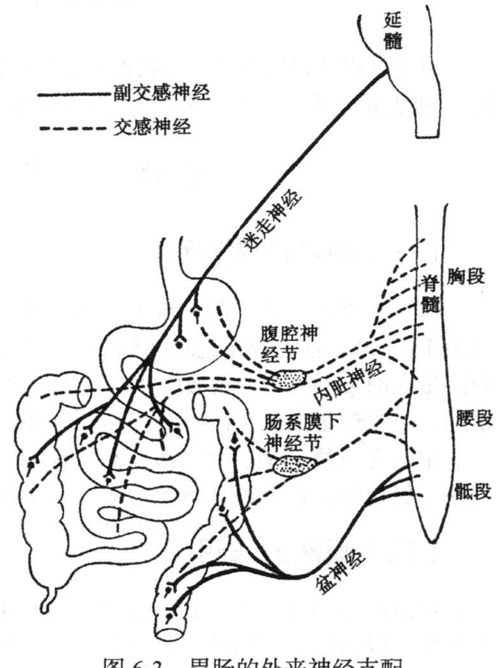

图 6-3　胃肠的外来神经支配

四、消化器官功能活动的激素调节——胃肠激素

消化器官的功能除了受神经调节外，还受激素调节，这些激素是由存在于胃肠黏膜层、胰腺内的内分泌细胞分泌，以及由胃肠壁的神经末梢释放的，统称为胃肠激素（gut hormones，gastrointestinal hormones），由于这些激素几乎都是肽类，故又称之为胃肠肽（gastrointestinal peptides）。这些激素可通过血液循环或局部组织液扩散（旁分泌），作用于靶细胞——消化道、胰腺及肝的分泌细胞，消化道的平滑肌细胞，以及黏膜的上皮细胞，或从神经末梢释放到其邻近的靶细胞（神经分泌），以影响消化液的分泌速度和成分、平滑肌的运动、上皮生长，有的还作用于其他内分泌细胞，影响其他激素的释放。胃肠激素的调节是神经调节的重要补充，对某些消化器官的活动（如胰腺的外分泌）的调节甚至起主导作用。迄今已发现和鉴定的胃肠肽多达 20 多种，其中被认为起生理性调节和循环激素作用的激素有五种，它们是促胃液素（gastrin）、缩胆囊素（cholecystokinin，CCK）、促胰液素（secretin）、抑胃肽（gastric inhibitory peptide，GIP）及促胃动素（motilin），最主要的是前三种（表 6-1）。

表 6-1　几种胃肠激素的分布、作用及释放的刺激物

激素名称	在消化道的分布		主要生理作用	引起激素释放的刺激物
	部位	细胞		
促胃液素	胃窦、十二指肠	G 细胞	促进胃酸和胃蛋白酶分泌，使胃窦和幽门括约肌收缩，延缓胃排空，促进胃肠运动和胃肠上皮生长	蛋白质消化产物、迷走神经递质、扩张胃
缩胆囊素	十二指肠、空肠	I 细胞	刺激胰酶分泌和胆囊收缩，刺激胆汁分泌，增强小肠和结肠运动，抑制胃排空，增强幽门括约肌收缩，松弛 Oddi 括约肌，促进胰外分泌部的生长，增强胰 HCO_3^- 分泌，抑制摄食	蛋白质消化产物、脂肪酸
促胰液素	十二指肠、空肠	S 细胞	刺激胰液及胆汁中的 HCO_3^- 分泌，抑制胃酸分泌和胃肠运动，收缩幽门括约肌，抑制胃排空，促进胰外分泌部生长	盐酸、脂肪酸
抑胃肽	十二指肠、空肠	K 细胞	刺激胰岛素分泌，抑制胃酸和胃蛋白酶分泌，抑制胃排空	葡萄糖、脂肪酸、氨基酸
促胃动素	胃、小肠、结肠	Mo 细胞、肠嗜铬细胞	在消化间期刺激胃和小肠的运动（移行性复合运动）	空腹时每 1.5～2h 神经刺激引起周期性释放

第二节 口腔内消化

消化过程从口腔开始。食物在口腔内停留的时间很短，一般是15～20s。食物在口腔内咀嚼，被唾液湿润而便于吞咽入胃，唾液中的消化酶对食物中的某些成分有较弱的化学性消化作用。

一、唾液的成分、作用及其分泌的调节

（一）唾液的性质和成分

唾液是腮腺、颌下腺、舌下腺和小唾液腺分泌液的混合液，为无色的黏稠液体。每天分泌量为1～1.5L。渗透压静息时85mOsm/（kg·H_2O）。基础情况下分泌的唾液近中性（pH 7.0），分泌量大时pH≥8.0。唾液中水分约占99%；有机物主要为黏蛋白、唾液淀粉酶、舌脂酶、溶菌酶、免疫球蛋白A（IgA）、激肽释放酶、乳铁蛋白（lactoferrin）、血型物质及生长因子等；唾液中的无机物有钠、钾、钙、硫氰酸盐、氯、氨等。此外，唾液中还有一定量的气体，如氧、氮和二氧化碳。这些物质的浓度随唾液分泌的速度而变化。

（二）唾液的作用

唾液的作用有：①湿润口腔和食物，便于说话和吞咽。②溶解食物并不断移走味蕾上的食物微粒，以引起不同的味觉，还参与味蕾的维护。③清洁和保护口腔：唾液可清除口腔中的残余食物，冲洗和稀释进入口腔的有害物质；富含脯氨酸的蛋白质有保护牙釉质和与有害的鞣酸结合的作用。④抗菌作用：唾液中的溶菌酶、IgA、硫氰酸盐、乳铁蛋白（结合铁的蛋白，使微生物失去生长所必需的铁）等具有杀菌或抑菌作用。唾液缺乏（口干燥症）的人，龋齿及颊黏膜慢性感染的发生率比正常人高。⑤消化作用：唾液淀粉酶可使食物中的淀粉分解成为麦芽糖。此酶发挥作用的最适pH为7.0，食物进入胃后，唾液淀粉酶还可以继续作用一段时间，直至胃内容物pH变为约4.5时为止。低渗的唾液还可杀死人类免疫缺陷病毒（HIV）感染的单核细胞，阻断病毒通过感染细胞进一步传递。⑥排泄功能：某些物质和药物，如尿素、尿酸、烟碱、乙醇、吗啡、胸腺嘧啶核苷以及汞、铅、碘化物等重金属都可由唾液排出体外的。⑦其他作用：唾液腺可吸收和浓缩多种无机成分（如 Cl^-、Ca^{2+}），并分泌入唾液，部分可掺入到牙齿中；唾液中的激肽释放酶参与激肽的合成，后者可使局部血管扩张，因此唾液腺活动增强时其血流量也增加；唾液中的HCO_3^-可中和进入口腔的酸性物质，包括返流的胃酸；唾液还参与体内水平衡的调节。体内缺水时唾液分泌减少，引起口干，促使人喝水。

（三）唾液分泌的调节

唾液分泌的调节完全是神经反射性的，包括条件反射和非条件反射。在进食之前，食物的形状、颜色、气味和环境刺激，甚至想到食物所引起的唾液分泌是条件反射性分泌。进食过程中，食物对口腔黏膜的机械、温度和化学刺激所引起的唾液分泌为非条件反射性分泌。酸和辛辣味食物是唾液分泌的最强刺激物。咀嚼与吸烟也增加唾液分泌。恶心引起大量富含黏液的唾液分泌，而睡眠、疲劳、失水、恐惧通过抑制延髓唾液分泌中枢，使唾液分泌减少。条件反射的传入纤维在第Ⅰ、Ⅱ、Ⅷ对脑神经中，非条件反射的传入纤维在第Ⅴ、Ⅶ、Ⅸ、Ⅹ对脑神经中。唾液分泌的初级中枢是延髓的上涎核和下涎核，其高级中枢位于下丘脑及大脑皮质的味觉及嗅觉感受区。支配唾液腺分泌的传出神经为副交感神经（在第Ⅶ、Ⅸ对脑神经中）和交感神经，以前者为主。副交感神经兴奋引起水多、有机物较少的唾液分泌，同时伴有唾液腺血管扩张，其递质分别为ACh和VIP。阿托品可阻断ACh的作用，使唾液分泌减少。交感神经兴奋

（其递质为去甲肾上腺素）引起量少富含有机物的唾液分泌，同时唾液腺血管收缩（图 6-4）。

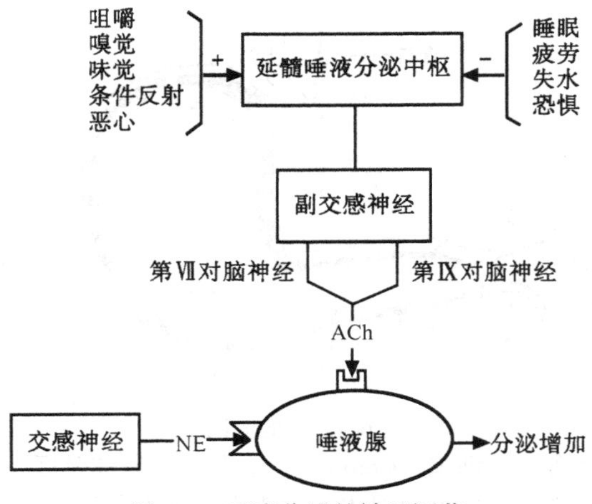

图 6-4　唾液分泌的神经调节

+表示兴奋；–表示抑制；NE：去甲肾上腺素

二、咀嚼与吞咽

（一）咀嚼

咀嚼的作用主要是：①磨碎、混合和润滑食物，使之易于吞咽；②使食物与唾液淀粉酶接触，开始淀粉的化学性消化；③反射性地引起胃、胰腺、肝、胆囊的活动，为下一步的消化过程做好准备。

（二）吞咽

吞咽是由一系列活动组成的复杂反射活动，使食团从口腔入胃，可分为三期。第一期，由口到咽，是随意动作。食团到咽后，就不可逆地进入吞咽的下一期。第二期，由咽到食管上端，由一系列快速反射动作协调完成，历时不到 1s。此期呼吸被反射性抑制。第三期，食团沿食管下移入胃，由食管蠕动来完成。蠕动（peristalsis）是指空腔器官（如食管）平滑肌的顺序收缩，形成一种向前推进的波形运动。食团前方食管舒张，后方收缩，如此推送食团进入胃。如果此蠕动（称原发性蠕动）波未能将食团推入胃中而暂时滞留于食管内，食团对食管的扩张刺激，通过局部神经丛及迷走-迷走反射，将再次发动蠕动（继发性蠕动），猛推残留于食管的或从胃反流的食物入胃。第二、三期都是不随意反射动作，其传入冲动沿着第Ⅴ、Ⅸ、Ⅹ对脑神经传入中枢，传出神经为第Ⅴ、Ⅸ、Ⅹ、Ⅻ对脑神经的运动纤维。因此，吞咽中枢受损，可导致吞咽功能障碍。

从吞咽开始至食物到达贲门所需的时间，与食物的性状及人体的体位有关。液体食物需 3～4s，糊状食物为 5s，固体食物较慢，需 6～8s，一般不超过 15s。

1. 食管下括约肌　在食管与胃连接处（1～2cm）的环行肌轻度增厚，为食管下括约肌（lower esophageal sphincter，LES）。在未吞咽的静息状态下，管腔内压约 30mmHg，高于胃内压，当蠕动波到达时 LES 舒张。食团入胃后，LES 收缩，恢复其静息时的张力，因此可防止食物、胃液及气体反流。LES 的紧张性收缩主要受迷走神经的胆碱能纤维控制，刺激支配 LES 的交感神经，以及食物入胃引起的促胃液素、胃动素释放增加，也能引起 LES 张力增加。LES 的舒张则是由迷走神经纤维末梢支配的中间神经元释放的 NO 及 VIP 介导的，VIP 又通过促进靶细胞合成 NO 而使平滑肌舒张。此外，PGE_1 及异丙肾上腺素也使 LES 张力降低。

2. LES 功能异常　失弛缓症（achalasia）患者在吞咽时 LES 不能舒张，呈持续痉挛性收缩，食管蠕动波也很弱且非推进性，因此食管呈功能性关闭，吞咽物堆积于 LES 以上的部位，食管扩张。研究发现，此类患者食管下段 VIP 神经元数量或 VIP 含量减少，提示此症可能是缺少 VIP 所致。相反的情况是 LES 功能不全，LES 不能维持正常的张力，导致酸性胃内容物反流入食管下段，引起“烧心”感和食管炎（反流性食管炎），甚至导致食管溃疡和狭隘（由于瘢痕形成）。一岁以下的婴儿 LES 功能不完全，所以喂乳后往往会吐出一点乳。啮齿动物的食管下括约肌较强厚，因此不能反刍，所以给老鼠服有毒的谷物能有效地被杀死。

第三节　胃内消化

胃有储存和消化食物两方面的功能。食物在胃内经过机械性和化学性消化形成食糜（chyme），然后被逐渐排送入十二指肠。

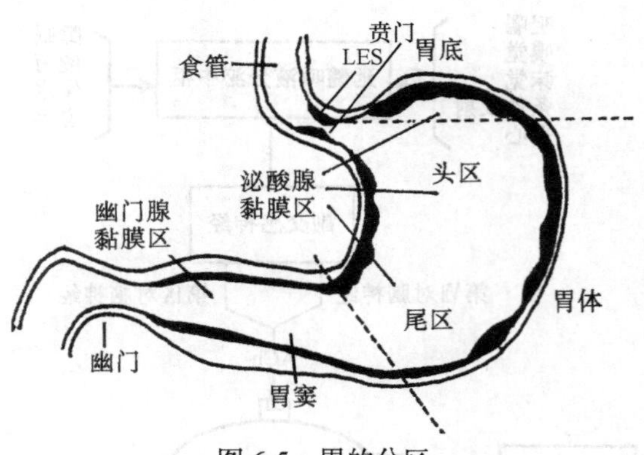

图 6-5 胃的分区

从功能上通常将胃分为头区和尾区，头区包括胃底和胃体的上端，而胃体的下端和胃窦合称为尾区（图 6-5）。胃黏膜中有三种外分泌腺：①贲门腺：属黏液腺。②泌酸腺：腺体主要有壁细胞、主细胞和颈黏液细胞。壁细胞分泌盐酸（HCl）、内因子（intrinsic factor）、瘦素（leptin）和生长因子；主细胞分泌胃蛋白酶原（pepsinogen）和瘦素；黏液细胞分泌黏液（mucus）。③幽门腺：含有黏液细胞和 G 细胞，前者分泌黏液、HCO_3^- 及胃蛋白酶原，后者分泌促胃液素（gastrin）。此外，每种腺体还含有干细胞（stem cell），分布于腺体颈区，分裂后的子代细胞可迁移到黏膜表面，分化成上皮细胞，也可向腺体下端迁移，分化成壁细胞、黏液细胞和 G 细胞。主细胞正常由细胞有丝分裂而来，当损伤后进行修复时，也可从干细胞分化而来。

一、胃液及其分泌

纯净的胃液（gastric juice）是一种无色而呈酸性反应的液体，pH 为 0.9～1.5。正常人每日分泌的胃液量为 1.5～2.5L。胃液的成分除水分外，主要有盐酸、胃蛋白酶原、黏液、HCO_3^- 和内因子。

（一）胃液的性质、成分和作用

1. 盐酸 包括游离酸和结合酸（与蛋白质结合），两者的总浓度称为总酸度。胃液中的盐酸含量通常以单位时间内分泌的毫摩尔数（mmol/h）表示，称为盐酸排出量。正常人空腹时的盐酸排出量称为基础酸排出量，为 0～5mmol/h。在食物或某些药物刺激下，盐酸排出量明显增加，最大排出量可达 20～25mmol/h。男性的酸分泌率大于女性，50 岁后分泌率有所下降。盐酸排出量主要取决于壁细胞的数目，与壁细胞的功能状态也有一定关系。临床上用中和 100ml 胃液所需 0.1mmol/L NaOH 的毫升数表示胃液的酸度，称为胃液酸度的临床单位。正常人空腹胃液的总酸度为 10～50 临床单位，其中游离酸为 0～30 临床单位。

盐酸由壁细胞分泌。壁细胞与细胞间隙接触的质膜部分称为基底侧膜，膜上有 Na^+-K^+泵（Na^+, K^+-ATP 酶）分布；细胞膜面向胃腺腔的部分称为顶端膜，细胞内有从顶端膜内陷形成的分泌小管（secretory canaliculus），小管膜上镶嵌有 H^+泵［也称质子泵（proton pump），即 H^+,K^+-ATP 酶］和 Cl^-通道。壁细胞内含有丰富的碳酸酐酶，它可将细胞代谢产生的和从血液进入细胞的 CO_2 与 H_2O 结合形成 H_2CO_3，并迅即解离为 H^+和 HCO_3^-。细胞内的 H^+逆着浓度梯度被分泌小管膜上的 H^+泵泵入分泌小管腔，再进入腺泡腔，K^+则进入细胞内。而 HCO_3^- 则在基底侧膜上与 Cl^-交换（通过 Cl^-- HCO_3^- 逆向转运体），被转运出细胞，经细胞间隙进入血液（在消化期大量 HCO_3^- 进入血液，形成所谓的餐后碱潮，postprandial alkaline tide），Cl^-则进入细胞内，再通过分泌小管的 Cl^-通道进入分泌小管腔和腺泡腔，与 H^+形成 HCl。壁细胞基底侧膜上的 Na^+,K^+-ATP 酶将细胞内的 Na^+泵出，维持细胞内的低 Na^+浓度；进入细胞内的 K^+可经分泌小管膜及基底侧膜上的 K^+通道扩散出细胞（图 6-6）。壁细胞分泌小管膜上的 H^+泵可被 H^+泵抑制剂如奥美拉唑（omeprazole）抑制，故临床上可用这类药治疗胃酸过多。

胃酸的主要作用有：①激活胃蛋白酶原，使之转变成有活性的胃蛋白酶，并为胃蛋白酶提供适宜的酸性环境；②分解食物中的结缔组织和肌纤维，使食物中的蛋白质变性，易于被消化；③杀死随食物入胃的细菌；④盐酸造成的酸性环境，有利于小肠对铁和钙的吸收，因此，胃切除患者易发生缺铁性贫血；⑤胃酸进入小肠可促进胆汁、胰液的分泌。

2. 胃蛋白酶原　是由主细胞合成的，并以不具有活性的酶原颗粒形式储存在细胞内。胃蛋白酶原有Ⅰ型和Ⅱ型两种，两型的功能相同。胃蛋白酶原可进入血液中，并从尿中排出，为尿胃蛋白酶原（uropepsinogen）。胃蛋白酶原在 pH<5.0 的酸性环境中可转变为有活性的胃蛋白酶（pepsin）。已激活的胃蛋白酶也能促进上述转变（自身催化）。胃蛋白酶能使蛋白质水解，生成脲、胨和少量多肽及氨基酸。但胃蛋白酶缺乏者，蛋白质消化仍正常。胃蛋白酶只有在酸性较强的环境中才能发挥作用，其最适 pH 为 2～3。随着 pH 的升高，胃蛋白酶的活性即降低，当 pH 升至 6 以上时，此酶即完全失活。

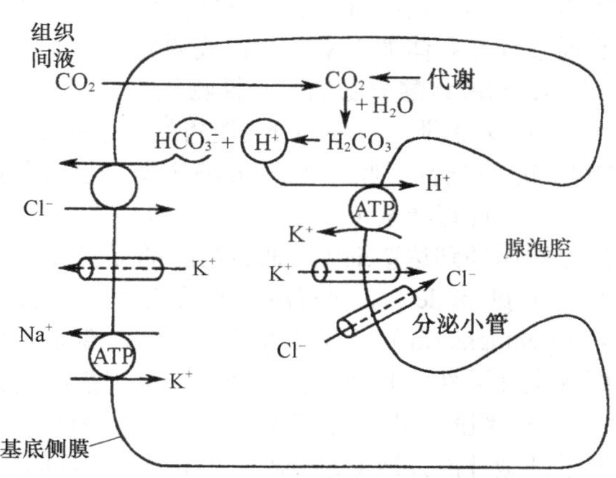

图 6-6　壁细胞分泌盐酸的基本过程

3. 黏液和碳酸氢盐　胃的黏液是由表面上皮细胞、泌酸腺的颈黏液细胞、贲门腺和幽门腺共同分泌的。其主要成分为糖蛋白，具有较高的黏滞性和形成凝胶的特性，覆盖在胃黏膜的表面，并且从胃黏膜脱落的死亡细胞也被包裹在此层黏液内，从表面黏膜细胞分泌的 HCO_3^- 也渗入到此凝胶层中，形成一个厚 0.5～1mm 的黏液-碳酸氢盐屏障（mucus-bicarbonate barrier）（图 6-7）。这层润滑的机械与碱性屏障可保护胃黏膜免受摩擦损伤；阻止胃黏膜细胞直接与胃蛋白酶及高浓度的酸接触，使胃黏膜表面的 pH 接近中性，尽管胃腔内的 pH<2；有助于食物在胃内移动。

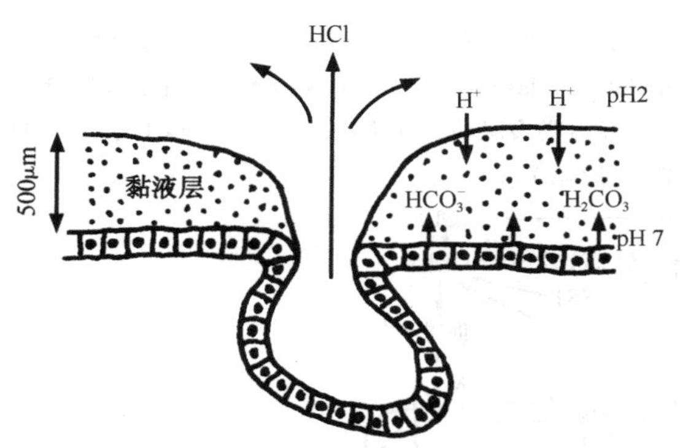

图 6-7　胃黏液-碳酸氢盐屏障模式图

正常时，胃酸和胃蛋白酶不会消化胃黏膜本身，除了上述的黏液-碳酸氢盐屏障外，胃上皮的表面细胞膜及细胞之间存在的紧密连接也起重要作用，它们对 H^+ 相对不通透，因此可阻止胃腔内的 H^+ 进入黏膜层内（所谓 H^+ 的“反扩散”），它与黏液-碳酸氢盐屏障共同构成胃黏膜屏障。其次，胃黏膜能合成与释放比较大量的前列腺素（主要是 PGE），它们可抑制胃酸、胃蛋白酶原分泌，刺激黏液-碳酸氢盐分泌，使胃黏膜微血管扩张，增加胃黏膜血流，因此有助于维持胃黏膜的完整和受损的胃黏膜的修复。此外，胃黏膜上皮细胞处于不断的生长、迁移和脱落状态，因此，胃黏膜上皮是不断更新的（损伤的上皮细胞脱落，又被从胃腺颈区移行的由干细胞分化的新细胞所代替），这给胃黏膜提供更进一步的保护作用。

许多因素如乙醇、胆盐（有洗涤作用）、阿司匹林类药物（可抑制胃内 PG 合成）、肾上腺素（抑制 HCO_3^- 分泌）及耐酸的幽门螺杆菌感染（释放尿素酶，水解尿素产生 NH_4^+）等，均可破坏或削弱胃黏膜屏障，易造成胃黏膜损伤，引起胃炎或溃疡。

4. 内因子　泌酸腺的壁细胞除分泌盐酸外，还分泌一种分子量在 50 000～60 000Da 的糖蛋白，称为内因子（intrinsic factor）。内因子可与食物中的维生素 B_{12} 结合，形成一复合物，使后者易于被回肠吸收。胃切除者必须由胃肠外补充维生素 B_{12}（详见第三章）。

（二）胃液分泌的调节

在空腹时（消化间期）胃只分泌少量（每小时数毫升）含黏液和少量胃蛋白酶原，但几乎无酸的胃液，称为基础胃酸分泌或消化间期胃液分泌。强烈的情绪刺激可使消化间期的胃液分泌明显增加（高达 20ml/h），且为高酸度、高胃蛋白酶原的胃液。有人认为，这可能是产生应激性溃疡的一个因素。进食后，胃液分泌量大增，是神经、激素调节的结果。胃液分泌受许多因素的影响，其中有的起兴奋性作用，有的则起抑制性作用。进食是胃液分泌的自然刺激物，它通过神经和体液因素调节胃液的分泌。

1. 刺激胃酸分泌的内源性物质

（1）乙酰胆碱：大部分支配胃的迷走神经节后纤维末梢释放 ACh。ACh 与壁细胞膜上的胆碱能 M 受体结合而刺激壁细胞分泌盐酸，其作用可被胆碱能 M 受体阻断剂阿托品（atropine）阻断。

（2）促胃液素（gastrin，又称胃泌素）：是由胃窦黏膜内的 G 细胞分泌的一种多肽，主要经血液循环到达壁细胞，通过与膜的促胃液素受体结合而刺激胃酸分泌，其受体阻断剂为丙谷胺（proglumide）。促胃液素的活性由其 C 端 4 个氨基酸残基决定，临床上使用的五肽促胃液素（pentagastrin）即由天然促胃液素 C 端 4 个氨基酸加上丙氨酸组成，具有与天然促胃液素相同的生理活性。此外，促胃液素还可刺激组胺分泌，间接引起胃酸分泌。

（3）组胺：由胃黏膜固有层内的肠嗜铬样细胞（enterochromaffin like cell，ECL cell）释放，通过细胞外液弥散（旁分泌），作用于邻近的壁细胞上的组胺Ⅱ型（H_2）受体，刺激胃酸分泌。由于组胺是壁细胞分泌胃酸的较强的生理刺激物，H_2 受体阻断剂如西咪替丁（cimetidine）可抑制胃酸的分泌。肠嗜铬样细胞膜上含有促胃液素受体和 M 受体，因此，促胃液素及 ACh 可能刺激组胺释放。

ACh、促胃液素和组胺与壁细胞上各自的受体结合后，通过不同的第二信使系统，刺激壁细胞泌酸。其中组胺通过 G_s 蛋白介导，激活腺苷酸环化酶（adenylate cyclase，AC），升高 cAMP 水平，ACh 和促胃液素使细胞内储库内的 Ca^{2+} 释放。Ca^{2+} 和 cAMP 通过激活蛋白激酶，使更多的 Cl^- 通道和 H^+，K^+-ATP 酶分子镶嵌于壁细胞的顶端膜上，从而增加 HCl 分泌（图 6-8）。

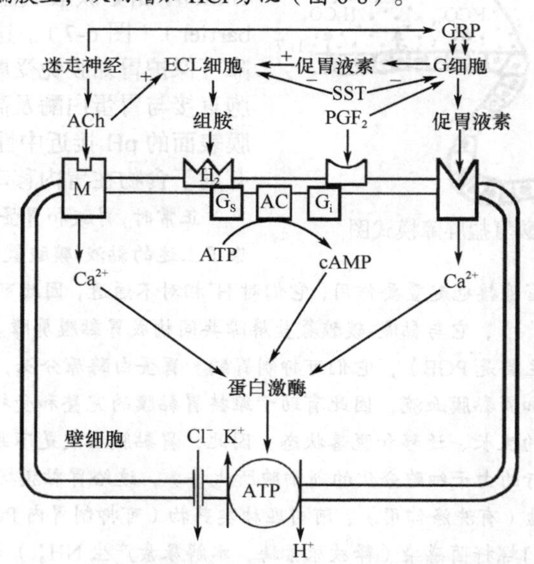

图 6-8　几种刺激胃酸分泌的内源性物质的作用机制

G_s：兴奋性 G 蛋白；G_i：抑制性 G 蛋白；AC：腺苷酸环化酶；SST：生长抑素；ECL 细胞：肠嗜铬样细胞
+：刺激；–：抑制

刺激胃酸分泌的物质或因素还有钙、乙醇、咖啡因及低血糖。

引起壁细胞分泌 HCl 的大多数刺激物也能刺激主细胞分泌胃蛋白酶原，因此，胃腺分泌 HCl 和胃蛋白酶原是紧密联系在一起的。

2. 抑制胃酸分泌的内源性物质　生长抑素（somatostatin，SST）、前列腺素（PGE_2、PGI_2）及上皮生长因子（epidermal growth factor）通过激活 G_i 抑制壁细胞的腺苷酸环化酶，降低细胞质内的 cAMP 水平而抑制胃酸分泌（图 6-8）。生长抑素还可通过抑制 G 细胞及肠嗜铬样细胞

释放促胃液素和组胺，从而间接抑制壁细胞分泌 HCl。

3. 消化期胃液分泌的调节　进食后胃液分泌的机制，一般可按食物及有关刺激作用的部位先后，人为地分为头期、胃期和肠期。

（1）头期胃液分泌：是由进食动作引起的，因其传入冲动均来自头部感受器（眼、耳、鼻、口腔、咽、食管等），因而称为头期。头期胃液分泌的机制曾用假饲（sham feeding）方法进行研究，事先将犬的食管切断，并在胃上造瘘，食物经口进入食管后，随即从食管的切口流出体外，不能入胃（称为假饲），却引起胃液分泌。此期胃液分泌包括条件反射和非条件反射两种机制。前者是由和食物有关的形象、气味、声音等刺激了视、嗅、听等感受器，分别由第Ⅰ、Ⅱ、Ⅷ对脑神经传入中枢，以及想到的食物引起的；后者是咀嚼、吞咽食物的过程，刺激口、咽、喉等处的感受器，由第Ⅴ、Ⅶ、Ⅸ、Ⅹ对脑神经传入引起。反射中枢位于延髓、下丘脑、边缘系统及大脑新皮质。传出神经是迷走神经。迷走神经兴奋刺激胃液分泌通过两种机制：一是直接刺激壁细胞，二是刺激 G 细胞及肠嗜铬样细胞，分别释放促胃液素和组胺，间接促进胃液分泌（图 6-9），以直接作用为主。支配壁细胞及肠嗜铬样细胞的迷走神经节后纤维的递质是 ACh，其作用可被阿托品阻断，而支配 G 细胞的迷走神经节后纤维的递质是促胃液素释放肽（gastrin releasing peptide，GRP），其作用不被阿托品阻断。

头期胃液分泌受情绪和食欲的影响很大，其分泌量一般约占整个消化期分泌量的 30%，酸度和胃蛋白酶原含量均很高。

（2）胃期胃液分泌：食物入胃后，对胃产生机械性和化学性刺激，继续引起胃液分泌，其主要途径为：①扩张刺激胃底、胃体部的感受器，通过迷走-迷走神经长反射和壁内神经丛的短反射引起胃腺分泌；②扩张刺激胃幽门部，通过壁内神经丛，作用于 G 细胞，引起促胃液素的释放；③蛋白质的消化产物肽和氨基酸直接作用于 G 细胞，使后者释放促胃液素，引起壁细胞分泌（图 6-10）。

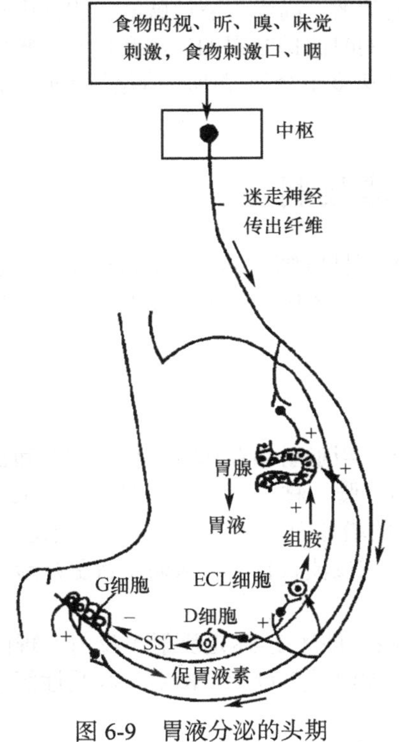

图 6-9　胃液分泌的头期

+表示刺激；–表示抑制；SST：生长抑素

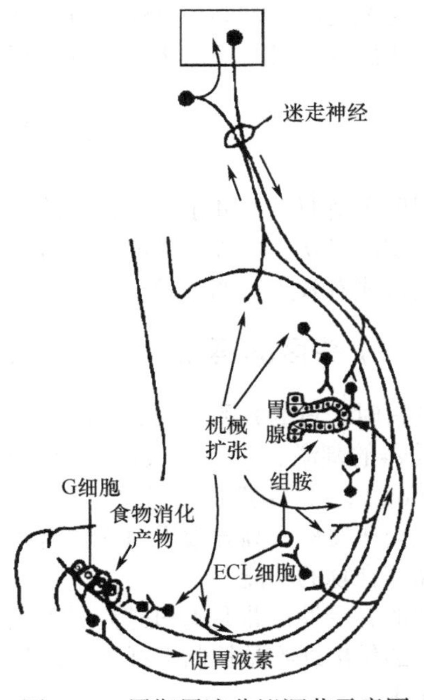

图 6-10　胃期胃液分泌调节示意图

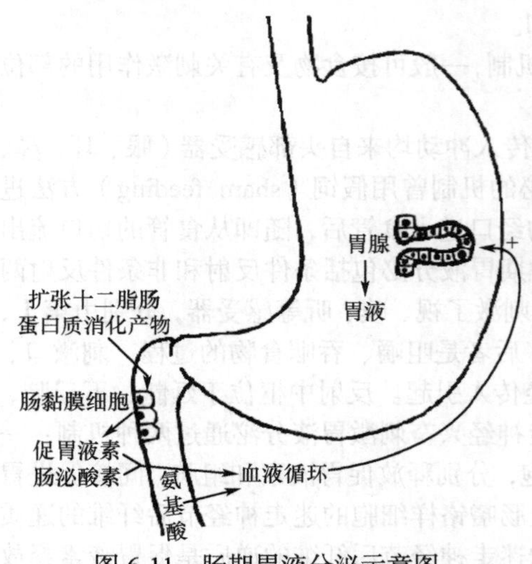

图 6-11 肠期胃液分泌示意图

胃期胃液分泌量占整个消化期分泌量的 60%，酸度高，但胃蛋白酶原含量比头期少。

（3）肠期胃液分泌：食糜进入十二指肠后继续引起胃液分泌。其分泌的机制主要是食物的机械扩张刺激及其消化产物作用于十二指肠黏膜释放促胃液素、肠泌酸素（entero-oxyntin），以及小肠内的消化产物氨基酸，被吸收后通过血液循环作用于胃腺，刺激胃液分泌（图 6-11）。

肠期胃液分泌量不大，只占整个消化期胃液分泌量的 10%，这可能与食糜在小肠内同时还产生许多对胃液分泌起抑制作用的调节机制有关。

4. 胃液分泌的抑制性调节 进食引起胃酸分泌的决定因素是胃内的 pH 变化及进入十二指肠内的食糜的性质。在胃液分泌的头期和胃期，随着胃液分泌的增加，胃内酸度增加，pH 降低。当胃窦 pH 降至≤2.0 时，胃内 HCl 直接作用于壁细胞，或通过抑制 G 细胞释放促胃液素和刺激 δ 细胞释放生长抑素，抑制胃酸分泌。通过这种负反馈机制，有助于防止胃酸过度分泌，保护胃黏膜。

食糜进入小肠后继续引起胃液分泌的作用是短暂和间断的。随着进入十二指肠的食糜量增多，又引起胃液分泌的抑制。这种抑制作用是由于十二指肠及上段空肠内的盐酸（当 pH≤2.5 时）、脂肪消化产物、高渗溶液及食糜扩张小肠引起的。这些因素刺激上段小肠黏膜对胃液分泌产生抑制作用是通过神经反射和体液途径实现的。前者包括迷走-迷走神经长反射和肠-胃反射（entro-gastric reflex）；后者是由小肠黏膜释放多种胃肠激素通过血液循环主要直接作用于壁细胞，抑制其分泌。随着消化产物被吸收，以及肠内盐酸、高渗溶液被胰液、胆汁中和与稀释，肠内抑制因素又被消除。上述因素在抑制胃分泌的同时能抑制胃的运动和排空。肠内因素对胃分泌和运动的抑制，可保证胃内食糜输送到小肠的速度不会超过小肠消化与吸收的能力，并可防止酸和高渗溶液对十二指肠黏膜的损伤。

二、胃的运动及其控制

胃壁平滑肌经常处于一定程度的收缩状态，称为紧张性收缩（tonic contraction）。它使胃保持一定的形状、位置和一定的胃内压，以利于胃液渗入食团中及胃内容物的排出；也是胃其他运动形式有效进行的基础。

（一）头区的运动——容受性舒张

空胃时，胃的容积约为 50ml，胃内压约为 5mmHg。当咀嚼和吞咽时，食物对咽和食管等处感受器的刺激，可引起头区平滑肌的紧张性降低和舒张，称为胃的容受性舒张（receptive relaxation），以容纳咽下的食物。虽然胃随着胃内容物的增加而伸展，但胃内压力变化并不大，防止胃内压突然升高导致胃内容物迅速排到十二指肠，或反流入食管，从而使胃更好地完成容受和储存食物的功能。

胃的容受性舒张是通过迷走神经的传入和传出通路（即迷走-迷走反射）反射实现的，迷走神经的传出纤维是抑制性纤维，其末梢释放的递质是 VIP 或 NO。CCK 对胃容受性舒张也有促进作用。

头区的胃壁比较薄，收缩力较弱，且很少发生收缩，所以食物入胃后不会很快与胃液混合，而是逐层地分布于胃的内表面，即先入胃的在外层，后入胃的在胃的中央，暂时不与胃黏膜接触，因此饭后服药可减少药物对胃黏膜的直接刺激。胃的头区的主要功能是暂时储存食物。

（二）尾区的运动

1. 移行性复合运动　空胃时，大部分时间胃处于静止状态，但尾区（及上段小肠）可发生间断性的强烈收缩。收缩始于胃体的中部，向尾区推进，每隔 90min 发生 1 次，每次持续 3～5min，称为移行性复合运动（migrating motor complex，MMC），其意义是可将上次进食后遗留的食物残渣和积聚的黏液推送到十二指肠，为下次进食做好准备。进食后这种运动消失。

2. 蠕动　食物进入胃后约 5min，胃开始出现明显蠕动（peristalsis）（图 6-12）。蠕动从胃的中部开始，有节律地向幽门方向进行①，每分钟约发生 3 次，每次约需 1min 到达幽门②。因此，进食后胃的蠕动通常是一波未平，一波又起。蠕动波在初起时比较小，在向幽门传播的过程中，波幅和波速越来越大，接近幽门时达最大，以致推动大部分胃内容物在蠕动波的前头③。随着胃内压力的升高，幽门括约肌打开，少量食糜（数毫升）排入十二指肠④。当蠕动波到达幽门时，幽门括约肌迅即收缩，从而阻止胃内食糜进一步进入十二指肠⑤。由于胃窦内持续高压，使大部分食糜返回到近侧胃窦和胃体部，在下一个蠕动波的作用下再向幽门方向推进⑥。食糜的这种回推，有利于食物与消化液的混合和机械地磨碎块状的固体食物。总之，蠕动主要的生理意义是：一方面使食物与胃液充分混合，以利于胃液发挥消化作用；另一方面，可搅拌和粉碎食物，并推进胃内容物通过幽门向十二指肠移行。

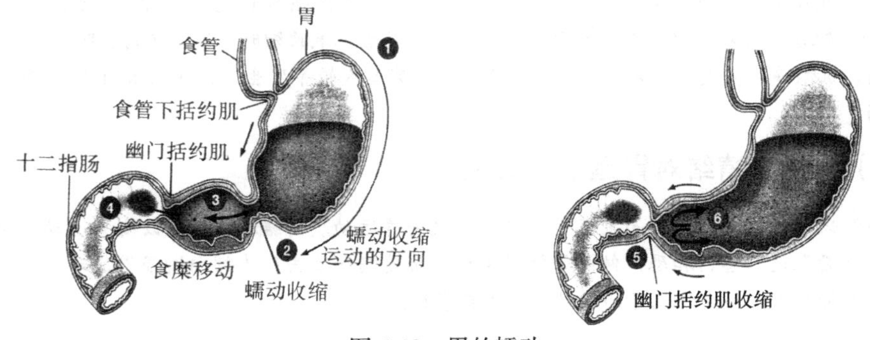

图 6-12　胃的蠕动

迷走神经兴奋、促胃液素和促胃动素可增强胃的蠕动收缩；交感神经兴奋、促胰液素、生长抑素和抑胃肽的作用则相反。

（三）胃的排空及其控制

食物由胃排入十二指肠的过程称为胃的排空（gastric emptying）。一般在食物入胃后 5min 即有部分食糜被排入十二指肠。不同食物的排空速度不同，这和食物的物理性状和化学组成都有关系。稀的、流体食物比稠的或固体食物排空快；由于只有当胃内食物被分解成足够小的颗粒时（小于 2mm），才能顺利通过狭小而打开的幽门，因此食糜通过幽门的数量取决于其颗粒的大小，颗粒大的食糜通常不能通过蠕动进入十二指肠，只能通过 MMC 排入十二指肠。由此可知，切碎的、颗粒小的食物比大块的食物排空快，所以多咀嚼食物有利于食物在胃内的消化与排空。等渗液体比低渗和高渗的渗液体排空快。热量低的食物比热量高的食物排空更快。在三种主要食物中，糖类的排空时间较蛋白质为短，脂肪类食物排空最慢。对于混合食物，由胃完全排空通常需要 4～6h。

胃的排空受来自胃和十二指肠两方面因素的控制。

1. 胃内容物促进排空　胃内容物作为扩张胃的机械刺激，通过壁内神经丛反射或迷走-迷走神经反射，引起胃运动的加强。胃迷走神经切断术后的患者，胃尾区的收缩减弱，对固体食物排空减慢。一般地，食物由胃排空的速率和留在胃内食物量（初始容积）成正比，初始容积越大，排空越快。蛋白质消化产物可引起促胃液素释放，后者能增强胃体、胃窦和幽门括约肌的收缩，因此可能延缓胃的排空。

2. 十二指肠因素抑制排空 食糜中的盐酸、脂肪及蛋白质消化产物、高张溶液及机械性扩张刺激，通过肠-胃反射和局部刺激小肠上段黏膜释放促胃液素、促胰液素、缩胆囊素、抑胃肽等，抑制胃排空。当进入十二指肠的酸性食糜被中和、渗透压降低及食物的消化产物被吸收后，对胃运动的抑制性影响因素被消除，胃运动又增强，于是又推送一部分食糜进入十二指肠。可见胃的排空是间断性的，而且与上段小肠内的消化、吸收相适应。

如果控制胃排空的机制发生障碍，可导致胃排空过快或过慢，长期下去前者易引起十二指肠溃疡，后种情况易致胃溃疡。胃切除或胃空肠吻合的患者，进食应少量多餐，如一次进食过多，由于缺少胃排空控制机制，过量胃内容物快速进入小肠，超过小肠吸收速度，高渗透压的小肠内容物吸收肠壁内的水分进入肠腔而导致腹泻，严重时可导致血容量减少和低血压——倾倒综合征。此外，冷的（8～13℃）、稀的或等渗的液体排空比温暖和高渗的液体排空更快，而且后者还可引起恶心和胃痉挛。由于脂肪可抑制胃排空，所以摄入富含脂肪的食物可延缓口服药物的吸收。糖尿病引起的自主神经损害时延缓排空。交感神经兴奋、甲状腺激素，引起胃排空加速。

（四）饥饿收缩

当胃排空几小时或更长时间后，在胃体部发生一种节律性强烈的蠕动收缩——饥饿收缩（hunger contraction）。饥饿收缩在年轻人及血糖降低时较强烈。发生饥饿收缩时，常感觉到上腹部不舒服、疼痛，称为饥饿痛。饥饿痛一般发生于末次进食 12～24h 后（某些人较早发生），在饥饿的 3～4 天最强烈，以后逐渐减弱。

（五）神经和情绪对胃运动的影响

交感神经兴奋抑制胃运动，而副交感神经兴奋促进胃运动。情绪和疼痛可改变胃运动，但这种影响因人而异。一般来说，悲伤和恐惧倾向降低胃运动，而愤怒和攻击行为倾向增强胃运动。身体任何部分的强烈疼痛可抑制胃及整个消化道的运动（由于交感神经兴奋）。

（六）呕吐

呕吐（vomiting）是机体将胃及上段小肠的内容物从口腔强力驱出的动作（胃肠逆蠕动），是一个复杂的反射过程。呕吐中枢位于延髓网状结构的背侧。来自身体许多部位的感受器的传入冲动都可到达呕吐中枢，发动呕吐反射。例如，过度地扩张胃和小肠，机械和化学刺激作用于肠、胆总管、泌尿生殖道，颅内压增高，头部旋转运动（刺激前庭器官）和咽喉部的触觉刺激等都能引起呕吐。此外，到达呕吐中枢的冲动还可来自间脑和大脑皮质，例如，有些视觉、嗅觉刺激也能引起呕吐。

呕吐前常出现流涎、出汗、心率加快、脸色苍白和恶心等全身交感神经兴奋的症状。呕吐开始时，先是深吸气，声门紧闭，软腭上举，随着腹肌和膈肌收缩、腹压增高，食管下括约肌舒张，挤压胃内容物经食管进入口腔。呕吐时也伴有上段小肠强烈收缩（逆蠕动），因此可推进小肠部分内容物流入胃，所以呕吐物中常混有胆汁和小肠液。

在延髓呕吐中枢附近第四脑室底两侧存在一个特殊的化学感受器触发区（chemoreceptor trigger zone），体内代谢改变，如糖尿病酸中毒、肾衰竭、肝衰竭，摄入某些中枢催吐药如阿扑吗啡，摄入乙醇、麻醉剂、洋地黄等，可刺激此化学感受器触发区，通过它兴奋呕吐中枢。

呕吐能排出摄入的有害物质，因此具有保护意义，但剧烈而频繁的呕吐会影响进食和正常的消化活动，而且大量消化液丢失，会导致机体失水和电解质平衡紊乱。

（刘古锋）

第四节　小肠内消化

食糜由胃进入十二指肠后，即开始了小肠内的消化。小肠内消化是整个消化过程中最重要的阶段。在这里，食糜受到胰液、胆汁和小肠液的化学性消化及小肠运动的机械性消化。许多营养物质也都在这一部位被吸收入机体。因此，食物通过小肠，消化过程基本完成。未被消化的食物残渣，从小肠进入大肠。食物在小肠内停留的时间，随食物的性质而有所不同，平均为8～9h。

一、胰液的分泌

胰腺具有内分泌和外分泌两种功能。胰液是由胰腺的腺泡细胞及小导管细胞分泌的。

（一）胰液的成分和作用

胰液是一种无色的碱性液体，pH 约为 8.0，每日分泌量约为 1.5L，渗透压与血浆相等。胰液的成分包括水、无机物和有机物。无机物主要由腺泡细胞和小导管上皮的细胞分泌，有 Na^+、Cl^-、K^+和 HCO_3^- 等。HCO_3^- 的主要作用是中和进入十二指肠的胃酸，其浓度最高可达145mmol/L，比其在血浆中的浓度高 5 倍。有机物主要是消化酶，其种类繁多，包含有分解三大类营养物质的各种酶，如蛋白水解酶、胰淀粉酶、胰脂肪酶等。

1. 蛋白水解酶　主要有胰蛋白酶（trypsin）、糜蛋白酶（chymotrypsin）和羧基肽酶（carboxypeptidase）等，它们均以酶原的形式储存在腺泡细胞内和被分泌。胰蛋白酶原在肠液中的肠激酶（enterokinase）的作用下，转变为有活性的胰蛋白酶。此外，胰蛋白酶也能激活胰蛋白酶原（自身催化）。胰蛋白酶还激活糜蛋白酶原、弹性蛋白酶原（proelastase）及羧基肽酶原，使它们分别转化为相对应的酶。胰蛋白酶和糜蛋白酶使蛋白质分解为多肽和氨基酸，前者可再被羧基肽酶、弹性蛋白酶进一步分解。此外，胰液中还含有 RNA 酶和 DNA 酶，可使相应的核酸水解为单核苷酸。

2. 胰淀粉酶（pancreatic amylase）　水解淀粉、糖原及大多数其他糖类为二糖及少量单糖，但不能水解纤维素。其最适 pH 接近 7.0。

3. 胰脂肪酶（pancreatic lipase）　是以活性形式分泌的，它可将脂肪水解为脂肪酸、单酰甘油及甘油。最适 pH 为 8.0，但需在辅脂酶（colipase）的存在下才能充分发挥作用。辅脂酶可把脂肪酶紧密地附着于脂-水界面，因而可以增加脂肪酶的水解效果。胰液中还含有胆固醇酯水解酶及磷脂酶 A_2，前者水解胆固醇酯，生成胆固醇和脂肪酸；后者水解磷脂，生成溶血磷脂和脂肪酸。

正常时，有少量的胰消化酶（如胰淀粉酶和胰脂酶）进入血液循环，但在急性胰腺炎时，血液中的胰酶水平显著升高，所以测定血液中的胰淀粉酶或胰蛋白酶浓度是诊断急性胰腺炎的一个有价值的指标。

由于胰液中含有水解三种主要营养成分的消化酶，因而是最重要的一种消化液。但正常胰腺储备有较多的酶，特别是消化糖类及蛋白质的酶。部分胰腺切除后营养物吸收的研究证明，切除 80%的胰腺不发生脂肪吸收不良，胰酶分泌必须减少到 80%以上时才产生脂肪痢。这一现象具有重要的临床意义，表明如人因肿瘤做较大范围的胰腺切除时，不必担心术后会发生消化不良或糖尿病，当因胰腺疾病发生脂肪吸收不良或糖尿病时，胰腺必定已受到广泛范围的破坏。

在正常情况下，胰液中的蛋白水解酶并不消化胰腺本身，这是由于它是以酶原的形式存在于腺泡细胞及通过导管的，并且被封闭在膜包裹的囊泡中。此外，胰腺腺泡细胞还同时分泌胰蛋白酶抑制物，它可阻止腺细胞、腺泡及胰导管内的胰蛋白酶原激活。由于胰蛋白酶可激活其他胰蛋白水解酶原，因此阻止胰蛋白酶原被激活也就阻止了其他蛋白水解酶原的激活。当胰腺严重受损或导管阻塞时，大量胰液淤积于胰腺受损区，在这种情况下，胰蛋白酶抑制物的作用受到破坏，使胰蛋白酶原迅速激活。胰蛋白酶的自身催化

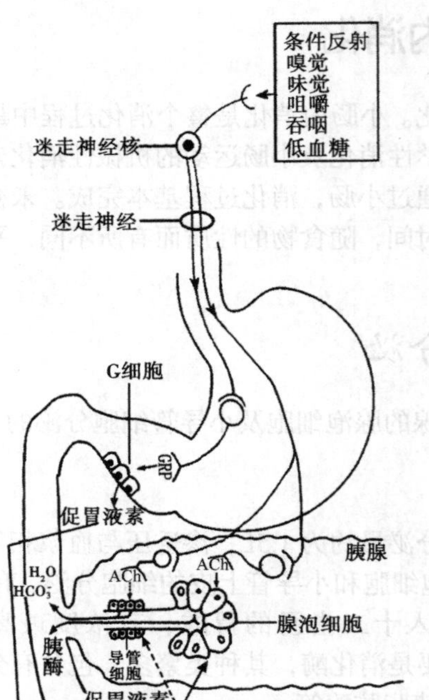

图 6-13 头期胰液分泌示意图

促胃液素、迷走神经主要作用于胰腺泡细胞引起酶多的胰液分泌；虚线箭头表示作用较弱；GRP：促胃液素释放肽

及激活其他蛋白水解酶原，可在短时间内将胰腺大部分或全部消化，这种情况引起急性胰腺炎。

（二）胰液分泌的调节

在非消化期，胰液几乎是不分泌或很少分泌的。进食时胰液受神经和体液双重控制，但以体液调节为主。像胃液分泌的调节一样，胰液分泌的调节也可分为头期、胃期和肠期，头期主要为神经调节，胃期和肠期主要是体液调节（图 6-13～图 6-15）。

1. 头期胰液分泌 给动物假饲或人假吃（仅咀嚼食物不吞咽）可引起酶多量少的胰液分泌。这是由于食物直接刺激口咽等感受器及条件反射所引起，其传出神经为迷走神经，递质为 ACh，主要作用于胰腺的腺泡细胞，对于导管细胞作用较弱。因此，迷走神经兴奋引起的胰液分泌的特点是水分和 HCO_3^- 较少，酶很丰富。此外，迷走神经还可能通过促进胃窦黏膜释放促胃液素，后者通过血液循环作用于胰腺，间接引起胰液分泌（图 6-13），但这一作用很小。头期胰液分泌量只占消化期胰液分泌量的 20%。

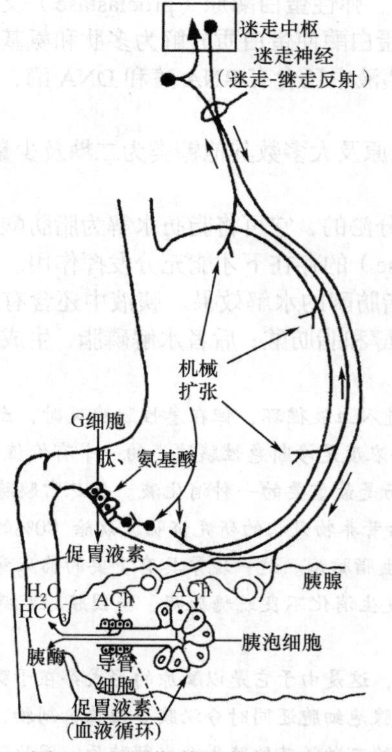

图 6-14 胃期胰液分泌示意图

扩张胃通过迷走-迷走反射，以及蛋白质消化产物刺激 G 细胞释放促胃液素引起胰液分泌；虚线箭头表示作用较弱

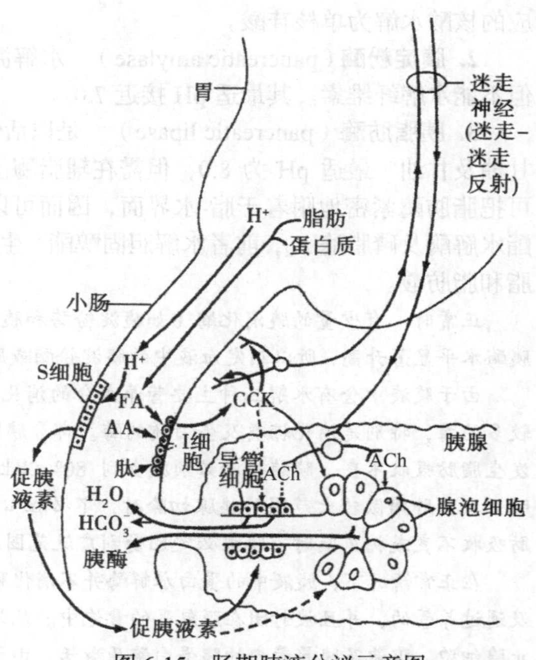

图 6-15 肠期胰液分泌示意图

FA：游离脂肪酸；AA：氨基酸；CCK：缩胆囊素；虚线箭头表示作用较弱

2. 胃期胰液分泌 食物扩张胃，通过迷走-迷走反射引起含酶多但液体量少的胰液分泌。机械扩张胃及蛋白质的消化产物也可刺激胃窦黏膜释放促胃液素，间接引起含酶多而液体量少的胰液分泌（图 6-14）。此期的胰液分泌量只占消化期胰液分泌量的 5%～10%。

3. 肠期胰液分泌 食糜进入十二指肠和上段空肠后，食糜的一些成分刺激小肠黏膜释放促胰液素和缩胆囊素（cholecystokinin，CCK），引起胰液分泌（图 6-15）。此期的胰液分泌量最多，占整个消化期胰液分泌量的 70%。胰液中碳酸氢盐和酶的含量也高。

（1）促胰液素：当酸性食糜进入小肠后，可刺激小肠黏膜中的 S 细胞释放促胰液素。促胰液素通过血液循环，作用于胰腺导管上皮细胞，引起水多、富含碳酸氢盐的胰液分泌，从而可中和进入十二指肠的 HCl，保护小肠黏膜不被 HCl 侵蚀，并为胰酶作用提供适宜的 pH 和有利于控制十二指肠内容物的 pH（负反馈）。

我国著名的生理学家王志均院士首次实验证明引起胰酶分泌的最有效刺激物是盐酸，其次为脂肪酸，糖类的作用最弱。

（2）缩胆囊素：食糜的蛋白质消化产物（脲、胨、肽、氨基酸）及脂肪分解产物（脂肪酸、单酰甘油）可刺激十二指肠及上段小肠黏膜的 I 细胞释放 CCK，后者作用于迷走神经传入末梢 CCK 受体，通过迷走-迷走反射，作用于胰腺（主要是腺泡），还可能通过血液循环作用于胰腺，引起含酶多的胰液分泌（类似迷走神经的作用，但作用更强）（图 6-15），有助于进一步对蛋白质及脂肪的消化（负反馈）。由于 CCK 促进含酶多的胰液分泌，故又称为促胰酶素。

二、胆汁的分泌与排出

胆汁由肝细胞生成，生成后由肝管流出，经胆总管而至十二指肠，或由肝管转入胆囊而存储，当消化食物时再由胆囊排出至十二指肠。胆汁对于脂肪的消化和吸收具有重要作用。此外，机体通过分泌胆汁还可排泄多种内源性和外源性物质，如胆固醇、胆色素、碱性磷酸酶、肾上腺皮质类固醇及其他类固醇激素、某些药物和重金属等。

（一）胆汁的性质和成分

成人每日分泌胆汁 800～1000ml，胆汁的生成量和蛋白质的摄入量有关，高蛋白食物可生成较多的胆汁。胆汁呈金黄色，pH 为 7.8～8.6；在胆囊中储存的胆汁，因被浓缩而颜色加深，因碳酸氢盐被吸收而呈中性或弱碱性（pH 为 7.0～7.4）。胆汁中除 97%是水外，还含有胆汁酸、磷脂、胆固醇、胆色素等有机物及 Na^+、Cl^-、K^+、HCO_3^- 等无机物，不含消化酶。绝大部分胆汁酸与钠盐结合成胆盐，主要为牛磺胆酸钠和甘氨胆酸钠。

在正常情况下，胆汁中的胆盐（或胆汁酸）、胆固醇和卵磷脂的适当比例是维持胆固醇成溶解状态的必要条件。当胆固醇分泌过多，或胆盐、卵磷脂合成减少时，胆固醇过饱和，易于形成胆固醇结晶和促进胆固醇胆结石的形成。长期不吃早餐者，由于胆汁在胆囊储存时间大为延长，排出减少，胆汁高度浓缩，易于造成胆汁过饱和，因此较易形成胆结石。

（二）胆汁的作用

胆汁对于脂肪的消化和吸收具有重要意义。

（1）乳化脂肪，促进脂肪消化分解：胆汁中的胆盐和卵磷脂可作为乳化剂，降低脂肪的表面张力，使脂肪乳化成微滴，分散于肠腔水溶液中，增加与胰脂肪酶的接触面积，促进对脂肪的消化。

（2）促进脂肪的吸收：胆盐可聚合而形成微胶粒（micelles）。肠腔中脂肪的分解产物，如脂肪酸、单酰甘油及胆固醇可掺入到微胶粒中，形成水溶性复合物——混合微胶粒（mixed

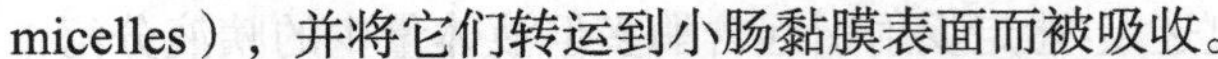

micelles），并将它们转运到小肠黏膜表面而被吸收。

（3）促进脂溶性维生素的吸收：由于胆汁能促进脂肪的消化吸收，所以对脂溶性维生素 A、D、E、K 的吸收也有促进作用。

（4）胆汁在十二指肠中可中和一部分胃酸。

（5）胆汁中的胆盐在小肠被吸收入血后再循环到肝，有促进肝胆汁分泌的作用（见后述）。

（6）胆盐是生理性泻药。

（三）胆汁分泌和排出的调节

肝细胞是不断分泌胆汁的，但在非消化期间，肝胆汁都流入胆囊内储存。在消化期，胆汁可直接由肝及胆囊中大量排出至十二指肠。因此，食物在消化道内是引起胆汁分泌和排出的自然刺激物。高蛋白食物（蛋、肉等）引起胆汁流出最多，高脂肪或混合食物的作用次之，而糖类食物的作用最小。在胆汁排出过程中，胆囊和 Oddi 括约肌协调活动，即胆囊收缩时，Oddi 括约肌舒张；相反，胆囊舒张时，Oddi 括约肌则收缩。

1. 神经调节 神经对胆汁分泌和胆囊收缩的作用均较弱。进食动作或食物对胃、小肠的刺激可通过神经反射引起肝胆汁分泌少量增加，胆囊收缩也轻度加强。反射的传出途径是迷走神经，切断两侧迷走神经，或使用胆碱能受体阻断剂（如阿托品），均可阻断上述作用。迷走神经除了直接作用于肝细胞和胆囊外，还可刺激促胃液素释放而间接引起肝胆汁的分泌和胆囊收缩。刺激支配胆囊的交感神经引起胆囊舒张。

2. 体液调节 有多种体液因素参与胆汁分泌和排出的调节。

（1）促胃液素：可通过血液循环作用于肝细胞和胆囊，引起胆汁分泌和胆囊收缩；也可先引起胃酸分泌，胃酸进入十二指肠后，引起促胰液素释放而促进肝胆汁分泌。

（2）促胰液素：调节胆汁分泌的胃肠激素以促胰液素的作用最为明显。它可刺激肝小管分泌水和 HCO_3^-，而对肝细胞无刺激作用。因此，胆汁中的水和碳酸氢盐增多，胆盐的含量不升高，称为水利胆。

（3）缩胆囊素：具有强烈的收缩胆囊、舒张十二指肠 Oddi 括约肌和促进胆汁排放的作用。由于蛋白质和脂肪消化产物能引起缩胆囊素的释放，因此临床上做胆囊造影时，常让受试者食用富含脂肪和蛋白质类的食物（如油煎蛋），以检查胆囊的收缩功能。

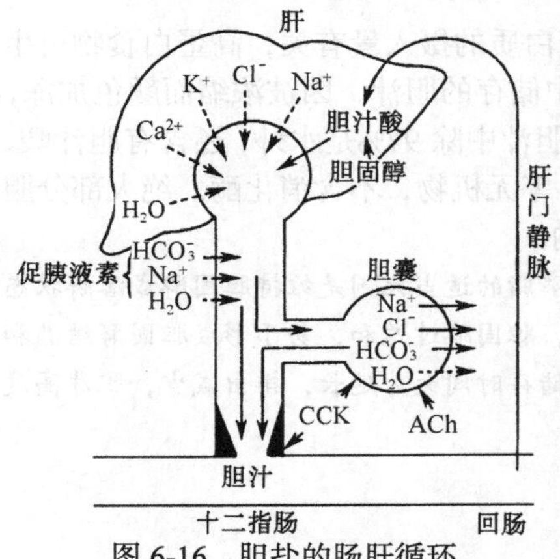

图 6-16 胆盐的肠肝循环

（4）胆盐：胆汁中的胆盐或胆汁酸进入小肠后，约有 95%在回肠末端吸收入血，通过门静脉回到肝，再组成胆汁而又分泌入肠，这一过程称为胆盐的肠肝循环（enterohepatic circulation of bile salt）（图 6-16）。每次进餐后可进行 2～3 次肠肝循环。返回到肝的胆盐有刺激肝胆汁分泌的作用。能促进胆汁分泌的药物，统称为利胆剂，胆盐是临床上常用的利胆剂之一。

（5）类固醇激素：雌激素和某些雄激素抑制胆汁分泌。胆汁分泌减少是雌激素治疗（如口服避孕药、绝经后激素替代治疗）相关的副作用，妊娠期间循环中雌激素水平升高，可减少胆汁的分泌。

（四）胆囊的功能

1. 储存和浓缩胆汁 胆囊是平滑肌组成的弹性囊，容量为 50～70ml。肝细胞分泌胆汁是持续不断的，在非消化期间，肝胆汁都流入胆囊内储存。胆囊黏膜可吸收胆汁中的水分和电解质（如 Na^+、Cl^-和 HCO_3^-），使胆汁浓缩 4～10 倍，使只有数十毫升容积的胆囊可储存数百毫

升的肝胆汁，提高其储存效能。

2. 调节胆道内压力和进食时输送胆汁到小肠　胆囊壁的平滑肌可做紧张性及节律性收缩和舒张运动，使胆囊内压力发生改变，从而可缓冲胆道内压力。在非消化期，Oddi 括约肌收缩，胆汁不能流入肠腔，胆囊便舒张而容纳胆汁，使胆道压力不致过高；进食后，Oddi 括约肌松弛，胆囊收缩，胆汁经胆总管而排入十二指肠，这一过程称为胆汁的排放。

虽然胆囊有储存、浓缩胆汁，以及于消化期将胆汁排放到十二指肠的功能，但胆囊并不是人体消化所必需的器官，胆囊切除者仍能维持正常的营养及健康。胆囊切除后，胆汁恒定地排放入十二指肠，且在进食后的排出量比消化间期多，胆道也呈轻度扩张状态。虽然胆囊切除者甚至能耐受油煎食物，但一般仍应避免高脂肪饮食。

三、小肠液的分泌

小肠内有两种腺体，即十二指肠腺和小肠腺。前者分布在十二指肠的黏膜下层中，分泌富含黏液和水的碱性液体；后者分布于全部小肠的黏膜层内，其分泌液构成了小肠液的主要部分。

（一）小肠液的性质、成分和作用

小肠液是一种弱碱性液体，pH 为 7.5～8.0，渗透压与血浆相等。小肠液的分泌量变化范围很大，成人每日分泌量为 1～3L（平均 1.5L）。小肠液中还常混有脱落的肠上皮细胞、白细胞，以及由肠上皮细胞分泌的免疫球蛋白。

十二指肠腺分泌的富含黏液和水的碱性液体，其主要作用是保护十二指肠黏膜免受消化液的消化，以及与胰液、肝胆汁一起中和进入十二指肠内的胃酸。

小肠腺和小肠绒毛上皮细胞中的杯状细胞分泌的黏液，起润滑和保护小肠黏膜的作用。小肠腺中的肠上皮细胞分泌含大量水和电解质的等渗液。大量的小肠液可以稀释消化产物，使其渗透压下降，有利于吸收。小肠液分泌后又被小肠绒毛再吸收。这种液体从腺体到绒毛的循环为小肠内营养物质的吸收提供了运载工具。

从小肠腺分泌入肠腔内的消化酶可能只有肠激酶一种，它能激活胰液中的胰蛋白酶原，使之变为有活性的胰蛋白酶，从而有利于蛋白质的消化。小肠本身对食物的消化是以一种特殊的方式进行的，即在小肠黏膜上皮细胞表面纹状缘进行。在肠纹状缘表面含有多种消化酶（被称为纹状缘酶），如分解多肽的肽酶、分解双糖的蔗糖酶、麦芽糖酶、乳糖酶，以及肠脂酶。这些酶催化在绒毛外表面的食物水解，分解产物随后被吸收入细胞。这些肠上皮细胞上的酶可随脱落的肠上皮细胞进入肠腔内，但对小肠内的消化并不起作用。

乳糖酶缺乏时，乳糖不能消化为葡萄糖和半乳糖被吸收，未消化的乳糖被输送到结肠，被结肠内的细菌发酵产生气体，如 H^+、CO_2 及乳酸，可引起腹部胀气、痛性痉挛、腹泻及酸性粪便——乳糖不耐受症（lactose intolerance）。酸乳虽然含有较多的乳糖，由于其含有产生乳糖酶的细菌，在十二指肠被激活，可消化乳糖，所以酸乳一般可以耐受。

（二）小肠液分泌的调节

小肠液的分泌是经常性的，但在不同情况下，分泌量的变化很大。食糜对黏膜的局部机械刺激和化学刺激，主要通过肠壁内神经丛的局部反射而引起肠腺分泌。小肠黏膜对扩张刺激最为敏感，小肠内食糜的量越多，小肠液分泌也越多。刺激迷走神经可引起十二指肠腺分泌增加，交感神经兴奋，以及去甲肾上腺素、生长抑素则抑制十二指肠腺的分泌。因此，长期交感神经兴奋可削弱十二指肠上部（球部）的保护机制，这可能是导致该部位发生溃疡的一个原因。在胃肠激素中，促胃液素、促胰液素、缩胆囊素和血管活性肠肽都有刺激小肠液分泌的作用。

四、小肠的运动

（一）小肠的运动形式

小肠的运动形式包括紧张性收缩、分节运动和蠕动三种。

1. 紧张性收缩 小肠平滑肌紧张性收缩是其他运动形式有效进行的基础。当小肠紧张性降低时，肠腔易于扩张，肠内容物的混合和转运减慢；相反，当小肠紧张性升高时，食糜在小肠内的混合和转运过程就加快。

2. 分节运动（segmentation） 是一种以环行肌为主的节律性收缩和舒张运动。在食糜所在的一段肠管上，环行肌在许多点同时收缩，把食糜分割成许多节段；随后，原来收缩处舒张，而原来舒张处收缩，使原来的节段分为两半，而相邻的两半则合拢来形成一个新的节段。如此反复进行，食糜得以不断地分开，又不断地混合（图 6-17）。分节运动的推进作用很小，它的作用在于使食糜与消化液充分混合，便于进行化学性消化，它还使食糜与肠壁紧密接触，为吸收创造了良好的条件。此外，反复挤压肠壁，有助于血液和淋巴的回流。

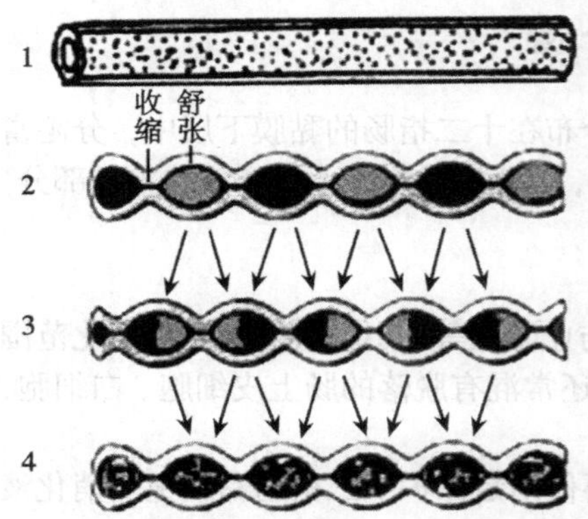

图 6-17 小肠的分节运动模式图

1. 肠管表面观；2、3、4. 肠管纵切面表示不同阶段的食糜节段分割与合拢的情况

3. 蠕动 小肠的蠕动（peristalsis）可发生在小肠的任何部位，其速率为 0.5～2.0cm/s，近端小肠的蠕动速度大于远端。小肠蠕动波传播速度很慢，通常只进行一段短距离（3～5cm）后即消失。蠕动的意义在于使经过分节运动作用的食糜向前推进一步，到达一个新肠段，再开始分节运动。

虽然在正常情况下小肠蠕动很弱，但当肠黏膜受到强烈刺激如肠梗阻或肠道感染时，可引起一种强有力的快速蠕动，称为蠕动冲（peristaltic rush）。蠕动冲可把食糜从小肠始端一直推送到结肠。

4. 移行性复合运动 在饥饿时或小肠内容物大部分被吸收后，蠕动和分节运动停止，而出现周期性的移行性复合运动（MMC）。小肠的 MMC 起源于胃的下部，向肛门方向缓慢移行，约经 90min 可到达回肠末端。当一个波群到达回肠末端时，另一波群又在胃部发生。当摄食物时 MMC 终止，代之以蠕动及分节运动。MMC 的主要作用是：①将肠内容物，包括前次进食后遗留的食物残渣、脱落的上皮细胞、胆汁和其他分泌物及细菌等清除干净；②阻止结肠内的细菌迁移到终末回肠。因此 MMC 被称为小肠的“管家”（housekeeper）。MMC 减弱或缺乏者，细菌易于在回肠内过度生长；细菌释放的某些物质可刺激小肠上皮细胞分泌 NaCl 和水，导致腹泻。

（二）回盲括约肌和回盲瓣的功能

回肠末端与盲肠交界处的环行肌显著加厚，起着括约肌的作用，称为回盲括约肌。回肠末端突入盲肠中形似瓣膜，称为回盲瓣。回盲括约肌和回盲瓣的主要功能是阻止结肠内容物反流入小肠，以及防止小肠内容物过快地进入大肠，有利于小肠内容物的完全消化与吸收。平时回盲瓣是关闭的。进食后，食物入胃，引起胃-回肠反射，使回肠蠕动加强，当回肠蠕动波传到回肠末端时，回盲括约肌舒张，回肠内容物进入结肠。结肠（及盲肠和阑尾）充满时，引起回盲括约肌收缩加强和回肠蠕动减弱，于是可延缓回肠内容物的通过。

（三）小肠运动的调节

1. 内在神经丛的作用　肌间神经丛对小肠运动起重要的调节作用。小肠内容物的机械和化学刺激，以及肠管被扩张，都可通过局部神经丛反射引起小肠蠕动加强。切断小肠的外来神经，小肠的蠕动仍可进行。

2. 外来神经的作用　一般来说，副交感神经的兴奋能加强小肠的收缩运动，而交感神经兴奋则产生抑制作用。外来神经的作用一般是通过小肠的壁内神经丛实现的。

小肠（大肠也一样）的运动还受神经系统高级中枢的影响，如情绪可改变肠的运动功能。

3. 体液因素的作用　小肠的壁内神经丛和平滑肌对各种化学物质具有广泛的敏感性。除神经递质乙酰胆碱外，还有一些肽类激素和胺，如促胃液素、CCK、促胃动素、胰岛素和 5-HT 可增强小肠运动；而促胰液素、肾上腺素、胰高血糖素、抑胃肽、内源性吗啡样物质则抑制小肠运动。

第五节　大肠的功能

人类的大肠内没有重要的消化活动。其主要功能为：①吸收水、无机盐及由大肠内细菌合成的维生素 B、K 等物质；②储存来自回肠中的消化和不消化的食物残渣并形成粪便，正常通过大肠的时间为 36～48h。

一、大肠液的分泌

大肠内含有许多大肠腺，可分泌大量的黏液。此外，大肠上皮细胞还分泌水、K^+、HCO_3^-，因此大肠液是一种碱性的黏性液体，pH 为 8.3～8.4。大肠黏液可润滑粪便，减少食物残渣对肠黏膜的摩擦；粘连结肠的内容物，有助于粪便的形成，减少或阻止粪便中的大量细菌活动对肠壁的影响；碱性的大肠液还可中和粪便内细菌活动产生的酸，并阻止其向外扩散，保护大肠壁不受其侵蚀。

大肠液的分泌主要由食物残渣对肠壁的直接机械刺激或通过局部神经丛反射所引起。刺激副交感神经（盆神经）可引起远端大肠分泌黏液明显增加，刺激结肠的交感神经能使大肠液分泌减少。

二、大肠的运动和排便

（一）大肠的运动形式

由于大肠的主要功能是吸收食糜中的水和电解质，形成和储存粪便，因此无须强烈的运动。正常时大肠的运动很微弱，其运动形式类似小肠，主要有混合运动和推进运动两种。

1. 混合运动——袋状往返运动　类似小肠的分节运动，但在同一时间内参与收缩的结肠较长，收缩的环行肌较宽而有力，有时甚至使肠腔闭塞，同时纵行肌（结肠带）也收缩，结果使邻近未收缩的结肠段形成许多呈袋状的节段，因此这种收缩称为袋状收缩（haustral contraction）。其结构基础是结肠环行肌间断性增厚。一段结肠发生袋状收缩，持续一段时间后消失，邻近部位的结肠段又发生袋状收缩，如此反复进行，形成袋状往返运动（haustral shuttling），其主要作用是将大肠内容物不断地混合，因此又称混合运动。这种形式的运动多见于近端结肠，可使肠黏膜与肠内容物充分接触，有利于大肠对水和无机盐的吸收。

2. 推进运动——蠕动和集团运动　短距离的蠕动常见于远端结肠，其传播速度很慢（约 5cm/h）。大肠还有一种行进很快、向前推进距离很长的强烈蠕动，称为集团运动（mass movements），它可将肠内容物从横结肠推至乙状结肠或直肠。集团运动时，袋状收缩停止，结肠袋消失。集团运动后，袋状收缩又重新出现。集团运动每日发生 1～3 次，常在进餐后发生，尤多见于早餐后 1h 内，可能是由于食物充胀胃或十二指肠，引起胃-结肠反射或十二指肠-结肠反射所致。

阿片类药物如吗啡、可待因、哌替啶，以及抗酸剂氢氧化铝等，可降低结肠集团运动的频率，因此服用这些药物后易产生便秘。当结肠黏膜受到强烈刺激如肠炎时，常引起持续的集团运动。

（二）粪便的形成及排便反射

1. 粪便的形成 食物残渣在大肠内停留时，其中部分水被吸收，同时经过大肠内细菌的发酵与腐败作用，以及大肠黏液的黏结作用，形成粪便。粪便中除含未消化和不消化的食物残渣外，还包含消化道脱落的上皮细胞碎片、黏液、胆色素、消化液的固体成分、无机盐（钙、磷）和大量的细菌。据估计，死的和活的细胞占粪便固体总量的 20%～30%。由于粪便中有很多非饮食成分，因此，人在较长时间未进食时仍可有粪便排出。粪便的颜色是由于胆色素的存在而产生的粪便的气味是由于结肠细菌发酵和分解未消化的食物产生的吲哚、粪臭素和硫化氢而产生的。

在未消化或不消化的食物残渣中，部分是膳食纤维，包括纤维素、半纤维素、木质素，以及各种树胶、果胶等，可以吸收水分，使粪便的体积增大、变软，并能刺激肠运动，减少粪便在大肠内停留（通过）的时间，从而减少吸收粪便中有害细菌所产生的毒素，降低结肠癌的发生率。此外，膳食纤维还可吸收胆汁酸，增加它们从粪便中排出的含量，使通过肠肝循环回收的胆盐减少，肝需利用更多的胆固醇合成新的胆汁酸，所以增加膳食纤维含量不但可预防便秘，还可降低血浆胆固醇水平。

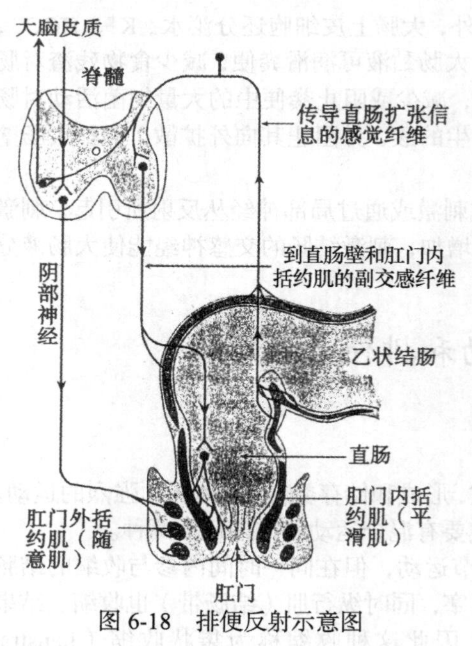

图 6-18 排便反射示意图

2. 排便反射 排便（defecation）是受意识控制的脊髓反射。人的直肠内通常是没有粪便的，当胃-结肠反射发动的集团运动将粪便推入直肠时，可刺激直肠壁感受器，传入冲动经盆神经和腹下神经到达脊髓腰骶段的初级排便中枢，并上传至大脑皮质，产生便意。如果环境许可，皮质发出下行冲动到脊髓初级排便中枢，传出冲动经盆神经引起降结肠、乙状结肠和直肠收缩，肛门内括约肌舒张；同时阴部神经传出冲动减少，肛门外括约肌舒张，粪便被排出体外（图 6-18）。此外，腹肌、膈肌收缩也能促进粪便的排出。如果环境不许可，阴部传出神经兴奋，外括约肌仍维持收缩，几分钟后，排便反射便消失，需经过几小时或再有粪便进入直肠时再发动排便反射。由于胃-结肠反射发生于餐后，故排便常发生于早餐后，尤其是幼儿。在成人，排便时间主要受习惯和环境因素的影响。关于排便次数则因人而异，有的人每日一次或多次，有的人隔日一次都属正常。如每周仅二次属于便秘。

正常时，直肠对粪便的压力刺激具有一定的阈值，当达到此阈值时即可引起便意。排便运动可受大脑意识的加强或抑制。如果人们对便意经常予以抑制，就使直肠渐渐地对粪便压力刺激失去正常的敏感性，加之粪便在大肠内停留过久，水分被过多吸收而变得干硬，引起排便困难，这是产生便秘的最常见的原因之一。

第六节　吸　　收

吸收（absorption）是指食物的成分或其消化后的产物，以及消化液通过消化道黏膜上皮细胞进入血液和淋巴的过程。消化过程是吸收的重要前提。

一、吸收的部位

消化道不同部位的吸收能力和吸收速度是不同的，这主要取决于各部分消化道的组织结构，以及食物在各部位被消化的程度和停留的时间。在口腔和食管内，食物实际上是不被吸收的。在胃内，食物的吸收也很少，胃可吸收乙醇、少量水分及某些药物，如阿司匹林。小肠是吸收的主要部位。一般认为，糖类、蛋白质和脂肪的消化产物大部分是在十二指肠和空肠吸收的。回肠有独特的功能，即主动吸收胆盐和维生素 B_{12}。对于大部分营养成分，当到达回肠时，通常已吸收完毕，因此回肠主要是吸收功能的储备。小肠内容物进入大肠时大部分物质已被吸收。大肠主要吸收水分和盐类，一般认为，结肠可吸收进入其中的 80%的水和 90%的 Na^+与 Cl^-。

小肠吸收的有利条件包括以下几方面：①具有巨大的吸收面积：人的小肠长约 4m，小肠的黏膜具有环状皱褶与大量的绒毛，每一条绒毛的表面被覆一层柱状上皮细胞，每个柱状上皮细胞的顶端有许多微绒毛，可使小肠的吸收面积增加约 600 倍，达到 200m^2（图 6-19）。②小肠黏膜绒毛内有丰富的毛细血管、毛细淋巴管、平滑肌纤维和神经纤维网等结构，有利于吸收。在空腹时，绒毛不活动。进食则可引起绒毛产生节律性的伸缩和摆动。这些运动可加速绒毛内血液和淋巴的流动，有助于吸收。③食物在小肠内已被消化成适于吸收的小分子物质。④食物在小肠内停留的时间相对较长，为 8～9h。这些有利条件使小肠成为吸收的主要部位。

二、吸收的途径与机制

1. 吸收的途径　小肠内的吸收主要是通过两条途径进行（图 6-20）。

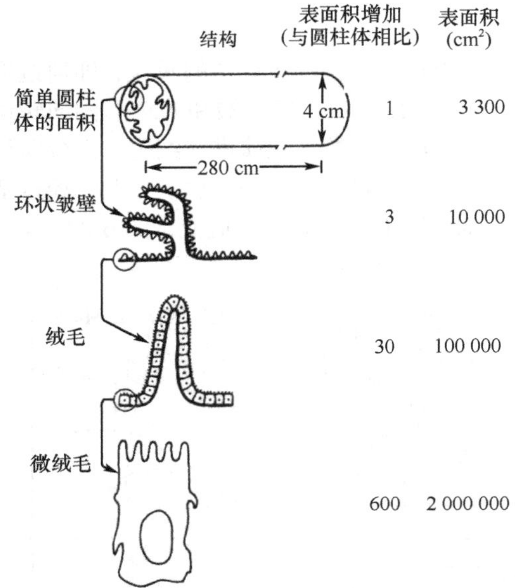

图 6-19　增加小肠表面积的三种机制

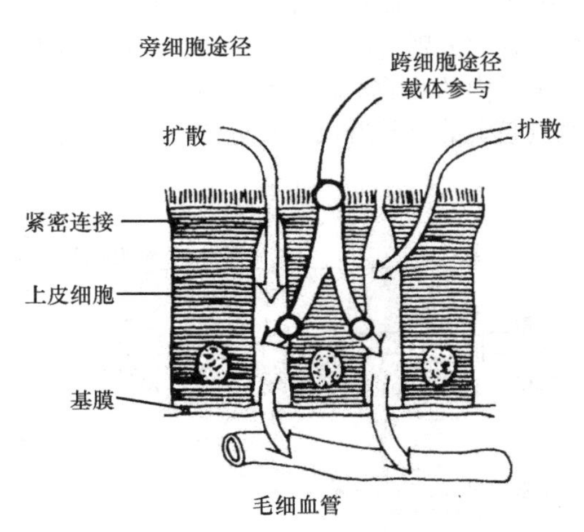

图 6-20　小肠黏膜吸收水分和小溶质的两条途径

（1）跨细胞途径：肠腔内的物质通过绒毛柱状上皮细胞的顶端膜进入细胞，再通过细胞基底侧膜进入细胞间隙，最后进入血液或淋巴。

（2）旁细胞途径：肠腔内的物质通过小肠上皮细胞间的紧密连接进入细胞间隙，再进入血液或淋巴。

2. 吸收的机制

（1）被动转运：包括单纯扩散、易化扩散和渗透。

（2）主动转运：包括原发性主动转运和继发性主动转运。

（3）入胞和出胞。

三、小肠内主要营养物质的吸收

通常小肠每日吸收约数百克糖、100g 或更多的脂肪、50～100g 氨基酸、50～100g 各种离子和 7～8L 水等。但正常的小肠吸收潜力巨大，每日能吸收多至几千克的糖、500g 脂肪、500～700g 蛋白质、20L 甚至更多的水。

（一）糖的吸收

食物中的糖类一般须被分解为单糖后才能被吸收，只有少量的二糖被吸收。肠道中的单糖主要为葡萄糖，其次是半乳糖、果糖。不同的单糖吸收速率不相同，这与吸收的机制有关。在各种单糖中，己糖的吸收速率很快，戊糖的吸收速率则很慢。在己糖中，以半乳糖和葡萄糖的吸收最快，果糖次之，甘露糖最慢。

葡萄糖和半乳糖是通过同向转运机制吸收的。在肠绒毛上皮细胞的基底侧膜上有 Na^+泵，不断将细胞内的 Na^+泵入细胞间液，再进入血液，维持细胞内低的 Na^+浓度；在其顶端膜上存在 Na^+-葡萄糖同向转运体-1（SGLT-1），它们分别能与 Na^+-葡萄糖和 Na^+-半乳糖结合，Na^+依靠细胞内、外 Na^+的浓度差进入细胞，释放的势能将葡萄糖或半乳糖运入细胞，然后在基底侧膜通过易化扩散进入细胞间隙，再进入血液（图 6-21）。给予 Na^+泵抑制剂毒毛花苷 G 可抑制葡萄糖及半乳糖的吸收。果糖是通过易化扩散进入肠绒毛上皮细胞的。由于它不是伴随 Na^+同向转运，因此果糖的吸收速率比葡萄糖、半乳糖低，仅为葡萄糖吸收速率的一半。进入细胞内的果糖大部分转化为葡萄糖，然后进入细胞间液。

（二）蛋白质的吸收

蛋白质分解产物，包括二肽、三肽及氨基酸的吸收类似葡萄糖、半乳糖的吸收，即通过继发性主动转运而被吸收。在小肠绒毛上皮细胞的顶端膜上，存在 Na^+-氨基酸和 Na^+-肽同向转运体，它们分别转运中性、酸性、碱性氨基酸与亚氨基酸，以及二肽、三肽进入细胞（部分肽被细胞质内的肽酶水解为氨基酸）。进入细胞的氨基酸，以及少量未水解的二肽、三肽，经过基底侧膜上的氨基酸或肽转运体以易化扩散的方式进入细胞间液，然后进入血液（图 6-22）。

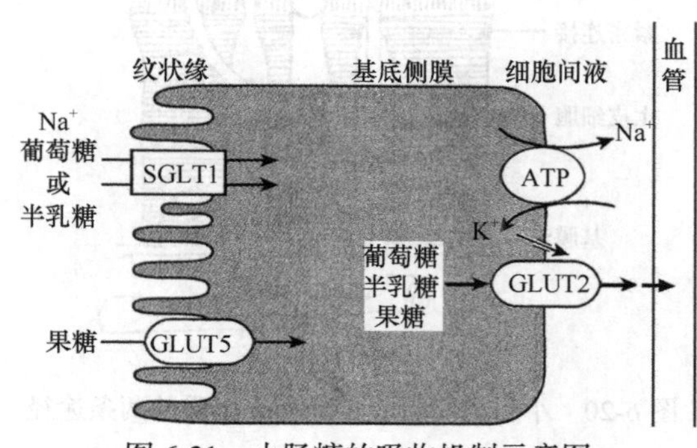

图 6-21　小肠糖的吸收机制示意图

SGLT1：钠-葡萄糖转运体 1；GLUT：葡萄糖转运体

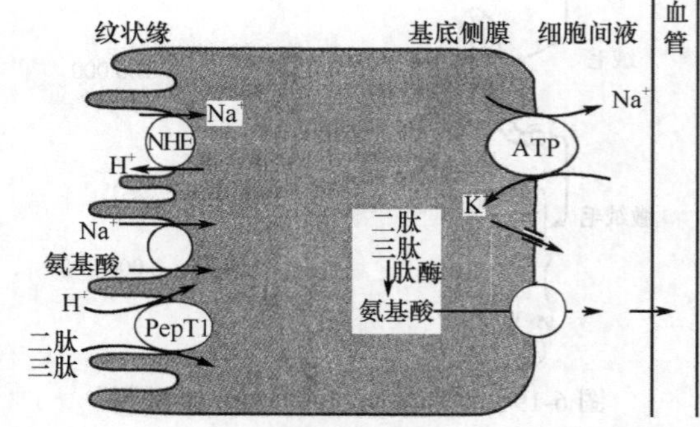

图 6-22　小肠吸收氨基酸和二肽、三肽的机制

PepT1：肽转运体 1；NHE：Na^+/H^+交换体

少数氨基酸的吸收不依赖于Na^+，可通过易化扩散的方式进入肠上皮细胞。

新生儿由于胃蛋白酶、胰蛋白酶活性低，其肠上皮细胞可通过入胞和出胞方式吸收相当数量的未经消化的蛋白质（完整蛋白质）。例如，母体初乳中的免疫球蛋白 A（IgA）可以这种方式进入婴儿的血液循环，产生被动免疫。但随着年龄的增大，小肠吸收完整蛋白质的能力减弱。外来蛋白质被吸收后，不但无营养价值，而且可引起过敏反应。

（三）脂肪的吸收

在小肠内，脂质的消化产物，包括单酰甘油、游离脂肪酸、胆固醇、溶血卵磷脂等与胆汁中的胆盐形成混合微胶粒，并以这种微胶粒的形式吸收。由于胆盐有亲水性，它能携带脂肪消化产物通过覆盖在小肠绒毛表面的非流动水层到达微绒毛上，释放出脂质消化产物。脂质消化产物顺浓度梯度扩散入黏膜上皮细胞内，胆盐则留在肠腔内，形成新的混合微胶粒，反复转运脂质消化产物，最后在回肠被吸收入血液（图 6-23）。脂质的消化产物进入小肠上皮细胞后，在滑面内质网再发生酯化，形成甘油三酯、胆固醇酯及卵磷脂，然后它们与肠上皮细胞合成的载脂蛋白结合，形成乳糜微粒（chylomicron）。

乳糜微粒在高尔基复合体包装成分泌颗粒，然后迁移到基底侧膜，通过出胞过程进入绒毛内的乳糜管。少于 10～12 个碳原子的中、短链脂肪酸由于脂溶性较高，不需再酯化，可直接经肠上皮细胞扩散进入绒毛内的毛细血管。

正常情况下，小肠中的胆固醇易于被吸收，它不溶于水，而溶解于混合微胶粒的核心部位，在小肠上段被吸收。但植物固醇难于被吸收，不吸收的植物固醇，如大豆中的固醇，可降低胆固醇的吸收。胆盐可与胆固醇形成混合微胶粒，有助于胆固醇的吸收，食物中不能被利用的纤维素、果胶、琼脂等易与胆盐形成复合物，可阻碍微胶粒的形成，从而降低胆固醇的吸收。正常成人可吸收 95%以上的被消化的脂质，婴儿吸收脂质的能力较低，只能吸收 85%～90%。

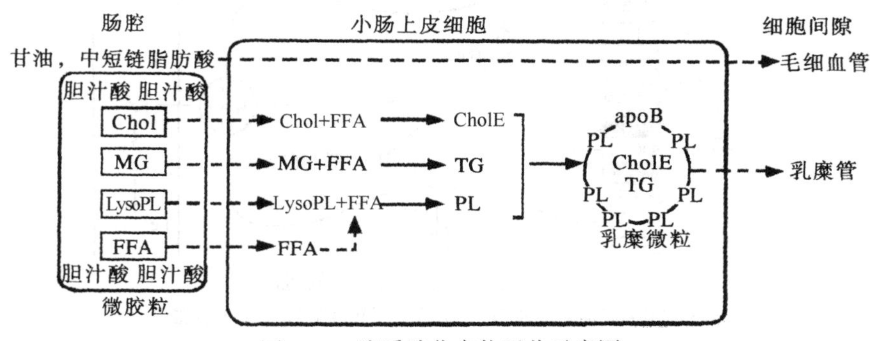

图 6-23 脂质消化产物吸收示意图

Chol：胆固醇；MG：单酰甘油；LysoPL：溶血卵磷脂；FFA：游离脂肪酸；PL：磷脂；TG：甘油三酯；CholE：胆固醇酯；apoB：载脂蛋白 B

（四）无机盐的吸收

单价碱性盐类如钠、钾、铵盐的吸收很快，多价碱性盐类则吸收很慢，而与钙结合形成沉淀的盐则不能吸收。

1. 钠的吸收 小肠每天吸收 25～30g 钠，约等于体内总钠量的 1/7；其中摄入的钠为 5～8g，其余为消化液中的钠。因此，一旦肠分泌的钠大量丢失，如严重腹泻时，体内储存的钠在几小时内可降至很低甚至危及生命的水平。钠是主动吸收的，即由于肠上皮细胞基底侧膜上Na^+-K^+泵的活动所造成的细胞内低Na^+浓度，促进肠腔内的Na^+顺浓度差进入细胞。

2. Cl^-和 HCO_3^- 的吸收 肠中的Cl^-有一部分与Na^+同向转运而吸收，大多数主要是通过被动扩散而迅速吸收的。由于Na^+的吸收，造成肠腔内为负电位，而肠上皮细胞内为正电位，于是Cl^-可顺电位差进入细胞。在小肠上段的胰液及胆汁中含有大量的HCO_3^-，其吸收是通过Na^+-H^+交换（肠腔内的Na^+进入肠上皮细胞内，细胞内的H^+排入肠腔）进行的，即进入肠腔内的H^+与HCO_3^-结合，形成H_2CO_3，后者解离为H_2O和CO_2，H_2O留在肠腔内，CO_2则通过肠上皮细胞而被吸收入血液，最后从肺呼出。也就是说，HCO_3^-是以CO_2的形式吸收的。

3. 铁的吸收 正常人每日吸收铁约1mg，仅为每日食物中铁的1/10左右。铁的吸收与机体对铁的需要有关，孕妇、儿童及失血等情况下，铁的吸收量增加。铁是以二价铁（Fe^{2+}）形式吸收的。食物中的铁绝大部分是Fe^{3+}，由于Fe^{3+}易与小肠分泌液中的负离子（如HCO_3^-）形成不溶性盐（碳酸盐），也可与食物中的草酸、鞣酸等形成不溶性复合物，因此不易被吸收。铁在酸性环境中易溶解而便于被吸收，故胃液中的盐酸有促进铁吸收的作用，胃大部切除患者，以及长时间使用质子泵抑制剂的个体，由于降低胃酸分泌，可能易于发生缺铁性贫血。维生素C可与铁形成可溶性复合物，并能使Fe^{3+}还原为Fe^{2+}，因此可促进铁的吸收。因此，进餐时饮用果汁（如柑橘汁）可增加铁的吸收，而喝茶（茶叶中含鞣酸）即可减少铁的吸收。血红蛋白和肌红蛋白中的血红素较容易被吸收，并且是铁的一个重要饮食来源。

十二指肠及空肠是铁吸收的主要场所。肠上皮细胞纹状缘上的铁还原酶能还原Fe^{3+}为Fe^{2+}，Fe^{2+}与绒毛上皮细胞顶端膜上的转运蛋白（DCT1，二价阳离子转运体1）结合后，被转运入细胞内。血红素则以入胞方式进入细胞，在细胞质中经血红素加氧酶作用，释放出Fe^{2+}。细胞质中的Fe^{2+}与基底侧膜上的膜铁转运蛋白结合，被转运到细胞间隙和血液。在血浆Fe^{2+}转化为Fe^{3+}，并与血液中运送铁的转铁蛋白（TF）结合而运输。超过机体需要的Fe^{2+}转变成Fe^{3+}与细胞质中的脱铁蛋白结合，成为铁蛋白，储存于细胞内，其中的铁很难释放出来，而随肠上皮细胞的脱落而丢失（图6-24）。

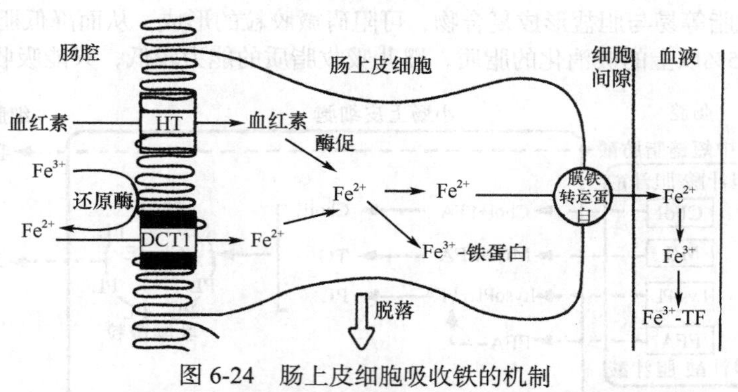

图6-24 肠上皮细胞吸收铁的机制

HT：血红素转运体；DCT1：二阶阳离子转运体1；TF：转铁蛋白

4. 钙的吸收 摄入的钙30%～80%被吸收。影响钙吸收的主要因素有维生素D和机体对钙的需要状况：维生素D促进钙的吸收，体内钙减少或对钙的需要增加时（如低钙饮食、儿童和哺乳期妇女），钙吸收增多。体内钙较多时，吸收减少。葡萄糖可刺激Ca^{2+}的吸收，而脂肪、草酸盐、磷酸盐、植酸由于可与Ca^{2+}形成不溶性复合物而抑制Ca^{2+}的吸收。酸性环境可增加Ca^{2+}的吸收，碱性环境则减少Ca^{2+}的吸收。Ca^{2+}通过小肠绒毛顶端膜上的钙通道顺电化学梯度进入细胞质，然后与细胞质中的钙结合蛋白（calbindin）结合（部分被内质网摄取，暂时储存于胞内，缺Ca^{2+}时可释放出来），最后再由基底侧膜上的Ca^{2+}-ATP酶（Ca^{2+}泵）及Na^+-Ca^{2+}交换体释放到细胞外间隙。1,25-$(OH)_2$维生素D_3可通过诱导小肠上皮细胞钙结合蛋白、Ca^{2+}-ATP酶（Ca^{2+}泵）及Na^+-Ca^{2+}交换体的合成而促进钙的吸收。有些Ca^{2+}还可通过旁细胞途径被吸收（图6-25）。

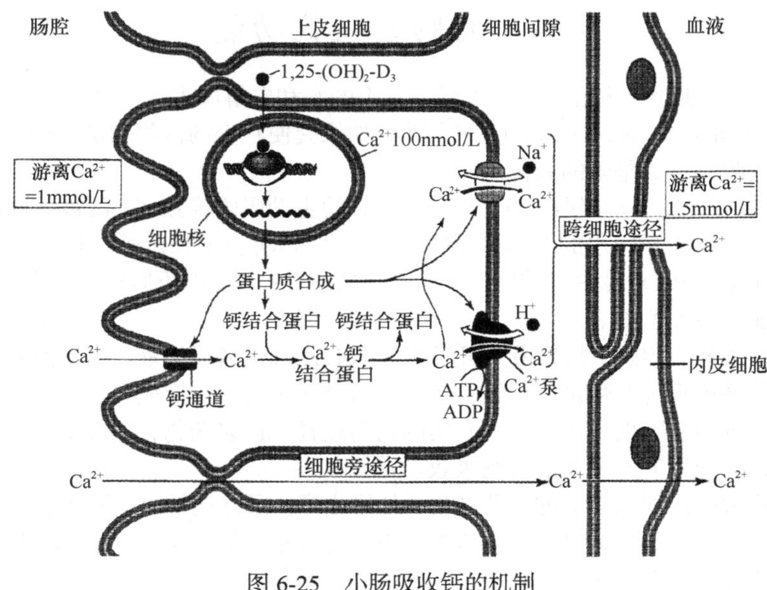

图 6-25　小肠吸收钙的机制

（五）水分的吸收

成人每天约摄入 2L 水，分泌约 7L 消化液，因此消化道每天吸收约 9L 水，其中空肠吸收 5～6L，回肠吸收 2L，结肠吸收 0.4～1L，十二指肠净吸收水很少。

一方面，水是通过渗透方式被吸收的，即由于肠内营养物质及电解质的吸收，造成肠内容物低渗，从而促进水从肠腔经跨细胞途径和旁细胞途径转入血液。另一方面，水也能从血浆转运到肠腔，例如，当胃排出大量高渗溶液入十二指肠时，水从肠壁渗出到肠腔内，使食糜很快变成等渗；当肠道发生炎症等病理情况时，由于肠壁的通透性增加或肠腔中的渗透压增高，水分的吸收减少，过多水分随粪便排出，形成腹泻。

（六）维生素的吸收

大多数维生素在小肠上段被吸收，但维生素 B_{12} 在回肠被吸收。大多数水溶性维生素，包括维生素 B_1、B_2、B_6、PP、C，以及生物素和叶酸，是通过依赖于 Na^+ 的同向转运体被吸收的。维生素 B_{12} 须先与内因子结合成复合物后，再到回肠被主动吸收。脂溶性维生素 A、D、E、K 的吸收与饮食脂质消化产物的吸收相同，它们的吸收需要有胆盐的存在。

（七）酒精的吸收

酒精的醉人和失能作用取决于血液中酒精的含量。酒精在胃中开始被吸收，由于小肠的表面积比胃的大得多，所以当酒精进入十二指肠时吸收得更快，因此，酒精在胃内停留时间越长，血液中酒精含量上升的速度越慢。由于食糜中的脂肪酸延缓排空，所以当富含脂肪的食物与酒精一起食用时，血液中的酒精含量会上升更慢。而且胃黏膜细胞中的乙醇脱氢酶会将一部分乙醇分解成乙醛，而乙醛对人是无毒的。当胃排空速度较慢时，相应更多的酒精在胃被吸收和转化为乙醛，从而更少的酒精进入血液。另外，女性胃中的乙醇脱氢酶活性比男性低 60%，所以在相同的酒精摄入量下，与同体型的男性比，女性血液中的酒精含量更高，因此产生更大的醉酒感。

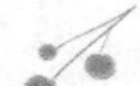

四、大肠的吸收功能

每日约有 1500ml 小肠内容物进入大肠，其中的水和电解质大部分被吸收，只有 100ml 左右的液体和 1～5mmol 的 Na^+与 Cl^-随粪便排出。如果粪便在大肠内停留的时间延长，则几乎所有的水都可被吸收，形成坚硬的粪便。

大肠黏膜具有高度主动吸收 Na^+的能力，Na^+的主动吸收导致 Cl^-的被动同向转运。由于 Na^+和 Cl^-的吸收，又可导致水的渗透性吸收增加。大肠吸收 Cl^-时，通过 Cl^-- HCO_3^- 逆向转运，伴有 HCO_3^- 的分泌，HCO_3^- 可中和结肠内细菌产生的酸性产物。严重腹泻的患者，由于 HCO_3^- 的丢失，可导致血浆酸度增加。

大肠吸收水的能力很强，每日最大可吸收 5～8L 水和电解质溶液。当从回肠进入大肠的液体和大肠分泌的液体超过此数量时，超出部分便从粪便中排出，形成腹泻。由于大肠有很强的吸收能力，所以直肠灌肠也可作为一种有用的给药途径。许多药物，如麻醉药、镇静药、安定药及类固醇等，能通过灌肠迅速被大肠吸收。

大肠也吸收大肠内细菌合成的某些产物，如维生素。虽然正常时大肠吸收的维生素量仅占机体每日需要量的一小部分，但在维生素摄入不足时有重要的意义。此外，大肠也吸收由细菌分解食物残渣产生的短链脂肪酸，如乙酸、丙酸和丁酸等。

生理与临床：肠道菌群

肠道菌群（intestinal microbiota）也称肠道微生物群（丛），是指定植于人类结肠的各种微生物群体，据估计有 1000 余种，包括细菌（以厌氧菌为主）真菌、噬菌体、原虫和病毒，其细胞量相当于人体细胞数（10^{14} 个），而其编码的基因比人体细胞的基因多 100 倍（500 万个），菌群的质（重）量达 0.25kg。

肠道菌群是生存于人类宿主肠道中的复杂的微生物群落，数百万年来共同进化形成一个互惠互利的共生关系。人体为大肠的细菌提供营养及一个厌氧的家（环境）。肠道菌群通过宿主的各种过程影响人类的健康，例如，调节代谢、分解膳食纤维并从中获取营养、产生必需的维生素（维生素 B 族和维生素 K）、抵御病原体和感染、发育免疫系统、影响术后愈合和器官移植、调节大脑和中枢神经系统的健康、保持心血管健康以及人类行为、塑造人类性格，它们还可能在人类疾病的发病机制中发挥作用，是宿主健康和疾病的标志物。因此，维持肠道菌群的平衡对宿主健康是很重要的。平衡的肠道菌群可以增强机体对感染的抵抗力，当肠道菌群失调时机体抵抗力降低。

肠道微生物从出生开始定植，经过多年的复杂过程，在人类的一生中获得多种多样的微生物种群。

肠道菌群从母体侵入婴儿的肠道（分娩时的阴道及剖腹产期间母体的皮肤），并在婴儿早期继续入侵。这种最初的定植影响以后生活中肠道菌群的组成，所以肠道菌群的组成个体间差异很大。而家庭成员之间比不相关人员之间表现出更大的相似性。

许多因素如饮食、生活方式、年龄、遗传、益生菌和抗生素的使用、感染、急性或慢性病、地理环境都会对人体肠道菌群的多样性产生巨大的影响。

肠道菌群与人的胖瘦有密切关系，肥胖者肠道菌群的多样性（种类）更少，瘦人含拟杆菌门比厚壁菌门多，肥胖者则相反。由于厚壁菌分解摄入的未被消化的食物比拟杆菌更完全，因此，更容易将食物产生的能量物质供人体吸收，并将其贮存于脂肪组织，使体重增加。实验还证明，高纤维饮食比低纤维、高脂肪、高糖饮食促进肠道菌群更大的多样性，高脂肪或低纤维饮食引起肠道菌群类似肥胖者的改变。

肠道菌群能发酵膳食纤维，产生短链脂肪酸（乙酸、丙酸和丁酸）。这些代谢产物不仅可供肠道菌群和宿主的营养，还可促进肠道运动和分泌。在结肠细菌发酵产生的短链脂肪酸，刺激 Na^+、Cl^-吸收、促进水的渗透性吸收。使用抗生素可减少肠道菌群的数量，大多数服用抗生素腹泻的人是由于减少了肠道菌群产生的短链脂肪酸。抗生素治疗后肠道菌群要恢复到正常，需要几个月的时间。短链脂肪酸吸收进入血液可直接或间接影响外周器官。高纤维饮食产生的短链脂肪作用于大脑，促进迷走神经刺激胰岛素分泌，胰岛素作用于脂肪组织和肝脏，促进减重和维持适当的血糖水平。

临床病例分析：吸收不良

病例简介：一位45岁的女性患者，主诉“近来体重减轻，但食欲正常”。患者无甲状腺功能亢进的症状。在询问中患者说她的粪便颜色苍白，漂浮于厕所便池中，恶臭，难以冲走。医生检查发现贫血和广泛的皮下出血（青肿）。初步诊断为吸收不良。

问题：①哪两种胃肠道功能异常可引起吸收不良？②列举导致上述吸收不良（缺陷）的三种主要器官或消化过程？每一种缺陷产生什么结果？③解释此患者粪便的颜色？④贫血是怎样产生的？⑤为什么患者容易皮下出血？⑥推测吸收不良还可能有其他并发症吗？

病例分析：①吸收不良可能由消化异常和吸收本身异常引起。②胰腺功能不全将导致所有的消化酶分泌不足；小肠及其黏膜上皮异常将干扰某种或各种食物的吸收；胆盐缺乏降低脂质的消化与吸收。③色浅、有臭味和漂浮的粪便，提示脂质吸收不良。脂肪粪便的密度比水低，这就是所谓的脂肪痢。④吸收不良可导致铁、叶酸、维生素B_{12}缺乏，引起贫血。⑤皮下出血提示凝血因子缺乏，这可能起因于维生素K缺乏。维生素K是脂溶性维生素，在脂肪吸收不良的情况下其吸收可能受损。⑥其他可能的缺陷，如其他主要脂溶性维生素缺乏，特别是维生素D和维生素A缺乏，前者可导致成人骨软化症，后者可引起夜盲症（少见）。还有可能引起低蛋白血症，由于血浆胶体渗透压降低可引起水肿。

复习思考题

1. 简述消化道平滑肌的基本电节律及其与动作电位及肌肉收缩之间的关系。
2. 简述胃液的组成及生理作用。
3. 试述引起胃液分泌的主要内源性物质及其作用。
4. 简述胃排空及其影响因素。
5. 试述胰液的主要成分及其生理作用。
6. 试述胰液分泌的神经体液调节。
7. 胆汁有哪些主要作用？
8. 糖、脂肪和蛋白质在消化道是如何被吸收的？
9. 简述胃黏膜壁细胞分泌盐酸的过程。
10. 试述胃液分泌的抑制性因素。
11. 胃为什么不会消化它自己？
12. 为什么胰液中的蛋白水解酶不会消化胰腺本身？
13. 解释严重呕吐时会出现心率加快、血压降低和碱中毒的现象？
14. 为什么长期不吃早餐容易形成胆结石？

（齐瑞芳）

第七章　能量代谢与体温

第一节　能 量 代 谢

在机体的生命活动过程中，自始至终都进行着新陈代谢，它包括合成代谢与分解代谢两个方面。分解代谢时伴有能量的释放，而合成代谢却需要供给能量，因此，在新陈代谢过程中，物质的变化与能量的转移是密切联系着的。通常把物质代谢过程中所伴随的能量释放、储存、转移和利用，称为能量代谢（energy metabolism）。

一、机体能量的来源与利用

（一）能量的来源

1. 机体可利用的能量形式　机体所需的能量虽来自食物，但机体不能直接利用食物的能量来进行各种生理活动。机体的能量直接提供者是三磷酸腺苷（ATP）。1 克分子的 ATP 水解转变成二磷酸腺苷（ADP）和磷酸，可释放 51.6kcal（1kcal=4.185kJ）的能量，所以 ATP 既是体内重要的储能物质，又是直接的供能物质。机体消耗的 ATP 则由营养物质氧化分解释放的能量将 ADP 氧化磷酸化重新生成 ATP 而得到补充。机体的另一供能物质是磷酸肌酸（CP），CP 由肌酸和磷酸合成，主要存在于肌肉中。ATP 和 CP 可以互相转换，CP 是体内 ATP 的储库。

2. 三大营养物质的能量转化

（1）糖：是最主要和最基本的能源。机体所需能量的 50%～70%是由糖类物质提供的。但机体以糖原形式储存的能量只占体内储存能量的 1%左右，只能供给机体完成各种基本生命活动半天多所需的能量。葡萄糖的氧化分有氧氧化和无糖酵解：在有 O_2 供给的情况下，葡萄糖完全氧化并释放大量能量（38mmolATP/ 1mmol 葡萄糖），称糖的有氧氧化；在 O_2 供给不足时，释放的能量很少（2mmolATP/1mmol 葡萄糖），称为糖的无氧酵解。正常时以前者为主，但后者在人缺氧状态下极为重要。当人进行剧烈运动时，骨骼肌耗氧量剧增，机体通过加强呼吸和循环功能一时还不能提供骨骼肌实际所需的氧量，这部分所亏欠的 O_2 量称为氧债（oxygen debt），所以运动停止后一段时间内，循环、呼吸活动仍维持较高水平，以摄取较多的 O_2 偿还氧债。

（2）脂肪（甘油三酯）：是体内各种能源物质储存的主要形式，其储存量占体内储存能量的 75%；正常体重者体内的脂肪可供饥饿约 2 个月维持生命的能量需要，在短期饥饿情况下，主要由体内脂肪供能。在有氧情况下，1g 脂肪氧化所释放的能量是糖的两倍。

（3）蛋白质：虽然几乎占体内储存能量的 25%，但其主要功能是构成细胞的成分及合成酶和激素等生物活性物质，平时用于氧化分解供能的数量很少，因此，如果蛋白质作为主要的能量来源，对机体是有害的，只有在长期饥饿体内脂肪几乎完全耗竭时才大量动用。

（二）机体内能量的转移和利用

机体内的糖、脂肪和氨基酸经生物氧化生成 CO_2 和 H_2O，同时释放所蕴藏的化学能，其中 50%以上被迅速转化为热能，用于维持体温，并向外散发；其余不足 50%是可以做功的“工作能”（work energy），又称“自由能”，这部分能以 ATP 的形式存在（在肌肉组织中，当能量产生过剩时 ATP 还可将它的高能磷酸键转移给肌酸，生成磷酸肌酸，将能量储存起来。肌肉组织的 ATP 不足时，磷酸肌酸又可将高能磷酸键转移给 ADP 生成 ATP，供肌肉活动所需）（图 7-1）。机体细胞利用 ATP 所携带的能量完成各种功能活动，例如，合成各种细胞组成成分、各种生物活性物质及能源物质；各种离子及其他一些物质的跨膜主动转运及维持细胞膜两侧的无机离子浓度梯度；神经冲动的产生和传导；一些重要器官为维持生命所必需的活动（如呼吸、循环系统的机械活动）；日常生活、职业劳动和体育运动时的肌肉收缩活动等。除肌肉活动时完成的机械外功外，其余的能量包括机械能、渗透能、电能、化学能，最后都要转变为热能。如心肌收缩射血所做的机械功，在血液沿血管流动过程中，因克服所遇到的阻力和摩擦而转变为热能；又如蛋白质合成所消耗的化学能，也必将等于该蛋白质最终分解代谢时所产生的热能（图 7-1）。

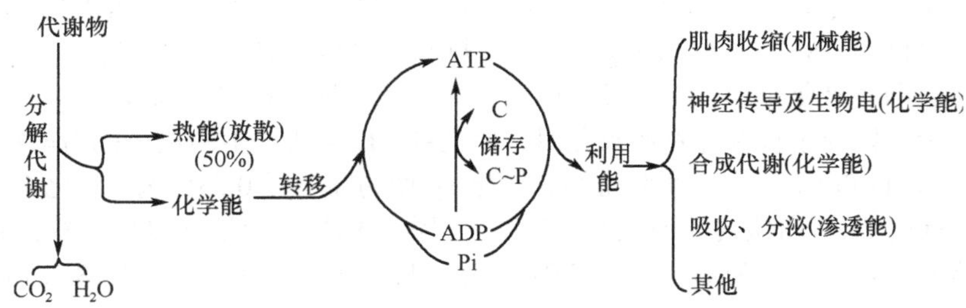

图 7-1 体内能量的转移、储存和利用

C：肌酸；C～P：磷酸肌酸；Pi：无机磷酸

（三）能量平衡

机体不能利用热能做功，也不能将热能转化为其他形式的能，但可用于维持体温。人体所产生的热通过各种途径发散到外界环境中。在一般生理情况下，人体产热与散热速度基本一致，保持动态平衡。

总之，机体能量代谢遵循“能量守恒定律”，即能量既不能消灭，也不能自生，只能从一种形式转变成另一种形式。在能量平衡中可能存在三种基本状态，即摄入的能量等于或大于或小于消耗的能量。如果摄入的化学能等于释放的热能和所做的外功，即能量达到收支平衡，体重不增不减；如果摄入的化学能大于所消耗的热能和所做的外功，则机体将多余部分的能量转变成细胞的化学能如脂肪而储存，体重将增加；反之，供小于求，机体将动用储存的化学能，体重将减轻。

二、能量代谢测定

（一）能量代谢测定的原理

由于机体在安静不做外功时代谢过程中所释放的能量可以全部转变为热能，因此，测定安静时机体在单位时间内发散的总热量，就可知道这一时间内的耗能量，即能量代谢率。如果机体是在运动或劳动，则除了测其散热总量外，还要加上这段时间内所完成的机械外功。

（二）能量代谢的测定方法

测定机体在单位时间内发散的总热量，通常有两种方法——直接测热法和间接测热法。

1. 直接测热法 直接测出人体在一定时间内发散的热量的方法称为直接测热法，所使用的仪器称热量计（calorimeter）。由于此法所需设备复杂，操作烦琐，现已极少使用。

2. 间接测热法 糖、脂肪和蛋白质在体内氧化产生热能，而它们的氧化分解又需要消耗

O_2并产生CO_2。由于O_2消耗量和CO_2产生量与机体的产热量之间有着平行关系，即反应物的量与产物的量之间呈一定的比例关系（定比定律），因此，测定机体在一定时间内的O_2消耗量和CO_2产生量，便可以间接地了解机体在此期间的产热量，从而测得能量代谢率。常用单位时间内的耗氧量来推算产热量。用耗氧量来推算产热量，必须知道三大营养物质氧化时消耗单位体积（1L）氧能产生多少热量，即氧热价。用单位时间的耗氧量（O_2消耗量）乘以氧热价便是单位时间的产热量。而要知道氧热价又必须先知道食物的热价及氧化 1g 糖、脂肪和蛋白质时的耗氧量。

（1）食物的热价：1g 食物在氧化时所释放出来的热量，称为食物的热价（thermal equivalent of food），其单位为千焦（kJ）或千卡（kcal）（1kcal=4.184kJ）。食物的热价分物理热价和生物热价。食物在体外燃烧时释放的热量称物理热价，而在体内氧化时所产生的热量称生物热价。糖和脂肪的物理热价和生物热价是相等的，分别为 17kJ/g（4.1kcal/g）和 39kJ/g（9.3kcal/g）；蛋白质的生物热价为 18kJ/g（4.3kcal/g），物理热价为 22.63kJ/g（5.4kcal/g）。这是因为蛋白质在体内不能被彻底氧化分解，有一部分以尿素的形式从尿中排泄的缘故。

（2）氧热价：体内某种营养物质氧化时，每消耗 1L 氧所产生的热量称为该物质的氧热价（thermal equivalent of oxygen）。实验得知，氧化 1g 糖约需消耗 0.83L 氧，氧化 1g 脂肪约需消耗 1.98L 氧，氧化 1g 蛋白质约需消耗 0.95L 氧。用食物的热价分别除以耗氧量，便可得到糖、脂肪和蛋白质的氧热价分别为 20.5kJ/L（5.0kcal/L）、19.7kJ/L（4.7kcal/L）和 18.9kJ/L（4.6kcal/L）（表 7-1）。

表 7-1　三种营养物质氧化的几种数据

营养物质	耗氧量（L/g）	CO_2产生量（L/g）	生物热价（kJ/g，kcal）	氧热价（kJ/L，kcal/L）	呼吸商
糖	0.83	0.83	17，4.1	20.5，5.0	1.00
脂肪	1.98	1.43	39，9.3	19.7，4.7	0.71
蛋白质	0.95	0.76	18，4.3	18.9，4.6	0.80

由于日常生活中摄取的食物一般为混合食物，体内物质的氧化分解也不是单纯的糖或脂肪或蛋白质，而是混合的。所以要根据耗氧量来推算机体的产热量，还必须知道各种物质在体内氧化的比例。为此，又必须了解被测者的呼吸商及非蛋白呼吸商。

（3）呼吸商：各种营养物质在体内氧化时，所产生的CO_2与所消耗的O_2的容积比值称为该物质的呼吸商（respiratory quotient，RQ）。

$$RQ=CO_2\text{产生量（ml）}/O_2\text{耗量（ml）}$$

由于各种食物的碳、氢及氧含量不同，因此在体内氧化时的耗氧量及CO_2产生量不同，呼吸商也不同。

糖氧化时，其消耗的O_2和产生的CO_2量相等，故呼吸商为 1。脂肪氧化时，其CO_2的产生量小于O_2的消耗量，故呼吸商小于 1，约为 0.71。蛋白质的呼吸商为 0.8。

由此可见，机体能量来源如主要是糖，则呼吸商接近于 1.0；如主要来自脂肪，如糖尿病患者，由于糖利用障碍，则呼吸商接近于 0.70；在长期病理性饥饿情况下，能量主要来自体内储存的蛋白质和脂肪，则呼吸商接近于 0.80。一般情况下摄取混合食物时呼吸商常在 0.85 左右。由于正常情况下体内蛋白质用于氧化的量极少，可忽略不计，故氧热价主要取决于糖和脂肪氧化的比例。机体非蛋白质成分（糖和脂肪）氧化时的CO_2产生量与O_2耗量的比值称为非蛋白呼吸商（non-protein respiratory quotient）。体内糖与脂肪氧化的比例不同，其CO_2产生量与O_2耗量不同，使非蛋白呼吸商不同，用 1L 的O_2氧化两者的产热量（即氧热价）也就不同（表 7-2）。

表 7-2　非蛋白（糖和脂肪）呼吸商及氧热价

非蛋白呼吸商	氧化百分比		氧热价（kJ/L，kcal/L）	非蛋白呼吸商	氧化百分比		氧热价（kJ/L，kcal/L）
	糖（%）	脂肪（%）			糖（%）	脂肪（%）	
0.71	1.1	98.9	19.62，4.69	0.86	54.1	45.9	20.41，4.87
0.75	15.6	84.4	19.83，4.74	0.90	67.5	32.5	20.60，4.92
0.80	33.4	66.6	20.10，4.80	0.95	84.0	16.0	20.86，4.98
0.82	40.3	59.7	20.20，4.82	1.00	100.0	0.0	21.12，5.05
0.85	50.7	49.3	20.36，4.86				

（4）间接测热法的测算方法：先测定受试者在一定时间内的 O_2 耗量和 CO_2 产生量，并据此算出的呼吸商作为非蛋白呼吸商，再从非蛋白呼吸商与氧热价对应关系表（表 7-2）中查得相应的氧热价，最后用氧热价乘以 O_2 耗量，便求出该时间内的产热量，即能量代谢率。例如，某人在标准状态下 1h 的 O_2 耗量为 16.4L，CO_2 产生量为 14L，呼吸商为 0.85，呼吸商为 0.85 时的氧热价为 20.36kJ（4.86kcal/L），故 1h 的产热量=20.36kJ×16.4= 334kJ（80kcal）。

三、影响能量代谢的因素

影响机体能量代谢的因素很多，其中比较重要的有以下几种：

1. 肌肉活动　对能量代谢有极显著的影响，全身剧烈运动时，短时间内其总产热量可比安静时增加几倍到十几倍。例如，一个中等身材的成年男子坐着不活动，每日平均需消耗 2300kcal 的能量，如进行轻微的体力劳动需要 2500kcal 的能量，重体力劳动者每日所需能量可达 4000kcal 以上。可见能量消耗同劳动或运动强度有密切关系，运动或劳动的强度越大，耗氧量越大，机体所消耗的能量就越多。

2. 精神活动　精神和情绪活动对能量代谢也有显著影响。当人受刺激而引起精神高度紧张时，如恐惧、愤怒、焦虑等，能量代谢往往显著升高。其原因一方面是由于骨骼肌的紧张性增加；另一方面是由于交感神经兴奋，引起儿茶酚胺和甲状腺激素大量释放，而后者可使代谢率增加。

3. 食物的特殊动力效应　进食以后一段时间内（从进食后 1h 开始持续 3～12h），即使机体同样处于安静状态，机体的产热量也要比进食前有所增加。如果进食的全部是蛋白质食物，增加的产热量相当于摄入蛋白质总热量的 25%～30%；若是糖类和脂肪，增加的热量相当于摄入的糖或脂肪产热量的 4%～6%，一般混合食物增加产热量约为 10%。例如，一个人在空腹而安静状态下的产热量为 300kJ/h，4h 的总产热量即应为 1200kJ，理论上，如果给受试者摄入含热量为 1200kJ 的蛋白质食物，即足以补偿 4h 内的能量消耗。然而，实际测定发现，进食蛋白质后 4h 内的产热量不是维持在 1200kJ，而是升高到 1560kJ，比计算的产热量多 360kJ。食物这种使机体产生“额外”热量的作用，称为食物的特殊动力效应（specific dynamic effect）。很显然，额外热量的产生，需要动用体内的能量储备。因此，为了补充体内额外的热量消耗，机体必须多进食一些食物以补充这份多消耗（主要以热能形式发散）的能量。

食物的特殊动力效应的机制可能主要是由于吸收入血的营养成分在体内（主要在肝内）进行同化作用时需要能量，这部分能量要由能源物质（摄入的或体内原有的）分解氧化来供应，其释放的能量除供应同化作用需要外，将有 50%以上转变为热能而发散，这就是食物特殊动力效应产生的“额外”热量。氨基酸主要用于合成细胞成分和某些活性物质，故蛋白质的“额外”产热量较多。另一个原因是进食后交感神经紧张性增加，特别是支配褐色脂肪的交感神经放电频率增加，而褐色脂肪产热能力很大。

4. 环境温度　人体安静时的能量代谢，在 20～30℃的环境中较为稳定。当环境温度高于 30℃或低于 20℃时，代谢率将随着温度的升高或降低而发生改变。环境温度升高时，细胞内进行的化学反应速度增加，出汗及呼吸、循环功能加强而使代谢率增加；环境温度降低时，机体发生战栗和肌紧张增加以御寒，也可增加代谢率。

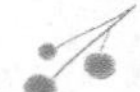

四、基础代谢

由于能量代谢易受上述各种因素的影响，因此，在一般情况下测定的代谢率不能互相比较，也就不能依此判断人的能量代谢是否正常。为此，规定在基础状态下测定的代谢率作为衡量代谢的一个标准，并作为诊断某些疾病的一种辅助方法。

所谓基础代谢（basal metabolism）是指基础状态下的能量代谢。基础代谢率（basal metabolic rate，BMR）是单位时间内的基础代谢。所谓基础状态是指人体处于清醒而又极安静的状态下，能量代谢不受肌肉活动、环境温度、食物特殊动力效应及精神因素等的影响（通常在清晨空腹状态和室温 20～25℃下进行测定），其能量消耗只限于维持心跳、呼吸及其他一些维持生命所必需的基本生理活动，平均约为 8668kJ（2000kcal）/d。因为在这种基础状态下，各种生理活动比较稳定，因而代谢率也是比较恒定的。但基础代谢率不是机体最低水平的代谢率，因为睡眠时的能量代谢率更低（低于 10%～15%）。

尽管人体处于基础状态下，但不同年龄、性别及身材大小的人，基础代谢率也各异。男子的基础代谢率平均比女子高；儿童比成人高；年龄越大，基础代谢率越低。基础代谢率的高低同体重并不呈比例关系，而与人的体表面积及去脂肪体重（瘦体重）呈比例关系。年龄和性别相同的人，在单位时间内按每平方米体表面积计算的产热量基本一样，故基础代谢率常以每小时每平方米体表面积的产热量为单位。值得指出的是，肺活量、肾小球滤过率、心输出量、主动脉和气管的横截面积也都与体表面积有一定的比例关系。

测量人体的体表面积比较困难，但可从身高和体重两项数值来推算。我国人群的推算公式是：

体表面积（m^2）=0.0061×身高（cm）+0.0128×体重（kg）−0.1529

另外，体表面积还可根据图 7-2 直接求出。具体用法是：将受试者的身高（cm）与体重（kg）两点间连成一线，则此线与中间体表面积标尺的交点即为其体表面积的数值。

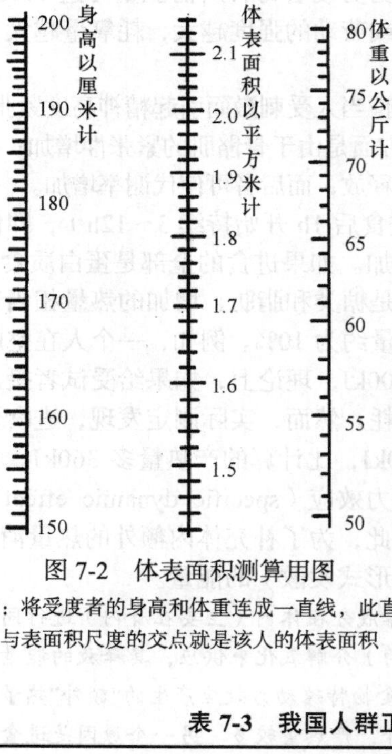

图 7-2 体表面积测算用图

用法：将受度者的身高和体重连成一直线，此直线与表面积尺度的交点就是该人的体表面积

1. 基础代谢率的测定及其正常值 基础代谢率的测定通常采用简化方法，即采用代谢率测定器测定受试者在一定时间（通常在 6min）内的耗氧量（L），然后间接算出产热量。通常把基础状态下的呼吸商定为 0.82，此时 1L 氧的热价为 20.20kJ（4.82kcal，表 7-3），计算出每小时的产热量，再除以体表面积的平方米数，即得出每小时每平方米体表面积的产热量——基础代谢率。临床上习惯以正常基础代谢率的标准值作为 100%，并以测得值与标准值相比较，如测得值为标准值的 80%，则该人的基础代谢率为−20%，如测得值比标准值大 20%则为+20%。

我国人正常基础代谢率的平均值见表 7-3。

表 7-3 我国人群正常的基础代谢率平均值［kJ/（m^2·h）］

年龄（岁）	11～15	16～17	18～19	20～30	31～40	41～50	51 以上
男性	195.5	193.5	166.3	157.9	158.8	154.2	149.2
女性	172.6	181.8	154.2	147.1	147.1	142.5	138.7

基础代谢率的实际测定结果表明，同一个人，只要测定时的条件完全符合前述要求，则重复测定的结果基本上无差异。这表明正常人的基础代谢率是相当恒定的。

由表 7-3 可见，老年人及女性的基础代谢率比成人及男性较低，原因之一是老年人及妇女的肌肉相对较少。

2. 基础代谢率的临床意义　基础代谢率的测定可用来帮助诊断某些疾病，特别是甲状腺疾病。甲状腺功能减退时，基础代谢率将低至−40%～−20%；甲状腺功能亢进时将高于正常值 25%～80%。基础代谢率在±10%～±15%都属于正常范围。人体发热时，基础代谢率升高，体温每升高 1℃，基础代谢率将升高 13%。此外，糖尿病、红细胞增多症、白血病、肾上腺皮质功能亢进及伴有呼吸困难的心脏病患者等，也往往伴有基础代谢率的升高。艾迪生病、肾病综合征、垂体性肥胖症患者及机体处于病理性饥饿时，基础代谢率将降低。

（吴敏范）

第二节　体温及其调节

人与其他恒温动物所处的生活环境的气温虽然变化很大，但其体内温度（体温）仍能保持相当恒定。这对于细胞正常功能的维持至关重要，因为细胞的生化及酶促反应受温度的影响。如果细胞的温度降低，其代谢活动和功能将受到抑制，当体温降至 33℃时，人就会丧失意识，低于 25℃则可使呼吸、心跳停止；体温升高则增强细胞的生化反应，但当体温超过 42℃时将引起细胞内的酶及其他蛋白质变性，导致细胞损伤，体温达到 43℃时生命活动将停止。因此，为保持细胞适当的温度环境，机体必须有一套生理调节机制，以调节机体的产热与散热过程，并使两者维持平衡状态。

一、体温及其正常变动

（一）体温

体温（body temperature）通常是指机体深部的温度，而不是指皮肤或紧靠皮肤的体表温度。机体的深部温度（core temperature）是非常恒定的，它的变动范围不超过平均温度的 0.6℃，体表温度则易受环境温度的影响，变化范围较大。

由于体内各器官代谢水平不同，它们的温度也略有差异。例如，安静时肝代谢旺盛，其温度最高，约为 38℃，脑的温度也接近 38℃。但由于血液不断循环，使各器官的温度经常趋于一致。生理学上所指的体温是指机体深部的平均温度。右心房的血液温度能较好地反映平均深部温度，但不便测定。临床上为便于测试，通常测定舌下（口腔）、直肠及腋窝的温度（分别称为口温、肛温及腋温）。其中肛温最高，正常为 36.9～37.9℃，口温平均比肛温低 0.3℃，腋温平均比口温低 0.4℃，正常值为 36.0～37.4℃。测量腋温时，腋窝不得有汗，上臂应紧贴胸廓，测定时间不得少于 10min。

（二）体温的正常变动

1. 昼夜变化　在一昼夜中，体温呈周期性波动，清晨 3～6 时体温最低，午后 3～6 时最高，波动幅度不超过 1℃。体温的这种昼夜周期性波动称为昼夜节律，它是受生物钟控制的。

2. 性别　生育年龄的妇女体温平均比男子高 0.3℃。此外，女性基础体温（基础状态下的体温，通常在早晨起床前测定）随月经周期而变动，在卵泡期较低，排卵日最低，在排卵后体温升高 0.3～0.6℃，一直延续到下一次月经开始（图 7-3）。排卵后体温升高是由于黄体分泌的孕激素的作用所致。

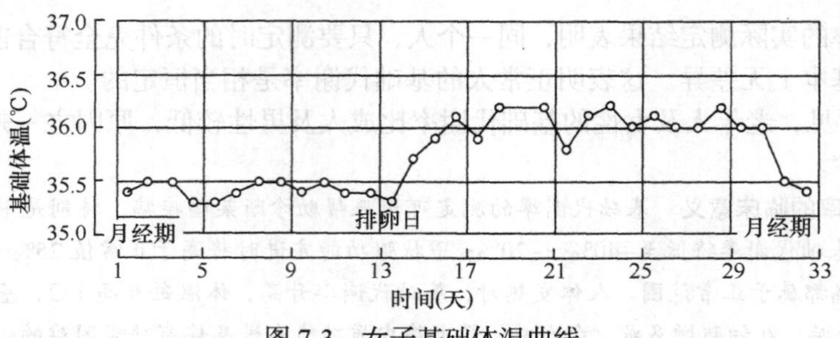

图 7-3 女子基础体温曲线

3. 年龄 体温与年龄有关。新生儿特别是早产儿，由于体温调节机构不完善，调节体温的能力差，体温易受环境温度的影响而变动。老年人代谢率偏低、活动偏少及肌肉萎缩产热减少，体温略偏低。

4. 肌肉活动 肌肉活动时，代谢增强、产热量增多，结果导致体温升高，剧烈运动时体温可升高 2～3℃。因此，测体温时要先让受试者安静一段时间，测定小儿体温时应防止其哭闹。

5. 环境温度 由于体温调节机制不可能百分之百地精确，所以当环境温度过高或过低时，体温也暂时稍有升、降。

此外，精神紧张、情绪激动、进食和妊娠时均可使体温升高，在测定体温时应考虑这些情况。

二、机体的产热和散热

人体之所以能够维持恒定的体温，是在体温调节机构的控制下产热与散热过程处于动态平衡的结果。

（一）产热过程

体热主要是伴随代谢产生的。主要的产热器官是内脏器官、骨骼肌和脑。机体安静时，主要由内脏器官产热，其中肝产热占比例最高。当机体处于运动或劳动时，骨骼肌是主要的产热器官，其产热量占总产热量的 90%左右。

机体的产热量由机体的代谢率所决定，而决定代谢率的因素有：①机体的基础代谢率；②肌肉活动（包括战栗引起的肌肉收缩）；③某些激素的分泌及交感神经兴奋性的改变。能增加代谢率的激素主要是肾上腺素、去甲肾上腺素及甲状腺激素。产热形式包括战栗（又称寒战）产热和非战栗产热。

人在寒冷环境中主要和首先依靠战栗来增加产热量。战栗是骨骼肌紧张性增强的基础上伸肌和屈肌同时发生的不随意的节律性收缩（收缩频率为 10～20 次/分），不做外功，收缩时所释放的所有能量全部转化为热，最大战栗时数秒至数分钟内可使体热的产生增加 4～5 倍。在下丘脑后部背外侧靠近第三脑室壁有一战栗的初级运动中枢，此中枢平常受到来自下丘脑前部-视前区的冲动的抑制，来自皮肤及脊髓的冷感觉传入冲动则使之兴奋。当这一中枢兴奋时，其下行冲动通过脑干进入脊髓，兴奋前角运动神经元而引起战栗。但持续长时间的战栗产热效率降低，并迅速引起疲劳。

非战栗产热又称代谢性产热。在寒冷环境中，肾上腺髓质释放儿茶酚胺和交感神经释放去甲肾上腺素增加，甲状腺激素分泌也增加。这些激素和神经递质通过增加肌肉、脂肪（特别是褐色脂肪）组织分解代谢，普遍提高代谢率，增加产热。新生儿不能发生战栗，因此非战栗产热显得格外重要。婴儿含褐色脂肪量较多。这类细胞由丰富的交感神经支配，富含线粒体。在线粒体中，氧化磷酸化过程主要以“脱耦联”形式进行，氧化所产生的能量几乎全部转化为热，不产生 ATP。只要有足够的底物能被机体利用，通过代谢性产热机制，能长时间维持在极端条件下的体温。在这种情况下机体必须摄入比平时多的食物。

（二）散热过程

人体的主要散热部位是皮肤，在环境温度低于体温时，大部分的体热通过皮肤的辐射、传导和对流散热，一部分热量通过皮肤汗液的蒸发来发散（图 7-4）。呼吸、排尿和排便也可散失一部分热量（表 7-4）。

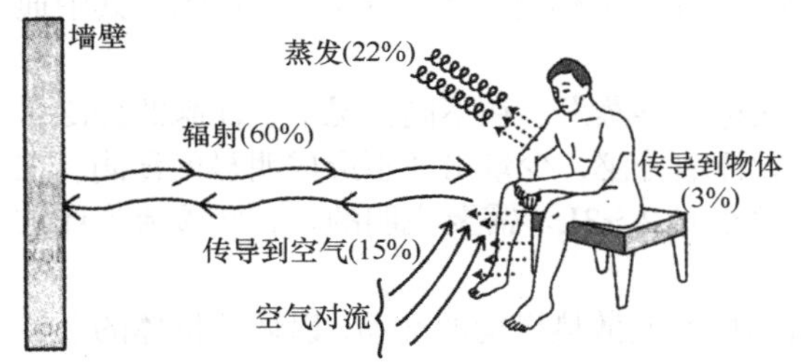

图 7-4 机体与环境的热交换方式

人在正常室温坐着约 60%的热是通过辐射散热，外界物体也向人体辐射热，如果人体温度高于外界物体，人体向外界辐射热大于外界向身体辐射

表 7-4 在环境温度为 21℃时人体散热方式及其所占比例

散热方式	百分比（%）	散热方式	百分比（%）
辐射、传导、对流	70	呼吸	2
皮肤水分蒸发	27	尿、粪	1

1. 皮肤散热方式

（1）辐射（radiation）散热：是机体以热射线（红外线）形式将热能传给外界较冷物体的一种散热方式。凡是温度高于绝对温度零度的物体都发射热射线。温度越高的物体，热射线的发射量就越大。机体向周围物体发射热射线的同时，也接收周围物体所发射的热射线。因此，只有体表温度高于外界环境温度时，机体才通过辐射的形式散热。辐射散热量的多少决定于皮肤与环境之间的温度差和机体的有效辐射面积。温差越大，或有效辐射面积越大，辐射散热量就越多。在安静状态下，此种方式的散热占总散热量的 60%左右。

（2）传导（conduction）散热：指机体将热量直接传给同它接触的较冷物体（如椅子、床等）的一种散热方式。机体深部的热量以传导方式传到体表皮肤，再由体表皮肤直接传给同它相接触的物体。传导散热除了与皮肤及其所接触物体之间的温度差和接触面积有关外，还与接触物体的导热性能有关。例如，床和衣服等多为热的不良导体，接受的热量不易向外传导。人体脂肪的导热性也低，肥胖者皮下脂肪较多，所以机体深部向表层传导散热量要少些。因此穿衣服，皮肤涂油脂类物质可以保暖。水的导热性大，所以临床上利用冰袋、冰帽等给高热患者降温，夏天冲冷水浴、游泳也可降温，因此，衣服弄湿以后其保温作用几乎完全消失（水可使衣服的导热性增加 20 倍以上）。正常情况下通过这种方式散热有限。

（3）对流（convection）散热：指通过气体或液体的流动散发体热的形式。人体周围总是绕有一薄层同皮肤接触的空气，人体的热量传给这一层空气，使空气温度升高，密度变小（变轻）而离开皮肤，新的未加温的空气又与皮肤接触。由于空气不断流动（对流），便将体热散发到空间。实际上，对流是传导散热的一种特殊形式。对流散热受风速影响很大，风速大，对流散热量多；风速小，对流散热量就小。由于水的比热比空气大数千倍，而且水的导热性比空气大得多，因此，当人浸入低于皮肤温度的水中时，能通过对流迅速散热。在 Titanic 沉船灾难中，几乎所有死亡者死于低体温而不是淹死。

（4）蒸发（evaporation）散热：皮肤通过辐射、传导、对流散热只发生在皮肤温度高于环境温度的情况下。当环境温度高于体表温度时，蒸发散热就成为机体唯一的散热方式了。

液体的蒸发（汽化）需吸收热，蒸发散热就是通过水分从体表蒸发而散失体热的一种方式。体表每蒸发 1g 水可吸收体热 2.43kJ（0.58kcal）。临床上对一些高热不退的患者用乙醇擦浴，就是根据蒸发散热的原理而达到降温的目的。

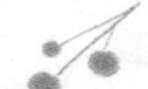

裸露的皮肤几乎吸收辐射其上的全部热量，而浅色的衣服全部反射辐射其上面的热量。因此，如果穿浅色宽松且薄的衣服不妨碍对流和蒸发散热的话，要比裸露身体更凉爽。

蒸发散热受空气的湿度影响很大。空气湿度大，阻碍水分蒸发，因此在高温潮湿的环境中，体热不易发散，便会感到更热（在气温相同的夏天，北方比南方凉爽）。风速增加，显然有助于蒸发和对流散热。

蒸发散热有不感蒸发（insensible evaporation）和出汗（sweating）两种。不感蒸发是指水分直接透出皮肤和黏膜表面，在未聚成明显水滴以前便蒸发掉的一种散热方式。它是在蒸发表面上弥漫性地持续进行的，即使在寒冷季节也仍然存在。人体每天不感蒸发量约 1L，其中通过皮肤蒸发 0.6～0.8L，通过呼吸蒸发 0.2～0.4L。

出汗是汗腺的分泌，它形成可见的汗滴，故又称可感蒸发。在不同情况下，汗腺的分泌量和分泌速度差异很大。在寒冷或温暖的环境中，无汗液分泌，少量出汗不形成明显的汗滴。在炎热且湿度很大的环境中，短时间内出汗量可达每小时 2～3L。需要说明的是，汗液流失或被抹去，便丧失蒸发散热的作用。

2. 散热的调节反应 在环境温度变化时，机体可改变散热机构的活动，以调节机体的散热能力。

（1）循环系统的调节反应：辐射、传导和对流等散热方式的散热量取决于皮肤与环境之间的温度差，而皮肤温度则由皮肤血流量所控制。在炎热环境中，支配血管的交感神经紧张性降低，皮肤小动脉舒张，动-静脉吻合支也开放，皮肤血流量因而大大增加，提高了皮肤温度，加强了散热作用，同时也给汗腺分泌提供了必要的水分。而在寒冷环境中，交感神经的紧张性增加，皮肤血管收缩，血流量减少，散热量也随之减少。因此皮肤是一个极有效的散热器。当环境温度适中时，机体不出汗，也不战栗，通过调节皮肤血管口径，控制皮肤温度，就能使体热平衡。此时，用于调节体温而消耗的能量最少。

（2）出汗及其调节反应：出汗是汗腺的反射性分泌活动，可分为温热性出汗（由温热性刺激引起）和精神性出汗（由疼痛、精神紧张等引起）两种。前者除了手掌和足跖外，全身各处的汗腺都出现汗液分泌；后者汗液主要见于手掌、足跖和腋窝。此外，在进食辛辣食物时，口腔内痛觉神经末梢受到刺激，也可反射性引起头部出汗，称为味觉性出汗。

汗腺是单管腺，由分泌部（位于真皮下）及导管部组成。其神经支配为交感胆碱能神经纤维（末梢释放乙酰胆碱），但循环中肾上腺素和去甲肾上腺素水平升高也有刺激汗腺分泌的作用，这一效应对运动时的散热起重要作用。温热性出汗中枢的基本中枢在下丘脑。中枢的血液温度升高和来自皮肤温度感受器的传入冲动，都能兴奋出汗中枢，但中枢血液温度的局部刺激起主要作用。精神性出汗中枢存在于大脑皮质运动前区。

人在一般衣着、安静情况下，环境温度 32～34℃时开始出汗。在一定范围内，气温越高，出汗速度越大；运动时，机体产热增加，在气温低的情况下也可引起出汗。在环境温度高、空气湿度大、风速小时，汗液不易蒸发，容易发生中暑。

汗液中水分占 99%以上，固体成分不足 1%，固体成分中，大部分为 NaCl，其余是 KCl、尿素、氨、乳酸和微量葡萄糖、氨基酸等。汗液刚从汗腺分泌出来时，其成分除不含血浆蛋白外，类似血浆，其 Na^+ 和 Cl^- 的浓度分别为 142mmol/L 和 104mmol/L，其他溶质浓度远低于血浆。汗液经过导管后，大部分 Na^+、Cl^- 被重吸收（水分也相应被重吸收），重吸收程度与汗液分泌的速度有关。当汗液小量分泌时，其流过导管的速度慢，绝大部分 Na^+、Cl^- 被重吸收（两者的浓度降至 5mmol/L），使分泌的汗液成为低渗，从而导致大部分水分也被吸收，而尿素、乳酸及 K^+ 被浓缩。当交感神经兴奋引起大量汗液分泌时，汗液通过导管速度快，重吸收 Na^+、Cl^- 的量少，从而汗排出的 Na^+、Cl^- 的浓度较高（最高可达 50～60mmol/L），从而丢失大量 NaCl，水分重吸收也较少。对于尚未适应高温环境作业的人来说，每小时出汗不超过 1L，而适应后，出汗率可达到 2～3L/h，而且由于细胞外液及血浆 NaCl 浓度轻度降低，刺激醛固酮分泌，汗腺导管重吸收 NaCl 的能力增加，使汗液中 NaCl 的浓度也随着适应而逐渐降低，从而保存体内的盐分。

三、体温调节

人和恒温动物具有恒定的体温，一方面是由于机体在下丘脑体温调节中枢的控制下，通过增减皮肤血流、出汗、战栗及改变代谢率等生理反应，经常维持产热和散热过程的动态平衡。这种体温调节机制称为自主性体温调节（automatic thermoregulation）。另一方面，机体（包括恒温动物）在不同的温度环境中的姿势和行为，特别是人为了保温或降温所采取的措施，如增减衣着等行动，也应该包括在体温调节的范畴之内，称为行为性体温调节（behavioral thermoregulation）。后者以前者为基础，是对前者的补充。下面仅讨论自主性体温调节。

自主性体温调节是由体温自动调节系统来完成的。如图 7-5 所示，下丘脑体温调节中枢，包括调定点（set point）在内，属于控制系统。它的传出信息控制着产热器官如肝、骨骼肌，以及散热器官如皮肤血管、汗腺等受控系统的活动，使受控对象——机体深部温度（体温）维持在一个稳定的水平。而受控对象体温总是会受到体内、外环境因素干扰的，如机体的运动或外环境气候因素（气温、湿度、风速等）的变化。此时则通过温度检测器——皮肤及深部温度感受器将干扰信息反馈至调定点，经过体温调节中枢的整合，再调整受控系统的活动，仍可建立起当时条件下的体热平衡，以维持稳定的体温。

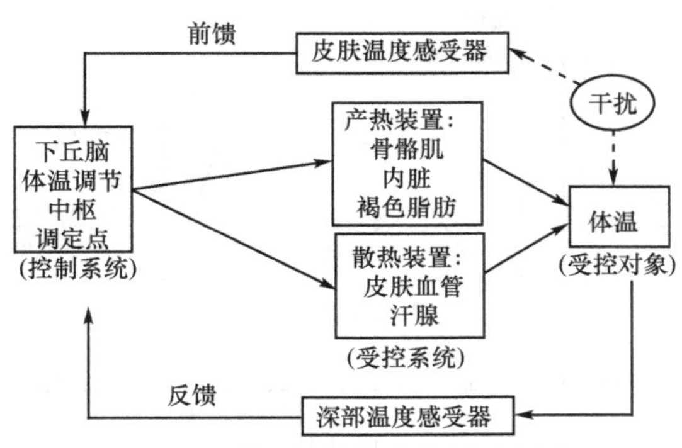

图 7-5　体温调节自动控制示意图

（一）皮肤及机体深部温度感受器

在皮肤、黏膜及机体深部，如脊髓、腹部内脏、胸腔及腹腔上部大静脉周围等处，存在着温度感受器。皮肤温度感受器感受体表温度，而深部温度感受器感受机体内部温度。皮肤温度感受器又可分为冷觉感受器和温觉感受器，前者远多于后者。这些外周及深部温度感受器的主要作用是感受冷的刺激，并在体温调节中引起机体产热增加，散热减少，从而起防止体温降低的作用。这些感受器的传入冲动频率在一定范围内能敏感地反映机体的温度变化，对机体外周温度起监控作用。

（二）中枢温度感受器及体温调节中枢

对恒温动物进行分段切除实验观察到，切除大脑皮质结构后，只要保留下丘脑及其以下的神经结构完整，动物仍能保持体温相对恒定。如进一步破坏下丘脑，则动物的体温便不能维持相对稳定，说明下丘脑是体温调节的基本中枢。实验还证明，在视前区-下丘脑前部（preoptic anterior hypothalamus，PO/AH）存在着一些对温度变化敏感的神经元，称为中枢温度感受器。中枢温度感受器可分为热敏神经元（heat-sensitive neuron）和冷敏神经元（cold-sensitive neuron）。前者远多于后者。前者在其局部温度升高时兴奋（发放神经冲动频率增加），并立即引起皮肤大量出汗、皮肤血管扩张等散热反应，同时，机体的产热过程受抑制；后者在其局部温度降低时兴奋。中枢温度感受器除感受血液温度刺激外，还能直接对致热物质 5-羟色胺、去甲肾上腺素及某些多肽发生反应。因此，PO/AH 起体温控制中枢的作用。

下丘脑后部接受和整合皮肤及机体深部温度感受器和 PO/AH 传来的神经冲动，并发出传出神经冲动，以控制机体的产热与散热反应，即通过躯体神经引起骨骼肌的紧张性改变和战栗反应；通过交感神经调节皮肤血流量、汗腺分泌；通过内分泌活动调节机体物质代谢水平（详见产热和散热的调节）。

（三）体温调节的调定点学说

PO/AH 的热敏神经元对温度的感受有一定阈值，正常人一般为 37℃左右。这个阈值称为体温稳定的调定点。当中枢温度超过 37℃时，热敏神经元活动增强，使散热增加，产热减少，结果温度降至正常；反之，当中枢温度低于 37℃时，热敏神经元活动减弱，使散热减少，产热增多，所以体温回升至正常水平。正常情况下，调定点移动范围很小。调定点学说可以较好地解释发热现象。由细菌所致的发热是由于热敏神经元受到致热原（pyrogen）的作用，使调定点的阈值升高，即调定点上移的结果。如果调定点升至 39℃，而机体的体温只有 37℃，低于调定点温度，热敏神经元活动减弱，冷敏神经元活动加强，使机体产热增加（如战栗），散热减少（如皮肤血管收缩，全身起鸡皮疙瘩）（发热前的症状，患者仍感到寒冷），使体温升高，直到体温升到 39℃以上（高于调定点温度）时，则产生相反的作用：热敏神经元活动加强，冷敏神经活动抑制，从而出现散热反应（如出汗、皮肤血管舒张）。只要致热原不消除，产热与散热就在新的调定点水平上（39℃）保持动态平衡（图 7-6）。只有用药物阻断了致热原的作用后，使调定点恢复到 37℃水平，才能使体温恢复正常。

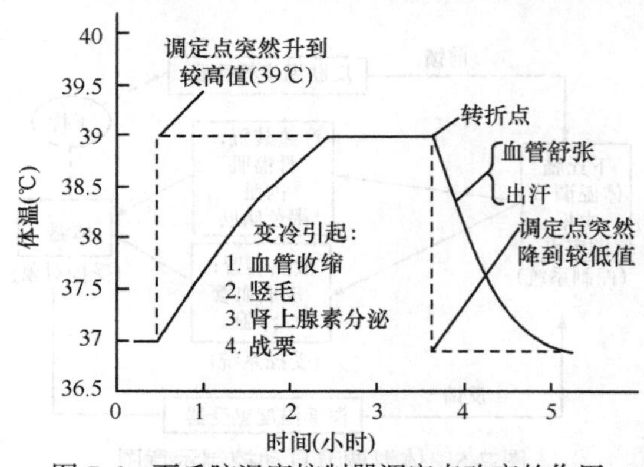

图 7-6 下丘脑温度控制器调定点改变的作用

实线：实际温度；虚线：调定点的温度

生理与临床：体温过高与体温过低

1. 体温过高（hyperthermia） 当身体获得的热超过散失的热时体温升高。体温过高是由于机体暴露于热环境、运动、发热和麻醉等引起。运动升高体温。正常人运动时血管舒张，出汗增加，可防止身体过热。但是，在炎热、潮湿的环境中汗液蒸发减少，必须减少运动量，防止身体过热。长期暴露于热环境中可导致热衰竭（heat exhaustion），又称热虚脱，这是由于机体的正常散热机制所放散的热小于从热环境中获得的热，因此导致体温升高。热衰竭的特征是皮肤湿冷（由于大量出汗），患者常感觉虚弱、头晕和恶心。大量出汗可导致脱水，血容量、血压降低和心率增加。热衰竭的治疗包括将患者搬到较冷环境、减少肌肉活动以减少产热、补充丢失的体液。中暑（heat stroke）比热衰竭严重，是由于体温调节的

正常负反馈机制受损。如果下丘脑温度过高，其功能受损，出汗停止，皮肤干燥潮红，患者意识模糊和烦躁，甚至昏迷。中暑的治疗类似热虚脱，还要增加皮肤蒸发散热（如用水擦皮肤）和传导散热（如将患者置于冷水中）。发热（fever）是由于微生物或其他外来物质入侵机体而引起体温高于正常的现象。淋巴细胞、中性粒细胞和巨噬细胞释放的化学物质称为致热原（pyrogen），包括某些白介素、干扰素、组织坏死因子。致热原刺激下丘脑 PG 合成，后者使下丘脑体温调定点升高，从而导致体温和代谢率升高。发热是机体的一种保护机制，因为它可加速免疫系统的化学反应和抑制某些微生物生长，但如体温超过 41℃时对机体是有害的。阿司匹林通过抑制 PG 合成降低体温。恶性高热（malignant hyperthermia）是一种遗传性的肌肉疾病，它是肌质网上的 ryanodine 受体（RYR）发生变异导致的一种特殊性的功能失调。某些全身麻醉剂，如氟烷、异氟烷和肌松剂琥珀胆碱，能激活 RYR，导致肌质网释放过量的钙，过量钙引起肌肉持续收缩产生过量的热，身体不能及时发散掉，导致体温迅速升高。治疗性体温过高又称治疗性过热或热疗法，有时用于治疗肿瘤和感染的一种疗法。热疗法通过下列途径发挥有益的作用：①可增加肿瘤细胞的凋亡；②损坏癌细胞膜、细胞骨架及核的功能；③引起肿瘤细胞 pH 和电解质平衡的紊乱。另外，热也能刺激免疫系统，导致干扰素产生增加和使免疫细胞的监视功能增强。

2. 体温过低（hypothermia）　身体散失的热超过获得的热时体温将降低。体温过低是指身体的体温低至或低于 35℃。体温过低通常是由于身体长时间暴露于寒冷环境或阴凉潮湿的环境中引起的。体温是通过正常负反馈机制来维持的，即通过收缩皮肤血管以减少散热，通过战栗增加产热。如果通过这些机制，体温仍不能维持，即发生体温过低。体温过低时，个人思维迟钝，行为不协调，心率、呼吸和代谢率降低，如果体温不恢复正常，可导致死亡。体温过低的治疗需要慢慢升高体温（每小时升高 2～3℃）。冻伤（冻疮，frostbite）是由于长时间暴露于寒冷环境造成的皮肤或深部组织的局部损伤，以致受影响的组织血流减少。冻伤最常见部位是手指、脚趾、耳、鼻和面颊。轻度冻伤只是局部不适，可以重新修复；严重冻伤可引起组织坏死而造成受影响部位丢失。最好的治疗是将冻伤部位浸入温水浴中，应当避免摩擦冻伤部位和局部用干热。治疗性低热有时用于外科手术（如心脏手术）时降低代谢率。由于代谢率降低组织不需要像正常时那么多的氧，可减少组织损伤。

临床病例分析：体温过低

病例简介：冬天的早晨，一位 67 岁的老人被路人发现躺在路边，老人处于半昏迷状态，衣袋里还有一个空酒瓶（提示老人可能是一个酗酒者）。路人发现老人表情痛苦，当时气温较低，老人严重受冻，便叫了一辆救护车，将老人送往附近医院。

在医院检查发现老人皮肤冰冷、发绀，脉搏微弱，难以摸到，鼓膜温度 33.2℃。

问题：①老人最可能的诊断是什么？②与测口腔温度和皮肤温度相比，测定鼓膜温度有什么优点？③人体散热的主要方式是什么？老人风餐露宿的生活方式和酗酒与体温过低有什么关联？④对老人治疗的主要目标是什么？⑤你可能选择什么治疗方法？⑥体温过低主要的致命后果是什么？

病例分析：①老人是体温过低即体核温度降低。②鼓膜温度比口腔温度和皮肤温度更接近体核温度。口腔温度易受测温前进食冷饮或热饮的影响；身体不同部位的皮肤温度不一样，而且皮肤温度受局部血流的影响。皮肤温度是身体外周温度，不是体核温度，可作为皮肤血流量的一个间接指标。③机体通过传导、对流、辐射和蒸发散热。后一方式在寒冷环保下仍起作用，即通过呼吸及皮肤不感蒸发散热。当衣服弄湿时散热增加。在寒冷天气室外生活增加散热（由于传导散热增加）。破损的衣服防止传导散热效果较差。由于乙醇引起皮肤血管扩张，增加外周散热。体温反映机体产热与散热之间的平衡，营养缺乏将降低代谢性产热。④对老人治疗的目的是使体温恢复到正常（37℃）。⑤如果代谢性产热率大于散失的热量，体温将升高；如果环境温度高于体温，身体将吸收热，体温将进一步升高。急性体温过低患者使用高于体温的热水浴能最快达到升高体温的目的。另一较慢的升高体温的方法是用温暖、干燥的毛毯或衣服保暖，以减少散热，通过代谢性产热将体核温度返回正常。⑥体核温度降得太低（＜30℃），可引起致命性心律失常，如心室颤动（室颤）。

复习思考题

1. 简述间接测热法的基本原理。
2. 解释基础代谢率的概念。
3. 简述影响能量代谢的主要因素。
4. 说出人体正常体温是如何维持相对恒定的？
5. 简述机体的产热和散热过程。
6. 为什么在天气潮湿温度高的环境下进行剧烈运动容易产生热衰竭？
7. 为什么发热患者常伴有战栗反应？

（马积昊）

第八章　尿的生成和排出

肾是机体主要的排泄器官。通过尿液的生成和排出可以将体内的代谢产物和异物排出，调节体内水与电解质的稳定和酸碱平衡，达到维持内环境稳定的目的。此外，肾脏还具有内分泌功能，可以分泌促红细胞生成素（EPO），促进红细胞的生成；分泌肾素，通过醛固酮来调节血容量及电解质浓度；分泌 1α-羟化酶，生成活性维生素 D_3，调节钙磷代谢；释放前列腺素 E_2（PGE_2）和前列环素（PGI_2），舒张肾脏小动脉，增加肾血流量等。本章重点介绍尿液的生成及其调节活动。

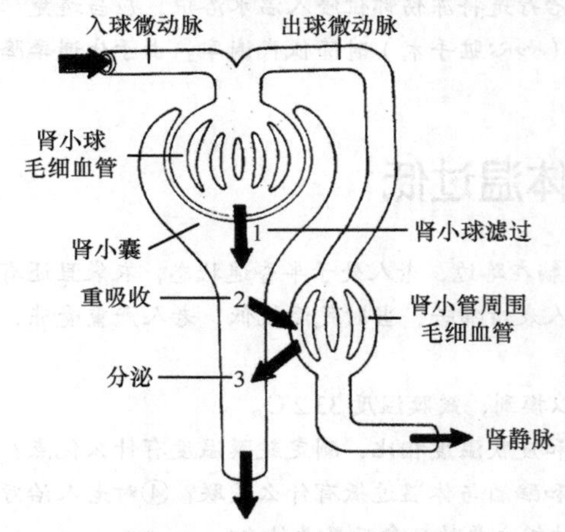

图 8-1　尿生成的三个过程

1：滤过；2：重吸收；3：分泌

尿的生成包括三个基本过程：①血浆在肾小球毛细血管处滤过，形成超滤液（ultrafiltrate），又称原尿；②超滤液在流经肾小管和集合管的过程中经过选择性重吸收；③肾小管和集合管的分泌，最后形成尿液（终尿）（图 8-1）。

尿液的成分和性质：正常人 24h 排出尿量 1000～2000ml，一般为 1500ml。尿量的多少决定于机体摄入的水量及由其他途径排出的水量。大量饮水，身体水分过多时，尿量增加。若 24h 尿量长期保持在 2500ml 以上时，称为多尿（polyuria）。长期多尿可引起脱水。正常成人每天约产生 35g 固体代谢产物，这些代谢产物在尿中的溶解度平均约为 7%，要将这些代谢产物完全由肾排出，最少需要 500ml/24h 尿液。24h 尿量小于 500ml 称为少尿（oliguria）；24h 尿量小于 100ml 称为无尿（anuria）。少尿和无尿会使代谢产物在体内堆积，破坏内环境的相对稳定，严重者可引起尿毒症，主要标志是血中蛋白质代谢产物非蛋白氮含量增加，尤其是尿素氮。正常血中尿素氮的浓度为 2.5～6.4mmol/L，约占非蛋白氮的一半，肾泌尿障碍时，血中尿素氮浓度比其他非蛋白氮增加较快、较多，可占非蛋白氮的 80%～90%，因而它是反映肾功能障碍的一个较灵敏的指标。

由于机体代谢产物偏酸性，故正常人的尿一般呈酸性反应，pH 为 5.0～7.0。但尿液的酸碱性可随饮食而变动，素食者，由于植物中所含酒石酸、苹果酸、枸橼酸均可在体内氧化，所以酸性产物较少，而碱基排出较多，故尿液呈碱性；荤素杂食者，由于蛋白质分解后产生的硫酸盐、磷酸盐等随尿排出，故尿液呈酸性，pH 约为 6.0。

尿的比重随尿量而变动，一般为 1.015～1.025，但在某些情况下最大变动范围可为 1.002～1.030。大量饮水后尿被稀释，比重可大大降低。若尿的比重长期在 1.010 以下，则表示肾浓缩功能障碍，为肾功能不全的表现。

正常尿为淡黄色，渗透压一般比血浆的渗透压高，为 600～1000mOsm/（kg · H_2O），最大范围为 40～1400mOsm/（kg · H_2O）。

第一节　概　　述

一、肾的功能解剖

（一）肾单位和集合管

肾单位（nephron）是肾的基本功能单位，它与集合管共同完成泌尿功能。人的两侧肾约有

200 万个肾单位，每个肾单位包括肾小体和肾小管两部分（图 8-2）。

肾小体是微小的球体，由肾小球和肾小囊构成。肾小球的核心是一团毛细血管网，其两端分别与入球微动脉和出球微动脉相连。肾小球毛细血管网间充满间质细胞。入球微动脉发出 5～8 个分支，后者再进一步分成 20～40 个毛细血管袢，毛细血管袢汇合成出球微动脉。肾小球的包囊称为肾小囊。它有两层上皮细胞，内层（脏层）紧贴在毛细血管壁上，外层（壁层）与肾小管相连；两层上皮之间的腔隙称为肾小囊腔，与肾小管管腔相通。血浆中某些成分通过肾小球毛细血管网向肾小囊腔滤出，滤出时必须通过肾小球毛细血管内皮细胞、基底膜和肾小囊内层上皮细胞，这三者构成滤过膜。

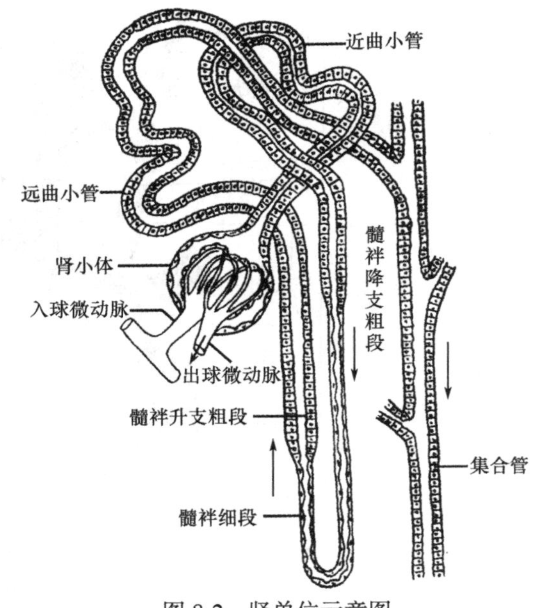

图 8-2　肾单位示意图

肾小管全长可分为三段：①近端小管：包括近曲小管和髓袢降支粗段。近曲小管位于皮质层，与肾小囊相连，形状弯曲，接下来小管伸直，在髓质内下行，管径较粗的一段称为髓袢降支粗段，成为髓袢降支的一部分。②髓袢细段：位于髓质，呈 U 形，管径很细，又分成降支细段和升支细段两部分。③远端小管：包括髓袢升支粗段和远曲小管。髓袢升支粗段在髓质内向上直行，到皮质层呈弯曲状成为远曲小管。远曲小管末端与集合管相连。

肾单位按其所在的部位可分为皮质肾单位和近髓肾单位两类。皮质肾单位的肾小体位于外皮质和中皮质层，占肾单位总数的 80%～90%。皮质肾单位的特点为：①肾小体相对较小；②髓袢较短，只达外髓质层，有的甚至不到髓质；③入球微动脉口径比出球微动脉大，两者的比例约为 2∶1，有利于肾小球的滤过；④出球微动脉分支形成小管周围毛细血管网，包绕在肾小管的外面，有利于肾小管的重吸收。近髓肾单位的肾小体位于靠近髓质的内皮质层，其特点是：①肾小球较大；②髓袢长，可深入到内髓质层，有的可到达肾乳头部；③入球微动脉和出球微动脉口径无明显差异；④出球微动脉进一步分支形成两种小血管，一种形成毛细血管网，缠绕邻近的近曲和远曲小管；另一种是细而长的 U 形直小血管，与近髓肾单位的髓袢相平行。近髓肾单位在尿的浓缩与稀释功能中起重要作用，仅占全部肾单位的 10%～15%（图 8-3）。

（二）球旁器

球旁器又称近球小体（juxtaglomerular apparatus），由球旁细胞、球外系膜细胞和致密斑三部分组成（图 8-4），主要分布于皮质肾单位。球旁细胞也称颗粒细胞是靠近肾小球的入球微动脉和出球微动脉中一些特殊分化的血管平滑肌细胞，细胞内含分泌颗粒，能合成、储存和释放肾素。致密斑由远端小管起始部在靠近入球微动脉和出球微动脉间的高柱状上皮细胞构成，它能感受小管液中 NaCl 含量的变化，并通过某种形式的信息传递，调节球旁细胞分泌肾素和肾小球滤过率。球外系膜细胞是位于入球微动脉、出球微动脉和致密斑之间的一群细胞，具有从致密斑细胞到球旁细胞传递信息的功能。

（三）肾小球滤过膜

肾小球毛细血管内的血浆经滤过膜（滤过屏障）滤过进入肾小囊（图 8-5）。滤过膜由毛

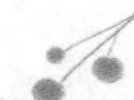

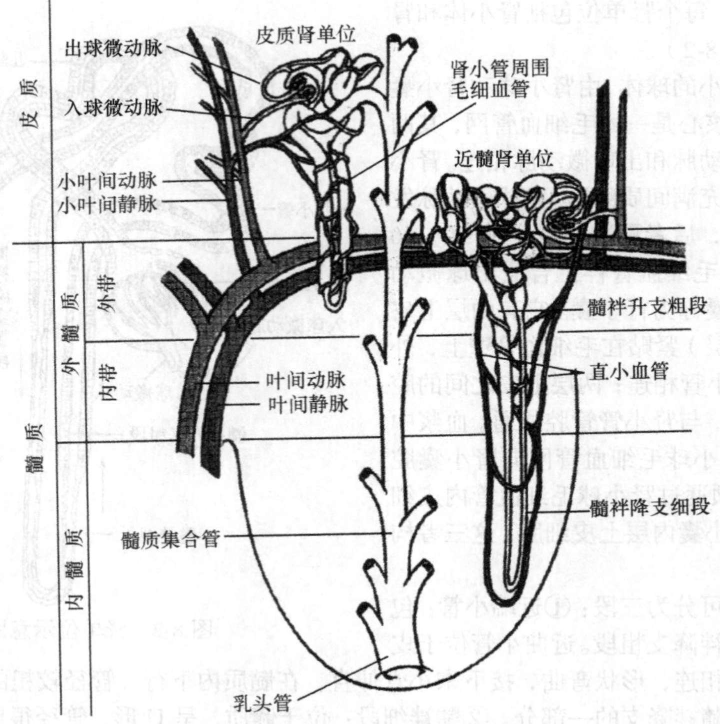

图 8-3 肾单位和肾血管示意图

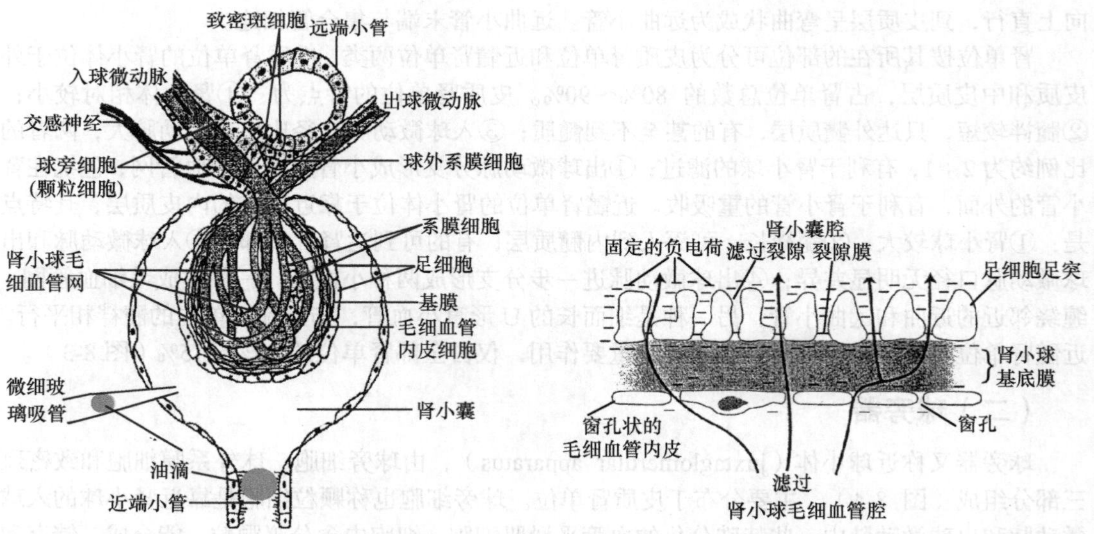

图 8-4 肾小球、肾小囊穿刺和球旁器结构示意图

图 8-5 肾小球滤过膜结构示意图

细血管内皮细胞、基底膜和肾小囊脏层构成。滤过膜的内层是毛细血管内皮细胞，细胞上有许多直径为 50～100nm 的小孔，称为窗孔。基底膜层为非细胞性结构，主要成分是胶原蛋白，内有直径为 2～8nm 的网孔。滤过膜的外层是肾小囊上皮细胞，上皮细胞有很长的突起（足突），相互交错对插，在突起之间形成滤过裂隙膜，膜上有直径 4～14nm 的小孔，这样就成为溶质分子的过滤器，孔径的大小决定了不同分子大小溶质通过的能力，构成了滤过膜的机械屏障。滤过膜的三层表面均吸附有带负电荷的蛋白聚糖，形成滤过膜的电学屏障。

正常人两侧肾脏全部肾小球的总滤过面积达 $1.5m^2$ 左右，且保持相对稳定。不同物质通过滤过膜的能力取决于被滤过物质分子的大小及其所带的电荷。一般来说，分子有效半径小于 2.0nm 的中性物质可自由滤过（如葡萄糖）；有效半径大于 4.2nm 的物质则不能滤过；有效半径为 2.0～4.2nm 的各种物质随有效半径的增加，其滤过量逐渐降低。然而，有效半径约为 3.6nm 的血浆白蛋白因其蛋白带负电荷而很难滤过。滤过膜的通透性不仅取决于滤过膜孔的大小，还取决于滤过物质所带的电荷；同一大小的分子，带正电荷的比较容易通过，不带电荷的中性分子次之，带负电荷的不易通过。在病理情况下，滤过膜的面积和通透性均可发生变化，从而影响肾小球的滤过量。

二、肾血流的特点及其调节

肾动脉由腹主动脉垂直分出，入肾后依次分支形成叶间动脉、弓状动脉、小叶间动脉、入球微动脉。入球微动脉分支并相互吻合形成肾小球毛细血管网，然后再汇集形成出球微动脉。离开肾小体后，出球微动脉再次分支形成肾小管周围毛细血管网或直小血管，最后汇入静脉（图 8-3）。

肾脏血管分布的特点是有两套相互串联的毛细血管网，两者之间由出球微动脉相连。肾小球毛细血管血压较高，为主动脉平均压的 40%～60%，故有利于肾小球的滤过。由于出球微动脉口径小，阻力大，故肾小管周围毛细血管血压较低，且胶体渗透压高，有利于肾小管的重吸收。

（一）肾血流量的特点

1. 血流量大　在安静状态下，健康成人每分钟两肾的血流量约 1200ml，相当于心输出量的 1/5～1/4，肾是机体供血量最丰富的器官。

2. 两套毛细血管　肾小球毛细血管血压较高，有利于血浆的滤过；肾小管周围毛细血管管内的血浆胶体渗透压较高，有利于肾小管的重吸收；直小血管的双向流动有利于肾髓质高渗透压的维持。

3. 肾血流分布不均匀　约 94%的血流供应肾皮质，约 5%供应外髓部质层，剩余不到 1%供应内髓质层。

（二）肾血流量的调节

1. 自身调节　安静情况下，当肾动脉灌注压在一定范围内（80～180mmHg）变动时，肾血流量能保持相对稳定（图 8-6）。当肾动脉灌注压在一定范围内降低时，肾血管阻力将相应降低；反之，当肾动脉灌注压升高时，肾血管阻力则相应增加，因此肾血流量能保持相对恒定。在没有外来神经支配的情况下，肾血流量在动脉血压一定的变动范围内能保持恒定的现象，称为肾血流量的自身调节。当肾动脉灌注压超出上述范围时，肾血流量将随灌注压的改变而发生相应的变化。

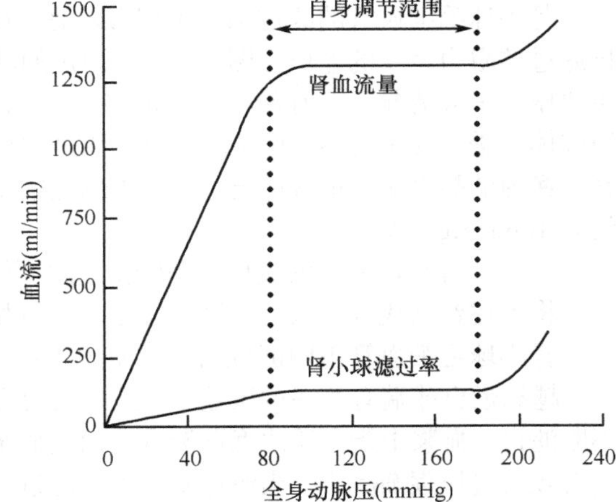

图 8-6　肾血流量和肾小球滤过率的自身调节

管-球反馈：肾血流量的自身调节的机制之一是通过管-球反馈作用。管-球反馈是指肾小管流量变化反馈地影响肾血流量及肾小球滤过率的现象。

2. 神经和体液调节　入球微动脉和出球微动脉血管平滑肌受肾交感神经支配。肾交感神经兴奋时，末梢释放去甲肾上腺素作用于血管平滑肌 α 受体，可使肾血管强烈收缩，肾血流量减少。体液因素中，去甲肾上腺素、肾上腺素、血管升压素、血管紧张素Ⅱ，以及内皮细胞分泌的内皮素等，均可引起血管收缩，肾血流量减少。总之，肾血流量的神经和体液调节能使肾血流量与全身血液循环相配合。例如，在血容量减少，强烈的伤害性刺激或情绪激动，剧烈运动时，交感神经活动加强，血液中上述激素含量增加，肾血管收缩，肾血流量减少。当血容量增加或心肺容量感受器、动脉压力感受器受刺激时，将反射性地抑制交感神经的活动，使肾血流量增加。增加肾血流量的体液因素主要有前列腺素（PGE_2和PGI_2）、NO及缓激肽。虽然正常人在安静状态下PG不参与肾血流量调节，但在引起肾血流量减少的异常情况下，肾内PG产生增加，以削弱交感神经及血管紧张素Ⅱ的收缩肾血管（特别是入球微动脉）作用，以维持基本的肾血流量；而非甾体抗炎药（PG合成酶抑制剂），如吲哚美辛（indomethacin）可阻止这种反应，引起肾血流量明显减少和加剧肾缺血，因此在上述情况下应禁用或慎用。NO在正常情况下起重要的舒血管作用，也可削弱血管舒张素Ⅱ及儿茶酚胺的缩血管作用。

第二节 肾小球的滤过功能

当血液流经肾小球毛细血管时，血浆中的水和小分子物质在有效滤过压的驱动下被滤过进入肾小囊腔而形成超滤液，这一过程称为肾小球的滤过。单位时间内（每分钟）两肾生成的超滤液量称为肾小球滤过率（glomerular filtration rate，GFR）。

据测定，正常成人的肾小球滤过率平均值为125ml/min，故每天两肾的肾小球滤过液总量可达180L。肾小球滤过率与肾血浆流量的比值称为滤过分数（filtration fraction，FF）。若肾血流量为1200ml/min，肾血浆流量约为660ml/min（按血浆量占全血量的55%计），肾小球滤过率为125ml/min，则滤过分数约为19%。这表明当血液流经肾脏时，约有1/5的血浆经滤过膜进入肾小囊腔，形成超滤液。肾小球滤过率的大小取决于有效滤过压和滤过系数（滤过膜的通透性）。

一、有效滤过压

肾小球毛细血管的滤过动力可用有效滤过压来表示。有效滤过压是指促进超滤的动力与对抗滤过的阻力之间的差值（图 8-7）。滤过的动力包括肾小球毛细血管血压和肾小囊内液胶体渗透压。正常情况下，前者约为45mmHg，后者由于滤过膜对蛋白质几乎不通透，故肾小囊内液胶体渗透压几乎为零，可忽略不计；滤过的阻力包括肾小球毛细血管内的血浆胶体渗透压和肾小囊内的静水压。正常情况下，肾小球毛细血管始端胶体渗透压约为25mmHg，肾小囊内压约为10mmHg，所以

肾小球有效滤过压=肾小球毛细血管血压–（血浆胶体渗透压+肾小囊内压）

将上述数据代入公式，则肾小球毛细血管始端有效滤过压=45–（25+10）=10（mmHg）。

肾小球毛细血管不同部位的有效滤过压是不相同的，越靠近入球微动脉端，有效滤过压越大；越靠近出球端有效滤过压越小。这是因为肾小球毛细血管内的血浆胶体渗透压随着血浆的不断滤过，血浆中蛋白质浓度逐渐升高而使血浆胶体渗透压增大，使滤过的阻力逐渐增大，因而有效滤过压逐渐减小。当滤过阻力等于滤过动力时，有效滤过压降低到零，即达到滤过平衡（filtration equilibrium），滤过也就停止（图 8-8）。

二、影响肾小球滤过的因素

（一）有效滤过压

1. 肾小球毛细血管血压 前已述及，正常情况下，当血压在80～180mmHg范围内变动时，肾小球毛细血管血压可保持相对稳定，故肾小球滤过率基本不变。超出此自身调节范围，如肾小球毛细血管血压增高，有效滤过压增大，肾小球滤过率相应地增多。而在血容量减少，剧烈

运动，强烈的伤害性刺激或情绪激动等情况下，可使交感神经活动加强，入球微动脉强烈收缩，导致肾血流量、肾小球毛细血管血量和血压下降，从而有效滤过压减小，肾小球滤过率减少。

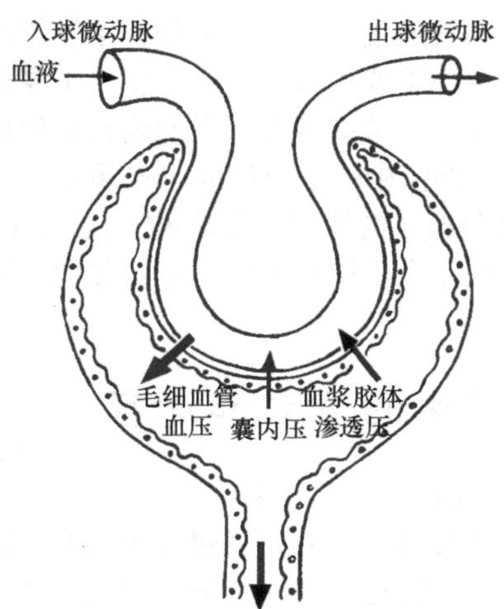

图 8-7 肾小球有效滤过压示意图

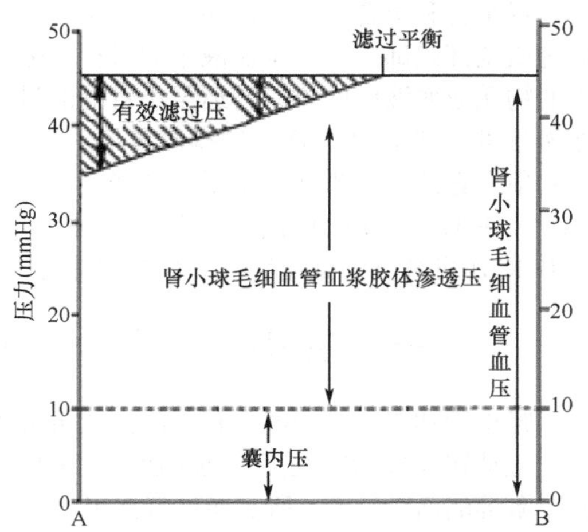

图 8-8 肾小球毛细血管血压、血浆胶体渗透压和肾小囊内压对肾小球滤过的影响

A. 入球微动脉端；B. 出球微动脉端

2. 囊内压 正常情况下，囊内压一般比较稳定。当肾盂或输尿管结石、肿瘤压迫或任何原因引起输尿管阻塞时，小管液或终尿不能排出，可逆行性导致囊内压力升高，从而降低有效滤过压和肾小球滤过率。

3. 血浆胶体渗透压 正常情况下，血浆胶体渗透压不会发生大幅度波动。静脉输入大量生理盐水，或病理情况下肝功能严重受损，血浆蛋白合成减少，或因毛细血管通透性增大，血浆蛋白丧失，都会导致血浆蛋白浓度降低，血浆胶体渗透压下降，使有效滤过压和肾小球滤过率增加。

（二）肾血浆流量

肾血浆流量对肾小球滤过率的影响是改变滤过平衡点（图 8-8）。当肾血浆流量增大时，肾小球毛细血管中的血浆胶体渗透压上升速度减缓，滤过平衡点向出球微动脉端移动，甚至不出现滤过平衡，使滤过面积增大，故肾小球滤过率增加。例如，临床上由静脉大量输入生理盐水或 5%葡萄糖溶液时，肾血浆流量增加，即可导致滤过率明显增加；反之，当肾血浆流量减少时，滤过平衡点则靠近入球微动脉端，故肾小球滤过率减少。当肾交感神经强烈兴奋引起入球微动脉收缩，阻力明显增加时，如剧烈运动、失血、缺氧和中毒性休克等情况下，肾血流量和肾血浆流量明显减少，肾小球滤过率也显著降低。

（三）滤过膜的面积和通透性

生理情况下，两肾的肾小球均有滤过功能，滤过面积较大，约 $1.5m^2$。滤过膜的面积和通透性是可以改变的。在某些疾病情况下，如急性肾小球肾炎时，因肾小球毛细血管管腔狭窄或阻塞，使滤过膜面积减小，肾小球滤过率降低，尿生成也减少，患者可出现少尿。

肾小球滤过膜的厚度增加，滤过膜的通透性减小，肾小球滤过率减小。例如，慢性严重高血压或糖尿病时，肾小球毛细血管基底膜厚度逐渐增加；肾小球肾炎时，不但滤过膜的面积减小，滤过膜的厚度也可能增加。如通透性增大，则能使血浆蛋白滤出而形成蛋白尿。

第三节 肾小管和集合管的物质转运功能

肾小管和集合管的转运功能包括重吸收和分泌。肾小管或集合管上皮细胞将小管超滤液中的物质全部或部分转运至血液中的过程，称为重吸收。肾小管或集合管上皮细胞将本身代谢产生的物质或血液中的物质转运至小管液的过程，称为分泌。正常成年人每天两侧肾脏生成的超滤液量可达到180L，而终尿排出量仅1.5L左右，表明超滤液中的水分约99%被重吸收。肾小管和集合管的重吸收和分泌是有选择性的，如滤过的葡萄糖、氨基酸全部被重吸收，Na^+、K^+、Ca^{2+}、HCO_3^-、尿素等不同程度地被重吸收，肌酐、H^+则完全不被重吸收。不仅如此，肌酐、H^+和K^+还可被分泌到小管液中而排出体外。

一、肾小管和集合管中物质转运的方式和途径

肾小管和集合管中物质转运的方式可分为被动转运和主动转运两种。

主动转运包括原发性主动转运和继发性主动转运。原发性主动转运的过程由钠泵、钙泵和质子泵等的活动完成，所需能量直接来自ATP。继发性主动转运所需能量来自细胞外高浓度的某种物质（主要是Na^+）顺浓度差转运时释放的势能，包括Na^+-葡萄糖、Na^+-氨基酸同向转运，Na^+-K^+-2Cl^-同向转运，Na^+-H^+和Na^+-K^+逆向转运等。此外，肾小管上皮细胞还可通过入胞的方式重吸收少量小管液中的小分子蛋白质。

被重吸收的物质可通过跨细胞途径和旁细胞途径（即通过细胞之间的紧密连接及细胞间隙）通过肾小管壁进入肾小管周围细胞间液及毛细血管（类似营养物质在小肠的吸收，参见第六章）。

二、肾小管和集合管各种物质的重吸收和分泌

（一）Na^+、Cl^-和H_2O的重吸收

肾小球滤过液中的Na^+、Cl^-、H_2O有65%～70%在近端小管重吸收，约25%的Na^+、Cl^-，15%的H_2O在髓袢重吸收，约7%的Na^+、Cl^-和不等量的H_2O在远端小管和集合管重吸收。

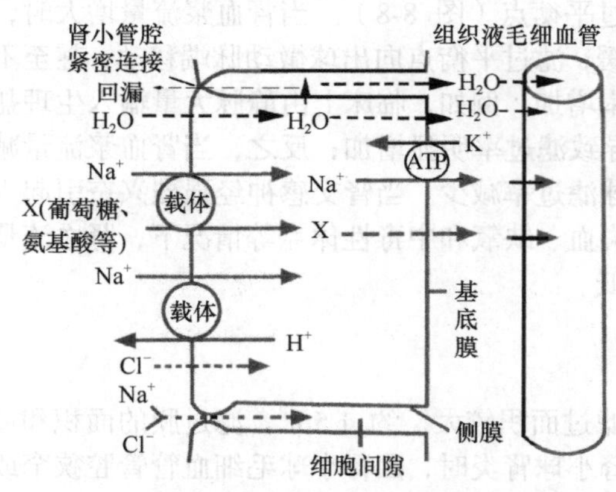

图8-9 近端小管重吸收Na^+和Cl^-的模式图

——►主动转运；- - - -►被动转运；(ATP)：钠泵

肾小管各段（髓袢细段除外）及集合管对Na^+的重吸收都是主动重吸收。肾小管上皮细胞之间有细胞间隙，细胞间隙靠近肾小管管腔一侧连接较紧密，称为紧密连接（图8-9），它将细胞间隙与肾小管管腔隔开。肾小管细胞的基底膜和细胞间隙都与肾小管外的毛细血管相邻接，其间为组织液。肾小管上皮细胞基底膜和侧膜（合称为基底侧膜）上有Na^+泵，可不断将Na^+泵入肾小管周围的组织液再进入管周围毛细血管，结果使细胞内的Na^+浓度降低，肾小管液中的Na^+则可通过多种不同的方式顺浓度差进入肾小管上皮细胞。

在近端小管，肾小管液中的Na^+通过Na^+通道扩散、Na^+与葡萄糖或氨基酸或其他有机物的同向转运或通过Na^+-H^+交换（反向转运）进入细胞内。由于Na^+的主动重吸收，使肾小管液Cl^-浓度增加、正电位降低，Cl^-便顺浓度差和电位差被动重吸收。还有一部分Na^+和Cl^-通过

紧密连接（旁细胞途径）被动重吸收。由于 Na^+、Cl^-、葡萄糖和氨基酸等溶质进入组织间液（重吸收），使组织间液的渗透压升高，小管液 H_2O 便通过渗透作用进入组织间液，使组织间液内的静水压升高，促使 H_2O 进入肾小管周围毛细血管而被重吸收（图 8-9）。因此，近端小管中的物质的重吸收为等渗性重吸收，经过近端小管后的小管液为等渗液。

髓袢降支细段对 H_2O 的通透性高，但对 Na^+、Cl^-不易通透，在小管液高渗透压的作用下 H_2O 被重吸收；小管液的渗透压逐渐升高。髓袢升支细段对 Na^+、Cl^-的通透性较高，对 H_2O 不通透，Na^+、Cl^-顺着浓度梯度扩散到组织液，小管液的渗透压逐渐降低。

在髓袢升支粗段，肾小管液中 Na^+的重吸收是通过管腔膜上的 $1Na^+$-$1K^+$-$2Cl^-$同向转运体和基底侧膜上的 Na^+泵协同作用实现的，即同向转运体利用由 Na^+顺浓度差扩散进入细胞内释放的势能将 Cl^-、K^+转入细胞。进入细胞内的 Na^+、Cl^-、K^+的去向不同：Na^+由 Na^+泵泵入组织液，Cl^-由于浓度差经基底膜上的 Cl^-通道扩散进入组织液，K^+由于浓度差经管腔膜（对 K^+的通透性较高）而返回管腔内（部分 K^+、Cl^-还可通过基底膜上的 K^+-Cl^-同向转运体而被重吸收到组织液）（图 8-10）。由于 Cl^-进入组织液，K^+返回管腔内，导致管腔内出现正电位，又可使管腔内的部分 Na^+、K^+、Ca^{2+}、Mg^{2+}等正离子顺电位差经旁细胞途径进入组织液。

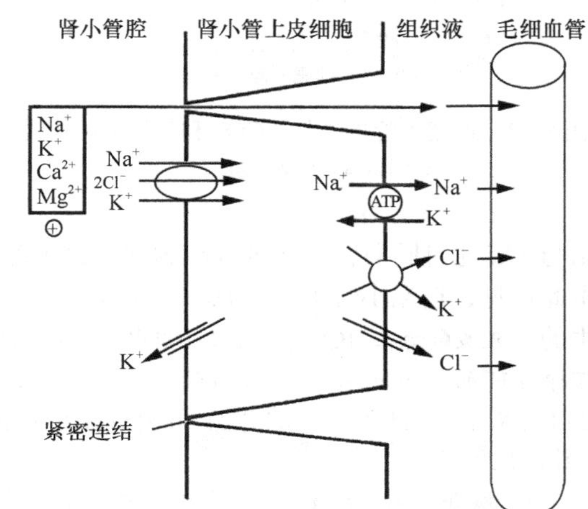

图 8-10　髓袢升支粗段重吸收 Na^+、Cl^-模式图

肾小管腔的正电荷驱动正离子通过旁细胞途径被动重吸收

//：通道；○：同向转运体

袢类利尿药如呋塞米（furosemide）可抑制髓袢升支粗段 $1Na^+$-$1K^+$-$2Cl^-$同向转运体从而抑制 NaCl 的重吸收，因此，增加尿中 NaCl 的排泄，产生强的利尿作用，同时也可引起血 Na^+、血 K^+和血 Cl^-过低。

髓袢升支粗段对 H_2O 不通透，Na^+、Cl^-及其他溶质的重吸收，使小管液的渗透压进一步降低。

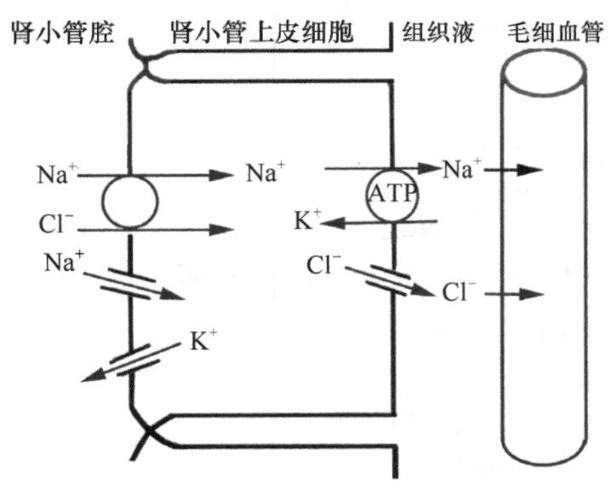

图 8-11　远端小管和集合管对 Na^+、Cl^-的重吸收

在远曲小管和集合管，小管液中的 Na^+通过 Na^+-Cl^-同向转运体或 Na^+通道转运进入细胞，然后 Na^+由基底侧膜上的 Na^+泵泵入组织液，而 Cl^-则通过 Cl^-通道扩散而被重吸收（图 8-11）。噻嗪类（thiazide）利尿药可抑制 Na^+-Cl^-同向转运体，降低 NaCl 的重吸收。由于 NaCl 重吸收减少，导致水重吸收减少而利尿。远曲小管和集合管对 H_2O 的重吸收可因体内水的需要情况而变化，受抗利尿激素调节（详见第四节尿液的浓缩和稀释）。

（二）HCO_3^- 的重吸收与 H^+的分泌

在一般膳食情况下，代谢的酸性产物多于碱性产物。机体产生的挥发性酸（CO_2）主要由呼吸道排出。肾脏通过重吸收 HCO_3^- 和分泌 H^+，以及分泌氨，回收 HCO_3^-，对机体酸碱平衡的维持起重要的调节作用。

1. 近端小管　血液中的 HCO_3^- 是以钠盐 $NaHCO_3$ 的形式存在，当滤过进入肾小囊后，离解

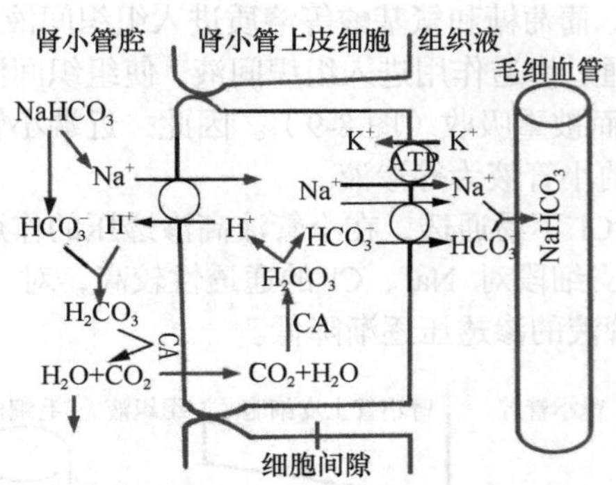

图 8-12 近端小管重吸收 HCO_3^- 和分泌 H^+的机制

CA：碳酸酐酶

为 Na^+和 HCO_3^-。正常情况下，从肾小球滤过的 HCO_3^-几乎全部被肾小管和集合管重吸收，高达 80%的 HCO_3^-是由近端小管重吸收的。前已述及，近端小管上皮细胞通过 Na^+-H^+交换使 H^+进入小管液，进入小管液的 H^+与 HCO_3^-结合生成 H_2CO_3，很快生成 CO_2和水，这一反应由上皮细胞顶端膜表面的碳酸酐酶（carbonic anhydrase，CA）催化。CO_2为高度脂溶性，很快以单纯扩散方式进入上皮细胞内，在细胞内，CO_2和 H_2O 又在碳酸酐酶的催化下形成 H_2CO_3，后者很快解离成 H^+和 HCO_3^-。H^+则通过顶端膜上的 Na^+-H^+逆向转运进入小管液，再次与 HCO_3^-结合形成 H_2CO_3。细胞内的大部分 HCO_3^-则与 Na^+通过同向转运体进入细胞间液；小部分通过 Cl^-- HCO_3^-逆向转运方式进入细胞间液。由此可见，近端小管重吸收 HCO_3^-是以 CO_2 的形式进行的，回到血液中的 HCO_3^-则是细胞内产生的。*碳酸酐酶在 HCO_3^- 重吸收过程中起重要作用，用碳酸酐酶抑制剂，如乙酰唑胺（acetazolamide）可抑制 H^+的分泌和 HCO_3^- 的重吸收，同时抑制 Na^+的重吸收，使 Na^+和 HCO_3^- 滞留在小管液内，起到渗透性利尿作用*。此外，小部分 H^+可由近端小管顶端膜上的质子泵（H^+-ATP 酶）主动分泌入管腔（图 8-12）。

2. 髓袢 对 HCO_3^- 的重吸收主要发生在升支粗段。其机制同近端小管。

3. 远端小管和集合管 远曲小管和集合管的闰细胞可主动分泌 H^+。远曲小管和集合管的管腔膜上存在有 H^+-ATP 酶和 H^+-K^+-ATP 酶，均可将细胞内的 H^+泵入小管液中。泵入小管液中的 H^+可与 HCO_3^-结合，形成 H_2O 和 CO_2；也可与 HPO_4^{2-} 反应生成 $H_2PO_4^-$；还可与 NH_3 反应生成 NH_4^+，从而降低小管液中的 H^+浓度（图 8-13）。肾小管和集合管 H^+的分泌量与小管液的酸碱度有关，小管液 pH 降低（H^+↑）时，H^+的分泌减少。当小管液 pH 降至 4.5 时，H^+的分泌便停止。

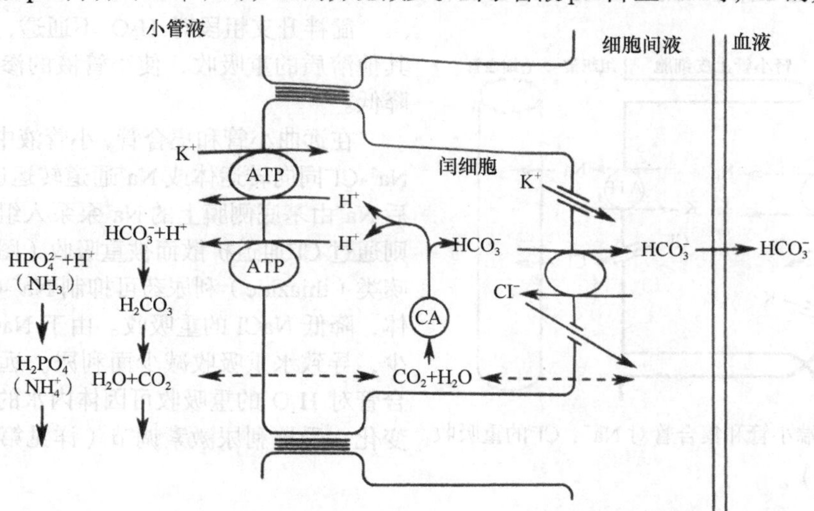

图 8-13 远端小管和集合管重吸收 HCO_3^- 的分泌 H^+的机制

（三）NH_3 和 NH_4^+ 的分泌与 H^+、HCO_3^- 的转运关系

肾小管和集合管上皮细胞含有谷氨酰胺酶，可将从血液中运来的谷氨酰胺代谢转变为 NH_3

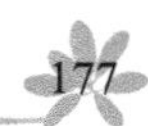

（氨）或 NH_4^+（铵离子）和 HCO_3^-。在肾小管上皮细胞内，NH_4^+、NH_3 与 H^+处于平衡状态（NH_4^+ = NH_3+H^+）。在近端小管、髓袢升支粗段和远端小管，NH_4^+ 被分泌到小管液（通过与 Na^+逆向交换），Na^+进入小管细胞。进入小管液的 NH_4^+ 再与强酸盐（如 NaCl）的负离子结合生成酸性的铵盐（如 NH_4Cl），随尿排出。细胞内的 HCO_3^- 和 Na^+则通过基底侧膜进入组织液，再进入肾小管周围毛细血管（图 8-14）。

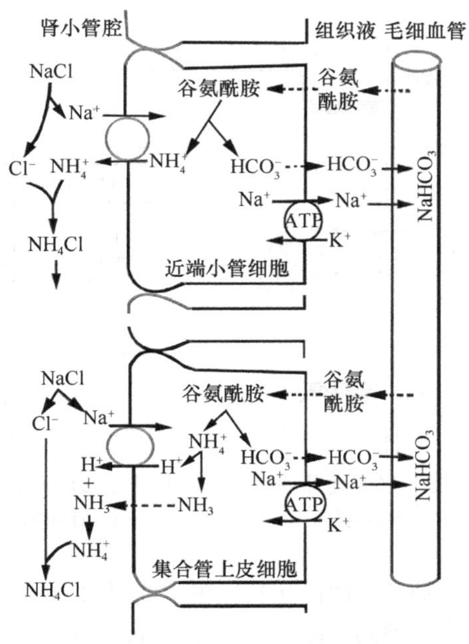

图 8-14　肾小管分泌 NH_4^+ 和 NH_3 过程示意图
○：转运体；虚线表示被动扩散

在集合管，由于上皮细胞膜对 NH_3 有高度通透性，对 NH_4^+ 的通透性低，因此细胞内生成的 NH_3 扩散入小管液，与集合管分泌的 H^+结合形成 NH_4^+，随尿排出。由上述可见，肾分泌 NH_3 和 NH_4^+ 不但促进了 H^+的排泄，还获得 HCO_3^-（新生成的 HCO_3^-），因此 NH_3 的分泌与 H^+的分泌密切相关，因为分泌到小管液中的 H^+不能直接以 H^+的形式排出体外，但通过分泌 NH_3 和生成铵盐，使 H^+能够排出体外。H^+的排出则有利于 HCO_3^- 的重吸收。慢性酸中毒时，肾小管和集合管上皮细胞谷氨酰胺的代谢加强，增加 NH_3 和 NH_4^+ 的排出和生成 HCO_3^-。因此，NH_3 的分泌有利于 H^+的排出和 HCO_3^- 的重吸收，这是肾脏调节酸碱平衡的重要机制之一。

（四）K^+的重吸收和分泌

肾小球滤过的 K^+几乎全部被重吸收，其中近端小管重吸收 65%～70%，髓袢升支粗段重吸收 25%～30%，这两部位对 K^+重吸收的比例是比较固定的。远端小管和集合管既能重吸收 K^+，也能分泌 K^+，其重吸收和分泌的量是可变的。

K^+的分泌主要发生在远端小管和集合管。远端小管和集合管上皮主细胞基底侧膜上的 Na^+泵将细胞内的 Na^+泵出，同时将细胞外的 K^+泵入，使细胞内的 K^+浓度升高，K^+顺浓度差通过顶端膜的 K^+通道进入小管液。另一方面，在钠泵将细胞内的 Na^+泵出后，细胞内的 Na^+浓度降低，小管液中的 Na^+顺浓度差通过顶端膜的 Na^+通道进入上皮细胞内，小管液呈负电，K^+也可顺电位差扩散入小管液。因此，远曲小管和集合管分泌 K^+是与 Na^+的重吸收耦联进行的，此过程称为 Na^+-K^+交换（图 8-15）。远曲小管和集合管管腔除 Na^+-K^+交换外，还有 Na^+-H^+交换。在这两种交换过程中，相互之间还有竞争作用，即 Na^+-K^+交换增多时，Na^+-H^+交换减少；反之亦然。这是因为进行交换的 Na^+数量有一定限度的缘故。如在酸中毒时，肾小管细胞内的碳酸酐酶活性增强，H^+生成增多，Na^+-H^+交换加强，从而限制了 Na^+-K^+交换，所以酸中毒时，尿中排 K^+减少，以致常伴有血钾过高的现象；相反，碱中毒时，血浆 H^+浓度降低，Na^+-H^+交换降低，Na^+-K^+交换增加，尿排 K^+增多，血 K^+降低。

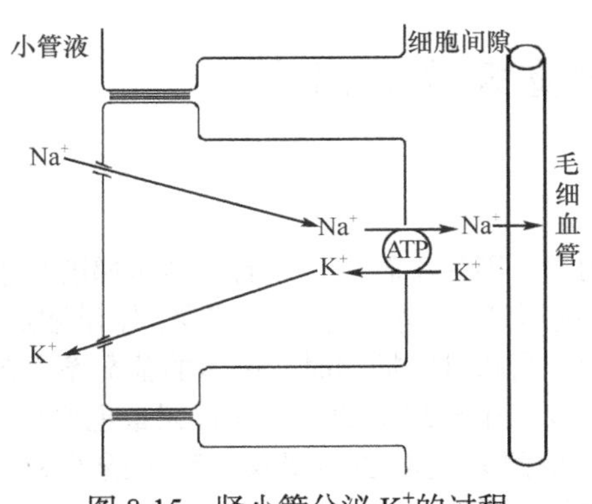

图 8-15　肾小管分泌 K^+的过程

影响 K^+分泌的因素：①醛固酮，由肾上腺皮质合成和分泌，能促进 K^+的分泌。②细胞外 K^+浓度，当细胞外液 K^+的浓度升高时，K^+的分泌量增加；反之，当细胞外液 K^+的浓度降低时，K^+的分泌量减少。③小管液的流速，当

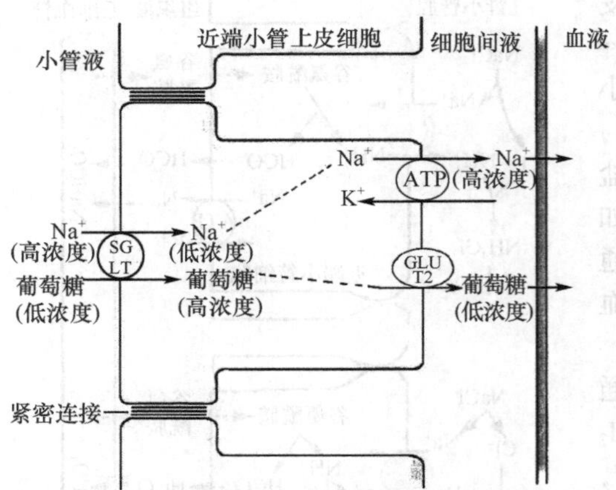

图 8-16 葡萄糖在近端小管的重吸收示意图
SGLT：Na^+-葡萄糖同向转运体；GLUT2：葡萄糖转运体 2

细胞外液量增加时，小管液的流速加快，可将分泌到小管腔内的 K^+ 更快地带走，有利于 K^+ 的分泌。

（五）葡萄糖和氨基酸的重吸收

肾小囊超滤液中的葡萄糖浓度与血浆中的相等，但在正常情况下，尿中几乎不含葡萄糖。实验证明，葡萄糖全部在近端小管被重吸收。

近端小管上皮细胞顶端膜上有 Na^+-葡萄糖同向转运机制，小管液中 Na^+ 和葡萄糖与转运体结合后，被转入细胞内，属于继发性主动转运。进入细胞内的葡萄糖则由基底侧膜上的葡萄糖转运体 2 转运入细胞间隙（图 8-16）。

近端小管对葡萄糖的重吸收是有一定限度的，当血液中的葡萄糖浓度超过 160～180mg/100ml 时，有一部分肾小管上皮细胞对葡萄糖的吸收已达到极限，此时尿中即可出现葡萄糖。尿中刚开始出现葡萄糖时的血糖浓度，称为肾糖阈（renal glucose threshold），一般为 160～180mg/100ml。每个肾单位的肾小管上皮细胞重吸收葡萄糖的极限不一样，血糖浓度再继续升高，更多的肾小管上皮细胞对葡萄糖的重吸收达到极限，尿中排泄的葡萄糖含量也将随之增加。当血糖浓度升至 300mg/100ml 时，全部肾小管上皮细胞对葡萄糖的重吸收均已达到极限（葡萄糖吸收极限量），称葡萄糖的最大转运率（maximal rate of transport of glucose），正常男性平均为 375mg/min，女性平均为 300mg/min。此时，葡萄糖的排泄率则随葡萄糖滤过率而平行增加。肾之所以有葡萄糖吸收极限量，是由于葡萄糖载体蛋白含量有限的缘故。当所有载体蛋白都参加了转运时，葡萄糖重吸收量就不再增加了。

肾小球滤过的氨基酸和葡萄糖一样，几乎全部在近端小管被重吸收，其吸收方式也是继发性主动重吸收，需 Na^+ 的存在，但有多种类型的氨基酸转运体，分别转运酸性、碱性氨基酸和其他氨基酸。胱氨酸尿患者是由于缺乏碱性氨基酸转运体。此类患者在尿路中易形成胱氨酸结石。

（六）一些代谢产物和进入体内的异物的排泄

肌酐可通过肾小球滤过，也可被肾小管和集合管分泌和重吸收（少量）；青霉素、酚红和一些利尿剂可与血浆蛋白结合，不能被肾小球滤过，但可在近端小管被主动分泌进入小管液中而被排出。进入体内的酚红，94%由近端小管主动分泌进入小管液中并随尿液排出。因此，检测尿中酚红的排泄量可作为判断近端小管排泄功能的粗略指标。

三、影响肾小管和集合管重吸收的因素

（一）小管液中溶质的浓度

小管液中溶质浓度升高是对抗肾小管水重吸收的力量，因为小管内、外的渗透压梯度是水重吸收的动力。如果小管液中某种溶质含量增加，则渗透压升高，水的重吸收减少，尿量增加。糖尿病患者或正常人进食大量葡萄糖后，血糖浓度增加，当超过肾糖阈时，过多的葡萄糖不被重吸收，造成小管液渗透压升高，阻碍水的重吸收，不仅尿中出现葡萄糖，而且尿量也增加。这种由于小管液中的溶质浓度增高，使水的重吸收减少而尿量增多的现象，称渗透性利尿（osmotic diuresis）。糖尿病患者出现多尿即由渗透性利尿所致。

临床上给患者静脉注入可通过肾小球自由滤过但不被肾小管重吸收的物质，如甘露醇（mannitol）等，提高小管腔中的溶质浓度，使水的重吸收减少，尿量增多，达到利尿消肿的目的。

（二）球-管平衡

近端小管对溶质（特别是 Na^+）和水的重吸收可随肾小球滤过率的变化而改变，即当肾小球滤过率增大时，近端小管对 Na^+和水的重吸收率也增大；反之，肾小球滤过率减少时，近端小管对 Na^+和水的重吸收也减少。这种现象称为球-管平衡（glomerulotubular balance）。实验证明，近端小管中 Na^+和水的重吸收率总是占肾小球滤过率的 65%～70%，称为近端小管的定比重吸收（constant fraction reabsorption）。定比重吸收的形成机制主要与肾小管周围毛细血管的血浆胶体渗透压变化有关。如果肾血流量不变而肾小球滤过率增加（如出球微动脉阻力增加而入球微动脉阻力不变），则进入近端小管周围的毛细血管网的血流量就会减少，毛细血管血压下降，而血浆胶体渗透压升高，这些改变都有利于近端小管 Na^+和水的重吸收；反之，当肾小球滤过率减少时，近端小管周围毛细血管网的血压和血浆胶体渗透压将发生相反的变化，Na^+和水的重吸收量则减少。总之，无论肾小球滤过率增多还是减少，近端小管对 Na^+和水重吸收的百分率都保持在 65%～70%。

球-管平衡的生理意义在于使尿中排出的 Na^+和水不会随肾小球滤过率的增减而出现大幅度的变化，从而保持尿量和尿钠的相对稳定。球-管平衡在某些情况下可被破坏，如发生渗透性利尿时，虽然肾小球滤过率不变，但近端小管重吸收减少，尿量和尿 Na^+的排出将明显增多。

第四节　尿液的浓缩和稀释

尿液的浓缩和稀释是根据尿液渗透压与血浆渗透压相比较而言的。血浆渗透压约为 300mOsm/（kg · H_2O）；如果机体缺水，肾将从尿中排泄较高浓度的溶质，尿的渗透压将比血浆的高，称为高渗尿，表示尿被浓缩；反之，如果体内水过多，尿中排泄较多的水分，渗透压低于血浆，称为低渗尿，表示尿液被稀释。如果肾浓缩和稀释尿的能力严重损害，则无论机体水多水少，排出尿的渗透压与血浆的几乎相等，称等渗尿。因此，肾通过排泄浓缩尿或稀释尿有助于维持体液的正常渗透压和水平。肾浓缩和稀释尿是在近髓肾单位进行的。

一、尿液的稀释

尿液的稀释主要发生在远端小管和集合管。如前所述，在髓袢升支粗段末端，小管液是低渗的。当机体内水过多时（如饮大量清水后），血浆晶体渗透压下降，使抗利尿激素（ADH）分泌减少，在缺少 ADH 作用时，远曲小管和集合管对水不易通透，水不能被重吸收，而小管液中的 NaCl 继续被重吸收，故小管液的渗透浓度进一步降低，形成低渗尿［尿液的渗透浓度最低可至 30～40mOsm/（kg · H_2O）］。如 ADH 完全缺乏或肾小管和集合管缺乏 ADH 受体时，可出现尿崩症，每天可排出高达 20L 的低渗尿。

二、尿液的浓缩

在失水、禁水等情况下，血浆晶体渗透压升高，可引起尿量减少，尿液浓缩，终尿的渗透浓度可高达 1200mOsm/（kg · H_2O）。尿液浓缩也发生在远端小管和集合管，是由于髓质部位组织间液渗透压较高，肾小管和集合管内渗透压较低，水被渗透重吸收。研究显示，渗透压由髓质外层向乳头部逐渐升高，内髓部的渗透浓度为血浆渗透浓度的 4 倍（图 8-17），约 1200mOsm/（kg · H_2O）。在不同动物中的观察发现，动物肾髓质越厚，内髓部的渗透浓度也越高，尿的浓缩能力也越强。如沙鼠肾可产生 20 倍于血浆渗透浓度的高渗尿。人类肾最多能生成 4～5 倍于血浆渗透浓度的高渗尿。可见，肾髓质组织间液的渗透浓度梯度是尿浓缩的必备条件。

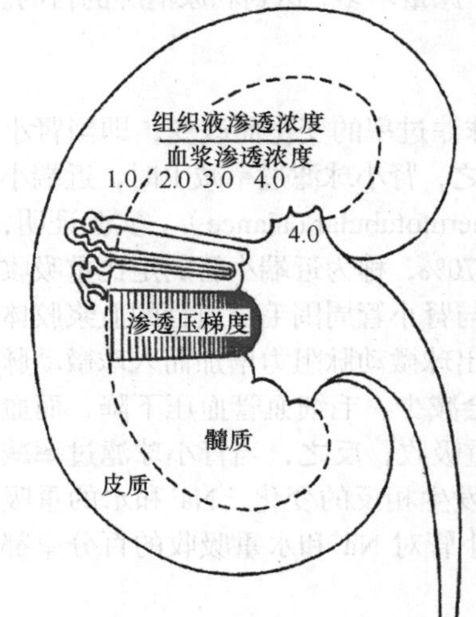

图 8-17 肾髓质渗透压梯度示意图

竖线条密度代表渗透压高低

三、尿液浓缩与稀释的机制

由上述可见，尿液浓缩与稀释主要取决于远端小管和集合管对水的重吸收量。而远端小管和集合管重吸收水是由两个因素决定的，一是远端小管和集合管对水的通透性；二是小管外的髓质渗透压要比小管液高，小管液的水才能在管内外渗透压梯度的作用下，由小管内进入髓质。而远端小管和集合管对水的通透性是由抗利尿激素调节（决定）的。因此，肾髓质高渗的存在是尿液浓缩与稀释的基础或动力，而抗利尿激素的分泌是不可缺少的条件。

肾髓质组织液是经常保持高渗状态的，并且呈现渗透压梯度，即从皮质到髓质渗透压逐渐增加，越接近肾乳头部其渗透压越高。那么，肾髓质高渗透压是怎样形成和维持的呢？这是由于肾小管各段和集合管对水和 NaCl、尿素的通透性和重吸收能力不同所造成的。

1. 外髓部高渗梯度的形成 髓袢升支粗段能主动重吸收 Na^+、Cl^-和 K^+（通过 $1Na^+$-$1K^+$-$2Cl^-$同向转运体），而对水不易通透，结果升支粗段的小管液向皮质方向流动时，管内 NaCl 的浓度逐渐降低，即渗透压越来越低，进入远曲小管时达 100mOsm/（kg · H_2O），故把这段肾小管称为稀释段，是尿得以稀释的基础。外髓部组织间液 NaCl 浓度逐渐升高，形成高渗，即比相同水平的小管液的渗透压高。因此，外髓部高渗及渗透压梯度主要是由于髓袢升支粗段对 NaCl 的主动重吸收形成的（图 8-18）。

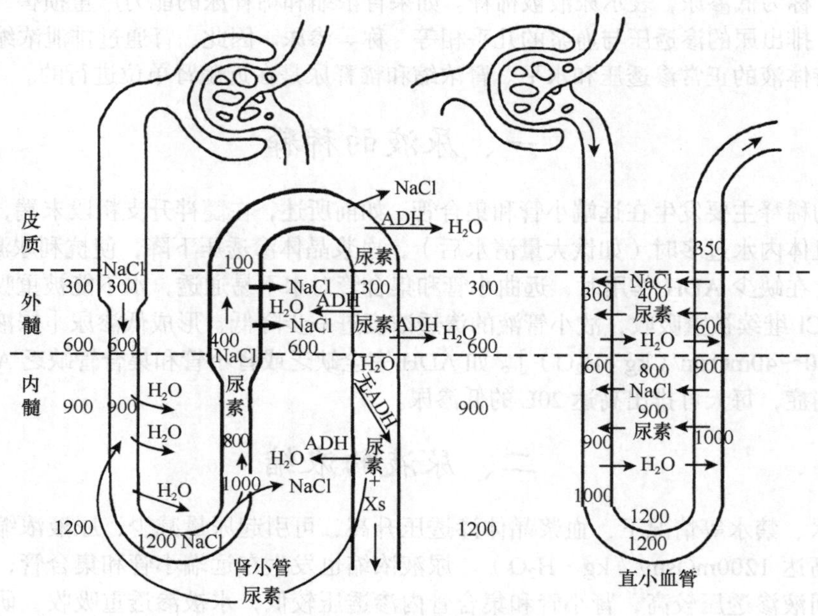

图 8-18 尿浓缩机制示意图

粗箭头表示髓袢升支粗段主动重吸收 Na^+和 Cl^-；粗线表示髓袢升支粗段和远端小管前段对水不通透；Xs 表示未被重吸收的溶质，数字表示该处的渗透浓度［mOsm/（kg · H_2O）］

2. 内髓部高渗梯度的形成　髓袢降支细段对水通透，而对NaCl和尿素相对不通透。由于髓质部组织间液渗透压高于小管液，且从外髓部向内髓部存在渗透浓度梯度，降支中的水不断进入组织间隙，使小管液从上至下形成一逐渐升高的浓度梯度，至髓袢折返处，渗透浓度达到峰值。髓袢升支细段对水不通透，而对NaCl通透。当小管液从内髓部向皮质方向流动时，NaCl不断向组织间液扩散，其结果是小管液的NaCl浓度越来越低，小管外组织间液NaCl浓度升高。由于髓袢升支粗段对NaCl的主动重吸收，使小管液流入远端小管时变为低渗，而髓质组织液则成为高渗。

由于髓袢升支粗段、远曲小管和皮质及外髓质的集合管对尿素的通透性很低，当小管液流入远曲小管、皮质和外髓部集合管时，在抗利尿激素的作用下，水分被重吸收，所以小管液中尿素的浓度逐渐升高。当小管液进入内髓部集合管时，由于管壁对尿素有较大的通透性，小管液中尿素就迅速地通过管壁向髓质组织液扩散，造成内髓部高渗。由于髓袢细段对尿素有一定的通透性，所以从内髓部集合管扩散到组织液的尿素可以进入髓袢细段，而后流过升支粗段、远曲小管、皮质和外髓部集合管又回到内髓部集合管，再扩散到内髓部组织液，形成尿素的再循环。因此，内髓部渗透压梯度是由内髓部集合管扩散出来的尿素和髓袢升支细段扩散出来的NaCl共同造成的。

3. 髓质渗透压梯度的维持　肾髓质高渗的建立主要是由于NaCl和尿素在小管外组织间液中积聚。这些物质能持续滞留在该部位而不被血液循环带走，从而维持肾髓质的高渗环境，这与直小血管所起的逆流交换器作用密切相关。直小血管的降支和升支是并行的血管，与髓袢相似，在髓质中形成U形袢。直小血管壁对水和溶质都有高度通透性。在直小血管降支进入髓质处，血浆的渗透压约为300mOsm/（kg·H_2O），当血液经直小血管降支向髓质深部流动时，在任一平面的组织间液渗透浓度均比直小血管内血浆的高，即组织间液中的溶质浓度比血浆中的高，故组织间液中的溶质不断向直小血管内扩散，而血液中的水则进入组织间液，使直小血管内血浆渗透浓度与组织液趋向平衡。越向内髓部深入，直小血管中血浆的渗透浓度越高，在折返处，其渗透浓度达最高值［约1200mOsm/（kg·H_2O）］。当直小血管内血液在升支中向皮质方向流动时，髓质渗透浓度越来越低，即在升支任一平面的血浆渗透压均高于同一水平的组织间液，血浆中的溶质浓度比组织间液中的高，这一血管内外的渗透压梯度又使血液中的溶质向组织液扩散，而水又从组织间液向血管中渗透（图8-17）。这一逆流交换过程使肾髓质的渗透梯度得以维持，直小血管仅将髓质中多余的溶质和水带回血液循环。直小血管的这一作用与血流量有关。直小血管的血流量增加时，可使带走的肾髓质溶质有所增加，因而髓质部的渗透梯度将变小；当直小血管血流量减少时，肾髓质供氧量降低，肾小管特别是髓袢升支粗段主动重吸收NaCl的功能减弱，髓质部的高渗梯度也就不能维持了。

四、影响尿液浓缩与稀释的因素

如上所述，髓质高渗区及渗透压梯度的存在是肾能浓缩尿的基础或动力，而抗利尿激素的分泌是一个不可缺少的条件。因此，凡能影响这两者的因素均可影响肾的浓缩与稀释功能。

1. 影响髓袢升支粗段主动重吸收NaCl的因素　髓袢升支粗段主动重吸收Na^+、Cl^-是形成髓质高渗区的关键因素，临床上使用的强效利尿药呋塞米（furosemide，速尿）及依他尼酸（ethacrynic acid，利尿酸）可直接抑制髓袢升支粗段主动重吸收NaCl，使髓质渗透压不能建立，尿不能浓缩，从而产生利尿作用。

2. 影响尿素再循环的因素　内髓部高渗区的建立依赖于NaCl和尿素的共同作用。营养不良特别是饮食蛋白质缺乏时，体内产生的尿素减少，血浆尿素浓度降低，从内髓质集合管进入髓质组织液的尿素量减少，影响内髓部高渗区的建立，尿的浓缩能力降低。婴儿由于摄入的蛋白质较少，且体内合成代谢（同化作用）较强，用于分解的蛋白质少，产生的尿素也少。因此婴儿尿浓缩作用主要依赖髓质NaCl的作用，尿的浓缩能力较低。

3. 髓袢的长度及近髓肾单位的数量　尿液的浓缩与稀释主要是在近髓肾单位进行的，髓袢越长，浓缩能力越强。在人类约有 20%的肾单位是长袢近髓肾单位，肾髓质组织液的渗透压最大可达 1200mOsm/（kg·H_2O）；而在撒哈拉沙漠的一种沙鼠（psammoys）的近髓肾单位达 35%，髓质渗透压最大可达 10000mOsm/（kg·H_2O）。猪的髓袢短，只能产生 1.5 倍于血浆渗透压的尿液。老年人及肾衰竭患者，有功能的近髓肾单位数量减少，因此使主动重吸收 NaCl 的升支粗段减少，结果降低尿的浓缩能力。所以老年人及肾衰竭者普遍存在夜间多尿（夜间不能浓缩尿）。

当肾疾病损害到内髓部（尤其是乳头部）组织时，尿的浓缩能力降低。例如，慢性肾盂肾炎引起肾髓质纤维化；肾囊肿引起肾髓质萎缩；肾髓质组织间隙钙盐沉积等都将使肾的逆流系统遭到不同程度的破坏，从而降低尿浓缩的能力。

4. 直小血管血流速度 直小血管血流过快，过多的髓质溶质被带走，渗透压梯度不能维持，使尿的浓缩能力减弱。

5. 抗利尿激素的分泌和作用 尿崩症患者由于神经垂体分泌抗利尿激素不足，或远端小管不能对它产生正常的反应，使肾对水的重吸收减少，尿的浓缩能力降低，从而排出大量稀释尿。前者称中枢性尿崩症，后者称肾性尿崩症。

第五节 尿生成的调节

前已述及，尿生成的过程包括肾小球滤过、肾小管和集合管的重吸收和分泌。机体对尿生成的调节就是通过影响尿生成的这三个基本过程而实现的。两肾每天生成的超滤液量可达 180L，而终尿量仅 1.5L，表明约 99%以上的水被重吸收。有关肾小球滤过量的调节已在前文叙述，本节主要讨论影响肾小管和集合管重吸收和分泌的因素，包括神经调节、体液调节和自身调节。

一、神经调节

肾交感神经不仅支配肾血管，还支配肾小管上皮细胞和近球小体，对肾小管的支配以近端小管、髓袢升支粗段和远端小管为主。

肾交感神经兴奋时，释放去甲肾上腺素，可通过下列方式影响肾脏的功能：①通过肾脏血管平滑肌的α受体，引起肾血管收缩而减少肾血流量。由于入球微动脉比出球微动脉收缩更明显，使肾小球毛细血管血浆流量减少，毛细血管血压下降，肾小球滤过率下降。②通过激活β受体，使球旁器的球旁细胞释放肾素，导致血液循环中血管紧张素Ⅱ和醛固酮浓度增加，血管紧张素Ⅱ可直接促进近端小管重吸收 Na^+，醛固酮可使髓袢升支粗段、远端小管和集合管重吸收 Na^+，并促进 K^+的分泌。③可直接刺激近端小管和髓袢（主要是近端小管）对 Na^+、Cl^-和水的重吸收。

二、体液调节

（一）抗利尿激素

抗利尿激素（antidiuretic hormone，ADH），也称血管升压素（vasopressin，VP），是一种九肽激素。ADH 在下丘脑视上核和室旁核神经元胞体内合成，沿下丘脑-垂体束运输到神经垂体，直至释放入血。

1. 抗利尿激素的作用 ADH 有 V_1 和 V_2 两种受体。V_1 受体分布于血管平滑肌，激活后可引起平滑肌收缩，血管阻力增加，血压升高；V_2 受体主要分布在肾远端小管后段和集合管上皮细胞，激活后通过兴奋性 G 蛋白（Gs）激活腺苷酸环化酶，使细胞内 cAMP 增加，cAMP 再激活蛋白激酶 A，使上皮细胞内含水孔蛋白 AQP2 的小泡镶嵌在上皮细胞的管腔膜上，形成水通道，从而增加管腔膜对水的通透性。小管液中的水在管内外渗透浓度梯度的作用下，通过水通道而被重吸收。ADH 通过调节远曲小管和集合管上皮细胞膜上的水通道而调节管腔膜对水的

通透性，对尿量产生明显影响。当缺乏 ADH 时，细胞内 cAMP 浓度下降，管腔膜上含水通道的小泡内移，进入上皮细胞细胞质，上皮对水的通透性下降或不通透，水的重吸收就减少，尿量明显增加（图 8-19）。

2. 抗利尿激素分泌的调节　ADH 的释放受多种因素的调节和影响，其中最重要的是细胞外液晶体渗透压和血容量的改变。

（1）血浆晶体渗透压的改变：细胞外液晶体渗透浓度的改变是调节 ADH 分泌的最重要因素。当血浆晶体渗透压升高时，刺激下丘脑渗透压感受器（osmoreceptor），引起 ADH 合成和释放增加。

大量出汗、严重呕吐或腹泻等脱水情况下，水的丢失多于溶质的丢失，或摄入过量的盐时，导致血浆晶体渗透压升高，刺激下丘脑渗透压感受器，使 ADH 的合成和释放增加，远曲小管和集合管对水的通透性增加，水的重吸收增加，尿量减少，尿液浓缩。同时产生渴感，增加水的摄取，增加血容量。大量饮水后，血浆被稀释，血浆晶体渗透压降低，ADH 的合成和释放减少，肾脏对水的重吸收减少，尿量增加，尿液稀释。若饮用生理盐水，则排尿量不变或轻度增加（图 8-20）。大量饮清水后引起尿量增多的现象，称为水利尿（water diuresis）。

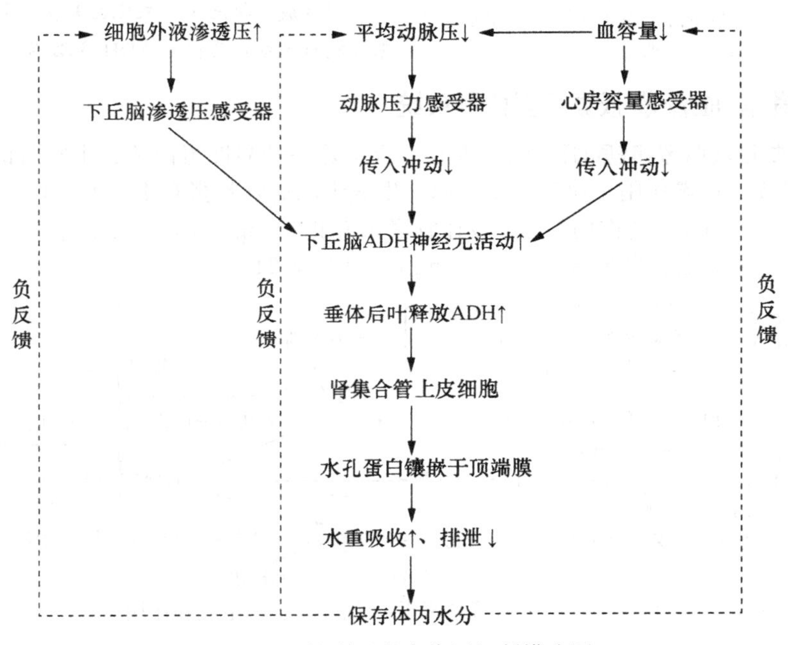

图 8-19　抗利尿激素作用机制模式图

（2）血容量的改变：其变化主要通过对心肺感受器的刺激而影响 ADH 的合成和释放。当血容量减少时，对心肺感受器的刺激减弱，经迷走神经传入至下丘脑的信号减少，对 ADH 释放的抑制作用减弱或取消，故 ADH 释放增加，使尿生成减少；反之，当血容量增多，回心血量增加时，可刺激心肺感受器，经迷走神经传入至下丘脑的冲动增加，使 ADH 合成和释放减少（图 8-19）。

（3）动脉血压的改变：来自压力感受器的传入冲动对 ADH 的合成和释放有抑制作用。当动脉血压在正常范围内时，压力感受器的传入冲动抑制 ADH 的释放；动脉血压低于正常水平时，ADH 的释放增加。

心肺感受器和压力感受器在调节 ADH 释放时，其敏感性比渗透压感受器要低，一般需血容量或动脉血压降低 5%～10%时，才能刺激 ADH 释放。

血浆渗透压升高或血容量减少及动脉压降低不但可刺激 ADH 分泌，还使人产生渴感，其

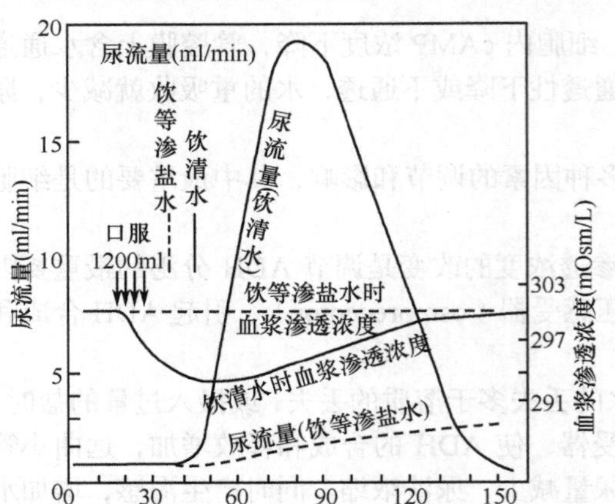

图 8-20 饮清水和饮等渗盐水时尿量的变化

图中实线表示饮清水 1200ml 时的尿流量和血浆渗透压浓度，注意这时尿流量迅速提高，而血浆渗透浓度降低；虚线则表示饮等量的等渗盐水时的尿流量（提高很小很慢）和血浆渗透浓度（不改变）

中以渗透压的改变作用最强（图 8-20）。此外，血管紧张素Ⅱ及口腔干燥也兴奋渴中枢。渴中枢位于下丘脑前外侧部。

（4）其他因素

1）痛刺激及其他因素引起的情绪紧张和低血糖可促进 ADH 释放，使尿量减少。应激、运动也增加 ADH 分泌。

2）弱的冷刺激，抑制 ADH 释放，使尿量增加。

3）缺 O_2、恶心、呕吐使 ADH 释放增加（恶心、呕吐时的脸色苍白与 ADH 分泌增加有关），结果尿量减少。某些药物，如尼古丁（nicotine）、吗啡（morphine）、可乐定（clonidine，降压药）可抑制 ADH 释放。乙醇也抑制 ADH 释放，饮酒后尿量增多可能与此有关。ADH 呈昼夜节律，即夜间分泌率较高，因此夜间生成（排泄）的尿比白天少。部分儿童夜间遗尿可能与这些儿童夜间 ADH 分泌不增加有关。

（二）肾素-血管紧张素-醛固酮系统

1. 肾素-血管紧张素-醛固酮系统的生成 肾素是一种酸性蛋白酶，由肾脏的球旁细胞合成、储存和释放。肾素作用于血管紧张素原，生成十肽血管紧张素Ⅰ（AngⅠ），AngⅠ在血管紧张素转换酶（ACE）的作用下，生成血管紧张素Ⅱ（AngⅡ）。AngⅡ则可在 ACE_2 和氨基肽酶的作用下，生成七肽血管紧张素Ⅲ（AngⅢ）（图 8-21）。

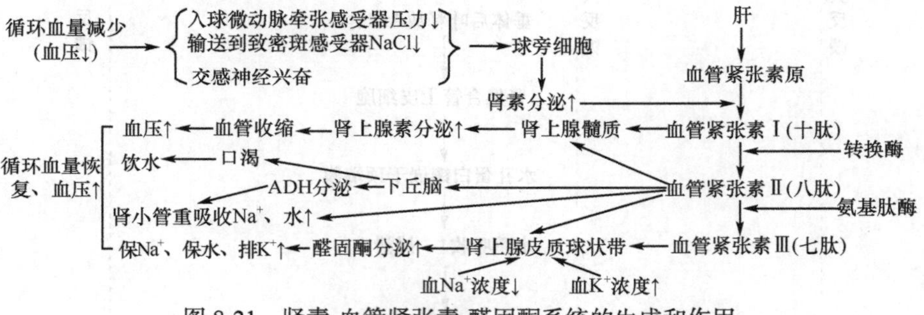

图 8-21 肾素-血管紧张素-醛固酮系统的生成和作用

肾素的释放受多种因素的调控，主要是：①循环血量减少：一方面由于肾动脉的灌注压降低，使入球微动脉壁的牵张减弱而刺激其牵张感受器；另一方面又使 GFR 减少，滤过的 Na^+ 量随之减少，流经远端小管起始部致密斑处的 Na^+ 减少，这可刺激致密斑感受器，两者均引起肾素释放。②交感神经兴奋和血中肾上腺素和去甲肾上腺素作用于球旁细胞上的 β 受体，引起肾素释放（图 8-21）。

2. 血管紧张素Ⅱ的作用 AngⅡ可促进肾小管对 Na^+ 和水的重吸收，其作用是：①引起入球微动脉收缩，降低肾小球滤过率；②刺激 Na^+-H^+ 反向转运体，促进 Na^+、Cl^- 和水的重吸收；③刺激肾上腺皮质分泌醛固醇；④作用下丘脑引起 ADH 释放和渴感。

3. 醛固酮的作用及分泌的调节 醛固酮的作用主要是增加远曲小管和集合管重吸收 Na^+ 和排泄 K^+，同时也间接促进了 H_2O 的重吸收，因而产生“保钠、保水、排钾”的作用。血中醛固酮水平升高时（如原发性醛固酮增多症）可引起低血钾及代谢性酸中毒；相反，醛固酮分泌过少时（如艾迪生病）可产生高血钾及代谢性碱中毒。

醛固酮的分泌主要受肾素-血管紧张素-醛固酮系统和血钠、血钾浓度的调节。血钾浓度升高或血钠浓度降低，均可直接刺激肾上腺皮质球状带分泌醛固酮，以促进肾保钠排钾，维持血钾、血钠平衡；反之，当血钾浓度降低、血钠浓度升高时，则抑制醛固酮的分泌（图 8-21）。

（三）心房钠尿肽

心房钠尿肽（atrial natriuretic peptide，ANP）是心房肌合成和释放的激素。当心房壁受到牵拉刺激时，如血量过多、中心静脉压过高、头低足高位及身体浸在水中等，ANP 释放增加。它有强大的排钠排尿作用。其作用机制包括：①抑制集合管对 NaCl 的重吸收，增加其排出；②舒张入球微动脉，增加肾血浆流量及 GFR；③抑制肾素、抑制醛固酮分泌，间接促进肾脏对钠和水的排泄；④抑制 ADH 的分泌。

另外，当心室容量和压力增大时，还可引起心室释放 B 型钠尿肽（B-type natriuretic peptide，BNP)，其作用类似 ANP，促进利尿。由于充血性心衰时 BNP 分泌增加，因此测定血中 BNP 水平临床用于诊断充血性心衰，特别是鉴别心源性和肺源性呼吸困难。

第六节 尿的排放

尿液是连续不断生成的，由集合管、肾盏、肾盂经输尿管进入膀胱。尿液在膀胱内储存达一定量时，即可引起反射性排尿，尿液遂经尿道排出体外。

一、膀胱和尿道的神经支配

膀胱逼尿肌和尿道内括约肌受副交感神经（盆神经）和交感神经（腹下神经）的双重支配（图 8-22）。盆神经属于节前纤维，在膀胱壁内换神经元后，节后纤维分布于逼尿肌和内括约肌，其末梢释放的递质是乙酰胆碱。逼尿肌和内括约肌分布有 M 受体。盆神经兴奋时可使逼尿肌收缩，内括约肌放松，促成排尿。盆神经中也含传入（感觉）纤维，可将来自膀胱壁牵张感受器的信号传入中枢。阴部神经支配尿道外括约肌。阴部神经为躯体运动神经，故尿道外括约肌的活动可随意控制。阴部神经兴奋时，外括约肌收缩；反之，外括约肌舒张。排尿时可反射性地抑制阴部神经的活动。支配膀胱的交感神经起自腰段脊髓，经腹下神经到达膀胱。刺激交感神经可使膀胱逼尿肌松弛，内括约肌收缩（通过 α 受体）。交感神经亦含感觉传入纤维，可将痛觉的信号传入中枢。

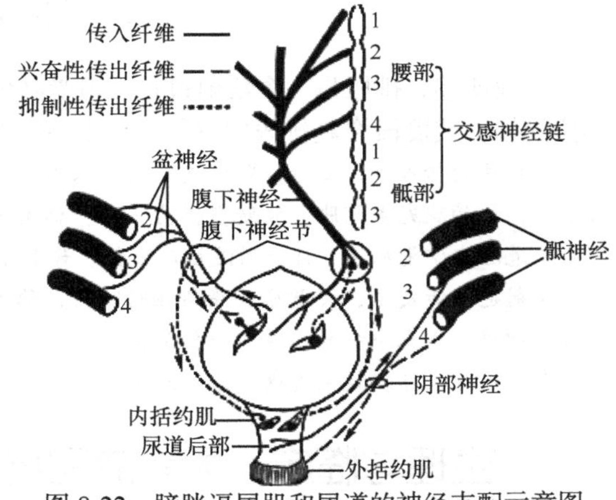

图 8-22 膀胱逼尿肌和尿道的神经支配示意图

二、排尿反射

排尿是一个反射过程，称为排尿反射（micturition reflex）。当膀胱内无尿时，膀胱内压为零，当膀胱内尿液在 30～50ml 时，其压力可升至 5～10cmH$_2$O，到膀胱内尿量为 200～300ml 时，膀胱内压仅稍有升高；当膀胱内的尿量大于 300～400ml 时，膀胱内压才明显升高，在此基础上，尿量稍有增加就会引起膀胱内压迅速升高。

当膀胱内尿量达到一定充盈度（400～500ml）时，膀胱壁上，特别是后尿道的感受器受牵张刺激而兴奋，冲动沿盆神经传入纤维传至脊髓骶段的排尿反射初级中枢，冲动也上传到达脑干（脑桥）和大脑皮质的排尿反射高位中枢，并产生尿意。高位中枢可发出抑制或兴奋冲动控制骶髓初级排尿中枢。

在发生排尿反射时，信号经盆神经传出，引起逼尿肌收缩，尿道内括约肌舒张，于是尿液被压向后尿道。进入后尿道的尿液又刺激尿道的感受器，冲动再经阴部神经传入纤维传至骶段脊髓排尿中枢，进一步加强其活动，这是一个正反馈过程，使逼尿肌收缩更强；同时，阴部神经（传出纤维）受抑制，使尿道外括约肌舒张，于是尿液被强大的膀胱内压（可高达 150cmH_2O）驱出。这一正反馈过程可反复进行，直至膀胱内的尿液被排完为止（图 8-23）。

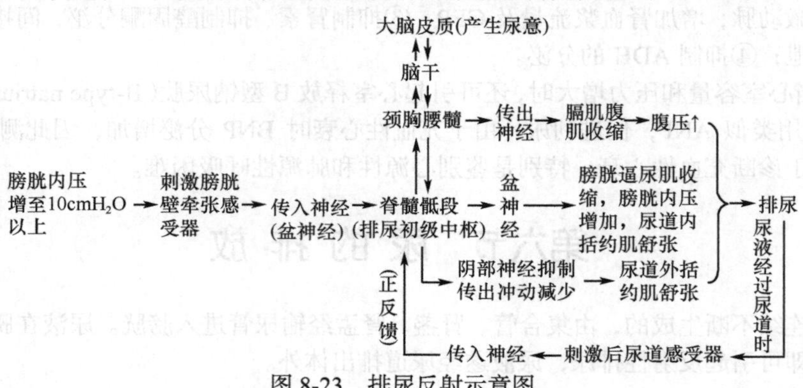

图 8-23　排尿反射示意图

若膀胱充盈后引起尿意，而条件不许可排尿时，大脑皮质高级中枢发出下行抑制性冲动到达骶髓低级排尿中枢，抑制排尿活动。

三、排尿异常

如前所述，排尿是一个反射过程，但受高位中枢的随意控制。如果排尿反射弧的任何一个部位受损，或骶段脊髓排尿中枢与高位中枢失去联系，都将导致排尿异常。

如膀胱的传入神经受损，膀胱充盈的传入信号不能传至骶段脊髓，则膀胱充盈时不能反射性引起张力增加，故膀胱充盈膨胀，膀胱壁张力下降，称无张力膀胱。当膀胱内尿液过多而使膀胱过度充盈时，可从尿道溢出少量尿液，称为溢流性尿失禁。如果支配膀胱的传出神经（盆神经）或骶髓排尿中枢受损，排尿反射也不能发生，大量尿液滞留在膀胱内，称为尿潴留。若高位脊髓受损，虽然排尿反射的反射弧完好，但骶髓排尿中枢的信号不能传到高位中枢，使排尿反射失去意识的控制，称为尿失禁。当膀胱或尿道有炎症时，可刺激尿道感受器，使其不断兴奋，引起排尿次数过多，称为尿频。

生理与临床：尿崩症和抗利尿激素分泌失调综合征

尿崩症（diabetes insipidus）的特征是多尿（3～10L/d）和烦渴（大量饮水），尿渗透压低于 300mOsm/（kg · H_2O）。此症可由以下原因引起：①下丘脑尿崩症，也称中枢性尿崩症，由于下丘脑不能合成和分泌抗利尿激素（ADH）；②肾性尿崩症，肾脏对正常水平的 ADH 不起反应；③妊娠短暂性尿崩症，由于妊娠时 ADH 代谢加速；④原发性烦渴，摄入过多液体而不是 ADH 分泌减少。

下丘脑尿崩症的原因有：遗传性缺陷、肿瘤、头部创伤或手术。ADH 合成与分泌遗传性缺陷者出生时无症状，而到了儿童时才出现症状。这与先天性肾性尿崩症不同，后者出生后一周便出现症状。大多数遗传性尿崩症是由于 ADH 基因突变，导致神经垂体运载蛋白异常，不能将 ADH 运输到轴突终末分泌。

遗传性肾性尿崩症是由于其受体（V_2）或靶细胞水通道（AQP2）先天性缺陷所致。90%以上的肾性尿崩症是男性 X 染色体 V_2 受体有缺陷，而女性肾性尿崩症最可能是 AQP2 有缺陷。获得性肾性尿崩症可

能是由慢性肾病或某些药物（如治精神病的锂）及某些抗生素引起的。

妊娠妇女胎盘产生一种被称为半胱氨酸氨肽酶，此酶释放进入血循环可降解催产素和 ADH。因此加速 ADH 的降解，降低循环 ADH 浓度，可短时间产生大量稀释尿。

中枢性尿崩症可用醋酸去氨加压素（desmopressin，一种人工合成的 ADH 类似物）治疗，肾性尿崩症对 ADH 不敏感，可给予利尿剂产生利钠利尿，限制钠摄入，降低升高的血浆钠。

抗利尿激素分泌失调综合征（syndrom of inappropriate secretion of antidiuretic hormone，SIADH）是一种较普遍的临床病征。与尿崩症相反，SIADH 患者的特征是血浆 ADH 水平高于根据体液渗透压、血容量和血压所预期（对应）的水平。因此也被称为不适当的 ADH 综合征。此外，集合管水通道增加，增加水的重吸收，导致水潴留，体液逐渐变成低渗。由于钠是主要的细胞外液阳离子，因此血浆渗透压降低总是伴有低钠血症。虽然 SIADH 有许多原因，但最常见原因是分泌 ADH 的肿瘤，如肺肿瘤等，这些肿瘤合成与分泌 ADH。此外，某些药物能刺激 ADH 释放。

本证应根据病因进行治疗，必要时可适当限制液体摄入。血浆钠低于 110mmol/L 患者输注高张 Na^+ 溶液通常有效，但矫正低钠必须逐渐进行，以免神经元体积迅速改变而损伤脑特别是脑干。

临床病例分析：脱水

病例简介：李某是某大学生物学专业的研究生，他出行到沙漠研究生态学。李某在沙漠中迷路了。36h 后他被同伴发现，当时他正沿着一条很少人走的小路爬行。同伴立刻把他送到医院。他身体很虚弱、脉搏快、血压低、皮肤冷，排尿很少，尿液检查渗透压很高（尿液浓缩），但无钠。医生给李某静脉滴注含蛋白的液体。

问题：如何解释李某的症状及实验室检查结果？为什么要给李某滴注含蛋白的液体？

病例分析：李某是脱水，导致血容量减少，因此血压低。血压降低刺激压力感受器，强烈激活交感神经。交感神经兴奋引起皮肤血管收缩，因此皮肤变冷。由于心率加快，所以脉搏快。静脉滴注白蛋白溶液是为了增加血容量和升高血压。尿量减少的原因有三个：一是交感神经兴奋引起肾小血管收缩，肾血流减少，肾小球滤过率降低；二是由于血浆渗透压升高，刺激下丘脑渗透压感受器，引起抗利尿激素分泌增加，肾小管、集合管对水重吸收增加；三是肾素-血管紧张素-醛固酮系统激活，醛固酮分泌增加，导致水钠潴留。尿中无钠是由于醛固酮分泌增加所致。

复习思考题

1. 简述尿的生成过程。
2. 试述影响肾小球滤过作用的因素。
3. 大量饮用清水后尿量会有什么变化？其机制是什么？
4. 影响抗利尿激素释放的因素有哪些？它们是如何调节尿生成的？
5. 试述给患者静脉输注甘露醇、山梨醇治疗脑水肿的机制。
6. 简述影响肾素分泌的因素及肾素-血管紧张素-醛固酮系统在调节尿生成过程中的作用。
7. 若高位脊髓受损时对排尿有何影响？为什么？
8. 其患者因急性大失血入院救治，测动脉血压为 70/40mmHg，试分析该患者尿量有何变化？为什么？
9. 碳酸酐酶抑制剂为什么有利尿作用？
10. 某些类型的肺肿瘤能分泌一种或几种激素，分泌抗利尿激素的肺肿瘤患者，血浆和尿渗透压及尿量有何变化？（提示：肿瘤分泌 ADH 不受血浆渗透压负反馈调节）

（王　念　呼海燕）

第九章 特殊感觉器官

第一节 概 述

感觉是客观世界事物在人脑中的主观反映。机体的外环境和内环境处于不断的变化之中。首先，机体内、外环境的变化作用于机体的各种感受器，再通过传入途径传到各级中枢直至大脑，产生特定的感觉和（或）各种反射活动（包括躯体反射和内脏反射）。

一、感受器与感觉器官的定义和分类

感受器（receptor）是指分布在体表和体内的一些能感受机体内、外环境变化的特殊结构，其功能是将各种刺激的能量转变为传入神经上的神经冲动，传向中枢神经系统。机体的感受器种类很多，大致可分为内感受器和外感受器两大类。外感受器位于身体表面，感受外界环境的变化，如光、声、触、嗅、味、温度等感受器。这些感受器的活动能引起主观上清晰的感觉。内感受器是指位于身体内部能感受内环境变化或内脏器官和躯体活动的结构，它们存在于血管、内脏、肌肉、关节等处，如牵张感受器、压力感受器、化学感受器、本体感受器等。感受器的结构有的极为简单，只是外周的感觉神经末梢，如痛感受器是游离神经末梢；有些感受器是在裸露的神经末梢周围包绕一些结构和功能上都特殊分化了的感受细胞，如视网膜中的视杆细胞和视锥细胞（光感受细胞）、耳蜗中的毛细胞（声感受细胞）等。有些感受器除有感觉神经末梢和特殊的感受细胞外，还包括一些与感受功能密切相关的非神经附属结构，如眼的折光系统和耳的传音装置，构成感觉器官（视觉器官和听觉器官）。高等动物中最重要的感觉器官有眼（视觉）、耳（听觉）、前庭（平衡感觉）、嗅上皮（嗅觉）、味蕾（味觉）等，称为特殊感觉器官。

二、感受器的一般生理特性

（一）感受器的适宜刺激

感受器对不同种类的刺激的敏感性不同，一种感受器一般只对一种刺激最敏感，对其他种类的刺激则不敏感或根本不感受，这种最敏感的刺激就称为该感受器的适宜刺激（adequate stimulus）。例如，一定波长的电磁波是视网膜感光细胞的适宜刺激；一定频率的声波是耳蜗毛细胞的适宜刺激。这一特性有利于机体对环境的变化进行灵敏的感受和作出精确的反应。

（二）感受器的换能作用

各种感受器都能把作用于它们的刺激能量转变成感觉神经末梢上的神经冲动，这种作用称为换能作用。故把每种感觉器看成是一个特殊的生物换能器。任何感受器在将刺激的作用转变成相应的传入神经纤维的动作电位以前，都要先在感觉神经末梢或特殊的感觉细胞上引起一个在性质上类似于局部电位过渡性电变化，称之为发生器电位（generator potential）或感受器电位（receptor potential）。其电位大小在一定范围内和刺激强度成正比，故无“全或无”性质，表现为总和现象，能以电紧张的形式沿所在膜扩布很短的距离，使邻近膜去极化，达阈电位时可引发感觉神经产生动作电位。

（三）感受器的编码作用

感受器在将刺激转换成传入神经上的动作电位时，不仅是发生了能量形式的转换，更重要的是把刺激所包含的环境变化的信息也转移到了动作电位的序列和组合之中，这一过程称为感受器的编码（coding）作用。中枢就是根据这些经过编码的电信号获得对外在世界的主观认识。至于大脑皮质如何能区别外界刺激的性质、强度及其他属性，目前并不完全清楚。目前认为：①不同性质感觉的产生是由识别特定刺激类型的感受器兴奋，经专有的传入通路到达特定的大脑皮质的终端部位来决定的。例如，电刺激视觉通路中的神经元可产生视觉（但产生的感觉往往被歪曲了）；电刺激枕叶皮质可产生光的感觉，而电刺激其他部位的皮质却不会产生光感。②相同性质不同强度感觉的产生是由不同强度的刺激所引起的单一神经纤维发放神经冲动的频率高低不同，以及参加这一信号传输的神经纤维数目多少的不同来决定的。例如，强刺激时传入神经纤维上的冲动频率高，兴奋的神经纤维数目也多。

（四）感受器的适应现象

当恒定强度的刺激持续作用于感受器时，常常可以见到传入神经纤维上的冲动（动作电位）频率逐渐减少，这种现象称为感受器的适应（adaptation）。适应发生的快慢因感受器种类的不同而异。如嗅、触觉感受器适应快，称为快适应感受器；肌梭、颈动脉窦压力感受器，痛、冷及肺牵张感受器适应很慢和不完全适应，称慢适应感受器。慢适应感受器有利于机体对某些功能如姿势、血压等进行持久的调节和监测；痛、冷感觉由潜在的有害刺激引起，如果适应快，将部分失去其“报警”作用。快适应感受器的功能一般在于探索新异刺激，如触觉的作用在于探索新异的物体或障碍物，适应快有利于感受器及中枢再接受新的刺激，所谓“入芝兰之室，久而不闻其香”就是一种嗅觉的快适应。适应不是疲劳，因为对某一刺激产生适应后，如增加刺激的强度又可引起传入冲动的增加。

第二节　视觉器官

视觉（vision）是由眼、视神经及其传导路径和视觉中枢构成的视觉系统的共同活动所形成的。眼是视觉系统的外周部分，是以光波（波长370～740nm，即可见光）为适宜刺激的特殊感觉器官。人眼感受各种光波的刺激主要包括两个过程：一是折光过程，即外界物体发射或反射到眼的光线，经过眼的透明组织——角膜、房水、晶状体、玻璃体的折射，把物体成像在视网膜上（图9-1）；二是感光过程，即视网膜的视锥细胞和视杆细胞感受光的刺激，并把光能转变为神经冲动，再通过视神经将冲动传入视觉中枢，从而产生视觉。通过视觉系统，人们能感知外界物体的轮廓、形状、大小、颜色、远近及表面细节等情况。据估计，在人脑所获得的外界信息中，至少有70%以上来自视觉系统，因此，眼是人体最重要的感觉器官。

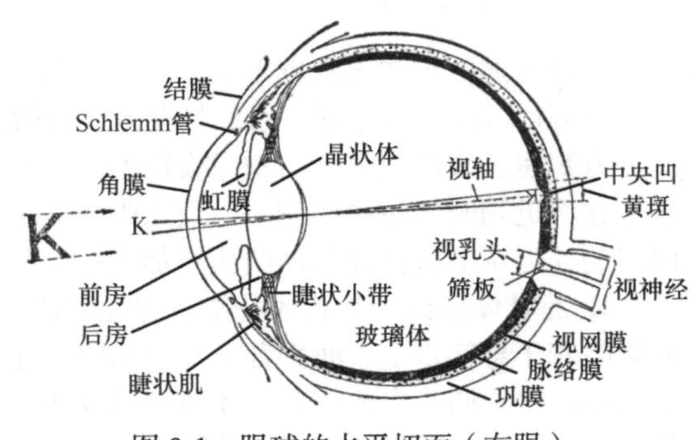

图9-1　眼球的水平切面（右眼）

一、眼的折光功能及其调节

（一）光的折射和眼内物像的形成

光线入眼后，眼内物像的形成过程基本上与凸透镜成像原理相似，但眼对光的折射情况则要比凸透镜复杂得多，因为眼的折光系统是一个复杂的光学系统，外界光线在到达视网膜之前，必须通过四个折射率不同的介质，即角膜、房水、晶状体和玻璃体，经过几次折射，最后成像在视网膜上。由于角膜的折射率和空气的折射率相差最大，所以在几次折射中，光线从空气进入角膜的偏折最大，在进入其他折光体时偏折很小。为了便于理解，生理学上把眼睛进一步简化为一个单球面的折光系统，称简化眼（reduced eye），假设空气与眼内容物之间是一个简单的界面，即只有一个节点（n），它靠近晶状体的后表面，距角膜表面约 5mm，约在视网膜前 15mm 处，光线经节点不折射，直接投射至视网膜上；前焦点 F 在角膜前 15mm 处。通过前焦点 F 的光线折射后与主光轴平行。后焦点 b 位于节点后 15mm 处，距角膜表面将是 20mm。正常眼晶状体处于完全静息状态下，平行光线（6m 以外物体发出或反射出的光线）进入眼内的后焦点 b 恰好落在视网膜上，并形成一个缩小的倒置的实像。根据简化眼的数据，应用下列公式，可以计算出不同远近物体在视网膜上成像的大小。如图 9-2 所示，AnB 和 anb 是两个相似三角形，所以可按下式计算出物像（ab）的大小：

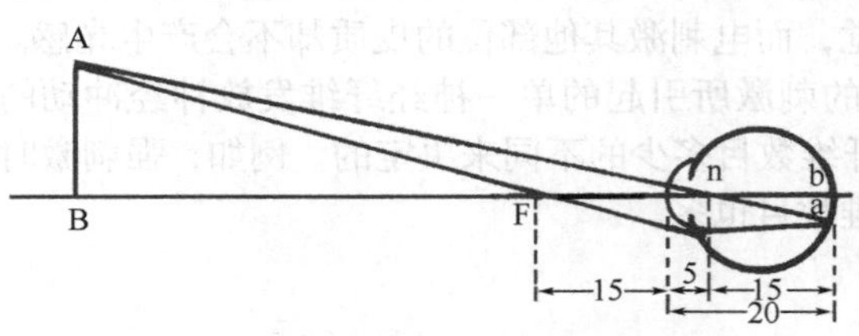

图 9-2　简化眼及其成像情况

n：节点；F：前焦点；单位为 mm

$$\frac{\text{物像大小（ab）}}{\text{实物大小（AB）}}=\frac{\text{物像到节点距离（bn）}}{\text{实物到节点距离（Bn）}}$$

如在眼前 10m 处有一高 30cm 的物体，可用此式计算出成像的大小：

$$\frac{x}{300\text{mm}}=\frac{15\text{mm}}{10005\text{mm}}$$

$$x=300\times15\div10\,005=0.45\ (\text{mm})$$

可见，眼前 10m 远处 30cm 高的物体，可在视网膜上形成一个长约 0.45mm 倒置的实像。

（二）眼的调节

如前所述，正常眼的折光能力可使无限远（6m 以外）的物体聚焦在视网膜上，清晰成像。当观看 6m 以内的物体时，因从其发射或反射出的光线将不同程度呈辐散状，经折射后在视网膜后方聚焦，故视网膜上的物像模糊不清。但是，实际上正常眼看近物时也十分清楚，这是由于眼在看近物时经过眼的调节，使入眼光线折射增强，结果也能在视网膜上形成清晰的物像。眼球的视近调节包括晶状体曲率增加——变凸、瞳孔缩小及双侧眼球会聚的三重反应。

1. 晶状体变凸　晶状体是富有弹性的透明组织，外面包以弹性的囊膜形似凸透镜，晶状体四周附着于悬韧带上，而后者又与睫状肌相连，故晶状体四周受悬韧带牵张变成扁平状，使曲率减小。眼的调节主要靠晶状体曲率的改变，这是一个神经反射性活动。当眼看近物时，物像模糊，通过视皮质完成反射，使睫状肌收缩，睫状突向前、向中移行，悬韧带松弛，晶状体依靠自身的弹性向前后方凸出且前凸更明显，曲率增大，折（屈）光力增大，故使较辐散的光线提前聚焦成像在视网膜上；反之，看远处物体时，则睫状肌松弛，睫状突后移，悬韧带拉紧，晶状体曲率减小（变扁平），折光力减弱，主焦距延长，物像向后移到视网膜上（图 9-3）。

眼有看清近物的能力即调节力。调节力的大小可用透镜的屈光度（diopter，D）来表示。凸透镜的 D 为正值，凹透镜的 D 为负值。当凸透镜的主焦距为 1m 时，其屈光度为 1D（屈光度等于主焦距的倒数，即 1/1m=1D）。在眼镜商业称 1D 为 100 度。人眼的调节能力是一定的，并随年龄的增长逐渐减弱，眼做最大调节时能看清的最近物体的距离称近点（near point）。近点可表示眼的最大调节能力。近点越近，说明晶状体的弹性越好。晶状体的弹性随年龄的增大而减小，导致调节能力降低，这种现象称为老视眼（presbyopia）。例如，8 岁左右近点平均约

8.6cm，20 岁左右的成人约为 10.4cm，而 60 岁时增大到 83cm。老视眼可戴凸透镜眼镜矫正。

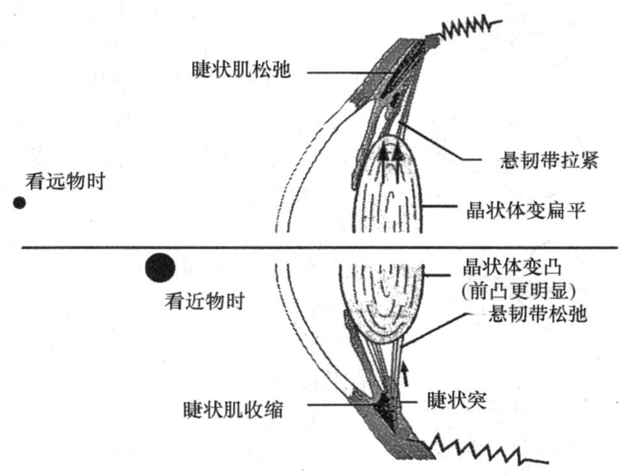

图 9-3　视近物和视远物时晶状体的变化

2. 瞳孔调节　扩瞳肌受交感神经支配，该神经兴奋可使扩瞳肌收缩，故瞳孔扩大。虹膜括约肌受副交感神经支配，此神经兴奋时瞳孔缩小。能引起瞳孔大小改变的刺激有两种：一为被视物体远近位置的变化；二为光线的强度变化。由这两种刺激引起的反射分别称为瞳孔近反射（pupillary near reflex）和瞳孔对光反射（pupillary light reflex）。但只是前者属眼球的视近调节。

瞳孔近反射是视近物时，在晶状体变凸的同时伴有瞳孔缩小，也称瞳孔调节反射（pupillary accommodation reflex）。瞳孔大小的改变可调节射入眼内的光量，保护视网膜，减少球面像差和色像差。

其反射过程与晶状体的调节相同，即视近物时，模糊的视觉形象到达视皮质时，经分析发出下行冲动经皮质中脑束到达双侧的动眼神经副核，再由动眼神经中的副交感神经节前纤维到睫状神经节，最后经睫状短神经到达睫状肌和瞳孔括约肌，引起晶状体曲率增加（变凸），瞳孔缩小。

瞳孔对光反射指瞳孔的大小随视网膜光照强度而变化的反射。当环境较亮时，瞳孔变小，进入瞳孔的光量减少，能保护眼不被强光所刺激又增强视觉的准确度。环境变暗时，瞳孔扩大，进入瞳孔的光量增加。一般人瞳孔的直径可变动于 1.5～8.0mm 之间。瞳孔对光反射的效应是双侧性的，即光照一侧瞳孔可引起双侧瞳孔缩小，称为互感性光反射（consensual light reflex）。

临床上通过观察患者瞳孔的大小及变化、对光反射和近反射的状况可辅助诊断中枢神经系统疾病和确定其病变部位。例如，四叠体顶盖前核与动眼神经核间的联系受损伤时，对光反射可迟钝或消失，但近反射却存在，且由于病变刺激而经常处于缩瞳状态。虹膜和睫状肌中的 M 型胆碱受体可被阿托品阻断，所以阿托品可用于散瞳和消除晶状体的调节反射（视近物时晶状体不能变凸，故视物模糊）。

3. 眼球会聚（辐辏）　当双眼凝视一个向眼移近的物体时，在出现瞳孔缩小的同时，可见双眼视轴同时向鼻侧聚合，这种现象称为眼球会聚。其意义是在看近物时物像仍可落在两眼视网膜的相对应位置，从而产生清晰的视觉。

（三）眼折光能力异常

眼折光能力异常包括近视（myopia）、远视（hyperopia）、散光（astigmatism）三种（图 9-4）。

1. 近视　其原因多数是由于眼球的前后径过长，极少数是由于折光体的折光能力过大，前者称轴性近视，后者称屈光性近视。近视眼的共同特点是在无调节情况下，6m 以外物体的光线聚焦于视网膜之前，聚集后又分散的光线到达视网膜，成像模糊，对远物分辨不清。但看近物时因光线辐散，所以聚焦的位置较平行光线的焦点为远，眼可无须调节或进行较小程度的调

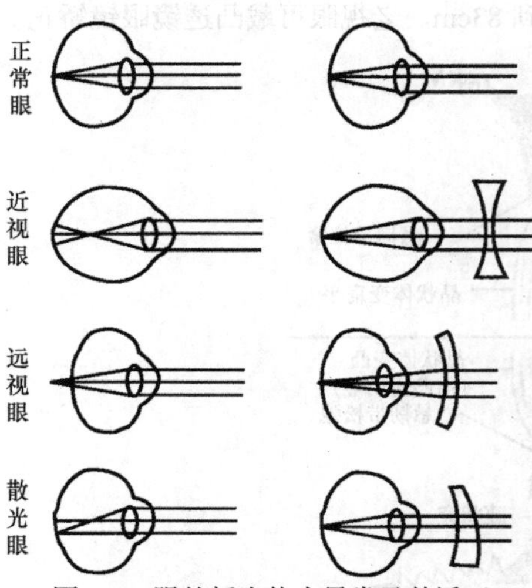

图 9-4 眼的折光能力异常及其矫正

节就可在视网膜上清晰成像，故近视眼的近点比正视眼为近。近视眼的矫正方法是佩戴凹透镜眼镜。

2. 远视 眼折光能力是正常的，但因眼球前后径过短，以致平行光线聚焦于视网膜后方，造成看远物时视网膜上的物像模糊，只有经过晶状体的调节使焦点前移到视网膜上，才能看清远处的物体。因看远处的物体需要眼的调节，故视近物时，由于辐散的光线使焦点更远离视网膜，需要做更大程度的调节才能使焦点前移到视网膜上，但这往往已超过晶状体调节（变凸）的限度，故视近物时往往物像模糊，近视力下降。远视眼的近点比正视眼远。远视眼可佩戴凸透镜眼镜矫正。

3. 散光 正常眼折光系统的各折光面都是正球面，即在角膜表面经纬线上各个方位的曲率相等，因此通过折光面各个方位的平行光线都能聚焦于视网膜上。如果因某原因，折光面（通常发生在角膜）在某一方位上曲率半径变小而在与之相垂直的方位上曲率半径变大，则到达角膜不同方位的光线在眼内不能聚焦于一点，导致在视网膜上成像不清或物像变形（图 9-4，图 9-5）。这种规则散光可针对某一方位上曲率的变化佩戴柱面镜，使其整个屈光面的各方位的折光能力都相等，便可纠正这种规则性散光。

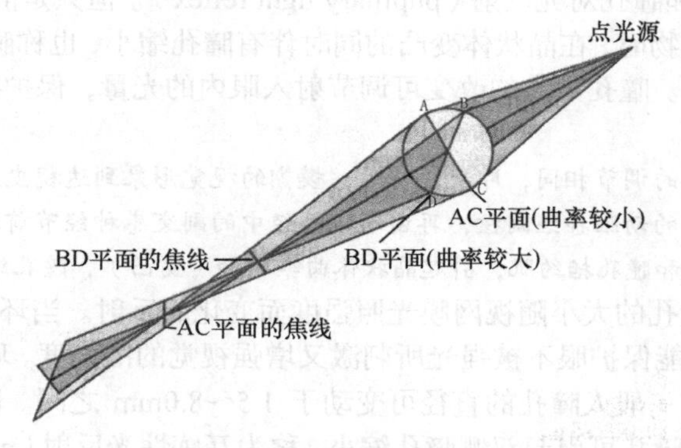

图 9-5 规则散光眼示意图

通过 AC 平面（方位，曲率较小）的光线聚焦于 AC 焦线；通过 BD 平面（方位，曲率较大）的光线聚焦于 BD 焦线

二、视网膜的感光功能

（一）视网膜的结构

视网膜厚 0.1～0.5mm，结构复杂，组织学上将其分为十层，但按主要的细胞层次可简化为四层（图 9-6）。其中最外一层是色素上皮细胞层，它不属于神经组织。视网膜剥离就发生在此层与其他层之间，它含有黑色素颗粒和视黄醇（维生素 A），具有吞噬感光细胞脱落的外段，吸收视网膜散射的光线，输送营养物质到感光细胞，以及参与感光细胞的视黄醛循环等功能。色素上皮细胞层内侧为感光细胞层，包括视锥细胞与视杆细胞两种。它们通过终足和第三层（双极细胞层）的双极细胞发生突触联系，双极细胞再与节细胞层中的神经节细胞联系。这四层构成了视网膜视觉传导路径上的纵向联系。此外，还有横向联系，是由水平细胞和无长突细胞的突起横向伸展而成（图 9-7），它可使视网膜不同区域之间有可能相互影响，使视神经传出的信息已经是经过初步加工的信息了。近年来研究发现，视网膜细胞除通过

化学性突触联系外，还有大量电突触存在。由神经节细胞发出的神经轴突，先在视网膜表面聚合成束，形成视神经乳头（视盘，optic disc），再穿视网膜，在眼后极出眼球，形成视神经（图 9-7）。视盘没有感光细胞，所以无感受光的作用，在视野中形成生理盲点（physiological blind spot）（图 9-8），由于人用双眼视物，故主观上无此感觉存在。视网膜的中心有一黄色区，称为黄斑（直径 1.5mm），黄斑中有一视敏度（视力）最高的区域称中央凹，含密集的细长形视锥细胞。在人中央凹直径为 0.5mm，此处无视杆细胞。而越靠近视网膜的周边部分，视杆细胞越多，视锥细胞则减少。当眼正视物体时，入眼光线恰好投射到视网膜的中央凹。

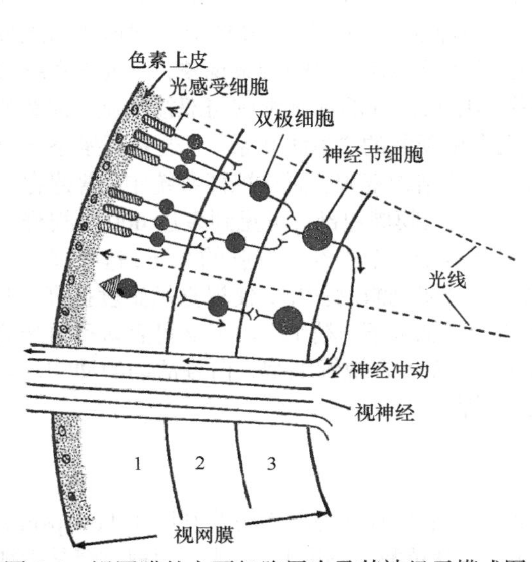

图 9-6 视网膜的主要细胞层次及其神经元模式图
→表示神经冲动传导方向

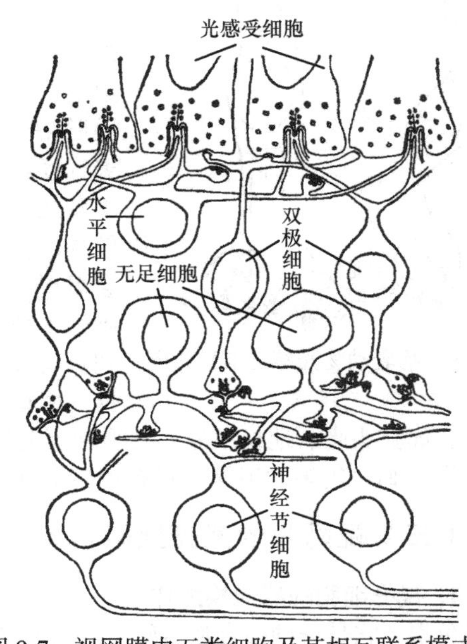

图 9-7 视网膜内五类细胞及其相互联系模式图

视锥细胞与视杆细胞是直接感受光刺激的感受器，它们呈单层排列在视网膜上，均由外段、内段、核部和终足四个部分构成（图 9-9）。外段细胞膜折叠形成许多盘状结构的膜盘（membranous disc）。膜盘镶嵌的蛋白质绝大部分是视紫红质（rhodopsin）。视锥细胞的外段呈短圆锥状，视杆细胞外段呈长杆状，两者所含感光色素不同。内段含有大量的线粒体，是能量代谢最旺盛的部分。核部相当于细胞体，终足相当于轴突。

图 9-8 证明盲点存在的试验

用手遮住右眼，左眼注视“–”符号不移动，将书往左眼方向移动，当书距你的脸数厘米时，“+”符号突然消失（左眼看不见“+”），因为从“+”反射的光波投射到视盘

（二）视网膜的两种感光换能系统

目前认为，人和大多数脊椎动物的视网膜中有两种感光换能系统，又称为视觉的二元学说。一种由视杆细胞和与它们联系的双极细胞和神经节细胞等成分组成，称为视杆系统或暗视觉（scotopic vision）系统，它对光的敏感度较高，可感受弱光，但无颜色感觉，只能区别明暗和物体粗轮廓。另一种由视锥细胞和与它们联系的双极细胞和神经节细胞等成分组成，称为视锥系统或明视觉（photopic vision）系统。它对光的敏感性较差，只感受类似白昼的强光，视物时能辨别颜色，对物体的轮廓境界及表面的细节有高分辨能力。

支持这两种相对独立的感光换能系统存在的主要依据是：①两种感光细胞的数量和所含的

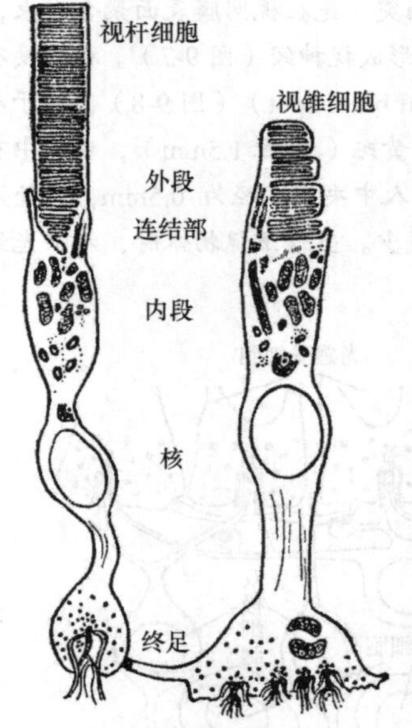

图 9-9　哺乳动物光感受器模式图

感光色素（视色素）不同，在人的视网膜中，视杆细胞总数约为1.2亿个，视锥细胞约为600万个；视杆细胞比视锥细胞含有更多的感光色素，这可解释前者对光的敏感性更高。视杆细胞只含有一种感光色素，而视锥细胞含有三种对不同颜色光敏感性不同的感光色素。②视网膜中央凹的视觉敏感性低，周边部视觉敏感性高，这与视杆细胞与视锥细胞在视网膜的分布特点相一致。在晴朗的夜晚当人们注视微微发亮的星星时，星星会从视线中消失（由于弱的星光落在中央凹处），但当视线稍微向星星旁边偏移，星星又能看见了（由于星光落在视网膜周边部）。③两种感光细胞和双极细胞及神经节细胞形成信息传递通路时，虽然逐级之间都有一定的会聚现象，但视锥系统会聚程度较小，特别是中央凹处的视锥细胞与双极细胞、神经节细胞之间可见到无会聚现象的"单线联系"，这是视锥系统有较高的精细分辨能力的结构基础。而在视杆系统中，普遍存在会聚现象，例如，在视网膜周边部，可见到多达600个视杆细胞经少数双极细胞会聚于一个神经节细胞的情况，这种聚合排列具有较强的总和多个弱刺激的作用，使视觉敏感度提高，但传入中枢后产生的物像感觉不"精细"。④夜间活动和怕光的动物，如猫头鹰、地松鼠等，其视网膜上只有视杆细胞而不含视锥细胞；白昼活动的动物，如爬虫类、鸡、鸽等的视网膜只有视锥细胞而无视杆细胞。

（三）视网膜的感光换能机制

1. 视杆细胞的感光换能作用　视杆细胞外段的盘膜上含有一种称为视紫红质（rhodopsin）的视色素，它是一种结合蛋白质，由视蛋白（opsin）和视黄醛（retinal）组成。而视黄醛是由视黄醇（维生素A）氧化而来。目前认为，视紫红质受到光照迅速分解为视蛋白和视黄醛，分解时视黄醛分子发生构象改变，即由光照前的11-顺式视黄醛变为全反式视黄醛。在视紫红质分解过程中，经过较复杂的信息传递系统的活动，可诱发视杆细胞产生感受器电位（一种超极化型的感受器电位）。该电信号在视网膜神经元网络中的传输最终诱发神经节细胞产生动作电位，传向视觉中枢。

在亮处分解的视紫红质，在暗处又可重新合成，这是一个可逆反应，其反应的快慢与光照强度有关。再合成的过程分两步：第一步是全反式视黄醛变为11-顺式视黄醛，这一步需要耗能与酶的催化；第二步是11-顺式视黄醛再同视蛋白结合成视紫红质，这一步不耗能，反应快。此外，全反式视黄醛也可先转变为全反式视黄醇（维生素A的一种形式），然后在异构酶的作用下转变为11-顺式视黄醇，最后再转变为11-顺式视黄醛参与视紫红质的合成与补充。这个变化速度较慢（图9-10）。

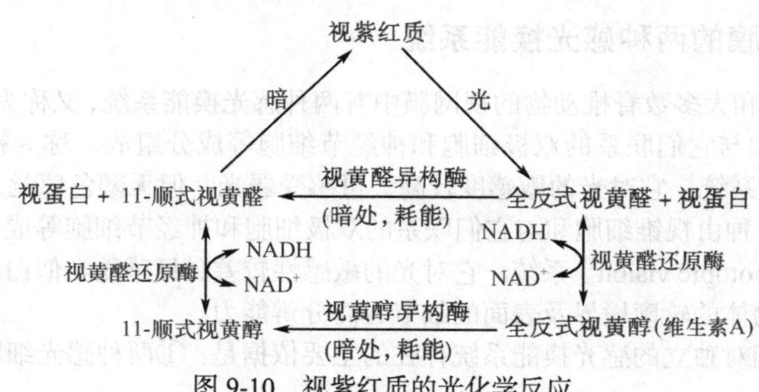

图 9-10　视紫红质的光化学反应

人在暗处视物时，视紫红质既有分解又有合成，光线越暗，合成过程越大于分解过程，在此过程中，有一部分视黄醛将被消耗，这需要食物和肝中储存的维生素 A 来补充，故维生素 A 长期摄入不足，可影响暗处时的视力，即产生夜盲症（nyctalopia）。

2. 视锥细胞的感光换能机制及颜色视觉　视锥细胞外段也具有与视杆细胞类似的盘状结构，并含有特殊的视色素（称为视紫蓝质，visual pigment）。视锥细胞的视色素与视杆细胞的视紫红质相比，仅视蛋白不同，而视黄醛相同。视锥细胞外段的感光换能机制也与视杆细胞类似，当光线作用于视锥细胞外段时，也同样产生与视杆细胞类似的超极化型感受器电位，作为光-电转换的第一步。

视锥细胞的重要特征是它有辨别颜色的能力。颜色的不同，主要是不同波长的光线作用于视网膜后在大脑引起的主观印象。每一种颜色不但可以由某一特定波长的光线所引起，而且把红光（波长 723～647nm，长波段）、绿光（波长 575～492nm，中波段）及蓝光（波长 492～450nm，短波段）三种单色光按不同比例混合能产生几乎所有的色调。这是颜色视觉的三原色学说（trichromatic theory）的基础。该学说认为，视网膜中含三种不同的视锥细胞，分别含有对红、绿、蓝三种光最为敏感的视锥色素：感红色素、感绿色素、感蓝色素；当某一种颜色的光线作用于视网膜上时，引起三种视锥色素不同程度的分解，使三种不同的视锥细胞产生不同程度的兴奋（使每种视锥细胞发放冲动的相对频率不同），这样的信息传到大脑，就产生某一种颜色的感觉。例如，红、绿、蓝三种视锥细胞兴奋程度的比值为 99∶42∶0 时，产生橘色感觉，比值为 31∶67∶36 时产生绿色感觉，比值为 0∶0∶97 时产生蓝色感觉，比值为 83∶83∶0 时产生黄色感觉（图 9-11），三种视锥细胞同等程度的兴奋时产生白色感觉，如果没有任何一种光线刺激，则产生黑色（黑暗）感觉。

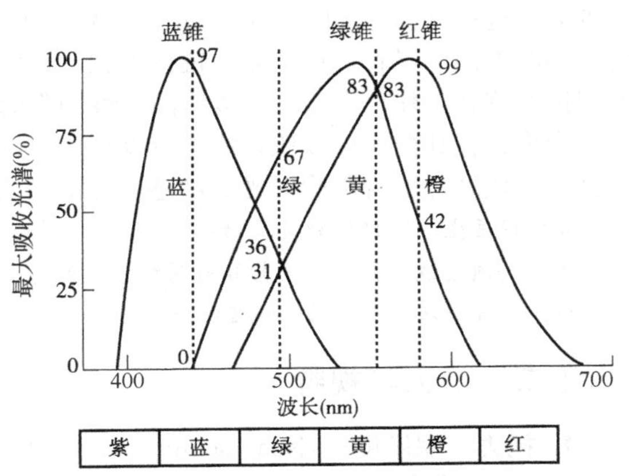

图 9-11　在不同单色（蓝、绿、黄和红）光照射时对三种感光细胞兴奋程度的比例

三原色学说可以较好地说明色盲（color blindness）的发生机制。色盲分全色盲和部分色盲。全色盲极少见。它表现为只能分辨明暗，呈单色视觉，其成因可能是由于视网膜的视锥细胞发育不全，无色觉功能，因此视敏度也显著减退（此外，视皮质 8 区损伤也可导致全色盲）。部分色盲是由于视网膜缺失某种视锥细胞，使人不能把某种颜色与其他颜色区别开来。例如，如图 9-11 所示，绿、黄、橙及红色是波长为 525～675nm 的色光，正常能被红视锥细胞及绿视锥细胞辨别（由于上述四种色光波刺激红、绿视锥细胞的程度不同），如果人失去其中一种视锥细胞，就不能通过此机制辨别这四种颜色，特别是不能区别红色和绿色，因此称之为红、绿色盲者。失去红视锥细胞者称为红色盲者，缺失绿视锥细胞的称为绿色盲者。

红绿色盲是一种先天性缺陷，男多于女，因为编码红绿视锥细胞视色素的基因存在于 X 染色体上，由于女性有两个 X 染色体，至少有一个编码每种视锥细胞视色素的正常基因。而男性只有一个 X 染色体，缺失一个基因可导致红绿色盲。

有些色觉异常的产生不是由于缺乏某种视锥细胞，而只是由于某种视锥细胞的反应能力较弱，结果使人对某种颜色的辨别能力较正常人稍差，这种色觉异常称为色弱，色弱主要由后天因素引起。例如，为治疗勃起功能障碍而服用伟哥（viagra）者，因为此药抑制视网膜及阴茎形成磷酸二酯酶，可发生短暂的蓝绿色弱。

三、与视觉有关的几种生理现象

（一）明适应与暗适应

1. 明适应 从暗处初到亮处时，最初感到一片耀眼光亮，由于视觉图像太亮，对比度差，不能看清物体，瞳孔也迅速缩小，片刻之后即可恢复，这一过程称为明适应（light adaptation）。这是由于视杆细胞在暗光时合成的视紫红质在遇强光时瞬间突然大量分解产生的强烈信号；在强光条件下，视杆细胞、视锥细胞的视色素都迅速大量分解（漂白），失去了感光能力。对光不敏感的视锥细胞逐步开始承担起感光功能，就可以重新看清物体了。由于视锥细胞视色素的再合成比视杆细胞快得多，所以明适应比暗适应要短，一般需 5min 左右。因强光突然照射可引起短暂的"失明"现象，在夜间驾车两车相会时，应避免使用远光灯（强光），以免"致盲"对方造成事故。警棍也利用强光突然照射可"致盲"的原理，在夜晚执勤时有助制服罪犯。

2. 暗适应 从亮处突然进入暗处，最初看不见任何东西，经过一段时间才逐渐恢复在暗处的视力，这一过程称为暗适应（dark adaptation）。暗适应是从亮光处进入暗光处后，眼的光敏感度逐渐增高的过程。在强光下视杆细胞的视紫红质几乎完全分解，不能工作，故强光下主要是视锥细胞在工作。进入暗环境后因视锥细胞的光的敏感性低，视杆细胞的视色素视紫红质要重新合成，且其合成速度比较慢，所以暗适应比明适应长得多。在暗光处，随着视杆细胞的视紫红质合成增加，视网膜对光的敏感度逐渐增高，就可以重新看清物体了。

放射科医生、飞机驾驶员及暗环境下工作人员，在明亮处如果戴红色眼镜，当进入暗环境时即能看清物体，无须暗适应，因为视紫红质对红光不敏感，在红光下仅视锥细胞产生视觉，不漂白（分解）视紫红质，进入暗环境有足够的视紫红质起作用。

（二）视力与视野

1. 视力（视敏度，visual acuity） 是指眼分辨物体细微结构的能力，以能分辨空间两点的最小距离为衡量标准。正常眼在 5m 处能分辨两点的最小距离为 1.5mm。此时从两点反射出来的光线射入眼球在节点前交叉所成的角度（视角）为 1′，在视网膜上形成的物像两点间的宽度约为 5μm（图 9-12），而中央凹的视锥细胞直径为 2.5～4μm，这样物像至少可以刺激视网膜的两个感光细胞，而且在两个感光细胞之间间隔一个感光细胞。兴奋传至中枢，就可隔着一个小小的空间，因而感到两点是分开的。国际标准视力表就是根据这个原理制成的。视力表有 12 行大小和方向不同的 **E** 字，越往下越小。当人眼在 5m 处能看清第 10 行 **E** 字（其缺口的两点与眼所成的视角为 1′，两点的距离为 1.5mm，按简化眼计算，此缺口在视网膜像中的距离为 4.5μm）时，视力为正常，定为 1.0。若受试者在 5m 处只能看清视力表第 1 行 **E** 字，则视力为 0.1。在视力表上列出视力相当于 0.2～0.9 时的逐步减小的 **E** 字图形。

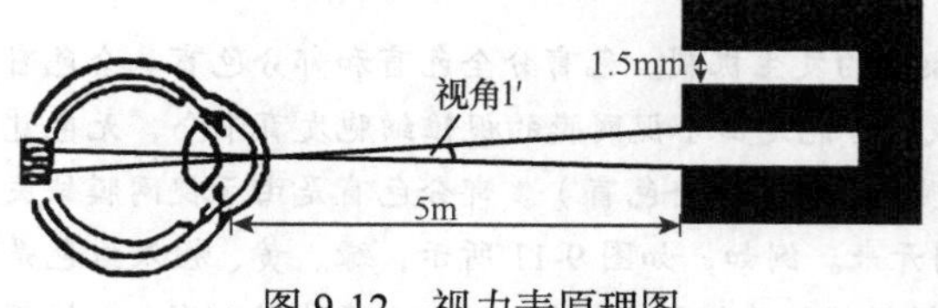

图 9-12 视力表原理图

2. 视野 当单眼固定地注视前方一点时，该眼能看到的空间范围称为视野（visual field）。视野一般颞侧较大，鼻侧较小；不同颜色的视野大小亦不相同，由大至小依次为白色、蓝色、红色、绿色。临床上通过检查视野，了解视网膜的普遍感光能力，可帮助诊断眼和脑的某些疾病。

（三）双眼视觉

双眼同时看一物体的视觉称双眼视觉（binocular vision）。这时物像恰好落在两眼视网膜中央凹的对应点（corresponding point）上，分别由两眼的视神经传至中枢，在主观感觉上产生一个物体的感觉。斜视或两眼运动不协调者，物体不会在两眼视网膜的相对应部位成像，而会产生两个物体的感觉，这称为复视（diplopia）。如眼注视某物体，用手轻推一侧眼球即出现复视。双眼视觉优于单眼视觉，它可弥补视野中存在盲点的缺陷，可扩大单眼视觉时的视野并产生立体视觉（stereopsis），增强对物体的距离（深度）、大小判断的准确性。

立体视觉：两眼注视同一近物时，由于同一物体在两眼视网膜上所形成的像不完全等同，右眼看到物体的右侧较多，左眼看见左侧较多，两侧的物像经中枢神经系统的综合就产生立体感觉。这种感觉除了可见物体的高度和宽度外，还能看到深度，形成立体感。单眼视物也可根据眼球运动、生活经验及物体表面的阴影等估计物体是否是立体的，但精确性较差。

（刘万蓉）

第三节 听觉器官

听觉是人耳接受机械振动波即声波刺激引起的感觉。听觉器官可分为外耳、中耳和内耳的耳蜗三部分。外耳、中耳主要是传音装置，内耳耳蜗的螺旋器（spiral organ，又称科蒂器，organ of Corti）是感音装置，可将声波的机械能转变为神经冲动，神经冲动通过第Ⅷ对脑神经到达听中枢，经整合产生听觉。听觉对人类适应环境和认识世界有重要意义，有声语言更是交流思想，互相沟通的重要工具。

人的听觉器官能听到的声音频率为16～20 000Hz。但上述频率的任一声波，可以有不同的声强，声强必须达到某一最小值，才能引起听觉。这个最小值称听阈（hearing threshold）。当声强继续增加时，听觉的感受也增强，但当声强增加到某个数值时，不但听觉增强，还引起鼓膜的疼痛感觉，这个值就称为最大可听阈。如以声波的频率为横坐标，以声强或声压为纵坐标，便可绘出表示人耳感受声音频率和强度范围的图形（图 9-13）。图中下方曲线表示不同声音频率的听阈，上方曲线为它们的最大可听阈，两条曲线所包含的区域为听域（hearing span）。从图上可以看到，人耳最敏感的声波频率为1000～3000Hz，人类的语言频率主要分布在300～3000Hz的范围内。从图中还可以看到，人耳能听到的声音强度的范围极宽，最强与最弱之间相差数百万倍。声音强度的单位为分贝（dB），一般说话的声音强度在30～70dB，大声叫喊可达100dB，雷声可达120dB。

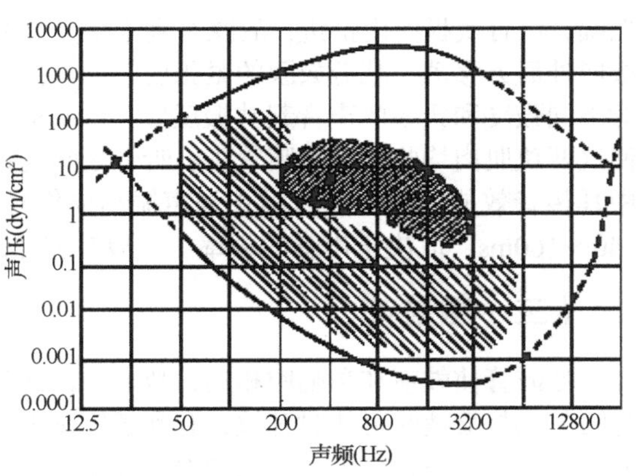

图 9-13 人的正常听力范围图

中心斜线区：通常的语言区；下方斜线区：次要的语言区

一、外耳和中耳的传音作用

（一）外耳

外耳包括耳郭和外耳道。外耳不但有集音和传音作用，还有扩音作用。当 3000～5000Hz 的声波由外耳道传到鼓膜附近时，其声强大约可提高 10dB。

（二）中耳

中耳包括鼓膜、鼓室、听骨链、中耳小肌肉和咽鼓管等主要结构（图 9-14）。其中鼓膜和听骨链构成了声音由外耳传向耳蜗的最有效通路。鼓膜呈漏斗形，是一个压力承受装置，有较好的频率响应和较小的失真度，其形状有利于将空气振动传递给位于漏斗顶处的锤骨柄。鼓膜的有效振动面积为 $55mm^2$，而前庭窗膜（镫骨底板）的面积为 $3.2mm^2$，因此比前庭窗膜大17倍。声音由较大面积的鼓膜集中到较小面积的前庭窗膜，声强必然按面积缩小的比例而增强——增强17倍，从而有利于推动耳蜗内淋巴液的振动。

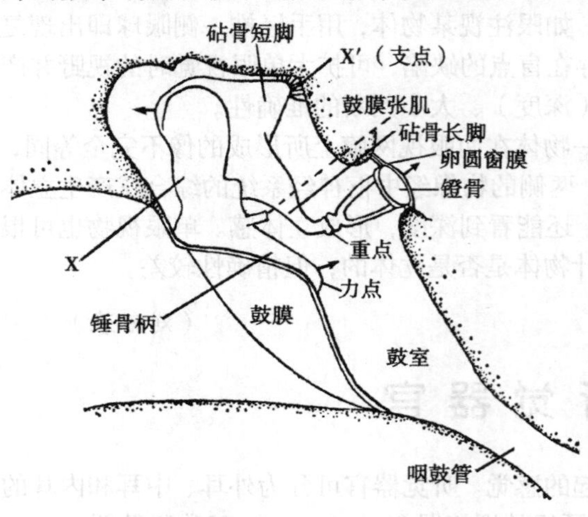

图 9-14　听骨链

XX′表示振动轴；→表示振动方向

中耳内有三个听小骨，由外向内为锤骨、砧骨和镫骨，锤骨柄附着于鼓膜，镫骨底板与前庭窗膜相接。三个听小骨由关节连接起来形成听骨链。听骨链是一组杠杆，支点在砧骨短脚（由韧带固定），力点在锤骨柄端，重点在砧骨长脚端。因锤骨柄和砧骨长脚的长度之比为 1.3∶1，所以砧骨长脚的振动范围是锤骨柄的 1∶1.3，而振动力量则是锤骨柄的 1.3∶1。鼓膜和听骨链这两个因素结合在一起，则整个中耳传音过程中的增压效应为 17×1.3≈22 倍，从而有力地推动前庭阶外淋巴的振动。因此鼓膜-听骨链系统的作用是将振幅大、振动力小的声波变成振幅小、振动力大的液体传导，从而增加了听觉敏感度，又对内耳有保护作用。

中耳有两条小肌肉即鼓膜张肌和镫骨肌。前者收缩可牵引锤骨柄向内，使鼓膜紧张，降低振幅，镫骨底板向内推进，故既有利于接受高音调声音又能保护内耳。镫骨肌收缩可使镫骨底板向外后方移动，减低鼓膜的紧张度，增大振幅，有利于接受低音调声音。两者作用相反，但对不同强度和频率的声音起共振反应，可调整鼓膜的紧张度和振动幅度。如高强度声音刺激可使这两块肌肉均收缩，鼓膜紧张，听骨之间连接紧密，运动幅度小，阻力加大，总的效果是使中耳传音效能减弱。故可阻止强声振动损伤耳蜗，起到保护作用。肌肉收缩因有一个潜伏期（40～160ms，取决于声音的频率），故对突然发生的短暂爆炸声保护作用不大。

（三）咽鼓管

咽鼓管使鼓室和鼻咽腔相通，故鼓室内压和大气相通。咽鼓管通常关闭，在吞咽、咀嚼、打呵欠或打喷嚏时可暂时开放，有利于气压平衡。它的功能是使鼓室内气压和大气压相等，从而维护鼓膜的正常位置、形状和振动性能；当咽鼓管因炎症而阻塞时，鼓室内空气被吸收，则鼓室内、外出现压力差，可使鼓膜内陷，产生耳鸣，影响听力。当中耳发生渗出性炎症时，咽鼓管还有引流作用，使鼓室的分泌物排向鼻腔。人乘飞机起降或潜水时鼓膜内外压力不相等，可引起鼓膜疼痛。

二、耳蜗的感音换能作用

内耳耳蜗的主要功能是把传给它的机械动能转换成前庭蜗神经纤维上的神经冲动。而完成这一功能的关键因素是耳蜗基底膜的振动。

（一）耳蜗的结构特点

耳蜗是一蜗牛形骨管，长约 30mm，围绕蜗轴盘旋 2.5～2.75 周而成。在耳蜗的横断面上可见两个分界膜，一为斜行的前庭膜，一为横行的基底膜。此两膜将耳蜗管分为三个腔，分别称为前庭阶、鼓阶和蜗管（图 9-15）。前庭阶在耳蜗底部与前庭窗膜相接，内充满外淋巴；鼓阶在耳蜗底部与圆窗膜相接，也充满外淋巴。前庭阶和鼓阶通过蜗顶的蜗孔相通。蜗管是一个盲管，其内充满内淋巴。在内淋巴液中浸浴着位于基底膜上的科蒂（Corti）器的表面。内外淋巴不相通。

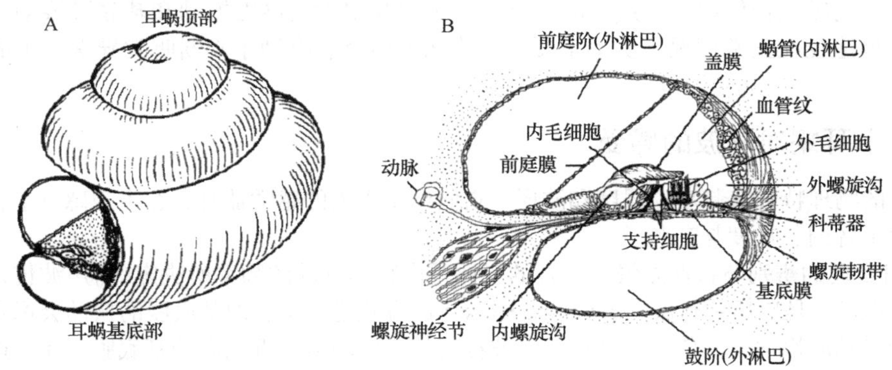

图 9-15　耳蜗结构

A. 耳蜗；B. 耳蜗横断面

基底膜全长约 30mm，宽度不一致，从 0.04～0.5mm 不等，靠近前庭窗处最窄，越往顶部越宽。基底膜底部硬度大，越往顶部硬度越小（弹性越大）。基底膜上的科蒂器构造极为复杂，主要由声音感受细胞和支持细胞组成。声音感受细胞包括纵向排列的一行内毛细胞和 3～5 行外毛细胞，毛细胞依靠支持细胞竖立在基底膜上。此外，还有其他细胞和存在于这些细胞间的较大间隙，这些间隙中的液体在成分上和外淋巴一致，并通过基底膜上的小孔与鼓阶中的外淋巴相通而与蜗管中的内淋巴不相通。这样的结构使得毛细胞的顶部和蜗管中的内淋巴相接触而毛细胞的周围和底部则与外淋巴相接触。毛细胞顶部表面形成网状，上面整齐排列着上百根听毛，其中较长些的埋植在盖膜中。盖膜内侧连耳蜗轴，外侧游离在内淋巴中。蜗轴中有螺旋神经节，其细胞发出许多神经纤维经螺旋板到基底膜与毛细胞接触，这些神经纤维组成了前庭蜗神经（第Ⅷ对脑神经）的耳蜗支。

（二）声波传入内耳的途径

（1）在听觉器官正常的情况下，声波经外耳道振动鼓膜，通过听骨链到达前庭窗，引起前庭阶中的外淋巴振动，从而使前庭膜和蜗管中的内淋巴振动，引起基底膜振动，这一传导途径称为气传导（图 9-16）。

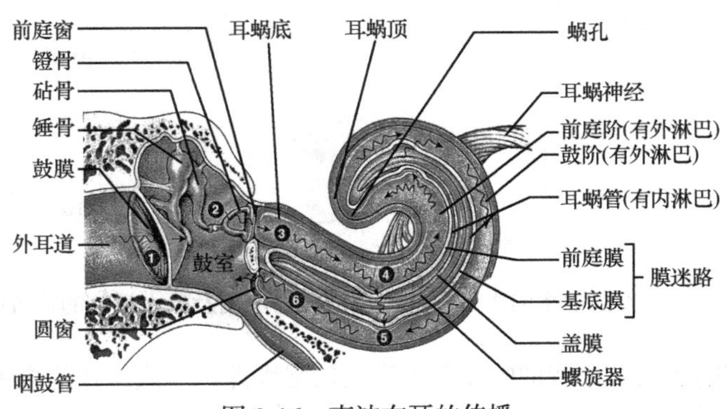

图 9-16　声波在耳的传播

①声波冲击鼓膜引起振动；②鼓膜振动引起中耳三个听小骨振动；③镫骨卵圆窝振动引起前庭阶外淋巴振动；④外淋巴振动引起前庭膜振动，再引起内淋巴振动；⑤内淋巴振动引起基底膜移位，基底膜运动刺激螺旋器上的毛细胞；基底膜振动传递到鼓阶的外淋巴；⑥鼓阶外淋巴振动传递到圆窗被缓冲

（2）声波通过鼓膜振动，直接使鼓室内空气振动，空气再通过圆窗膜振动使鼓阶中的外淋

巴振动，从而使基底膜振动。本途径产生的听觉很弱，故在正常情况下不起重要作用，但是，当鼓膜和听小骨活动障碍时起作用。

（3）声波经颅骨作用于骨迷路的外淋巴，再引起蜗管内淋巴振动和基底膜振动，这称为骨传导。该途径在正常情况下更不重要，但临床上检查它有助于判断听觉异常产生的部位和原因。

（三）耳蜗对声波的感受

声波的物理特性有频率、强度和波形。它们作用于人的感觉器官，在主观感觉上，对声音分别产生了音调、响度与音色。

1. 对音调的辨别与行波学说 声音的音调是由物体振动的频率所决定的。声波传入耳蜗引起基底膜振动，是以所谓行波（travelling wave）的方式进行的，即基底膜的振动会像水波一样循着膜的纵轴向蜗顶方向传送，这种传送波称行波。振动从靠近蜗底的基底膜开始，逐渐向蜗顶推进，振动的幅度也随之逐渐加大，到基底膜的某一部位振幅达到最大，之后，振动波逐渐消失，并停止前进（就像人在抖动一条绸带时，有行波沿绸带向远端传播一样）。由于声波频率不同，在基底膜产生最大振幅的部位也不同：声波频率越低，最大振幅所在部位越靠近蜗顶；声音频率越高，则最大振幅所在部位越靠近蜗底（图 9-17）。不同频率的声音在基底膜上都有一个特定的行波传播范围和最大振幅部位，位于该部位的毛细胞受到的刺激就最强，与该部位的毛细胞相联系的听神经纤维的传入冲动也就最多。起自基底膜不同部位的听神经纤维的冲动传到听觉中枢的不同部位，产生不同音调的声音感受。这就是耳蜗对声音频率进行初步辨别的基本原理。在动物实验和临床观察也证实，耳蜗底部受损害时主要影响对高频声音的感受，而耳蜗顶部受损害时主要影响低频声音的听力。

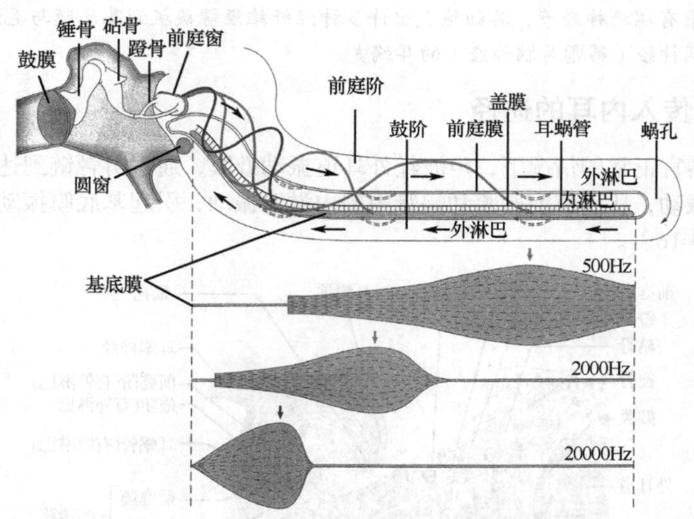

图 9-17 不同频率的声音引起行波的传播范围及最大振幅的位置图

2. 对声音响度的辨别 声音的响度是由声波的强度即声压或声音的能量所决定的，声音能量（声压）越大，主观上感到的响度也越大。当传入内耳的声波较强时，引起基底膜振动的范围和振幅均增大，故受刺激的毛细胞和听神经纤维的数量增加，结果单根听神经纤维发放的冲动频率增加，参与冲动传递的听神经纤维数目也增加，这样的听神经冲动传至听中枢，产生声音较强的感觉。

3. 对声源方位的辨别 判定声源方向需双耳同时听，亦要大脑两个半球的协同活动。实验证明，切除犬的胼胝后，犬即丧失对声波的定位能力。

判别声源方位主要是根据声波传到两耳的时间差和强度差。如声波同时到达两耳，则获得声源在正前方或正后方的感觉，如果声源是来自一侧的低频声音，因其波长较长，头部对声波的阻挡作用小，故声波到达两耳的强度差异不大，但时间有先有后。故对低频声音方向的判定，主要依据两耳感受声音的时间差。高频音则因声波短，头部对声波的阻挡作用大，两耳感受的声音强度的差别大，故对高频声音方向的判定，主要依据两耳声音强度差判定声源方向。

（四）耳蜗螺旋器的感音换能作用

当声音引起基底膜振动时，由于每一种振动频率在基底膜上都有特定的行波传播范围和最大振幅区，故该区域中的有关毛细胞和听神经（蜗神经）纤维受到的刺激最大。而毛细胞如何受刺激，又如何将机械能转换成听（蜗）神经发放的神经冲动呢？如图 9-18 所示，毛细胞顶端的听毛埋在盖膜的胶状物中或与盖膜的下面相接触。当基底膜发生振动时，螺旋器也做相应的运动，但基底膜和盖膜的振动轴不一致，两膜之间的相对位置发生变化，使听毛受到一切向力的作用而弯曲。这种毛细胞听毛的弯曲是机械能转变为电能变化的第一步。毛细胞顶端有许多纤毛，其中一根最长的纤毛称为动纤毛，位于一侧边缘部，其余的纤毛称为静纤毛。静纤毛顶部有机械门控 K^+通道，当基底膜向上（前庭阶方向）移动时，静纤毛向动纤毛侧偏移，通道打开，K^+内流（蜗管内淋巴富含 K^+），毛细胞去极化，引起其基底侧膜的 Ca^{2+}通道开放，Ca^{2+}进入毛细胞触发兴奋性递质（谷氨酸）释放，递质作用于耳蜗传入神经纤维，产生发生器电位，继而产生动作电位传向听中枢（图 9-19）。当基底膜向下（鼓阶方向）移动时，静纤毛背离动纤毛，K^+通道关闭，毛细胞产生超极化，递质释放减少，产生抑制效应。

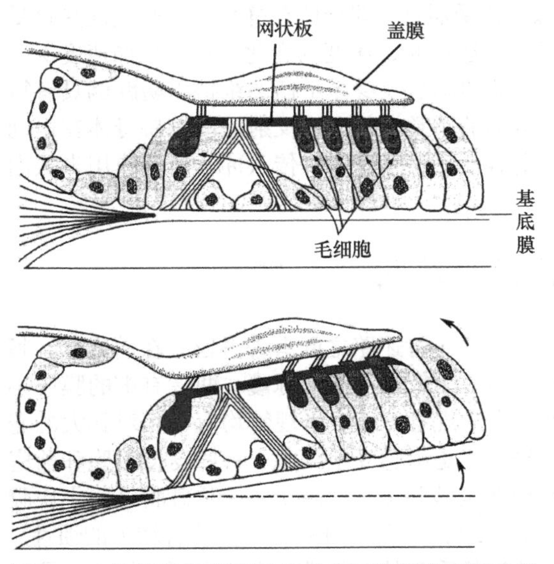

图 9-18　基底膜和盖膜振动时毛细胞顶端的听毛受力情况

上：静止时的情况；下：基底膜在振动中上移时，因与盖膜之间的切向运动，听毛弯向蜗管外侧

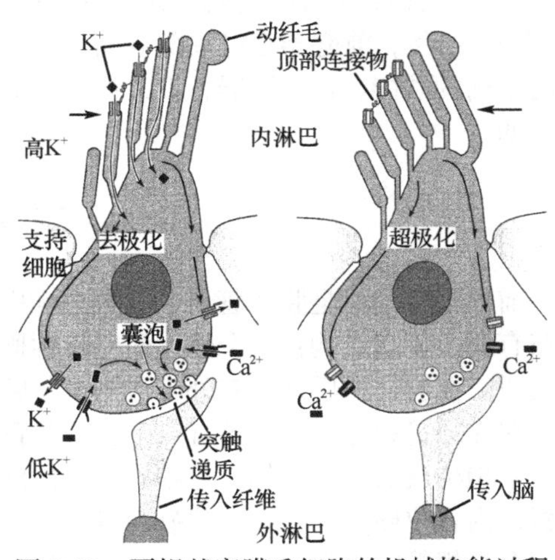

图 9-19　耳蜗基底膜毛细胞的机械换能过程

箭头表示毛细胞纤毛倒向

（五）耳蜗的生物电现象

1. 耳蜗内电位　在耳蜗未受到声波刺激的静息状态下，如果将一探测电极放置在蜗管内淋巴中，将

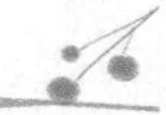

一参考电极插入鼓阶或前庭阶外淋巴中并接地（即使其电位为零），可记录到+80mV的电位差，称为耳蜗内电位（endocochlear potential），也称内淋巴电位（endolymphatic potential）；如果将探测电极刺入基底膜上的毛细胞膜内，则可记录到膜内电位为−70mV，这是毛细胞的静息电位。这样，蜗管内与毛细胞膜内之间也就是毛细胞顶端膜内外的电位差为 150mV。蜗管内正电位的产生和维持是由于蜗管侧壁的血管纹细胞膜上含有大量Na^+泵，依靠分解 ATP 获得能量，将血浆中的K^+泵入内淋巴，将内淋巴中的Na^+泵入血浆，由于被转运的K^+的量超过Na^+转运的量，结果使内淋巴中的K^+大量蓄积，使电位升高，故有较高的正电位。在缺O_2时，因 ATP 生成受阻，故Na^+泵活动也受阻，内淋巴正电位就不能维持，常可导致听力障碍。临床上使用的依他尼酸和呋塞米等利尿药也具有抑制Na^+泵的作用，因而也可导致内淋巴电位不能维持，产生听力障碍。

2. 耳蜗微音器电位 微音器（microphone）又称麦克风，它可将声音振动转变为波形类似的音频电信号。当耳蜗中毛细胞受振动时可产生具有交流性质的电位变化，其特点是在一定的刺激强度范围内，其频率和幅度与声波振动完全相同，所以将耳蜗的这种电变化称为耳蜗微音器电位（cochlear microphonic potential）。耳蜗微音器电位是多个毛细胞在接受声音刺激时所产生的感受器电位的综合表现，但不是听神经动作电位，是引发听神经纤维动作电位的动因。耳蜗微音器电位在耳蜗及其附近结构可记录到。

3. 听神经动作电位 听神经纤维的动作电位是耳蜗对声波刺激所产生的一系列反应中最后出现的电变化，是耳蜗对声波刺激进行换能和编码的结果，其作用是向听觉中枢传递声波信息。根据记录方法的不同，可记录到单纤维动作电位和听神经复合动作电位。

第四节 前庭器官

内耳的耳蜗属于听觉器官，而内耳的椭圆囊、球囊及三个半规管属前庭器官（vestibular organ）。前庭器官是身体在空间位置及运动状态的感受器官，即身体在静止时，通过这些感受器来感受头部在空间的位置；机体在进行直线或旋转运动时，速度的变化（正、负加速度）会引起前庭器官兴奋。这类感受器的兴奋对于机体运动的调节及身体平衡的维持以防跌倒具有特殊作用。当然，前庭器官对头部空间位置及身体运动的感觉，并通过反射活动维持身体在运动时的平衡的功能，是由视器、肌肉关节的本体感受器及皮肤感受器的传入冲动协同作用来共同完成的。

一、前庭器官的结构

前庭器官本身是膜质管道，其中充满内淋巴，管外与骨迷路之间有外淋巴。在前庭部，膜迷路有两个囊状结构：一个较大而略长称椭圆囊，另一个较小而圆称球囊，两者有细的膜质小管相通。在前庭的后外方有外（水平）、后和前三个半规管。三个半规管均有一相对膨大的壶腹。在椭圆囊和球囊内，各有一个感受装置称囊斑。它是由感受毛细胞、一些支持细胞和前庭神经末梢构成的盘状结构。毛细胞顶端的纤毛穿插在位砂膜（耳石膜）内。位砂膜是一小块胶质板，内含位砂（耳石）。位砂由碳酸钙与蛋白质组成，比重较内淋巴大，故有较大的惯性。在三个半规管的壶腹内，各有一个长径与半规管的轴相垂直的壶腹嵴，它的表面也是由一层竖排的毛细胞构成，毛细胞的基底部有前庭神经末梢，毛细胞顶部的纤毛埋植在一种胶质性的圆顶形壶腹帽之中，壶腹嵴将壶腹腔大部分隔断（图 9-20）。

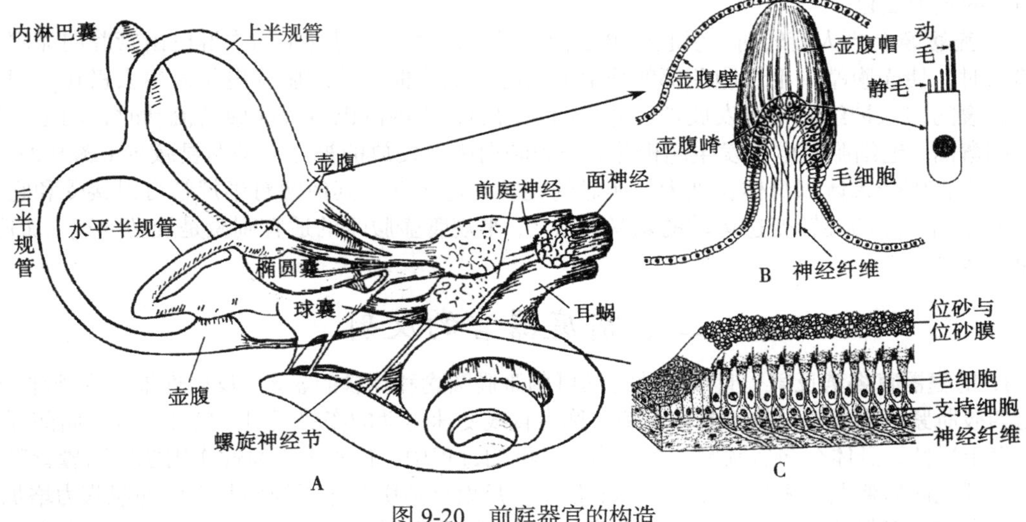

图 9-20　前庭器官的构造

A. 内耳迷路；B. 壶腹嵴；C. 囊斑

二、前庭器官的感受装置和适宜刺激

前庭器官的感受细胞都是毛细胞。毛细胞的顶端有 60～100 条纤毛，其中最长的一条称动（纤）毛，位于一侧边缘部，其余的称静（纤）毛。当外力使这些纤毛由静毛所在一侧倒向动毛一侧时，可见到毛细胞静息电位负值减小即去极化，同时毛细胞底部的神经纤维上的冲动发放频率明显增加；与此相反，当外力使纤毛由动毛倒向静毛一侧时，毛细胞静息电位变为超极化，神经纤维上的冲动发放频率比纤毛处于自然不受力状态时还少（图 9-21）。由于各前庭器官中毛细胞的所在位置不同，使得头部空间位置的改变和不同形式的变速运动都能以特定的方式改变毛细胞纤毛的倒向，使相应的神经纤维的冲动发放频率发生改变，把机体运动状态和头部的空间位置的信息送向中枢，引起特殊的运动觉和位置觉，并出现各种躯体和内脏功能的反射性改变。

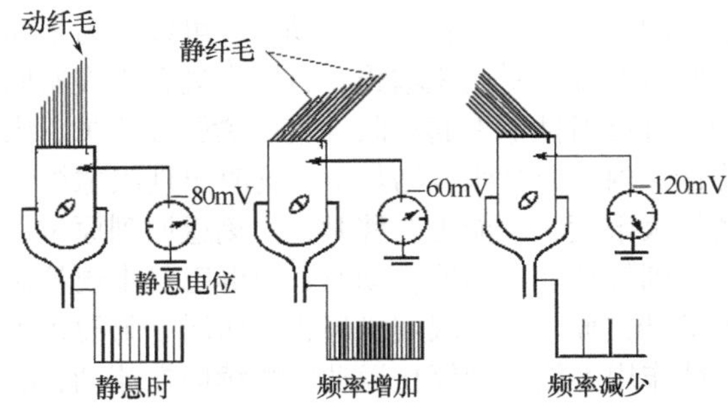

图 9-21　前庭器官中毛细胞顶部纤毛受力情况与电位变化的关系示意图

1. 椭圆囊和球囊　人体直立时，椭圆囊中的囊斑呈水平位，位砂膜在毛细胞纤毛的上方，而球囊的囊斑呈垂直位，毛细胞和纤毛由囊斑向水平方向伸出，位砂膜悬挂在纤毛外侧。在这两种囊斑中，各个毛细胞顶部静毛、动毛的排列方向都不相同，因此囊斑能分辨人体在该囊斑平面上所做的各种方向的直线变速运动和感受头部在空间的位置改变。因此，椭圆囊和球囊中的囊斑的适宜刺激是头部在空间的位置改变，以及直线加、减速运动所产生的位砂膜作用在毛细胞上的重力变化。

2. 壶腹嵴 当人旋转时，引起内淋巴液流动。在水平半规管中的内淋巴由管腔向壶腹方向移动时，使壶腹嵴中毛细胞顶部的静毛向动毛一侧弯曲，毛细胞膜电位发生去极化，引起该侧壶腹的传入神经向中枢发放神经冲动明显增加；当内淋巴背离壶腹嵴流动时，动毛向静毛一侧弯曲，毛细胞膜电位发生超极化，壶腹嵴向中枢发放的神经冲动明显减少（图 9-21）。水平半规管感受人体以身体长轴为轴所做的旋转变速运动。其他两对半规管可以接受和它们所处平面相一致的旋转变速运动的刺激。总之，半规管壶腹嵴的适宜刺激是旋转变速（加速、减速）运动。

三、前庭器官的反射

1. 前庭器官姿势反射 直线变速运动可刺激椭圆囊和球囊的囊斑，反射性地改变颈部、躯干与四肢肌紧张程度，以维持身体平衡，称为直线变速运动的姿势反射。例如，汽车向前开动时，由于惯性，身体会向后倾倒，在身体向后倒的过程中，位砂也因惯性作用使椭圆囊囊斑毛细胞的纤毛向后弯曲，发出身体向后倒的信息，反射性地引起躯干屈肌与下肢伸肌张力增加，使身体向前倾以保持平衡。又如乘高速垂直电梯快速上升时，椭圆囊中的位砂对毛细胞施加的压力增加，球囊中的位砂使毛细胞纤毛弯曲，引起头前倾，肢体伸肌抑制而两腿屈曲（“发软”）；下降时则引起伸肌收缩，肢体伸直（“发硬”），抬头。当人体按不同的轴进行变速旋转运动时，有关的半规管壶腹嵴受刺激，可反射性地改变颈部、躯干和四肢的肌紧张以维持姿势的平衡，称为旋转变速运动的姿势反射。

2. 前庭器官的自主性功能反应 当半规管感受器受到过强的刺激时，通过前庭神经核与网状结构的联系，可导致自主神经功能失调，引起心率加速、血压下降、呼吸加深加快、出汗、呕吐、皮肤苍白、眩晕等自主性功能反应。前庭功能过敏的人，则一般性的前庭刺激也会引起自主性反应。晕船、晕车均是前庭受刺激过强或前庭功能过敏的表现。

3. 眼震颤 旋转变速运动时刺激半规管壶腹嵴毛细胞，除可引起姿势反射外，还可出现眼外肌紧张度变化所引起的眼球不随意运动——眼震颤（nystagmus）。这也是前庭器官反射的一种形式并常用来判断前庭功能是否正常。眼震颤按其性质可分为水平性、垂直性和旋转性三种。

现以头脚方向为轴向左旋转所引起的水平性眼震颤来说明眼震颤的发生规律。在旋转开始时，内淋巴因惯性而滞后（即未伴随半规管同步运动），可以认为是向右流动，使左侧半规管壶腹帽向壶腹方向弯曲，此时毛细胞受刺激增强，右侧半规管壶腹帽向半规管方向弯曲，毛细胞受刺激减弱，这样的刺激可反射性地引起右眼外直肌紧张度增加，内直肌紧张度降低，左眼则相反（外直肌紧张度降低，内直肌紧张度增加）。这时出现眼球缓慢向右侧移动，这称为慢动相，当眼球向右移动达最大限度，不能再右移时，立刻返回到原位，这称为快动相，此后反复出现慢动相和快动相。直到旋转变为匀速转动时，内淋巴与半规管做同方向的同步运动，两侧壶腹帽没有受到内淋巴的冲击而弯曲，眼震颤停止，而居于眼裂正中。当旋转停止时半规管停止运动，内淋巴又因惯性作用不能立刻停止运动而继续向左流动，故两侧壶腹帽又发生与旋转开始时相反方向的弯曲，从而产生与旋转开始时相反的快动相和慢动相。临床上以快动相的方向描述眼震颤的方向。进行眼震颤试验时，通常在 20s 内旋转 10 次后突然停止，检查旋转后的眼震颤。正常人的眼震颤持续 15～40s。眼震颤时间过长或过短，都说明前庭功能异常（图 9-22）。

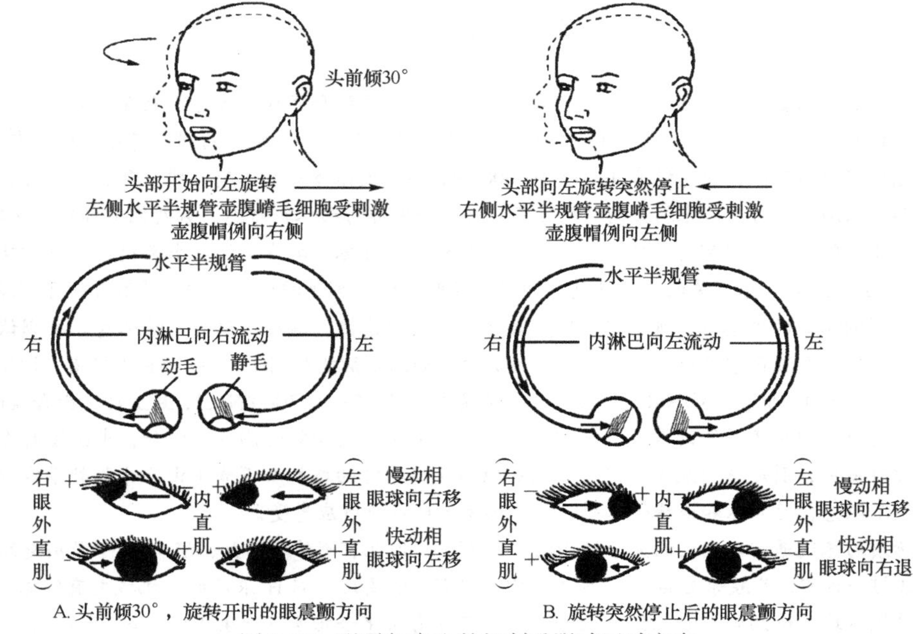

图 9-22 眼震颤产生的机制及眼球运动方向

+表示肌肉收缩；–表示肌肉舒张

第五节 嗅觉和味觉

一、嗅 觉

嗅觉感受器位于上鼻道及鼻中隔后上部的黏膜（嗅上皮）上，两侧总面积约 5cm^2（犬为 100cm^2）。嗅上皮含有三种细胞，即主细胞、支持细胞和基底细胞。主细胞又称嗅细胞，是嗅觉的感受细胞。嗅细胞呈纺锤形，细胞顶端有 5～6 根短的纤毛，细胞底端有长突，它们组成嗅丝，穿过筛板进入嗅球，与嗅球内的神经元发生突触联系。突出的嗅纤毛能与嗅上皮接触的及溶于嗅腺分泌液中的气味物质起作用，从而使嗅细胞兴奋，嗅神经发出神经冲动，进而传向更高级的嗅觉中枢（大脑皮质）引起嗅觉。

不同动物的嗅觉灵敏度相差很大，即使同一个体对不同气体物质的敏感程度也不同，例如，人可嗅出空气中含量小于 0.000 000 4mg/L 的甲硫醇，而乙醚含量则需要达到 5.83mg/L 人才可嗅出。有些动物的嗅觉十分灵敏，如犬对乙酸的敏感度比人高 1000 万倍。人能辨别约 2000～4000 种不同的气味，而有些人可辨别 10 000 种。但气味浓度的变化必须超过 30%才能被感知到。目前认为嗅的多种感觉是由几种孤立的基本气味形成的。基本的气味有 7 种，即樟脑味、麝香味、花香味、薄荷香味、乙醚味、辛辣味和腐臭味。近年来某些文献指出，有多到 50 种或 50 种以上的基本气味。大多数具有同样气味的物质，具有共同的分子结构，但是，也有例外的。嗅觉的灵敏度在饥饿时增大，女子比男子高，而且在排卵期对某些嗅质更敏感，吸烟者和老年人及鼻黏膜充血（如感冒）时降低。

嗅细胞纤毛表面膜上约有 1000 种具有对不同分子结构有特殊结合能力的受体，所有的嗅受体都与 G 蛋白耦联，有的通过 AC-cAMP 起作用，有的通过蛋白激酶 C 及磷脂酰肌醇水解产物起作用，它们大多数打开阳离子通道，引起 Ca^{2+}、Na^+内流产生去极化型的感受器电位，后者再引起轴突膜上产生不同频率的动作电位，传向中枢，产生嗅觉。嗅觉是快适应感受器。某些嗅质，如氨、氯、薄荷醇及辣椒素作用于三叉神经的伤害感受器，而不是嗅细胞，会产生令人不快和烧灼感。临床及生活中有用氨气刺激三叉神经使无意识者复苏。

二、味　觉

味觉感受器是味蕾，主要分布在舌背部表面和舌缘，在口腔和咽部黏膜也有散在的味蕾。味蕾的感受细胞是一种毛细胞，也称味觉细胞。味觉细胞的纤毛从味孔伸出，细胞体的周围有传入神经末梢包围。

人类能分辨出的不同味觉可能有4000～10 000种，但人的基本味觉只有4种：甜、酸、苦、咸，分布在舌各部的味细胞，对不同味刺激的敏感性不一样。舌尖部对甜味较敏感，舌两侧前部对咸味较敏感，舌两侧对酸味较敏感，舌根部对苦味较敏感，而硬腭对酸与苦味也敏感。近年来又提出第五种味觉——鲜味（umani），是与肉味有关的一种味觉，即吃中餐时尝到的那种滋味，它由谷氨酸盐离子刺激引起。有许多因素影响味觉的敏感性，如辣味能降低其他味觉的敏感性，温度改变可影响味觉。据测试，20～30℃味觉最敏感。血液化学成分也影响味觉的辨别力。如正常鼠能辨别1∶2000 NaCl溶液，切除肾上腺后，因钠丢失，血钠降低，则对NaCl的敏感性明显提高，可辨别1∶3000 NaCl，且主动选择含盐的饮料，所以味觉也有维持内环境平衡的意义。味觉还受其他感觉特别是嗅觉的影响，例如，患感冒时因鼻道肿胀，嗅觉暂时丧失，引起味觉显著下降。味觉的敏感度随年龄的增长而下降（由于味蕾数量减少）。女性对酸味较不敏感，对甜味和咸味较敏感。味觉感受器也是快适应感受器。

不同物质的味道通常与它们的分子结构的形式有关，但也有例外。例如，酸中的H^+是引起酸味的关键因素，任何一种酸，其酸味与其H^+浓度成比例。但有机酸要比相同H^+浓度的无机酸更有酸味，因为前者比后者更迅速地穿透细胞。咸味是由Na^+产生的，某些有机化合物也可产生咸味，如二肽赖氨酰牛磺酸、鸟氨酰牛磺酸。大多数甜味的物质是有机物，如蔗糖、麦芽糖、乳糖和葡萄糖，但有许多例外，如糖精。而苦味物质则似乎没有明显分子结构共性。奎宁是最常用于试验苦味的物质，其他有机物特别是吗啡、烟碱、咖啡因及尿素是苦味的，镁、铵及银盐也是苦味的。

5种基本味觉物质产生感受器电位的机制不同。5种基本味觉的信号转导最终都是升高味觉细胞内的Ca^{2+}水平，引起味觉细胞囊泡释放递质。递质作用于与味觉细胞构成突触关系的初级感觉神经末梢，使之产生动作电位，经第Ⅶ、Ⅸ和Ⅹ对脑神经传入延髓，换元后通过丘脑进入味觉皮质。

生理与临床：前庭功能障碍

眩晕是内耳或前庭系统障碍的一个主要症状，特别是一侧迷路有炎症时更是如此。

良性阵发性体位性眩晕（benigin paroxysmal positioual vertigo，BPPV）是一种严重的眩晕，其发病率随年龄的增加而增加。突然发作，持续数分钟至数日，眩晕通常因头部处于某种位置（如在给天花板刷涂料）时发生。BPPV被认为是某半规管腔存在“碎屑”所致。这些碎屑通常是从球囊和椭圆囊脱落的位砂（耳石）或位砂膜，由于球囊和椭圆囊与半规管相通，这些块状物在半规管起重力驱动的活塞作用，它们的运动引起内淋巴流动，产生旋转运动的感觉，由于后半规管位置最低，所以最常受影响。除旋转感觉外，这些传入冲动通过前庭系统，引起一种与传入冲动相对应形式的眼震颤。眩晕症状可通过耳石复位动作而消除，即慢慢运动头部使耳石从半规管返回前庭覆盖于椭圆囊而消除。

梅尼埃病（Ménière disease）是一种引起眩晕或严重头晕、耳鸣、反复听力丧失及病变耳压力感或疼痛的一种内耳异常，持续若干小时。症状可能突然发生，每天发生几次或不常发生。听力丧失开始是一过性，但可能成为持久性的。发病机制上可能与免疫反应有关。炎症反应可能增加膜迷路内的液体量，造成其受损，并使内外淋巴混在一起。此病难以治愈，但通过饮食改变（低盐或无盐饮食，禁用咖啡或乙醇）、药物（如前庭抑制剂，抗组胺药）及减少体液潴留（利尿剂）可控制眩晕症状。

恶心、血压变化、出汗、苍白及呕吐是大家所熟知晕动病（motion sickness）的症状，是由于过度的前庭刺激或由于冲突的信息输入到前庭和其他感觉系统而发生。其症状可能是前庭器官通过与脑干和小脑绒球小结叶的联系的反射引起。晕动病通常用抗组胺药和M胆碱能受体阻断药（如东莨菪碱）可以预防。太空晕动病（航天运动病，space motion sickness）是太空人（航天员）产生的恶心、呕吐及眩晕感

觉，当他们初抵微重力环境时发生，且常于数天太空飞行后逐渐消失。返回地球时随着重力增加可复发。这是由于某部分前庭装置的输入冲动改变与其他重力感受器的空间定位传入冲动没有相应改变，两者间不匹配引起的。

临床病例分析：耳痛和听力下降

病例简介：刘某，男，45 岁，向医生诉说严重耳痛和听力下降。他患了感冒，而且昨天乘坐了国际航班。医生给他开了鼻黏膜血管收缩剂（减充血剂），并嘱咐他感冒好了之后如果听力没有改善就做听力测试。刘某还说，他不再能看清楚小的印刷字，没有近视，远距离视力及开车能力没有受到影响。他询问医生是否可以做手术矫正。

问题：请阐述刘某耳痛、听力下降及近视力受损的原因是什么？

病例分析：刘某乘国际航班，应该长时间是在高空飞行，虽然飞机的机舱是密闭的，其内的气压仍低于海平面大气压。考虑到他患了感冒，他的咽鼓管肿胀受阻，不能平衡鼓膜两侧的气压，导致耳痛和听力下降。如果此解释是正确的话，他的症状应随着时间的推移和用了减充血剂后消失。刘某的视力问题提示他有老花眼，正常人大约在他这个年龄开始出现老花眼。激光辅助原位角膜磨镶术（laser-assisted in situ keratomileusis，LASIK）不能矫正刘某的晶状体调节能力降低。

复习思考题

1. 试述正常眼看近物时眼的调节过程。
2. 简述视杆系统和视锥系统。
3. 为什么缺乏维生素 A 会发生夜盲症？
4. 眼的折光异常有哪几种？如何矫正？
5. 试述听觉产生过程。
6. 前庭器官的适宜刺激是什么？前庭器官有何生理功能？
7. 为什么从事暗环境工作的人常戴红色眼镜？
8. 用阿托品液滴眼后为什么会引起视物不清？

（许秀娟）

第十章 神经系统的功能

高等动物和人类的神经系统是自然界最复杂并在体内占主导地位的调节系统，不仅表现在神经系统的组织结构上，更重要的是表现在其特殊的功能活动中。神经系统可以从各种感觉器官接收大量的信息，形成感觉；又可以将整合后的信息传至机体各个系统、器官，使机体各部分的功能活动互相协调成为一个有序的整体，以适应各种内、外环境的变化；而人类的神经系统还具有思维、语言、学习和记忆等高级功能，使人类能够主动地认识环境、适应环境和改造环境。

第一节 神经元和神经胶质细胞

一、神 经 元

（一）神经元的一般结构与功能

神经系统内主要含有神经细胞和神经胶质细胞两类细胞。神经细胞（nerve cell）又称神经元（neuron），为一种高度分化的细胞，其为构成神经系统结构和功能的基本单位。人类中枢神经系统内约含有 1 千多亿个神经元，其大小和形态差异很大，但基本结构相同，分为胞体和突起两部分（图 10-1）。突起由胞体发出，分为树突和轴突两种。树突多而短，反复分支，逐渐变细；轴突一般只有一条，长短不一，短则数十微米，长则 1m 多，分支较少。胞体发出轴突的部位为一锥形隆起，称为轴丘。轴突的起始部分称为始段，没有髓鞘包裹，膜的电压门控 Na^+ 通道密度较大，阈电位较胞体膜低，即兴奋性较高，动作电位常常在此产生。轴突末端分支末梢的膨大部分称为突触小体（synaptic knob），与另一个神经元或效应器接触而形成突触（synapse）。

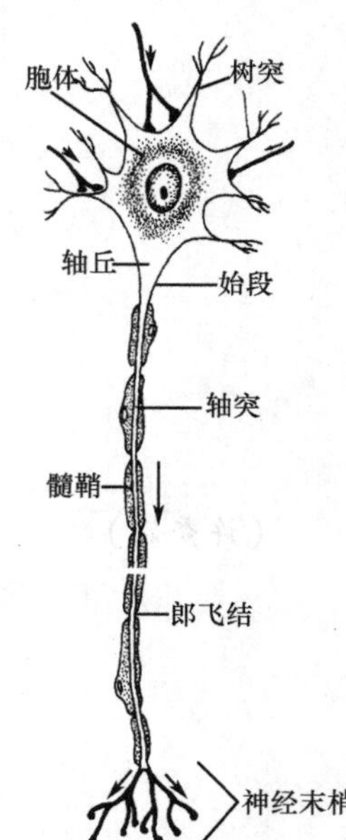

图 10-1 神经元模式图

神经元是一类有极性的细胞，具有接受、整合、传递、储存和输出信息的功能，其中胞体和树突通常是接受和整合信息的部位，轴突始段为产生动作电位的部位，轴突是传导动作电位的部位，而突触末梢则是信息从一个神经元传递给另一个神经元或效应细胞的部位。

（二）神经纤维的功能和分类

轴突和感觉神经元的长树突外面包有髓鞘或神经膜称为神经纤维（nerve fiber）。根据髓鞘的有无，神经纤维可将其分为有髓神经纤维和无髓神经纤维。神经纤维末端称为神经末梢。神经纤维具有兴奋传导和轴浆运输的双重功能。

1. 神经纤维的兴奋传导 神经纤维的主要功能是传导兴奋。在神经纤维上传导着的兴奋或动作电位称为神经冲动（nerve impulse），简称冲动。

（1）神经纤维传导兴奋的特征：①生理完整性。兴奋（动作电位）沿神经纤维的正常传导，必须要求神经纤维结构与功能的完整性。如果神经纤维受损或被切断，其生理结构的完整性被破坏，兴奋传导就会被阻断；如果神经纤维被麻醉或冷冻，破坏了其生理功能的完整性，就会发生传导阻滞。②绝缘性。一根神经中包含许多神经纤维，但神经纤维传导兴奋时基本上互不干扰，其主要原因是细胞外液对电流的短路作用，即当微弱的局部电流流入大容量的细胞外液

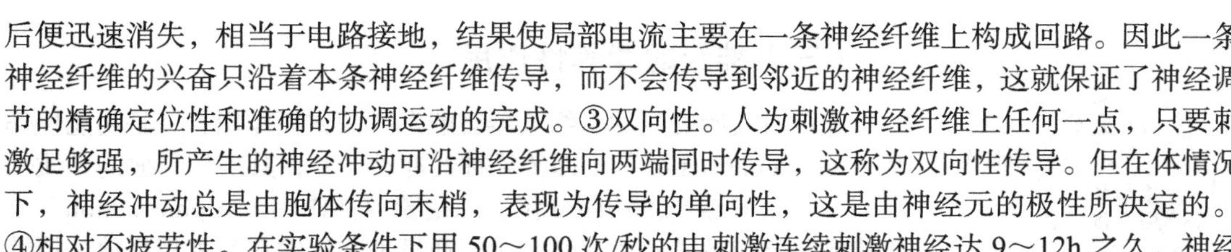

后便迅速消失，相当于电路接地，结果使局部电流主要在一条神经纤维上构成回路。因此一条神经纤维的兴奋只沿着本条神经纤维传导，而不会传导到邻近的神经纤维，这就保证了神经调节的精确定位性和准确的协调运动的完成。③双向性。人为刺激神经纤维上任何一点，只要刺激足够强，所产生的神经冲动可沿神经纤维向两端同时传导，这称为双向性传导。但在体情况下，神经冲动总是由胞体传向末梢，表现为传导的单向性，这是由神经元的极性所决定的。④相对不疲劳性。在实验条件下用 50～100 次/秒的电刺激连续刺激神经达 9～12h 之久，神经纤维始终保持其传导兴奋的能力而不发生衰减，表现为相对不易发生疲劳。

（2）影响神经纤维传导速度的因素：神经纤维的传导速度与纤维的直径、髓鞘的有无、髓鞘的厚度及环境温度等有密切关系。一般地说，神经纤维的直径越粗，其传导速度越快；有髓神经纤维比无髓神经纤维传导速度快；有髓神经纤维的髓鞘在一定范围内增厚，传导速度将随之增快；随着温度降低，其传导速度减慢，当局部温度降低到 10℃以下时，神经纤维的兴奋传导就会发生阻滞。

一些脱髓鞘疾病，如多发性硬化症，由于跳跃传导丧失，使传导速度明显降低而出现一系列症状，如肌肉软弱、不协调、视力障碍；在临床上，测定神经纤维传导速度有助于诊断神经纤维的疾患和估计神经损伤的预后。

根据神经纤维传导速度和后电位的差异，可将哺乳动物的周围神经纤维分为 A、B、C 三类（表 10-1）。A 类包括有髓鞘的躯体传入和躯体传出纤维，根据其平均传导速度又进一步分为 A_α、A_β、A_γ、A_δ 四类；B 类为有髓鞘的自主神经节前纤维；C 类包括无髓鞘的躯体传入纤维和自主神经节后纤维。根据神经纤维直径和来源将其分为Ⅰ、Ⅱ、Ⅲ、Ⅳ四类，其中Ⅰ类纤维再分为Ⅰa 和Ⅰb 两个亚类。Ⅰ、Ⅱ、Ⅲ、Ⅳ类纤维分别相当于 A_α、A_β、A_δ、C 类后根纤维（表 10-1）。目前对传出纤维采用第一种分类法，对传入纤维则采用第二种分类法。

表 10-1　哺乳动物周围神经纤维的分类

	电生理学分类	功能	纤维直径（μm）	传导速度（m/s）	直径、来源分类
A（有髓）	A_α	本体感觉（肌梭、腱器官传入纤维），躯体运动（支配梭外肌的传出纤维）	13～22	70～120	$Ⅰ_a$（肌梭） $Ⅰ_b$（腱器官）
	A_β	触-压觉的传入纤维	8～13	30～70	Ⅱ
	A_γ	躯体运动（支配梭内肌的传出纤维）	4～8	15～30	
	A_δ	痛觉、温度觉、触-压觉传入纤维	1～4	12～30	Ⅲ
B（有髓）		自主神经节前纤维	1～3	3～15	
C（无髓）	交感	交感节后纤维	0.3～1.3	0.7～2.3	
	后根	痛觉、温度觉、触-压觉传入纤维	0.4～1.2	0.6～2.0	Ⅳ

2. 神经纤维的轴浆运输　神经元轴突内的胞质，称为轴浆。借助于轴突内轴浆流动而进行的物质运输，称为轴浆运输（axoplasmic transport）。轴浆运输不但自胞体流向轴突末梢，而且可从末梢流向胞体。前者称顺向轴浆运输，后者称逆向轴浆运输（图 10-2）。

顺向轴浆运输又分为快速轴浆运输及慢速轴浆运输。前者主要运输由膜包裹的细胞器（如线粒体、递质囊泡、分泌颗粒等），它们沿着微管移动，并需要 Ca^{2+} 及 ATP 供能，其运输速度为 400mm/d。后者主要运输胞质中的可溶性成分（如细胞骨架蛋白），随着微管和微丝的不断向前延伸而向前运输，其速度约为 1mm/d。逆向轴浆运输的速度约为 205mm/d，主要运输释放了递质的囊泡返回胞体，运输神经末梢通过胞饮作用摄取的某些物质，如神经营养因子（neurotrophin）、某些病毒（如带状疱疹病毒、脊髓灰质炎病毒、狂犬病毒）及毒素（如破伤风毒素）。神经生长因子（nerve growth factor，NGF）是第一个被确定的神经营养因子，通过逆向轴浆运输到胞体，可促进蛋白质合成及神经元的发育、生长及存活。

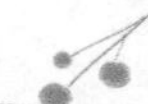

（三）神经的营养性作用

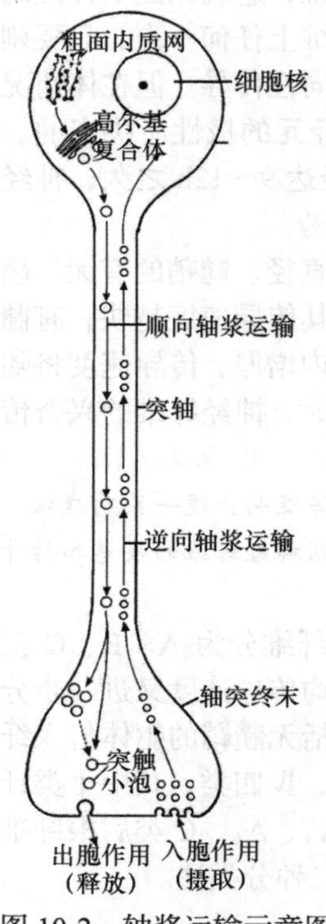

图 10-2　轴浆运输示意图

神经对其所支配的组织或器官能发挥两方面作用：一是功能性作用（functional action），即传导神经冲动，并在其末梢释放的递质作用下，使效应器产生功能变化；二是营养性作用（trophic action），即神经元合成的某些营养性因子，通过轴浆运输在其末梢释放，持续地调整被支配组织的内在代谢活动，影响其持久性的形态结构、生理和生化的变化。神经的营养性作用与神经冲动的传导无关，因为用局部麻醉药阻断神经冲动的传导，并不能使其所支配的肌肉发生代谢改变。

神经的营养性作用在神经切断后能明显表现出来，即它所支配的肌肉内糖原合成减慢、蛋白质分解加速，导致肌肉逐渐萎缩。如脊髓灰质炎患者受损的脊髓前角运动神经元因丧失功能，其所支配的肌肉便发生萎缩。

二、神经胶质细胞

神经胶质细胞是组成神经组织的重要成分，广泛分布于中枢和周围神经系统中。在人类中枢神经系统中，胶质细胞主要有星形胶质细胞、少突胶质细胞和小胶质细胞三类（图 10-3），其数量为神经元的 10～50 倍，但平均体积较小，其总体积与神经细胞相当。在于周围神经系统的胶质细胞主要有形成髓鞘的施万细胞。神经胶质细胞对 K^+ 具有高度的通透性，因此具有比神经元更负的静息电位；因缺乏足够的电位门控 Na^+ 或 Ca^{2+} 通道，因此神经胶质细胞不能产生动作电位。神经胶质细胞具多种功能（表 10-2）。

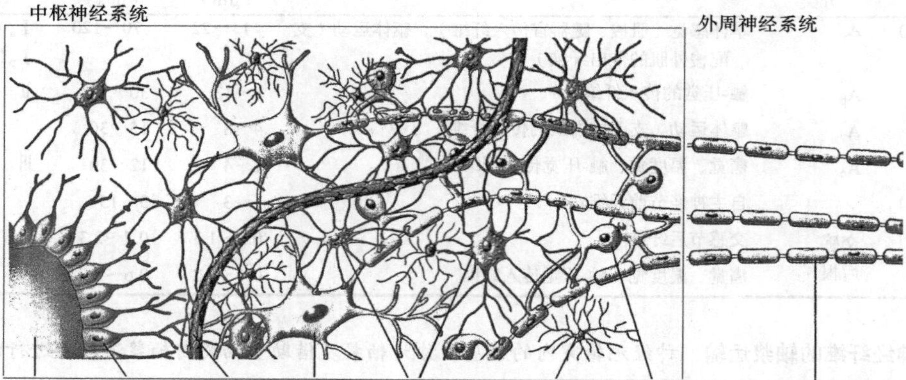

图 10-3　中枢神经系统内的几种神经胶质

表 10-2　神经胶质细胞的功能

类型	功能
星形胶质细胞	机械支持神经元在合适的空间相互关系
	在胎儿脑发育期间起支架作用
	诱导形成血-脑屏障；滋养神经元，产生生长因子刺激神经元生长
	形成神经瘢痕组织，取代受损伤的神经组织
	摄取和降解释放的神经递质为原料物质，供神经元合成更多的神经递质
	摄取过多的 K^+，有助于维持适当的脑细胞外液离子浓度
	通过与神经元的化学信息传递，增加突触形成和增强突触传递

续表

类型	功能
少突胶质细胞	在中枢神经系统形成髓鞘
小胶质细胞	吞噬和破坏微生物、外来物质及死亡的神经组织
室管膜细胞	构成脑脊髓腔的内衬 持续形成脑脊液 作为神经干细胞，具有形成新的神经细胞和胶质细胞的潜力
施万细胞	在外周神经系统，神经纤维周围形成神经膜及髓鞘，可帮助受损的神经纤维再生

第二节 神经元之间的信息传递

神经元之间的信息传递是细胞间信息传递（见第二章第二节）的具体实例，因此其基本机制与细胞间信息传递的基本机制相似，包括化学性传递和电传递。化学性传递是通过化学性突触实现的，在这里仅介绍神经元之间的化学性突触传递。

一、突 触 传 递

神经元与神经元之间、神经元与效应细胞之间相互接触，并借以传递信息的部位，称为突触（synapse）。神经元通过突触对其他神经元产生功能性和营养性作用。

（一）化学性突触的种类和结构

根据构成突触部位的不同，化学性突触主要可分为三种：①轴突-胞体式突触；②轴突-树突式突触；③轴突-轴突式突触（图 10-4）。突触有特殊的微细结构，一个神经元的轴突末梢有许多分支，每个分支末梢的膨大部分称为突触小体，贴附在下一个神经元的胞体或突起的表面，即形成突触。化学性突触一般由突触前膜、突触间隙和突触后膜三部分组成（图 10-5）。在电镜下观察到，突触的接触处由两层膜隔开，突触小体的膜称为突触前膜，与其相对的胞体或树突或轴突的膜称为突触后膜，突触前膜和后膜较一般神经元细胞膜厚（约 7.5nm），两膜之间为突触间隙（20～40nm）。在突触小体内有线粒体和大量的突触囊泡（synaptic vesicle），突触囊泡内含有高浓度的神经递质，突触后膜有特异性的受体（图 10-5）。

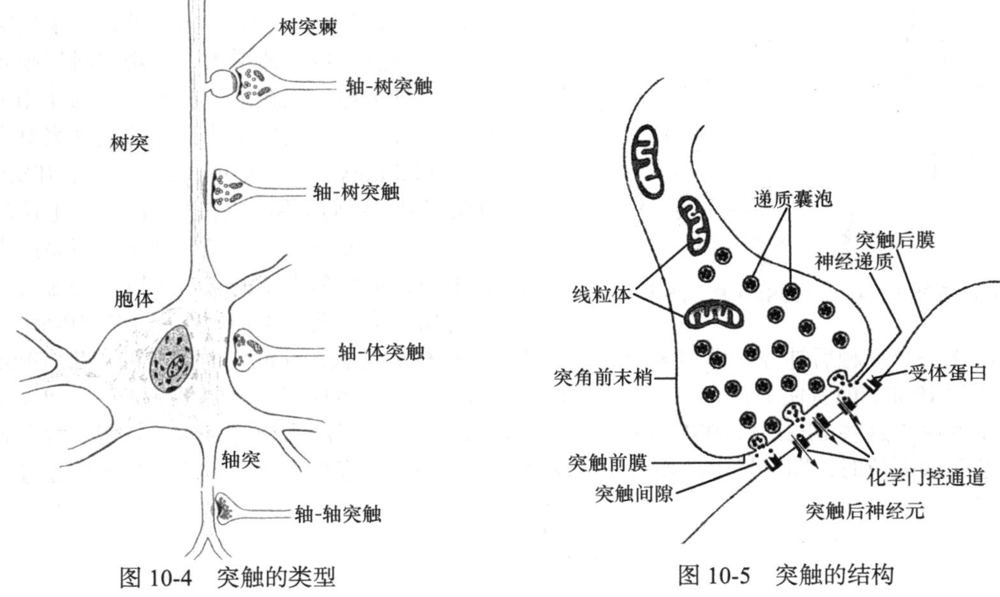

图 10-4 突触的类型

图 10-5 突触的结构

(二)突触传递的过程

神经冲动从一个神经元传递到另一个神经元的传递机制类似骨骼肌神经-肌接头处的兴奋传递(图 2-23)。经典突触的传递过程为:当突触前神经元有冲动传到末梢时,突触前膜发生去极化,当去极化达到一定水平时,前膜上电压门控钙通道开放,细胞外 Ca^{2+}进入突触前末梢轴浆内,导致轴浆内 Ca^{2+}浓度的瞬时升高,由此触发突触囊泡的出胞,即引起末梢递质释放。然后,轴浆内的 Ca^{2+}主要通过 Na^{+}-Ca^{2+}交换迅速外流,使轴浆内 Ca^{2+}浓度迅速恢复。递质的释放量与进入轴浆内的 Ca^{2+}量呈正相关。在此过程中,神经递质作为一种配体,它首先与突触后膜上的受体蛋白(图 10-5)结合。这些受体有的本身就是离子通道(属化学门控的通道)的一部分。受体的激活可使通道打开而产生离子电流,使得突触后膜静息电位的水平发生改变(增大或减小),即在突触后膜上产生局部电位,称为突触后电位,进而影响突触后神经元的活动。突触后电位有两种:

1. 兴奋性突触后电位 如果突触前末梢释放的递质为兴奋性递质时,它与突触后膜上的特异性受体结合,主要增加突触后膜对 Na^{+}的通透性(Na^{+}通道开放),Na^{+}由膜外迁入膜内,使突触后膜的膜电位负值减小,更接近阈电位,产生局部去极化,并以电紧张形式沿着神经元细胞膜扩布,从而提高突触后神经元细胞膜的兴奋性。这种突触后膜在某种神经递质的作用下产生的局部去极化电位变化称为兴奋性突触后电位(excitatory postsynaptic potential,EPSP)。

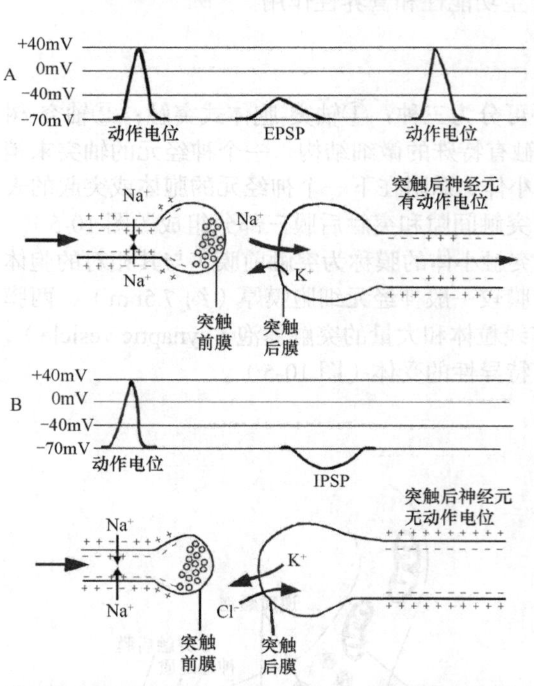

图 10-6 EPSP(A)和 IPSP(B)产生原理示意图

EPSP 是一种局部电位,其大小取决于突触前膜释放递质的量,后者又取决于从突触前末梢同一时间或快速连续传来的神经冲动的数目。如果同一时间或快速连续传来的冲动多,释放的递质就多,产生的 EPSP 就较大,当达到阈电位(膜电位由−70mV 去极化到−52mV)时,则可在轴突始段产生动作电位,并沿着轴突传播出去(图 10-6A)。

2. 抑制性突触后电位 抑制性神经元兴奋时,其末梢释放抑制性递质,与突触后膜上的特异性受体结合后打开 Cl^{-}通道和 K^{+}通道,引起 Cl^{-}流入膜内,K^{+}流向膜外,结果使突触后膜的静息电位负值增大,出现突触后膜超极化。这种突触后膜在某种神经递质的作用下产生的局部超极化电位变化称为抑制性突触后电位(inhibitory postsynaptic poten- tial,IPSP)。IPSP 降低突触后膜的兴奋性(因与阈电位的差距加大),使突触后神经元细胞膜不易产生动作电位,突触前末梢的兴奋难以从突触后神经元传播出去,而产生抑制作用(图 10-6B)。

由于一个突触后神经元常与多个突触前神经末梢构成突触,在同一时间有的产生 EPSP,有的产生 IPSP,前者使突触后神经元细胞膜兴奋性提高,后者使兴奋性降低。突触后神经元是否兴奋取决于这些 EPSP 和 IPSP 的代数和,当总和的 EPSP 超过总和的 IPSP,并使突触后膜去极化达到阈电位时,即可发生动作电位;反之突触后神经元表现为抑制。整个突触传递过程见图 10-7。

二、神经递质

神经递质（neurotransmitter）是指由突触前神经元合成并在神经末梢处释放，且特异性作用于突触后神经元或效应器细胞的受体，并使突触后神经元或效应器细胞产生一定效应的信息传递物质。

已发现的神经递质种类很多，按产生部位不同，一般可分为中枢神经递质和外周神经递质。

神经元还可合成和释放一些除了神经递质以外的化学物质，虽然这些物质无法在神经元之间进行信息传递，但可以增强或减弱递质的传递效率，这类物质称为神经调质（neuromodulator），其所发挥的作用称为调制作用。

（一）外周神经递质

1. 乙酰胆碱　以释放乙酰胆碱（ACh）作为递质的神经纤维称为胆碱能纤维（cholinergic fiber）。在外周神经，支配骨骼肌的运动神经纤维、所有自主神经节前纤维、大多数副交感神经节后纤维（除少数释放肽类或嘌呤类递质的纤维外）、少数交感神经节后纤维（如支配多数小汗腺的纤维和支配骨骼肌血管的交感舒血管纤维）都属于胆碱能纤维（图 10-7）。

2. 去甲肾上腺素　以释放去甲肾上腺素（norepinephrine，NE）作为递质的神经纤维称为肾上腺素能纤维（adrenergic fiber）。在外周，绝大多数交感神经的节后纤维（除支配汗腺和骨骼肌血管的交感胆碱能纤维外）为肾上腺素能纤维（图 10-8）。

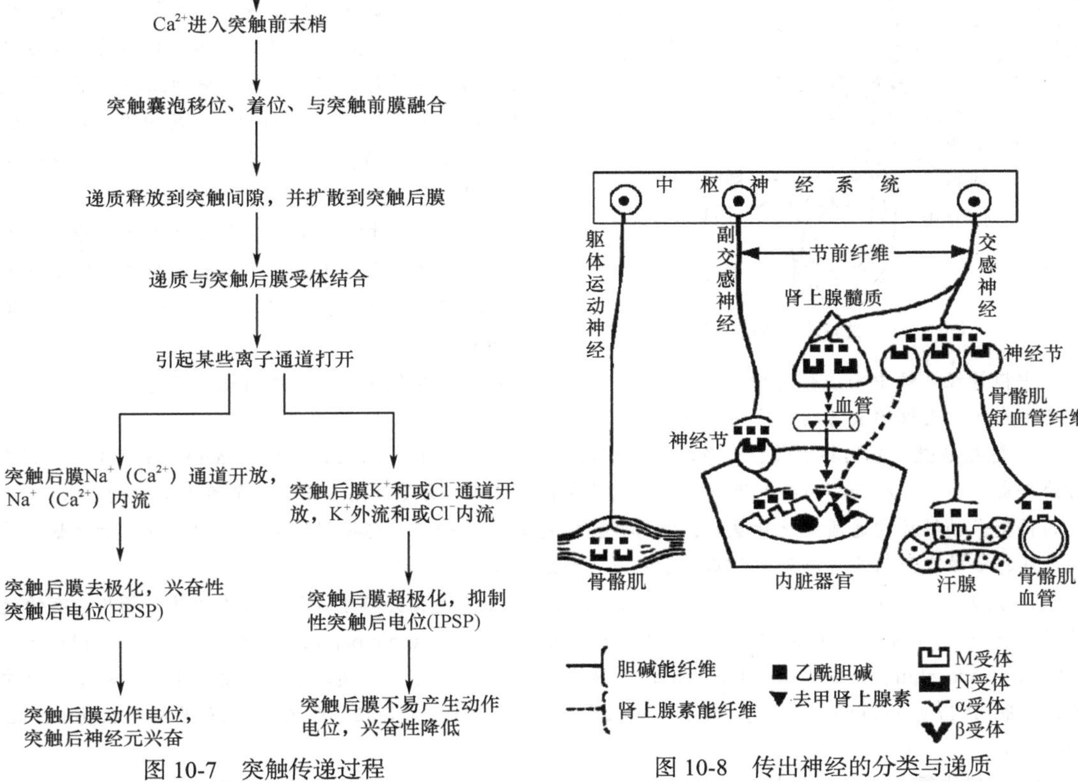

图 10-7　突触传递过程

图 10-8　传出神经的分类与递质

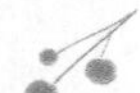

3. 其他递质 除胆碱能和肾上腺素能纤维外，外周神经中还存在第三类纤维，称为非胆碱能非肾上腺素能纤维。过去一直认为其释放的递质可能是肽类（如血管活性肠肽等），现认为是一氧化氮（NO）。这类纤维主要存在于胃肠道的壁内神经丛中，其作用主要是引起胃肠平滑肌舒张。

（二）中枢神经递质

1. 乙酰胆碱 胆碱能神经元在中枢神经系统分布广泛，包括脊髓前角运动神经元、丘脑后腹核的特异性投射系统的神经元、大脑皮质运动区的大锥体细胞、脑干网状结构上行激活系统及丘脑非特异性投射系统的各个环节、尾核及边缘系统中杏仁核、海马等结构内的某些神经元。中枢乙酰胆碱对感觉、运动功能有重要影响，并且能提高学习和记忆能力。

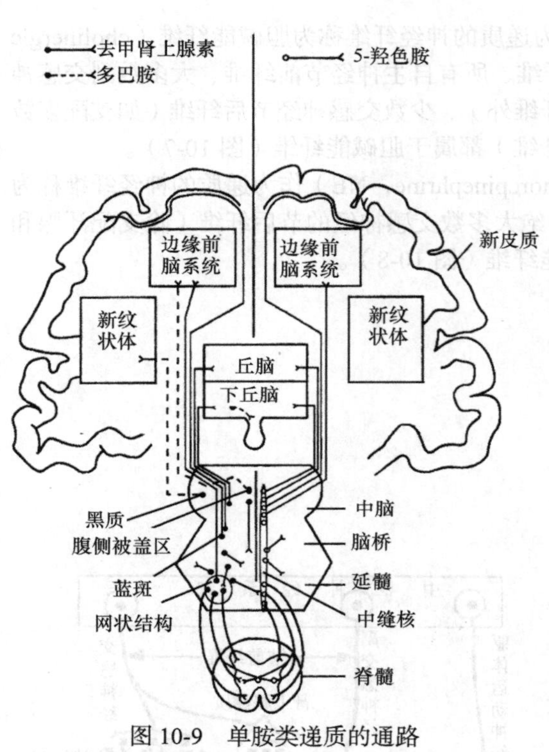

图 10-9 单胺类递质的通路

2. 单胺类 包括多巴胺、去甲肾上腺素、5-羟色胺（5-HT）和组胺。多巴胺（dopamine，DA）能神经元主要存在于脑内的三个部位，并分别发出纤维形成投射通路。它们是中脑黑质的DA能神经元，形成黑质-纹状体投射，对纹状体神经元起抑制作用；中脑脚间核头端背侧部的DA能神经元，形成中脑-边缘系统通路；下丘脑弓状核的DA能神经元，形成结节-漏斗通路（图10-9）。因此，DA与躯体运动、精神情绪活动及内分泌功能的调节有关。如震颤麻痹与黑质DA分泌过少有关，精神分裂症与脑内DA能神经元活动过强有关。

去甲肾上腺素递质系统分布较集中，主要位于低位脑干，尤其是中脑网状结构、脑桥蓝斑及延髓网状结构的腹外侧部，其纤维分为上行、下行和支配低位脑干三部分（图10-9）。其功能是对维持觉醒、血压、体温、情绪及某些神经内分泌功能起重要作用。

5-羟色胺神经元主要位于低位脑干中缝核，其纤维投射也可分为上行、下行和支配低位脑干三部分。其功能与睡眠、体温调节、情绪反应及痛觉等活动有关。

中枢神经系统中的组胺能神经元主要集中在下丘脑后部，其轴突投射到所有脑区及脊髓。此外，组胺还存在于肥大细胞及胃肠嗜铬细胞中。

3. 氨基酸类 包括谷氨酸、天冬氨酸、甘氨酸和γ-氨基丁酸（γ-aminobutyric acid，GABA）。前两种为兴奋性递质，后两种为抑制性递质。甘氨酸在脊髓腹侧部含量最高，脊髓前角的闰绍（Renshaw）细胞的轴突末梢释放的递质就是甘氨酸，它对脊髓前角α运动神经元起抑制作用。GABA存在于大脑皮质的浅层、小脑皮质的浦肯野细胞及基底神经节、脊髓某些中间神经元。

4. 肽类 脑内的肽类递质又称神经肽（neuropeptide），是指分布于神经系统内的肽类物质，有的起神经递质作用，有的起神经调质作用。主要的神经肽有阿片肽[opioid peptide，包括脑啡肽（enkephalin）、内啡肽（endorphin）和强啡肽（dynorphin）]和胃肠肽[如CCK、促胰液素、促胃液素、胃动素、血管活性肠肽、P物质（substance P）]等，由于这些肽既存在于胃肠道，又存在于脑内，故又称为脑肠肽（brain-gut peptide）。

5. 一氧化氮（NO） 是由*L*-精氨酸在NO合酶作用下合成的，细胞质中Ca^{2+}升高可增强NO合酶的活性。研究发现，NO具有神经递质的许多特性，但它又与一般递质有所不同。它不是预先合成并储存在突触囊泡中，也不是通过出胞作用释放的，而是当需要时即刻合成，然后扩散出突触前末梢，作用于邻近的突触后细胞；它不是作用于细胞膜上的受体蛋白，也不明显改变膜电位，而是扩散进入细胞后激活细胞内的鸟苷酸环化酶，形成第二信使环磷酸鸟苷（cGMP）发挥作用，改变细胞内的代谢功能，调节神经元的兴奋性。NO 不但在神经细胞之间起神经递质的作用，而且在神经元与非神经细胞（如血管平滑肌、胃肠平滑肌细胞）之间起细胞间信号传递分子的作用。

（三）递质的合成和失活

乙酰胆碱是由胆碱和乙酰辅酶 A 在胆碱乙酰化酶的催化下合成的。合成后储存在突触囊泡内（图 10-10）。

$$\text{胆碱}+\text{乙酰辅酶A}\xrightarrow{\text{胆碱乙酰化酶}}\text{乙酰胆碱}+\text{辅酶A}$$

去甲肾上腺素的合成分三步进行：首先在细胞质内以酪氨酸为原料，经酪氨酸羟化酶催化，转变成多巴；再经多巴脱羧酶作用，将多巴转变成多巴胺；然后多巴胺被摄取到囊泡内，在多巴胺β-羟化酶的催化下，形成去甲肾上腺素（图 10-11）。

$$\text{酪氨酸}\xrightarrow{\text{酪氨酸羟化酶}}\text{多巴}\xrightarrow{\text{多巴脱羧酶}}\text{多巴胺}\xrightarrow{\text{多巴胺β-羟化酶}}\text{去甲肾上腺素}$$

多巴胺的合成与去甲肾上腺素的合成的前两步完全一致，只是专门储存多巴胺的小泡内不含多巴胺羟化酶，因此不能进一步转化为去甲肾上腺素。

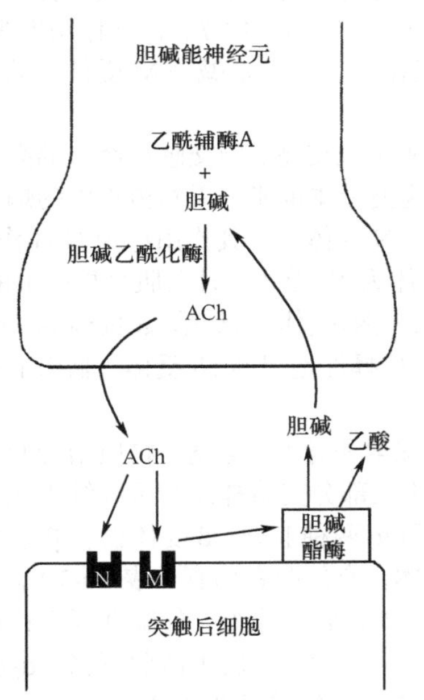

图 10-10　胆碱类递质的合成、释放和失活示意图
ACh：乙酰胆碱

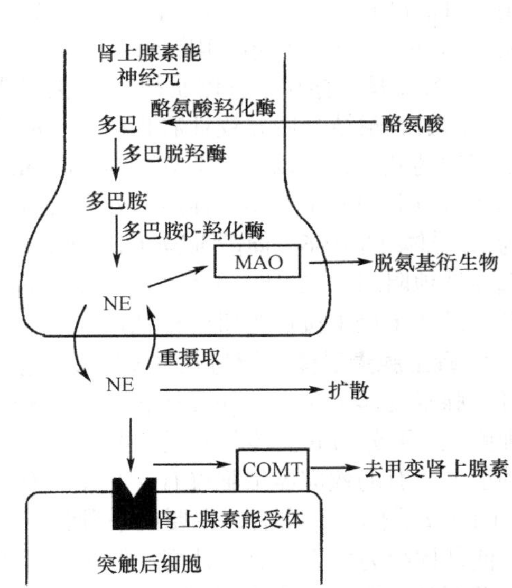

图 10-11　肾上腺素类递质的合成、释放和失活示意图
MAO：单胺氧化酶；COMT：儿茶酚胺氧位甲基移位酶；NE：去甲肾上腺素

乙酰胆碱在突触后膜发挥生理作用后，主要是被突触后膜或效应器细胞膜上的乙酰胆碱酯酶（简称胆碱酯酶）水解而失活。水解产生的胆碱和乙酸即进入血液，部分胆碱还可被神经末梢重摄取利用。胆碱酯酶可被有机磷农药选择性地加以抑制，所以，有机磷农药中毒的患者将出现乙酰胆碱大量堆积于突触间隙，出现一系列副交感神经兴奋过度的表现，如心率减慢、瞳孔缩小、大汗淋漓、胃肠痉挛等。去甲肾上腺素释放入突触间隙并发挥生理作用后，大部分被突触前膜重摄取，回收到突触前膜处的轴浆内重新加以利用；一部分被血液循环带走，再在肝中被破坏失活；另一部分在效应器细胞在儿茶酚胺氧位甲基移位酶（COMT）和单胺氧化酶（MAO）的作用下被破坏失活。多巴胺、5-羟色胺的失活与去甲肾

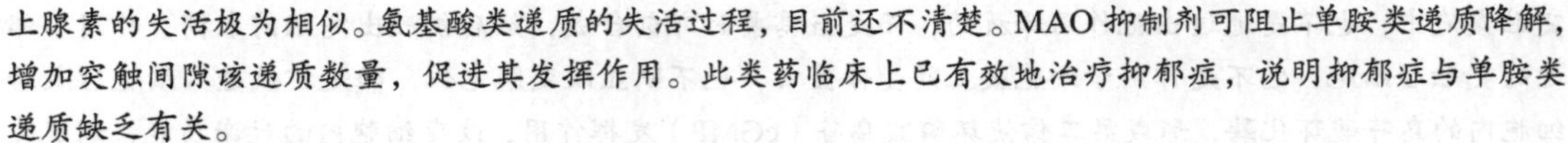

上腺素的失活极为相似。氨基酸类递质的失活过程，目前还不清楚。MAO 抑制剂可阻止单胺类递质降解，增加突触间隙该递质数量，促进其发挥作用。此类药临床上已有效地治疗抑郁症，说明抑郁症与单胺类递质缺乏有关。

三、神经递质作用的受体

神经递质必须通过与突触后膜上的受体（receptor）结合才能发挥作用。凡能与受体结合而产生生理效应的化合物称为配体（ligand），如神经递质、激素等。某些药物既能与受体相结合，又能激发受体的功能，称之为受体的激动剂（agonist）。与受体结合仅占据受体或改变受体的空间构象而不能发挥受体的正常作用，但阻碍递质与受体结合的物质（药物）称为受体的阻断剂（blocker）或拮抗剂（antagonist）。

（一）外周神经递质的受体

1. 胆碱能受体 能与 ACh 特异性结合的受体称为胆碱受体（cholinergic receptor）。胆碱能受体有两种，其作用各不相同。

（1）M 受体：存在于副交感神经节后纤维支配的效应器细胞及交感节后纤维支配的汗腺和交感舒血管纤维支配的骨骼肌血管上，与乙酰胆碱结合后能产生心脏活动的抑制、内脏平滑肌的收缩、消化腺和汗腺分泌的增加等效应。这类受体也能与天然植物中的毒蕈碱结合产生同样的效应，因此称为毒蕈碱受体（muscarinic receptor，M 受体）（图 10-7），其作用即为 M 样作用。目前已有 5 种 M 受体亚型（M_1～M_5）被克隆。乙酰胆碱、毒蕈碱是 M 受体激动剂，阿托品（atropine）是 M 受体阻断剂。

（2）N 受体：存在于骨骼肌神经-肌肉接头处的终板膜上及交感、副交感神经节的突触后膜上，与乙酰胆碱结合后导致骨骼肌和节后神经元兴奋。这类受体也能与天然植物中的烟碱结合产生同样的效应，所以称为烟碱受体（nicotinic receptor，N 受体），其作用称为 N 样作用。N 受体还可以分为两个亚型，神经节处突触后膜上的 N 受体为 N_1 受体，骨骼肌终板膜上的 N 受体为 N_2 受体（图 10-6）。筒箭毒碱（tubocurarine）可以阻断 N_1、N_2 受体，六烃季铵（hexamethonium）可选择性地阻断 N_1 受体，十烃季铵（decamethonium）可选择性地阻断 N_2 受体。临床上常选择筒箭毒碱和十烃季铵作为肌肉松弛剂。

2. 肾上腺素受体 能与儿茶酚胺类（包括去甲肾上腺素和肾上腺素等）物质结合的受体称为肾上腺素受体（adrenergic receptor）。这种受体分布于大部分交感神经节后纤维支配的效应器细胞上，可分为 α 受体和 β 受体两类。α 受体又有 α_1 和 α_2 两种亚型；β 受体也有 β_1、β_2 和 β_3 三种亚型。有的效应器细胞仅有 α 受体，有的仅有 β 受体，有的两者均有（表 10-3）。

（1）α 受体：兴奋后，主要使平滑肌产生兴奋效应，如扩瞳肌收缩，使瞳孔开大；血管收缩，使外周阻力增大，血压升高。但对平滑肌也有抑制效应，如使小肠平滑肌舒张（α_2 受体为突触前受体，其作用在于调制神经末梢释放去甲肾上腺素）。酚妥拉明（phentolamine）可以阻断 α_1 受体和 α_2 受体；哌唑嗪（prazosin）可以选择性阻断 α_1 受体；育亨宾（yohimbine）可以选择性阻断 α_2 受体。

（2）β 受体：兴奋后产生的平滑肌效应是抑制性的（β_2 受体），如冠状血管舒张、支气管扩张，但对心肌的效应都是兴奋性的（β_1 受体）。普萘洛尔（propranolol，心得安）可阻断 β_1 和 β_2 受体；阿替洛尔（atenolol）选择性阻断 β_1 受体；丁氧胺（butoxamine，心得乐）可选择性阻断 β_2 受体。所以，当心绞痛患者伴有呼吸系统疾病时，应用阿替洛尔仅阻断心肌上的 β_1 受体，降低心肌代谢活动，而不阻断 β_2 受体，不会导致支气管痉挛。肾上腺素受体的分布及效应见表 10-3。

表 10-3　肾上腺素能和胆碱能受体的分布及效应

效应器	肾上腺素能受体	肾上腺素能效应	胆碱能受体	胆碱能效应
眼：扩瞳肌	α_1	收缩（扩瞳）		
瞳孔括约肌			M	收缩（缩瞳）
睫状肌	β_2	舒张（晶状体变扁，视远物）	M	收缩（晶体状变凸，视近物）
心脏：窦房结、房室结传导系统、心肌	β_1	心率加快、传导加快、收缩力增加	M	心率减慢、传导减慢、收缩力减弱
血管：冠状血管	α_1、α_2	α 收缩，β_2 舒张	M	舒张
皮肤黏膜血管	α_1	收缩	M	舒张
骨骼肌血管	α_1、β_2	α_1 收缩，β_2 舒张（主要）	M	舒张①
脑血管	α_1	收缩（轻度）	M	舒张
腹腔血管、肾血管	α_1、β_2	α_1 收缩（主要）、β_2 舒张		
肺血管	α_1、β_2	α_1 收缩、β_2 舒张	M	舒张
唾液腺血管	α_1	收缩	M	舒张
体静脉	α_1、β_2	α_1 收缩、β_2 舒张		
肺：支气管平滑肌	β_2	舒张	M	收缩
支气管腺体	β_2	抑制分泌（？）	M	促进分泌
消化器官：胃平滑肌	β_2	舒张	M	收缩
小肠平滑肌	α_2	舒张②	M	收缩
括约肌	α_1	收缩	M	舒张
胆囊和胆道	β_2	舒张	M	收缩
消化腺	α_2	抑制分泌	M	促进分泌
肾脏：球旁细胞	β_1	增加肾素分泌		
膀胱：逼尿肌	β_2	舒张	M	收缩
三角区和括约肌	α_1	收缩	M	舒张
子宫：子宫平滑肌	α_1、β_2	α_1 收缩（有孕）、β_2 舒张（无孕）	M	可变③
皮肤：竖毛肌	α_1	收缩		
汗腺	α_1	轻度局部（如手掌）分泌	M	普遍性分泌（体温调节）
男性性器官	α_1	射精	M	勃起
肝	α_1、β_2	糖原分解、糖异生加强	M	糖原合成加强
脂肪：脂肪分解	β_3	增加		
胰岛 β 细胞	α_1	抑制胰岛素分泌	M	促进胰岛素分泌
松果体：促黑素分泌	β	促进分泌		

注：①骨骼肌血管平滑肌具有交感神经节后胆碱能纤维支配；②突触前受体调制递质释放；③因月经周期，循环中雌激素、孕激素水平，妊娠等因素而变化

（二）中枢神经递质的受体

在中枢神经系统内，由于递质种类多，相应的受体也较多。除胆碱（M 型和 N 型）受体和肾上腺素（α 型和 β 型）受体外，还有 DA 受体、5-HT 受体、GABA 受体、谷氨酸受体及阿片受体等。每种受体又各有多种亚型。

（三）突触前受体

受体不仅存在于突触后膜，而且也可存在于突触前膜。分布于突触前膜的受体称突触前受体（presynaptic receptor），其作用在于调节神经末梢的递质释放。例如，肾上腺素能纤维末梢

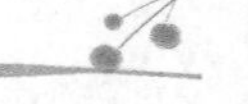

的突触前膜上存在 $α_2$ 受体，当神经末梢释放的去甲肾上腺素在突触前膜处超过一定量时，即能与突触前膜 $α_2$ 受体结合，从而反馈性地抑制去甲肾上腺素的合成和释放。

四、中枢神经元的联系方式

神经元依其在反射弧中所处的位置不同可分为传入神经元、中间神经元和传出神经元，其中以中间神经元的数量最大，仅大脑皮质就约有140亿个，说明中间神经元具有重要的生理功能。神经元的数量如此巨大，它们之间的联系也必然非常复杂。各种神经元之间的联系主要有以下几种基本方式（图10-12）：

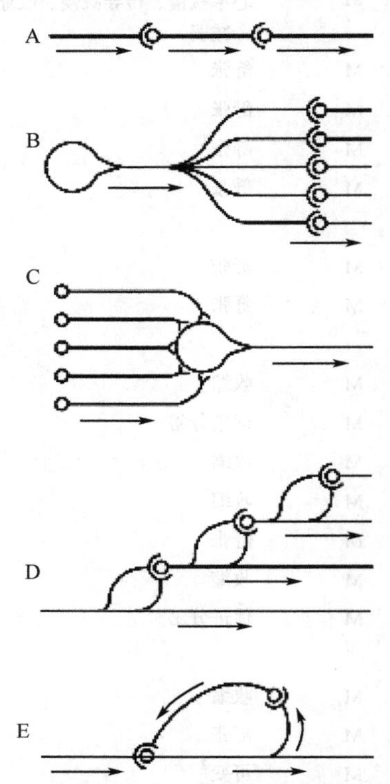

图10-12 中枢神经元的联系方式模式图
A. 单线式联系；B. 辐散式联系；C. 聚合式联系；D. 链锁式联系；E. 环式联系

1. 单线式联系 一个突触前神经元只和一个突触后神经元发生联系，称为单线式联系（single line connection）。例如，视网膜中央凹处的一个视锥细胞常只与一个双极细胞形成突触联系。这种联系方式有助于中枢对兴奋来源进行准确分辨。

2. 辐散式联系 一个神经元通过其轴突分支与许多神经元建立突触联系，称为辐散式联系（divergent connection），从而使与之相联系的许多神经元同时兴奋或抑制。这种联系有利于扩大神经元活动影响的范围，在传入通路中较多见。

3. 聚合式联系 一个神经元可接受来自许多神经元轴突末梢的投射而建立突触联系，称为聚合式联系（convergent connection），因而有可能使许多不同作用神经元的兴奋或抑制在同一神经元上发生整合，导致后者的兴奋或抑制。在中枢神经系统内传出通路中常以这种形式的联系为主。

4. 链锁式和环式联系 在中枢神经系统内辐散和聚合方式常共同存在，并且通过中间神经元的联系组成许多复杂的环式联系（recurrent connection）或链锁式联系（chain connection）。兴奋通过链锁状联系，在空间上扩大了作用范围。兴奋通过环式联系，一种可能是由于环路内各个神经元都是兴奋性神经元，产生的生理效应都是兴奋性的，产生反复的兴奋反馈，在时间上加强了作用的持久性；另一种可能是由于环路内某些中间神经元是抑制性中间神经元，释放抑制性递质，返回抑制原先发动兴奋的神经元，使兴奋及时终止，产生反馈抑制。前者是正反馈，后者是负反馈。

五、中枢兴奋传播的特征

在多突触反射中，兴奋在反射弧的中枢部分传播时，至少要通过一个以上的突触传递，而且中枢内神经元之间的联系又复杂多样。因此，兴奋在中枢内传播有其固有的特征，与兴奋在神经纤维上的传导截然不同。

1. 单向传递 在反射活动中，兴奋经化学性突触传递，只能从突触前末梢传向突触后神经元，这一现象称为单向传播。这是因为递质通常由突触前末梢释放，受体则通常位于突触后膜，所以在反射活动中，兴奋在中枢的传递方向只能由传入神经元向传出神经元方向传递（或传入神经元→中间神经元→传出神经元）。

2. 中枢延搁 兴奋在中枢传播时往往需要较长时间，这种现象称为中枢延搁（central delay）。这是因为兴奋从突触前神经元传到突触后神经元需要经过递质的释放、弥散到突触后膜与受体结合及突触后膜对离子通道开放等诸多过程，所有这些过程所需的时间较长（0.3～0.5ms），这比兴奋在相同距离的神经纤维上的传导所需的时间多得多。因此，反射通路上跨越的突触数目越多，兴奋传递所需的时间越长。兴奋通过电突触传递时则无时间耽搁，因而在多个神经元的同步活动中起重要作用。

3. 兴奋的总和　在中枢内，由单个突触前末梢的单个冲动不能引起突触后神经元产生传出效应。这是因为单个突触前末梢传来的单个冲动产生的一个 EPSP 太小，达不到阈电位的缘故。如果许多突触前末梢同时传入冲动到同一突触后神经元，则在同一突触后神经元上同时产生的多个 EPSP 可以叠加起来，达到阈电位水平，发生动作电位，产生传出效应，这称空间总和（spatial summation）（图 10-13B）。如果在单根传入纤维或单个突触前末梢上快速连续传入一连串的动作电位，也可使突触后神经元相继产生的多个 EPSP 叠加起来，达到阈电位水平，发生动作电位，这称时间总和（temporal summation）（图 10-13C）。

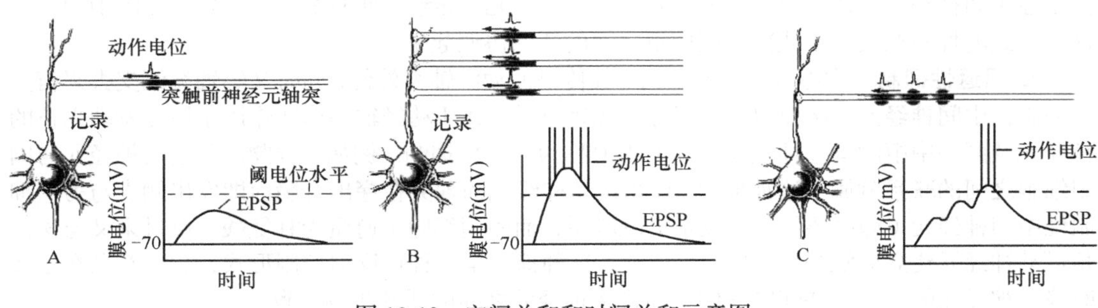

图 10-13　空间总和和时间总和示意图

如前所述，EPSP 是一种局部电位，有大小之分，由于其数值未达到阈电位，不能引起动作电位（兴奋）。但 EPSP 使膜电位更接近阈电位，即提高了神经元的兴奋性，使神经元对其他来源的冲动更容易发生兴奋，发出传出冲动。神经元变得更容易发生兴奋但未产生冲动的现象称易化（facilitation）。

4. 兴奋节律的改变　兴奋通过突触传递后，其突触后神经元的传出冲动频率与突触前神经元的传入冲动频率往往不同。这是因为突触后神经元常同时接收许多不同来源的突触前神经元的信号（传入冲动），这些不同来源的传入冲动在突触后神经元上整合后再发出传出冲动。此外，突触后神经元发出的传出冲动不仅受突触前传入冲动的影响，还受其自身功能状态的影响。

5. 后发放　在许多情况下，传入神经元传入中枢的冲动停止后，中枢神经元仍发出传出冲动，经传出神经元传出，这一现象称后发放（after discharge）。后发放产生的机制主要与中枢神经元之间存在的环式联系有关。

6. 对内环境变化敏感和易疲劳　这是由突触传递的特点所决定的。因为任何影响递质合成、释放、失活或受体活性、能量供给的因素，如缺氧、CO_2 增加、酸碱度变化、麻醉剂及其他药物等均可影响突触传递而改变中枢功能。例如，机体碱中毒时神经元的兴奋性升高，酸中毒时兴奋性降低，甚至引起昏迷。大多数麻醉药由于可升高膜的阈电位（阈电位上移）而抑制突触传递，而咖啡因、茶碱及可可碱由于降低神经元的阈电位（阈电位下移）而提高其兴奋性。另外，用高频电脉冲连续刺激突触前神经元，突触后神经元的放电频率将逐渐降低；而用同样的刺激施加于神经纤维，则神经纤维的放电频率在较长时间内不会降低，说明突触传递相对容易发生疲劳，其原因可能与神经递质的耗竭有关。

六、中 枢 抑 制

在任何反射活动中，中枢内既有兴奋过程也有抑制过程，两者缺一不可。兴奋和抑制的对

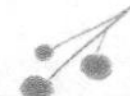

立统一和相互协调使神经调节得以正常进行。中枢抑制可分为突触后抑制和突触前抑制两类。

（一）突触后抑制

在突触后神经元的突触后膜上发生超极化，即前述的抑制性突触后电位，使突触后神经元的兴奋性降低即抑制，故称突触后抑制（postsynaptic inhibition）。哺乳动物的突触后抑制都是由抑制性中间神经元释放抑制性递质引起，使突触后神经元产生 IPSP，从而使突触后神经元发生抑制的。突触后抑制可分为传入侧支性抑制和回返性抑制。

1. 传入侧支性抑制 神经冲动经传入纤维进入脊髓或脑干中，一方面直接兴奋某一中枢的神经元，另一方面通过其侧支兴奋另一抑制性中间神经元，再通过抑制性中间神经元的活动，转而抑制另一中枢神经元活动的现象称为传入侧支性抑制。例如，叩击伸肌的肌腱，刺激肌梭感受器，肌梭传入纤维进入中枢后，直接兴奋支配该伸肌的运动神经元，同时发出侧支兴奋-抑制性中间神经元，转而抑制支配屈肌的运动神经元，导致伸肌收缩而屈肌舒张（图 10-14）。这种形式的抑制意义在于能使不同中枢之间的活动协调起来。

2. 回返性抑制 中枢神经元兴奋时，其传出冲动沿轴突外传，同时又经轴突侧支去兴奋另一抑制性中间神经元，该抑制性中间神经元兴奋后，其活动经轴突返回作用于原先发动兴奋的神经元及同一中枢的其他神经元活动的现象称为回返性抑制。例如，脊髓前角运动神经元与闰绍细胞之间的联系就属于这种抑制。前角运动神经元的轴突在穿出脊髓前即发出侧支与另一抑制性中间神经元（即闰绍细胞）发生突触联系，而闰绍细胞（递质为甘氨酸）反过来又与该前角运动神经元建立突触联系（图 10-15）。这种抑制是一种负反馈控制形式，它的意义在于及时终止神经元的活动，并使同一中枢内许多神经元之间的活动步调一致。

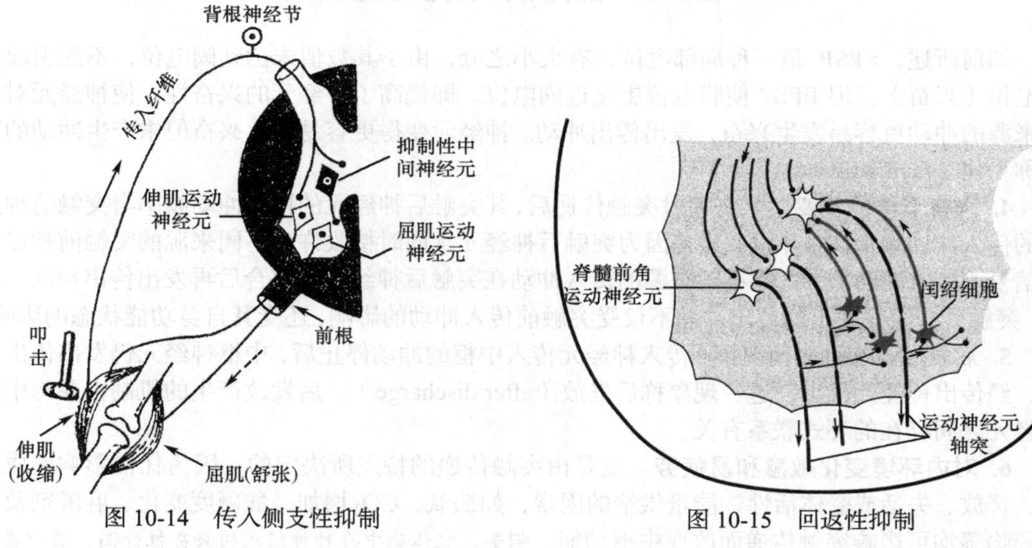

图 10-14 传入侧支性抑制　　　图 10-15 回返性抑制

（二）突触前抑制

突触前抑制（presynaptic inhibition）发生的部位在突触前末梢（图 10-16），它是由于突触前轴突（轴突 B）末梢受到另一神经元（轴突 A）的作用（通过轴-轴突触），减少了其（轴突 B）兴奋性递质的释放，从而使突触后神经元（神经元 3）的 EPSP 减小（达不到阈电位），使神经冲动传至该突触时不易甚至不能引起其突触后神经元兴奋（产生动作电位），而出现抑制效应，这时突触后膜的兴奋性并无变化，也不产生 IPSP。由于这种抑制是改变了突触前膜的活动而发生的，故称为突触前抑制。突触前抑制广泛存在于中枢神经系统内，尤其多存在于感觉传入途径中，对调节感觉信息（包括痛觉）的传入有重要意义。

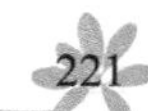

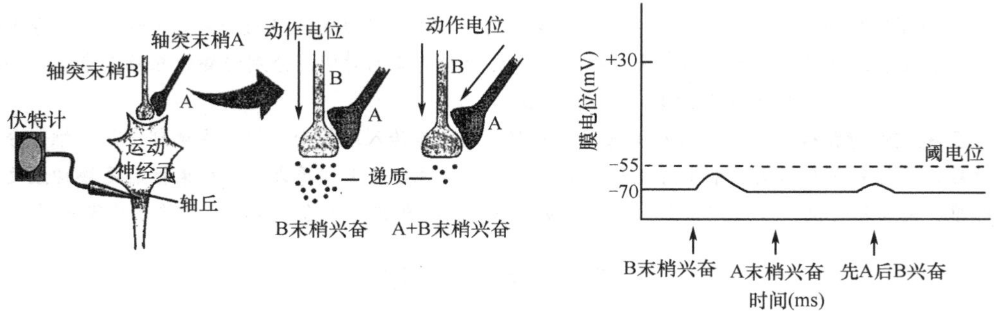

图 10-16　突触前抑制

黑色细胞为抑制性中间神经元

（陈腾祥）

第三节　神经系统的感觉功能

来自机体内、外环境的各种刺激作用于感受器后，产生的传入冲动进入中枢神经系统进行整合。有的传入信息仅在意识下引起反射活动，如消化液的分泌、屈肌反射等；有的则形成感觉并可进一步上升为意识；还有的暂时储存于中枢（记忆）；而大多数传入信息由于当时对机体无意义或不重要而被“抛弃”。本节主要介绍神经系统的躯体感觉及痛觉功能。

一、脊髓的感觉传导功能

来自各种感受器的传入冲动除通过脑神经传入中枢外，大部分经脊神经后根进入脊髓。由脊髓上传到大脑皮质的感觉传导途径可分为两类（图 10-17）。

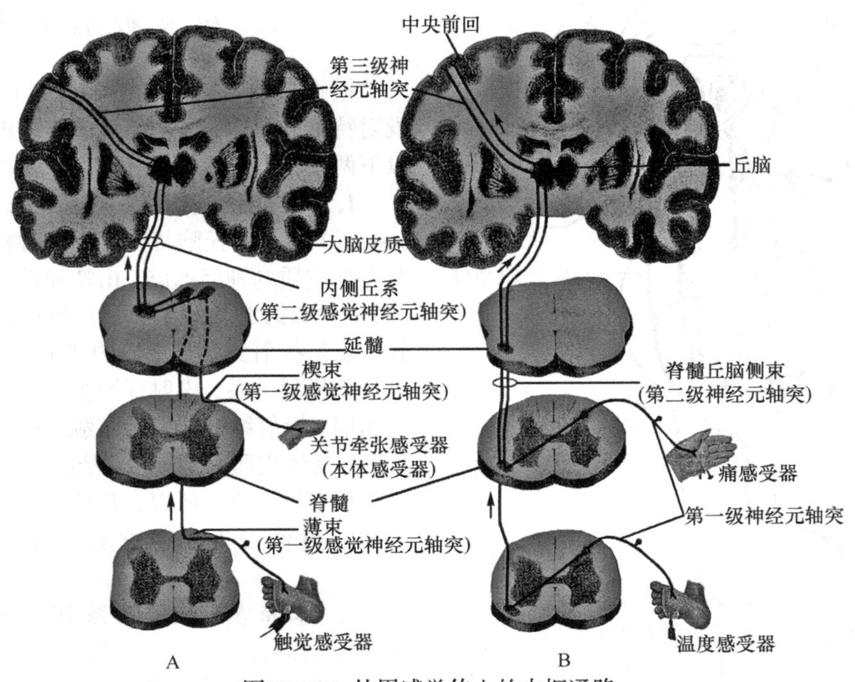

图 10-17　外周感觉传入的中枢通路

A. 触觉、振动觉及本体感觉（深感觉）传导通路；B. 痛、温觉（浅感觉）传导通路

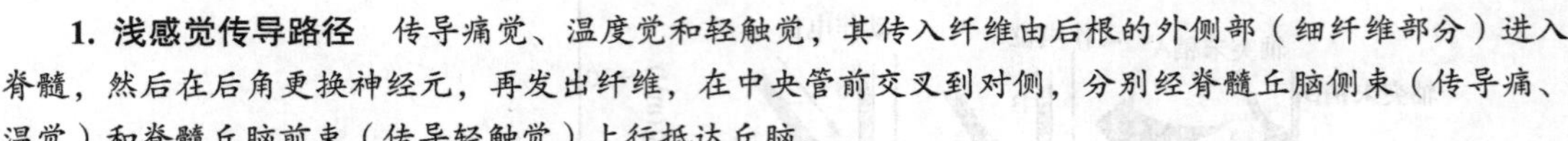

1. 浅感觉传导路径 传导痛觉、温度觉和轻触觉，其传入纤维由后根的外侧部（细纤维部分）进入脊髓，然后在后角更换神经元，再发出纤维，在中央管前交叉到对侧，分别经脊髓丘脑侧束（传导痛、温觉）和脊髓丘脑前束（传导轻触觉）上行抵达丘脑。

2. 深感觉传导路径 传导肌肉本体感觉和深部压觉，其传入纤维由后根的内侧部（粗纤维部分）进入脊髓后，上行分支在同侧后索（薄束和楔束）上行，抵达延髓下部薄束核和楔束核后更换神经元，再发出纤维，交叉到对侧，经内侧丘系至丘脑。皮肤触觉、辨别觉传导路径和深感觉传导路径一致。

二、丘　　脑

在大脑皮质不发达的动物，丘脑是感觉的最高级中枢。在大脑皮质发达的动物，丘脑成为感觉传导的换元接替站，只进行感觉的粗糙分析与综合。丘脑与下丘脑及纹状体间有纤维互相联系，三者成为许多复杂的非条件反射（本能反射）的皮质下中枢。

根据我国神经生理学家张香桐的意见，丘脑的核团或细胞群大致可分为三类。

1. 第一类细胞群（特异感觉接替核） 接受感觉的投射纤维，换元后投射到大脑皮质的感觉区。例如，后腹核接受躯干、肢体、头面部来的纤维，它发出纤维投射到大脑皮质体表感觉区；内侧膝状体为听觉传导通路的换元站，它发出纤维投射到大脑皮质听区（颞叶）；外侧膝状体为视觉传导通路的换元站，它发出纤维投射到大脑皮质视区（枕叶）等。

2. 第二类细胞群（联络核） 接受第一类核团和其他皮质下中枢来的纤维（但不直接接受感觉的投射纤维），换元后投到大脑皮质某一特定区域。这类核团包括丘脑外侧核、丘脑前核、丘脑枕核等。其功能与各种感觉在丘脑和大脑皮质之间的联系协调有关。

3. 第三类细胞群（非特异投射核） 这类细胞群没有直接投射到大脑皮质的纤维，但可以间接地通过多突触接替，弥散地投射到整个大脑皮质，维持和改变大脑皮质兴奋状态。主要是髓板内核群，包括中央中核、束旁核、中央外侧核等。

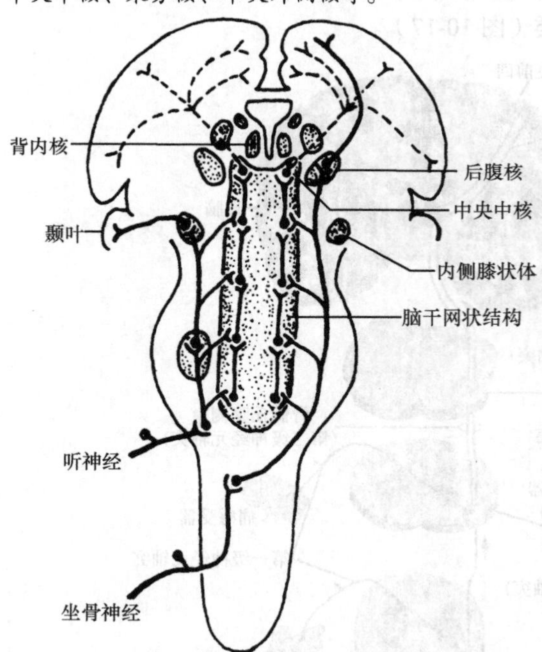

图 10-18 感觉投射系统示意图

阴影区代表脑干网状结构，其内的神经元接替组成网状结构上行激活系统；实线代表丘脑特异性投射系统，虚线代表丘脑非特异性投射系统

三、感觉投射系统

根据丘脑各部分的神经纤维向大脑皮质投射特征的不同，可把感觉向皮质的投射分为以下两个不同系统（图 10-18）。

1. 特异性投射系统（specific projection system） 是指丘脑特异感觉接替核及其投射至大脑皮质的神经通路。由特异性丘脑投射核（第一类和第二类核团）及其投射纤维组成，其特点是投射到大脑皮质的特定区域，具有点对点的投射关系，投射纤维主要终止在皮质的第四层，投射纤维末梢的突触小体数量多且密集，容易使皮质神经元由局部阈下兴奋总和而形成扩布性兴奋。所以，其功能是引起特定的感觉，并激发大脑皮质发出传出冲动（图 10-18）。

2. 非特异性投射系统（nonspecific projection system） 是指丘脑非特异投射核及其投射至大脑皮质的神经通路。由非特异性丘脑投射核（第三类核团）及其纤维组成。一方

面该系统经过多次换神经元并弥散地投射到大脑皮质的广泛区域，不具有点对点的投射关系，投射纤维终止于皮质的一至四层，投射纤维末梢的突触小体数量少且稀疏，局部阈下兴奋不易总和起来。所以，这一系统的功能是提高和维持大脑皮质的兴奋性，使机体处于觉醒状态，但不产生特定感觉。另外，非特异性投射系统是不同感觉的共同上传途径，它接受脑干网状结构上行激活系统（ascending reticular activating system）上传的冲动。当各种特异性感觉传导纤维进入脑干时，均发出侧支与脑干网状结构的神经元发生突触联系，并在其中反复更换神经元后形成一条不同感觉的共同传导通路，上行抵达丘脑的第三类核团，失去了感觉传导投射的专一性，称之为网状结构上行激活系统，因为这一系统通过丘脑非特异性投射系统，具有提高大脑皮质兴奋性和维持觉醒的作用。由于这一系统是一个多突触接替的上行系统，因此易受药物的影响。例如，巴比妥类催眠药及一些全身麻醉药的作用可能就是首先阻断了上行激活系统传导作用所致。

四、大脑皮质的感觉分析功能

大脑皮质是机体感觉分析的最高级中枢，到达大脑皮质的感觉传入信息在此进行精细的分析和综合，最后形成感觉和意识。传导各种感觉冲动的特异性投射系统在大脑皮质的投射区有一定的区域分布，称为大脑皮质的感觉（代表）区。

（一）体表感觉区

中央后回（3-1-2 区）是全身体表感觉的主要投射区，称第一体表感觉区（somatic sensory area Ⅰ），此区感觉的特点是定位明确和比较精细。其感觉投射有如下规律：

1. 交叉性投射　即一侧体表感觉传入冲动投射到对侧大脑皮质相应区域，但头面部的感觉投射是双侧性的。

2. 投射区具有一定空间分布　下肢代表区在中央后回的顶部（膝以下的代表区在皮质半球内侧面）；上肢代表区在中部；头面部代表区在底部。因此，总的安排是倒置的，但头面部代表区内部的安排是正立的。

3. 投射区的大小与不同体表部位的感觉灵敏程度有关　例如，手指和嘴唇的代表区很大，躯干的代表区很小。这说明感觉灵敏部位具有较大量的感受装置，皮质与其相联系的神经元数量也必然较多，这种结构特点有利于进行精细的感觉分析。

在猫、猴等动物和人脑还有第二体表感觉区（somatic sensory area Ⅱ），其面积远较第一体表感觉区小。第二体表感觉区位于大脑外侧沟的上壁（图 10-19）。全身体表感觉在此区的投射也有一定的分布与安排，但这种安排属于正立而不倒置，投射是双侧性的，此区对感觉仅有粗糙的分析作用，感觉定位不明确，感觉性质不清晰。有人认为，第二体表感觉区与痛觉有密切关系。

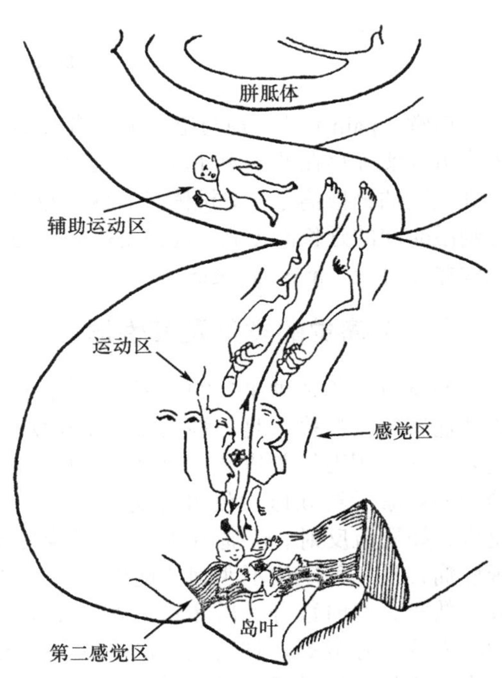

图 10-19　大脑皮质体表感觉与躯体运动功能代表区示意图

（二）其他感觉区

肌肉本体感觉投射区主要在中央前回，小部分在中央后回，中央前回也是运动区，因此又称为感觉运动区。内脏感觉在皮质也有代表区，此代表区部分与第一体表感觉区重叠，第二体表感觉区、辅助运动区和皮质边缘叶等部位也是内脏感觉的投射区域。枕叶皮质距状裂两侧是视觉的投射区域。左侧枕叶皮质接受左眼颞侧和右眼鼻侧视网膜传入纤维的投射，右侧枕叶皮质接受右眼颞侧和左眼鼻侧视网膜传入纤维的投射。人的听觉皮质代表区位于颞横回和颞上回。听觉的投射是双侧性的，即一侧皮质代表区接受来自双侧耳蜗的传入投射。味觉皮质投射区在中央后回头面部感觉投射区的下方，而嗅觉的皮质投射区则位于杏仁核和前梨状区（图 10-20）。

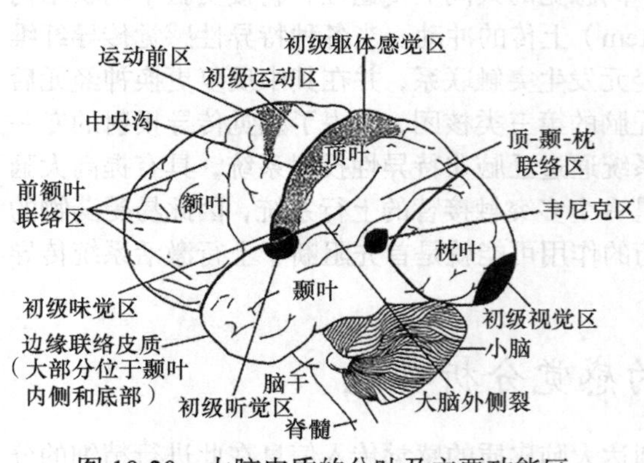

图 10-20 大脑皮质的分叶及主要功能区

上述大脑皮质的感觉功能定位，在两侧大脑半球之间是互相联系的，这主要是通过胼胝体联合纤维实现的。各种感觉的皮质代表区之间也是互相联系的，因而能够协同活动，产生复杂的感觉。

大脑皮质除上述各种感觉区及运动区以外，还有许多联络区（皮质）（图 10-20），这些皮质在较高水平对信息进行处理，它们控制许多功能，像语言、音乐、数学能力，复杂的运动技巧，抽象及符号思维（symbolic thought）及其他的认知功能。联络区通过大脑半球内的联系，整合来自初级感觉和运动区的信息。

五、痛　觉

痛觉（pain）是一种与组织损伤有关的不愉快主观感觉和情感性体验，而引起痛觉的组织损伤可为实际存在的或潜在的。痛觉感受器没有或几乎没有适应现象，因而痛觉可成为机体遭遇到危险的警报信号，对机体具有保护意义。在某些情况下，痛感受器对痛刺激的敏感性会随着刺激时间的延长而提高，这种受损局部的表浅部位或其周边区对痛觉的刺激敏感性提高的现象称痛觉过敏（hyperalgesia）。

（一）痛觉的类型及其性质

痛觉可分为两种主要的类型，即快痛（fast pain）和慢痛（slow pain）。快痛又称锐痛、急性痛和电击样痛，是一种尖锐和定位明确的“刺痛”，一般不伴有明显的情绪改变。当针刺入皮肤、用刀切割皮肤、急性烧（烫）伤及皮肤受到电击时首先可感到这种快痛。快痛在给予痛刺激后约 0.1s 内便可感受到，这可以很快告知人们发生的伤害性刺激，并产生保护性反应，如屈肌反射。快痛由 $A_δ$ 有髓纤维传导，传导速度快。慢痛也称钝痛、跳痛、恶心痛及慢性痛，是一种定位不明确“烧灼痛”，常伴有明显的不愉快情绪。这类痛在痛刺激后约 1s 甚至数秒，有时数分钟后才感觉到。慢痛使人产生长时间难以忍受的痛苦，并发生情绪反应和心血管、呼吸等内脏反应，也可以引起肌紧张性反射，使受同一脊髓节段所支配的骨骼肌紧张性增加，如骨折时引起周围的肌肉痉挛（这种局部制动也有一定的保护性）。慢痛通常伴有组织破坏，在皮肤及几乎任何深层组织或器官均可发生。慢痛由无髓鞘的 C 类纤维传导，传导速度快慢。

（二）痛觉感受器及其刺激

游离神经末梢是皮肤及其他组织的痛觉感受器，它广泛分布于皮肤、肌肉、骨、关节、硬脑膜、心血管及大多数内脏器官。

兴奋痛觉感受器的刺激有三类，即机械、温度及化学刺激。一般地，快痛是由机械及温度刺激所引起，而慢痛可由上述三类刺激所引起。化学致痛物质有 ATP、缓激肽、5-HT、组胺、K^+、酸、乙酰胆碱、蛋白溶解酶及辣椒素（capsaicin，辣椒的成分）等。此外，前列腺素及 P 物质可增强痛觉神经末梢的敏感性（故抑制前列腺素合成的药物，如阿司匹林具有止痛作用）。致痛物质从损伤的邻近组织释放，使神经末梢去极化，导致神经纤维上产生动作电位（图 10-21）。组织缺血引起痛觉的原因是缺血时无氧代谢产生大量的乳酸及其他的致痛物质（如缓激肽、蛋白溶解酶），刺激痛觉神经末梢所致。肌肉痉挛也是引起痛觉的一个常见原因。肌肉痉挛一方面可直接刺激痛觉感受器；另一方面由于压迫局部血管造成组织缺血的间接作用，而且肌肉痉挛使肌肉组织的代谢率增加，因此使组织更加相对缺血，结果导致致痛物质的产生和释放。

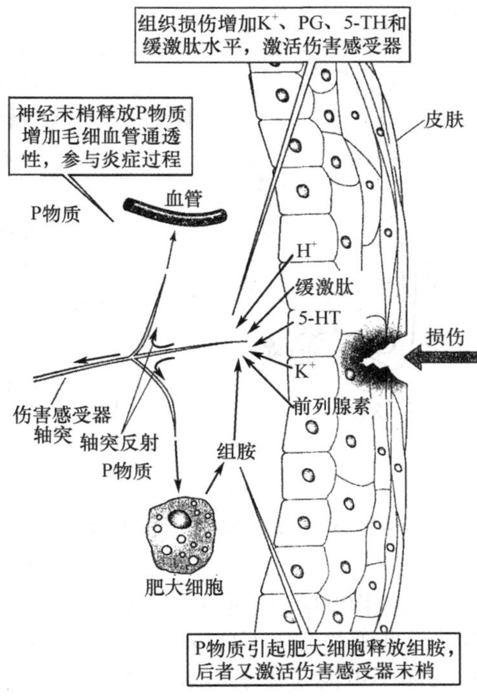

图 10-21　组织损伤部位释放致痛物质

（三）内脏痛

各种伤害性刺激（如机械性牵拉、痉挛、缺血和炎症等）弥散性作用于内脏痛觉感受器可引起内脏痛。内脏痛是临床常见的症状，具有如下特征：①定位不精确，为内脏痛最主要的特点，如腹痛时不易明确判断疼痛发生的确切部位；②疼痛发生缓慢、持久，主要表现为慢痛；③对作用部位很局限的刺激，如切割、烧灼等不敏感，而对作用部位弥散的刺激，如机械牵拉、缺血、痉挛和炎症刺激等则十分敏感，如心肌缺血产生心绞痛、胃肠痉挛引起腹痛、胃液等化学物质刺激胃黏膜溃疡面或胃穿孔渗漏到腹腔刺激腹膜引起剧痛；④常伴有不愉快或不安等情绪活动及出汗、恶心和血压降低等自主神经反应。

（四）体腔壁痛

体腔壁浆膜受到刺激时发生的疼痛，称为体腔壁痛（parietal pain）。如胸膜或腹膜受到炎症、切割、摩擦或牵拉刺激时，产生剧烈的疼痛；内脏疾患扩布到体腔壁层时，也出现类似情况。体腔壁痛与皮肤痛相似，痛觉冲动由包含 A_δ 纤维的躯体神经传入。因此，体腔壁痛带有刺痛性质，定位清楚，痛的感觉常位于致痛区域所对应的体壁上。

（五）牵涉痛

内脏疾患往往引起远隔体表部位产生疼痛或痛觉过敏的现象称为牵涉痛（referred pain），为内脏痛的另一重要特征。例如，心肌缺血或梗死时，发生心前区、左肩和左上臂的疼痛；胆囊病变时，右肩胛区出现疼痛；患阑尾炎时，可有脐周围或上腹部疼痛。可见，牵涉痛在临床上有一定的诊断价值。牵涉痛的发生原因尚不十分清楚，但由于患病内脏的传入纤维和发生牵涉痛的皮肤的传入纤维由同一脊神经后根进入脊髓，因此有人提出下述两种学说来解

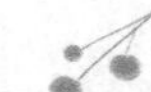

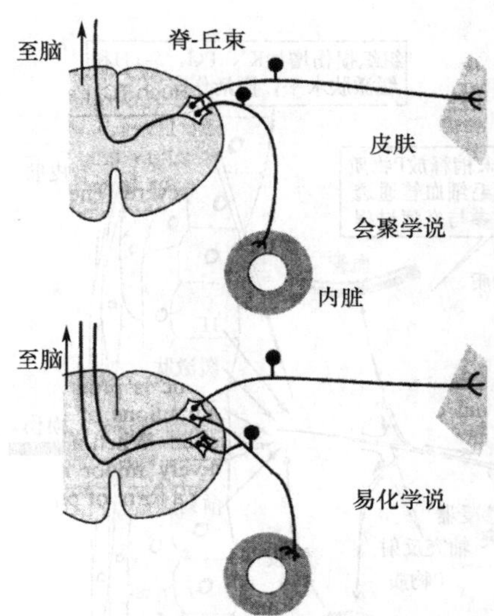

图 10-22 牵涉痛产生的机制示意图

释牵涉痛形成的机制（图 10-22）。

1. 会聚学说（convergence theory） 此学说认为来自患病内脏和牵涉痛皮肤区域的传入神经纤维进入脊髓后会聚到同一后角神经元，并由同一上行纤维传入脑。由于日常生活中能意识到的痛多来自体表，因而此时来自患病内脏的痛冲动上达大脑皮质，往往被误认为来自体表而出现牵涉痛。

2. 易化学说（facilitation theory） 该学说认为患病内脏和牵涉痛皮肤的脊髓中枢甚为接近，由患病内脏传入的冲动可以经侧支提高邻近皮肤中枢的兴奋性，以致平时不易引起痛觉的皮肤传入冲动，能使皮肤痛觉的脊髓中枢发生更大的兴奋，由此上传的冲动也增强。这可能是牵涉痛现象中痛觉过敏的原因。

（六）脑内的镇痛系统

人的身体和精神状态极大地影响对疼痛的感知。例如，许多受伤严重的战士很少或根本没有疼痛感。中枢神经系统具有镇痛的机制。阿片、吗啡及海洛因是早已知道从植物罂粟中提取的止（镇）痛药。1974 年，生理学家在大脑中发现了这些药物的受体。因为这些阿片类药不是体内自然产生的，这些阿片受体不可能是为了与这些植物药物结合而存在。科学家想知道通常是什么与这些受体结合？后来相继发现了具有更强镇痛作用的几种脑内肽类物质——脑啡肽、内啡肽和强啡肽。这三种物质总称为内源性阿片（体内产生的阿片类物质）。

这些内源性阿片类物质在机体应激、运动和针刺身体某些部位（穴位）等情况下激活中枢神经系统某些部位（尤其是中脑导水管周围灰质、延髓中缝大核和外侧网状结构）分泌和释放出来，能阻断疼痛信号的传递，产生镇痛效应（图 10-23），并产生欣快感。我国著名的神经生理学家韩济生院士对针刺镇痛原理进行了大量系统性研究，证明针刺通过激活脑内镇痛系统而产生镇痛效果。

为了感受疼痛，来自痛感受器的信号必须经过脊髓后角，经脊髓丘脑束传递到大脑。通过脊髓门控机制，痛信号可以在后角停止：导水管周围灰质刺激延髓中缝大核和网状结构神经元，从中缝大核和网状结构发出的下行纤维终止于脊髓背角的抑制性中间神经元。这些抑制性中间神经元释放内啡肽，一方面与痛觉传入纤维末梢上的阿片受体结合，抑制其递质（P 物质）的释放（突触前抑制）；另一方面还作用于脊髓背角中

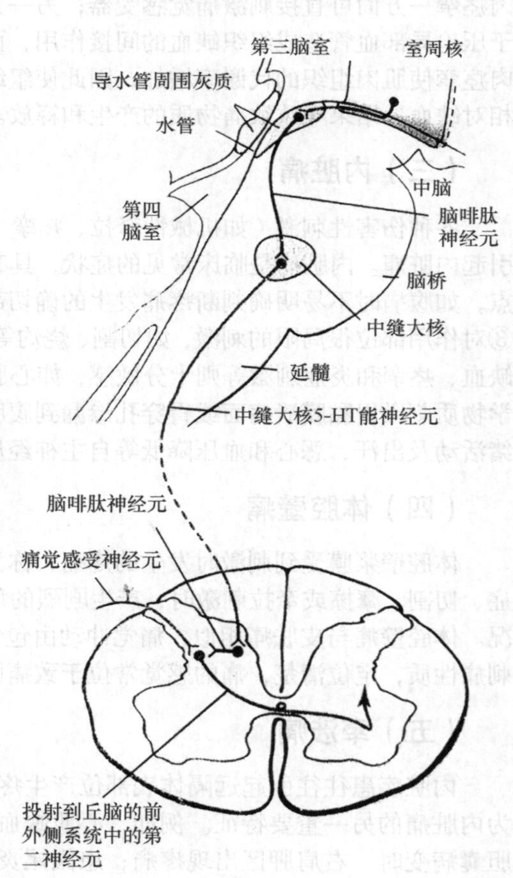

图 10-23 脑内镇痛系统示意图

的传导痛觉的第二级神经元的胞体和树突，产生抑制性突触后电位，抑制其兴奋（突触后抑制）。

六、痒

痒（itch），是一种与痛性质不同的、很不愉快的、伴有抓的欲望的感觉。痒感觉的程度相差很大，可以是轻微的，以致几乎没有引起人的注意，或严重到像慢性痛那样难以忍受。痒的感受器是一种很敏感的快速适应的机械感受性游离神经末梢，其传入纤维为细的无髓 C 类纤维，但在体内的分布与传导痛觉的不同，痒只发生在表层皮肤、角膜及某些黏膜，不发生于深部组织及内脏。剥离表层皮肤对痛刺激强烈敏感，但对致痒的刺激不敏感。痒刺激引起抓反射，而引起痛的刺激（伤害性刺激）引起缩回和防御反射。痒的目的是唤起人们注意在身体表面的轻微刺激，例如，跳蚤在皮肤上爬行或蚊蝇在身上叮咬，然后引起瘙痒反射或其他动作，以除掉身上的刺激。痒可以通过搔痒而解除，而且搔痒是令人愉快的。痒不仅能由皮肤局部的反复机械刺激所引起，也可由某些化学物质引起，当血浆胆盐浓度升高时可引起某种痒，痒的另一重要原因是皮肤过敏时肥大细胞释放组胺。激肽也引起严重的痒。

第四节　神经系统对躯体运动的调节

人类在生活与劳动中进行的各种躯体运动，包括反射性的或随意的运动，都是在骨骼肌一定程度的肌紧张和一定姿势的前提下进行的。肌紧张、姿势和随意运动有赖于神经系统的调节，运动越复杂，越需要高级中枢参与。

一、脊髓对躯体运动的调节

躯体运动最基本的反射中枢在脊髓。脊髓对躯体运动的调节是通过脊髓反射实现的，其传出神经元是位于脊髓灰质前角中的运动神经元。

（一）脊髓运动神经元

脊髓灰质前角中主要存在 α、β 两种运动神经元。α 运动神经元是脊髓前角中较大的一种神经元，既接受来自皮肤、肌肉和关节等外周传入的信息，也接受从脑干到大脑皮质各级高位运动中枢的下传信息，其轴突构成 A_α 纤维（简称 α 纤维），支配骨骼肌的梭外肌纤维（即一般的骨骼肌纤维），兴奋时可引起梭外肌收缩。因此，α 运动神经元被称为脊髓反射的最后公路（final common path）。一个 α 运动神经元的轴突末梢在肌肉中反复分支，每一分支分别支配一条肌纤维。因此，当一个 α 运动神经元兴奋时，可引起它所支配的全部肌纤维产生收缩活动。由一个 α 运动神经元及其所支配的全部肌纤维组成的功能单位，称为运动单位（motor unit）。γ 运动神经元是脊髓前角中较小的一种神经元，分散在 α 运动神经元之间。γ 运动神经元的轴突构成 A_γ 纤维（简称 γ 纤维），也经前根离开脊髓，但支配的效应器是骨骼肌肌梭中的梭内肌纤维，兴奋时使梭内肌纤维收缩，肌梭敏感性增高。

（二）脊休克

当人或动物的脊髓在与高位中枢突然被横断后，横断面以下脊髓的反射功能暂时丧失，进入无反应状态的现象称脊休克（spinal shock）。在动物实验中，为了保持动物的呼吸功能，常在脊髓颈段第 5 节水平以下横断脊髓与延髓的联系，以保持膈神经对膈肌呼吸运动的支配。这种脊髓与高位中枢离断的动物称脊动物（spinal animal）。

脊休克的主要表现为在横断面以下的脊髓所支配的骨骼肌紧张性降低甚至消失，外周血管扩张，血压下降，发汗反射消失，粪、尿潴留。经过一段时间后，脊髓的反射功能可逐渐恢复。

各种反射恢复所需的时间与不同动物脊髓反射依赖于高位中枢的程度有关，越依赖于高级中枢的，恢复越慢。一般是动物越低级，恢复越快。蛙约需要数分钟，犬和猫需 1～2h，猴需要数天，而在人类因脊髓外伤被横断时，一般则需要数周才能恢复。反射恢复过程中，首先是一些简单、较原始的反射先恢复，如屈肌反射、腱反射等。然后是一些较复杂的反射逐渐恢复，如对侧伸肌反射、搔扒反射（动物才有）等。躯体反射恢复后的动物，血压也逐渐上升到一定水平，排粪、排尿反射出现，说明内脏反射也能部分地恢复。反射恢复后，有些反射活动减弱（如伸肌反射），有些反射活动加强（如发汗发射、屈肌反射），说明高位中枢对脊髓反射活动既有易化作用，又有抑制作用。

脊休克不是由切断脊髓时的损伤所造成的，因为脊休克的反射活动恢复后，在脊髓原横断面以下再做第二次横断，并不能使脊休克重现，说明脊休克是由离断的脊髓突然失去了高级中枢的调节所致。主要是指大脑皮质、前庭神经核和脑干网状结构的下行纤维对脊髓的易化作用，使脊髓处于兴奋性极低下状态，以致对任何刺激均无反应。脊休克的产生与恢复，说明了脊髓可以完成一些简单的反射活动，但正常时它们是在高位中枢调节下进行的。

（三）屈肌反射和对侧伸肌反射

当脊动物的肢体皮肤受到损伤性刺激时，可反射性引起受刺激侧肢体关节的屈肌收缩、伸肌舒张，使该肢体屈曲的反射称为屈肌反射（flexor reflex）。屈肌反射具有躲避伤害的保护意义，但不属于姿势反射。屈肌反射的强弱与刺激强度有关，刺激强度增大，发生屈肌反射活动的范围随之扩大。如果对肢体的刺激强度更大，在同侧肢体发生屈曲的基础上出现对侧肢体伸直的反射活动，此称为对侧伸肌反射（crossed extensor reflex）。对侧伸肌反射属于姿势反射，在维持姿势、支持体重、不致使身体摔倒等保持身体平衡中具有重要意义。

在人类由于锥体束或大脑皮质运动区功能障碍，脊髓失去了运动区的控制时，可出现一种特殊反射：当用钝物划足底外侧部时，出现踇趾背屈，其余四趾向外展开如扇形状的反射，称巴宾斯基征（Babinski sign）（图 10-24）阳性。从生理角度看，其属于屈肌反射，因随刺激强度加大时，可伴有踝、膝和髋关节的屈曲。平时这一原始屈肌反射被皮质脊髓束（锥体束）抑制而不表现出来。正常成人熟睡或处于麻醉状态下，以及婴儿和 2 岁以下儿童锥体系统未完全发育前也可以出现巴宾斯基征阳性。

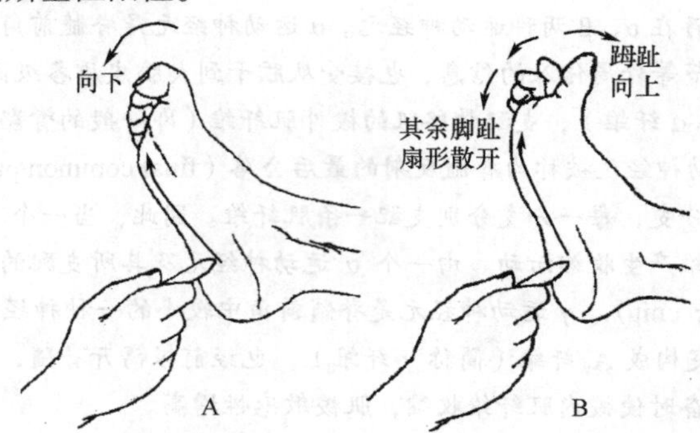

图 10-24 巴宾斯基征阳性（B）和阴性（A）示意图

（四）牵张反射

有完整神经支配的骨骼肌在受到外力牵拉使其伸长时，能反射性地引起被牵拉的同一肌肉收缩，这称为牵张反射（stretch reflex）。

1. 牵张反射的类型 由于外力牵拉的方式不同，牵张反射表现为腱反射和肌紧张两种类型。

（1）腱反射（tendon reflex）：是指快速牵拉肌腱时发生的牵张反射，表现出明显的肌肉收

缩，所以也称位相性牵张反射。例如，叩击股四头肌肌腱，使该肌肉产生一次快速收缩，引起小腿前踢，这称为膝跳反射；叩击跟腱以牵拉腓肠肌，则腓肠肌发生一次收缩，这称为跟腱反射。腱反射的反射时间很短，为单突触反射。

（2）肌紧张（muscle tone）：是指缓慢、持久牵拉肌腱时发生的牵张反射，被牵拉的肌肉只表现出轻度而持久的收缩，具有一定的张力，而没有明显的缩短，因此也称为紧张性牵张反射。肌紧张也是由于肌肉（主要是伸肌）经常受到持久的牵拉刺激（重力作用）而产生的。它是维持躯体姿势最基本的反射活动，为姿势反射的基础。例如，人直立时，由于重力作用，支持体重的关节趋向弯曲，关节弯曲必然使伸肌受牵拉。通过牵张反射，伸肌便发生收缩，以对抗关节弯曲，维持直立姿势（此种关节的伸肌被称为抗重力肌）。肌紧张属多突触反射。

2. 牵张反射的感受器

（1）肌梭（muscle spindle）：是一种感受牵拉刺激所引起的肌肉长度变化的梭形感受装置，为一种长度感受器。肌梭外层有结缔组织囊，肌梭囊内有 6～12 根特殊的梭内肌纤维。整个肌梭附着于一般肌纤维（梭外肌纤维）旁，并与梭外肌纤维平行排列呈并联关系。梭内肌纤维两端有横纹，具有收缩能力，梭内肌中央部分稍大，为感受器感受装置所在部位，两者呈串联关系。当梭内肌纤维收缩时，中央感受装置所受牵拉刺激增多；而当梭外肌纤维收缩时，感受装置所受牵拉刺激将减少。梭内肌纤维又分核袋纤维和核链纤维两类。前者可能与突然牵拉所引起的反应有关，而后者与持续牵拉的反应关系较大。

肌梭的传入神经有两类：一类属传导速度快，直径较粗的Ⅰ类（Ⅰa）传入纤维，其末梢形成螺旋状环绕梭内肌的核袋纤维和核链纤维的感受装置部位；另一类属传导速度较慢，直径较细的Ⅱ类传入纤维，其末梢形成花枝状，终止于核链纤维的感受装置部位（图 10-25）。

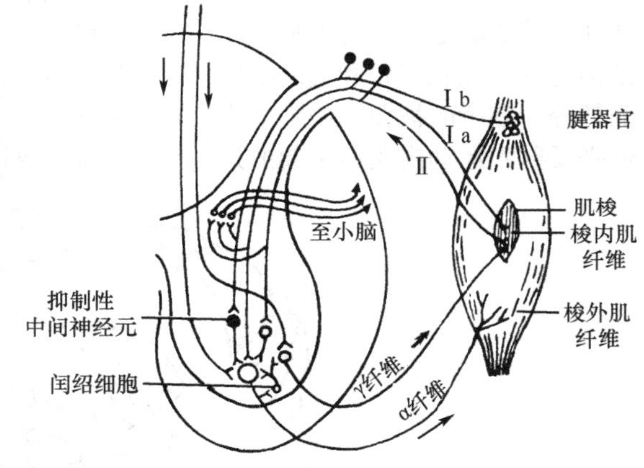

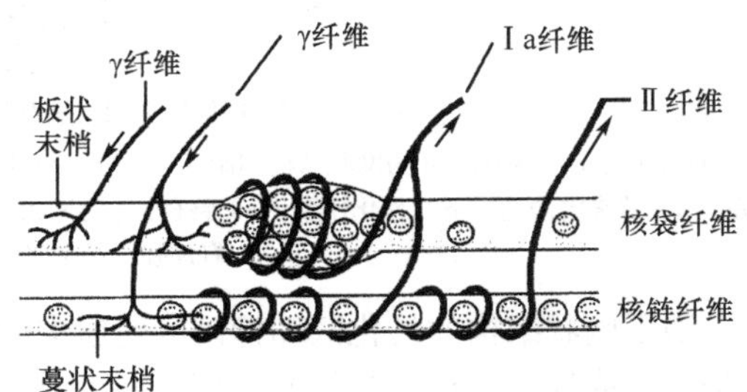

图 10-25　肌梭及其神经支配

（2）腱器官（tendon organ）：是指分布在肌纤维与肌腱之间的张力感受装置，与梭外肌纤维呈串联关系，受直径较细的Ⅰ类（Ⅰb）纤维支配，它对肌肉被动牵拉不敏感，为一种张力感受器。当骨骼肌受到牵拉时，该肌的肌梭兴奋增加，通过牵张反射使被牵拉的肌肉收缩。当牵拉力量过大或肌肉收缩过强时，由于肌肉张力增加可兴奋腱器官，冲动经传入神经（Ⅰb 纤维）进入脊髓，通过一抑制性中间神经元抑制支配同一肌肉的α运动神经元，使被过度牵拉或收缩过强的肌肉受到抑制而舒张。这种由腱器官兴奋引起的牵张反射抑制的现象称为反牵张反射（inverse stretch reflex）。反牵张反射可避免过度牵拉或收缩过强的肌肉受损伤（肌肉或肌腱撕裂），从而起保护作用。

经过训练的运动员，随着肌细胞及肌腱的增大，腱器官的敏感性降低。举重和摔跤等运动员，在激烈比赛时，为了进一步增加兴奋性刺激，有时叫喊，可刺激反牵张反射，以避免可能发生的肌肉或肌腱断裂甚至上肢骨折。

3. 牵张反射的传出途径与 γ-环路　支配梭外肌的传出神经发源于脊髓前角的 α 运动神经元，其纤维称为α运动纤维；支配肌梭（梭内肌）的运动神经元发源于脊髓前角的γ运动神经元，其纤维称 γ 运动纤维。α 运动神经元兴奋引起梭外肌收缩；γ 运动神经元兴奋，梭内肌纤维收缩，刺激肌梭内的感受装置，其传入冲动增加，引起支配同一肌肉的 α 运动神经元兴奋，再使梭外肌收缩，这一反射途径称为 γ-环路（γ-loop）。

脊髓前角 α 与 γ 运动神经元除了接受肌梭及腱器官传入冲动的影响外，还接受高位中枢的下行性冲动，直接或间接通过脊髓中间神经元改变（增强或减弱）脊髓 α 和 γ 运动神经元的活动。

二、脑干对肌紧张和姿势的调节

（一）脑干网状结构的易化区和抑制区

用脑定向仪刺激动物脑干网状结构的不同区域时发现有抑制肌紧张及运动的区域，称抑制区（inhibitory area），主要位于延髓网状结构的腹内侧部分。抑制区本身不能自发性发放神经冲动，其活动是由来自大脑皮质、小脑及纹状体（尾状核）的冲动所驱动的。此外，脑干网状结构还有加强肌紧张和运动的区域，称易化区（facilitatory region），位于延髓网状结构的背外侧部分、脑桥的被盖、中脑的中央灰质及被盖、底丘脑等（图 10-26）。刺激这些部位可增强牵张反射和运动皮质所引起的运动反应。脑干网状结构的易化区较大，能自发性发放神经冲动。

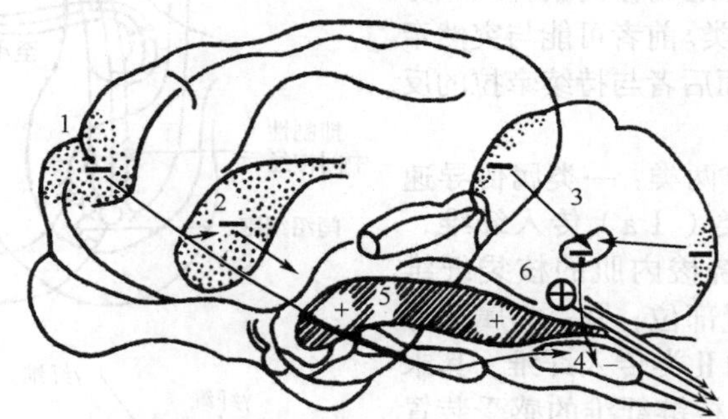

图 10-26 猫脑内与肌紧张调节有关的脑区及其下行路径示意图

下行抑制作用（–）路径：4 为网状结构抑制区，发放下行冲动抑制脊髓牵张反射，此区接受大脑皮质（1）、尾状核（2）和小脑（3）传来的冲动；下行易化作用（+）路径：5 为网状结构易化区，发放下行冲动加强脊髓牵张反射；6 为延髓前庭核，有加强脊髓牵张反射及促进僵直的作用

脑干网状结构的易化区和抑制区对肌肉的易化和抑制作用，都是通过网状脊髓束下传，可能是易化或抑制 α 运动神经元，直接调节肌肉的收缩；也可能是易化或抑制 γ 运动神经元，通过 γ-环路改变肌梭敏感性间接调节肌肉运动。网状结构对肌紧张的调节可能主要依靠后一种作用。此外，前庭核通过前庭脊髓束直接兴奋脊髓 α 运动神经元而加强肌紧张及肌肉僵直。

由此可见，脑内既有抑制肌紧张的中枢部位，也有易化肌紧张的中枢部位，正常两者对抗而相对平衡，以维持正常肌紧张。当病变造成两者对立平衡失调时，将出现肌紧张亢进或减弱。

（二）去大脑僵直

易化和抑制系统对肌紧张的影响可用去大脑僵直实验加以说明。如将猫在中脑上、下丘之间横断，则出现全身伸肌的肌紧张亢进，表现为四肢伸直、头尾昂举、脊柱挺硬，呈现角弓反张状态，称去大脑僵直（decerebrate rigidity）。去大脑僵直的发生原因为在上述部位横断脑干，使较多的抑制区被切除，特别是来自皮质及尾状核的抑制作用被消除，从而易化系统的作用相对占了优势的结果。这些易化作用主要影响抗重力肌，故四肢的伸肌和头部上抬的肌肉紧张性加强，造成僵直现象。人类去大脑僵直很少见，有时在中脑疾患时出现。人类某些脑疾病损伤大脑皮质时（脑干仍保持完好），可出现去皮质僵直（decorticate rigidity），表现为下肢伸肌僵直，手臂中等屈曲等（图 10-27）。

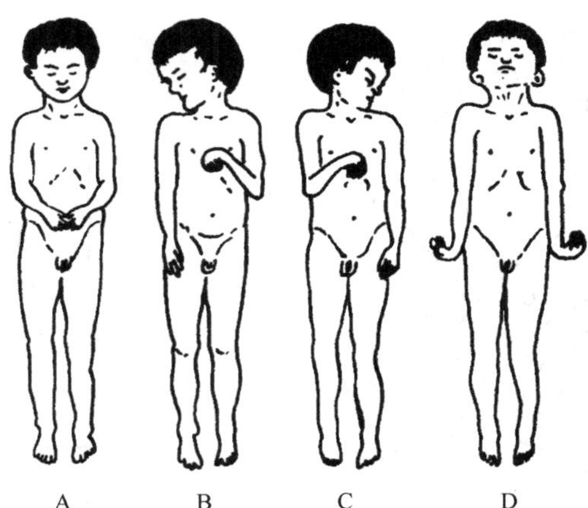

图 10-27 人类去皮质僵直及去大脑僵直

A、B、C 为去皮质僵直；A 为仰卧，头部姿势正常时，上肢半屈；B 和 C 为转动头部时，上肢姿势；D 为去大脑僵直，上、下肢均伸直

（三）脑干对姿势的调节

中枢神经系统调节骨骼肌的肌紧张或产生相应的运动，以保持或改正身体在空间的姿势，此反射活动总称姿势反射。前面叙述的牵张反射、对侧伸肌反射就是简单的姿势反射。此外，还有脑干参与的较复杂的姿势反射，如状态反射、翻正反射、直线或旋转加速运动反射等。

三、基底神经节对躯体运动的调节

基底神经节（basal ganglia）亦称基底核（basal nuclei），由位于大脑深部白质内的一些神经核群组成（图 10-28），与躯体运动调控有关的主要是纹状体，包括新纹状体（尾状核和壳核）和旧纹状体（苍白球，由内侧部和外侧部组成）。此外，丘脑底核及黑质也参与基底核的组成。基底神经节的主要功能是对正在进行的有目的的运动特别是一些缓慢、与姿势及支撑有关的随意运动进行监视和调节，抑制不需要的运动和肌紧张；参与运动的设计和程序编制；参与情感和认知功能。基底神经节本身并不直接与下运动神经元发生联系，也不接受来自本体感觉的传入冲动，但它接受整个大脑皮质的投射，通过丘脑向大脑皮质的运动区及运动前区、辅助运动区发出投射，构成一个反馈环路。因此基底神经节对运动的调节是比较间接的（图 10-29）。这种环路可能作为反馈控制系统而调节躯体运动。另外，基底神经节内部还组成纹状体-黑质-纹状体环路，即由纹状体向黑质的投射，其递质为γ-氨基丁酸（GABA）；由黑质向纹状体的投射，其递质为多巴胺（DA）。这两种递质都具有抑制性作用。纹状体内部还有胆碱能神经元（图 10-30）。

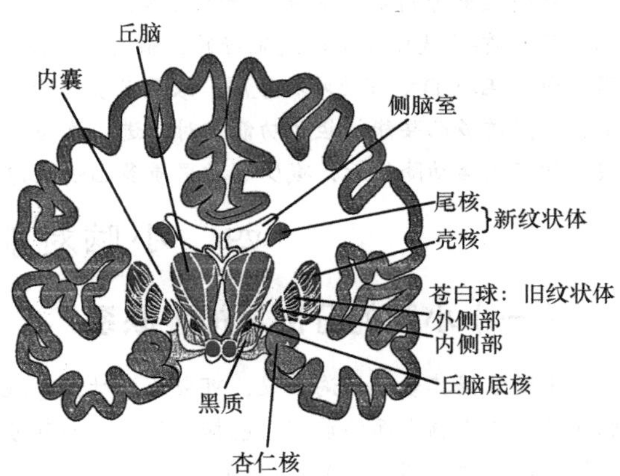

图 10-28 基底神经节

临床上基底神经节损害的症状主要为运动功能障碍，分为两大类：一类为运动过少而肌紧

张过强的综合征，如震颤麻痹（paralysis agitans），即帕金森病（Parkinson disease）；另一类是运动过多而肌紧张降低的综合征，如舞蹈病与手足徐动症。

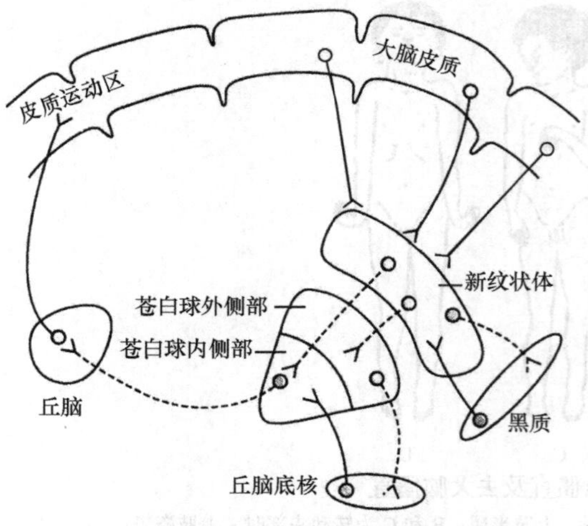

图 10-29　基底神经节与大脑皮质的神经环路

虚线投射表示抑制性作用

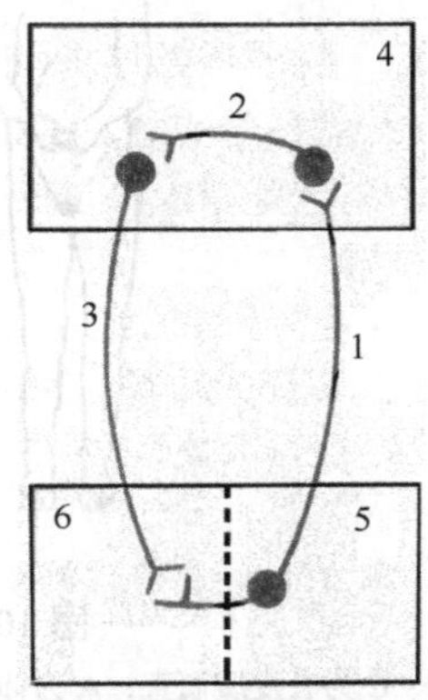

图 10-30　黑质-纹状体环路示意图

1. 多巴胺能神经元；2. 胆碱能神经元；3. γ-氨基丁酸能神经元；4. 纹状体；5. 黑质致密部；6. 黑质网状部

震颤麻痹患者病变主要位于黑质，即黑质多巴胺能神经元变性，患者表现为全身肌紧张增强甚至肌肉强直，随意运动减少，运动迟缓，脸部表情呆板，常有以上肢为主的静止性震颤，同时脑内 DA 含量减少。如果用 DA 的前体——左旋多巴（*L*-dopa）进行补充治疗，则震颤症状可好转。另外，在动物实验中，应用利血平（reserpine）使儿茶酚胺（包括 DA 在内）耗竭（由于阻碍肾上腺素能神经末梢再摄取儿茶酚胺），则动物可出现类似震颤麻痹症状。可见脑内黑质的多巴胺能神经元损害，是此病的主因。此外，此病也能用 M 胆碱受体阻断剂如阿托品（atropine）等治疗，表明胆碱能神经元在此病中也起一定作用。所以不论是黑质多巴胺能神经元的功能降低，或是纹状体内胆碱能神经元的功能加强，均导致震颤麻痹。

舞蹈症患者的主要症状有持续的不自主的上肢和头部舞蹈样动作，肌紧张降低。病变主要在新纹状体，而黑质-纹状体通路却是完好的，脑内多巴胺含量一般正常。如果用左旋多巴治疗，症状反而加剧；用利血平耗竭 DA 可使症状缓解，表明此类患者纹状体中的胆碱能神经元与 γ-氨基丁酸能神经元功能减退，而黑质多巴胺能神经元功能相对亢进，这与震颤麻痹病变正好相反。这是胆碱能神经元与 γ-氨基丁酸能神经元活动降低后，减少了对黑质多巴胺能神经元抑制，所以多巴胺能神经元活动反而增强所致。

四、小脑对躯体运动的调节

（一）小脑的分部及神经联系

小脑根据其表面的沟和裂，可分为三叶：①绒球小结叶，借后外侧裂与小脑其余部分相分隔；②小脑前叶，在小脑上面的前部，包括原裂以前的部分；③小脑后叶，位于原裂与后外侧裂之间，在人类它占据了小脑的大部分（图 10-31）。

根据小脑的进化及传入纤维联系，小脑又分为古小脑、旧小脑及新小脑三部分。古小脑即绒球小结叶，是进化上最早出现的部分，主要接受前庭系统的投射，并回投给前庭核，故又称前庭小脑。旧小脑（又称脊髓小脑）包括前叶蚓部和小脑半球中间部，主要接受脊髓传来的本体感觉和皮肤感觉（通过脊髓小脑前、后束的传递），也接受皮质-脑桥的纤维投射，其传出纤维有两种：一是通过丘脑返回大脑皮质运动区，二是通过红核、脑干网状结构抵达脊髓前角运动神经元（图 10-31）。新小脑为古、旧小脑以外的部分，主要是小脑半球外侧部，由于是小脑在进化上最新发生的部分而得名。主要接受来自大脑皮质经脑桥的纤维投射，传出纤维在小脑深部两侧的齿状核换元后，发出纤维再经丘脑腹外侧核投射到大脑

皮质的运动前区和主要运动区，因此又称皮质小脑。

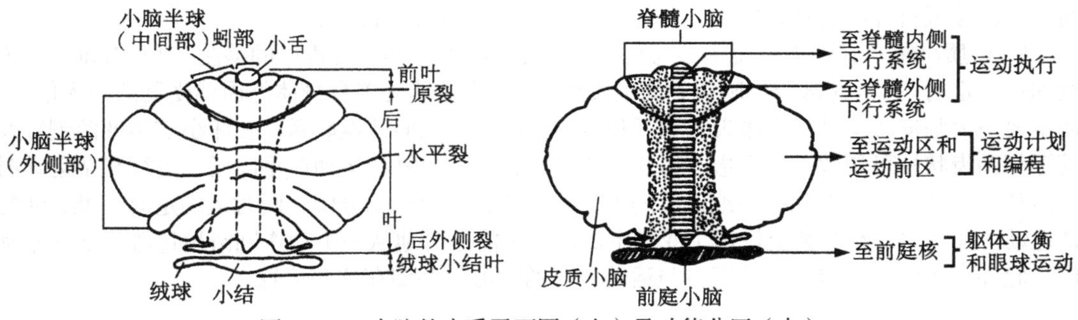

图 10-31 小脑的皮质平面图（左）及功能分区（右）

（二）小脑的功能

刺激小脑不引起任何感觉和躯体运动，但切除小脑后躯体运动发生严重障碍，特别是一些快速连续的肌肉运动，如跑步、打字、弹钢琴甚至说话变得不协调。可见小脑对于维持身体的平衡和正常姿势、调节肌紧张和协调随意运动等都有重要作用。

1. 前庭小脑 主要参与身体平衡功能的调节和正常姿势的维持。绒球小结叶调节平衡的功能与内耳前庭器官及脑干的前庭核的活动有密切关系，其反射进行的途径为：前庭器官→前庭核→绒球小结叶→前庭核→脊髓前角运动神经元→肌肉装置（图 10-32）。前庭小脑损伤的表现包括平衡失调、步态困难，常有眼球震颤。在第四脑室附近出现肿瘤的患者，由于肿瘤压迫绒球小结叶，结果患者身体平衡失调，出现步基宽、站立不稳、步态蹒跚和容易跌倒等症状，没有外物支持不愿行走。

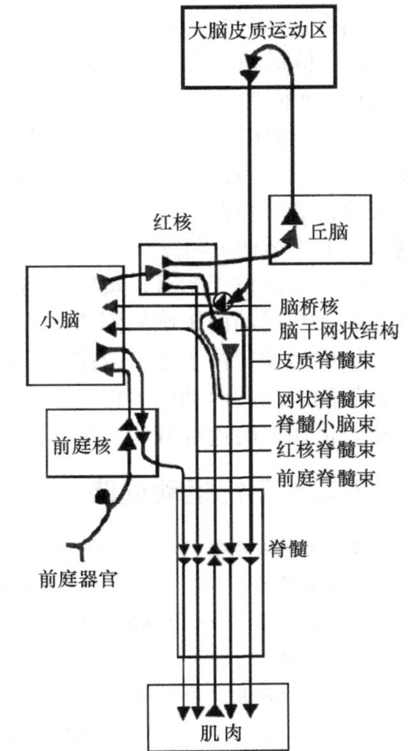

图 10-32 小脑与神经系统各部位的纤维联系示意图

2. 脊髓小脑 主要功能有两方面：调节肌紧张和协调随意运动。

（1）调节肌紧张：小脑前叶对调节肌紧张作用较大，其作用为两方面：①小脑前叶蚓部有抑制肌紧张的作用，这一作用是通过加强延髓网状结构抑制区的活动，进而抑制脊髓运动神经元使肌紧张减弱；②小脑前叶两侧部和后叶中间部有加强肌紧张的作用，其作用可能是通过网状结构易化区来加强脊髓运动神经元活动而实现的。因此，小脑前叶对肌紧张的调节既有抑制又有易化（加强）的双重作用。在种系进化过程中，前叶的抑制作用逐渐减弱，而易化作用逐渐占主要地位，在人类小脑损伤后表现为肌紧张降低、肌无力。

（2）协调随意运动：由于脊髓小脑一方面与大脑皮质运动区之间有环路联系，另一方面又与脊髓有往返的神经联系（通过脊髓小脑束可接受眼、皮肤、肌肉、肌腱、关节的传入冲动），因此它在大脑皮质发动的随意运动中有重要的协调作用（协调多关节、多肌群参与的运动，图 10-32）。脊髓小脑后叶中间部与协调随意运动有关，当切除或损伤这部分小脑后，随意运动的力量、方向、速度及限度将发生很大障碍，出现行走摇晃、步态蹒跚等动作性协调障碍，称为小脑性共济失调（cerebellar ataxia）。脊髓小

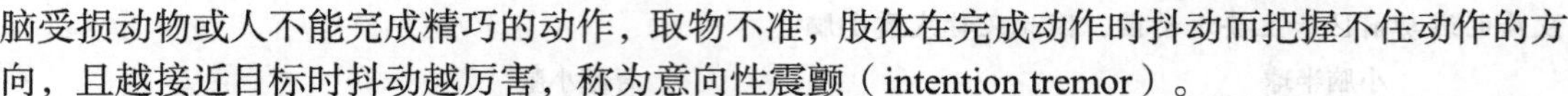

脑受损动物或人不能完成精巧的动作，取物不准，肢体在完成动作时抖动而把握不住动作的方向，且越接近目标时抖动越厉害，称为意向性震颤（intention tremor）。

3. 皮质小脑 其功能主要是参与复杂运动计划的形成和运动程序的编制，以及对每一个连续的运动定时。人类这部分小脑得到高度发展，但不直接接受来自身体外周感受器的输入信息，而主要与大脑皮质运动区、体表感觉区和运动前区发生双向往返联系。破坏小脑半球两侧部及其深部的齿状核可导致手、手指、脚及发音器官有目的的复杂运动严重障碍；进行复杂运动时不能从一个动作圆滑地和有序地过渡到下一个动作，连续运动分解；同时运动定时不准，使复杂运动（如写字、跑步甚至说话）变得不协调，不能适时地从一个动作圆滑地过渡到下一个动作。此外，小脑与大脑皮质共同参与运动技巧的学习，并储存这些信息。

五、大脑皮质对躯体运动的调节

脑干及脊髓对运动的调节是反射调节，而大脑皮质是发动较复杂的由意识控制的运动，即随意运动，其指令通过锥体系和锥体外系执行。

（一）大脑皮质的运动区

大脑皮质的某些区域与躯体运动有较密切的关系称为运动区，它包括初级运动区（皮质）、辅助运动区和运动前区等。

初级运动区位于中央前回 Brodmann 分区的 4 区。它参与运动计划的执行，通过下行通路将运动指令输送到脑干和脊髓的下运动神经元。刺激该区引起的骨骼肌运动有以下特征：①交叉支配。即一侧运动皮质支配对侧躯体的肌肉运动。但头面部的肌肉如咀嚼肌、喉肌及睑上肌却是双侧支配，而面神经支配的下部面肌及舌下神经支配的舌肌主要受对侧支配。②具有精细的功能定位。即一定的皮质区域支配一定部位的肌肉，总的安排与感觉相似，呈倒立分布。下肢代表区在顶部，上肢代表区在中间部，头面部肌肉代表区在底部，但头部代表区内部安排仍是正立的。③皮质代表区的大小与运动的精细复杂程度有关，即运动越精细而复杂的肌肉，其皮质代表区也越大，如手运动灵巧复杂，所以手区最大，大拇指代表区是大腿代表区的 10 倍（图 10-19）。

运动前区位于初级运动区之前，即 6 区，它的传出纤维主要投射到 4 区、脑干及脊髓。此区主要参与运动前正确的姿势准备，特别是躯体运动所需的近端肢体肌肉的控制。

辅助运动区位于皮质内侧面（两半球纵裂的内侧壁）、扣带回之上及 4 区之前的区域，与大脑外侧表面的运动前区相连。此区主要参与运动设计及运动程序的编制，以及协调需两手的运动。损伤猴的这部分脑区后，进行复杂运动时动作拙笨，难以完成需双手协调的动作。

（二）下行运动通路

大脑皮质运动区的运动指令要通过下行传导途径（运动传导束）到达脑干和脊髓的下运动神经元，影响和支配其活动。下行运动途径可分为直接通路和间接通路。

1. 直接通路——锥体系 锥体系（pyramidal system）一般是指由皮质发出经延髓锥体而下达脊髓的传导束，称皮质脊髓束（又称锥体束）。由皮质发出抵达脑干运动神经核的皮质核束虽不经过延髓锥体，但因其功能上与皮质脊髓束相似，故也包括在锥体系概念之中。皮质脊髓束和皮质核束是由皮质运动神经元（上运动神经元）下传抵达支配肌肉的脊髓前角运动神经元和脑干运动神经核神经元（下运动神经元）的直接通路。锥体束的纤维来自初级运动区（4 区）、运动前区（6 区）、辅助运动区及躯体感觉区。

皮质脊髓束（图 10-33）中约有 80%的纤维在延髓锥体跨过中线（交叉）到对侧，在脊髓外侧索下行，纵贯脊髓全长，为皮质脊髓侧束。其纤维直接终止于脊髓前角外侧部的运动神经元，而这些神经元控制肢体远端的肌肉，与精细、灵活、高度技巧性动作（运动）有关。其余约 20%的纤维不跨越中线，在脊髓同侧前索下行，成为皮质脊髓前束，直到与前角运动神经元形成突触前才越过中线，经中间神经元接替后，再与脊髓前角内侧部的运动神经元形成突触关系，而这些神经元控制躯干和四肢近端肌肉，与姿势的维持和粗大运动（大动作）有关。皮质核束通过脑干运动神经核神经元支配头颈部肌肉随意运动，如咀嚼、吞咽、说话、面部表情等。

2. 间接通路——锥体外系（extrapyramidal system）　包括除皮质脊髓束和皮质核束（皮质延髓束）以外的所有躯体运动传导束。皮质运动神经元主要是中、小型锥体细胞，轴突较短，离开大脑皮质后先后终止于皮质下基底神经节、丘脑、脑干、小脑或形成环路，最后经脑干某些核团接替后形成顶盖脊髓束、网状脊髓束、红核脊髓束和前庭脊髓束下传到脊髓前角（图 10-34）。这些不经过延髓锥体的下行通路，统称为锥体外系，其对脊髓运动神经元的控制多数是对侧性（交叉）的。在人类，锥体外系的主要功能是调节肌紧张，维持体态姿势和身体平衡，完成肌群间的协调运动和习惯性动作。如用线穿针，锥体系统控制手和手指的精细运动，而锥体外系统控制躯干、颈、臂、腿的粗大随意运动，维持一定的姿势与协作；走路时双臂自然摆动。因此，锥体系与锥体外系在运动功能上是两个互补并联的执行系统。

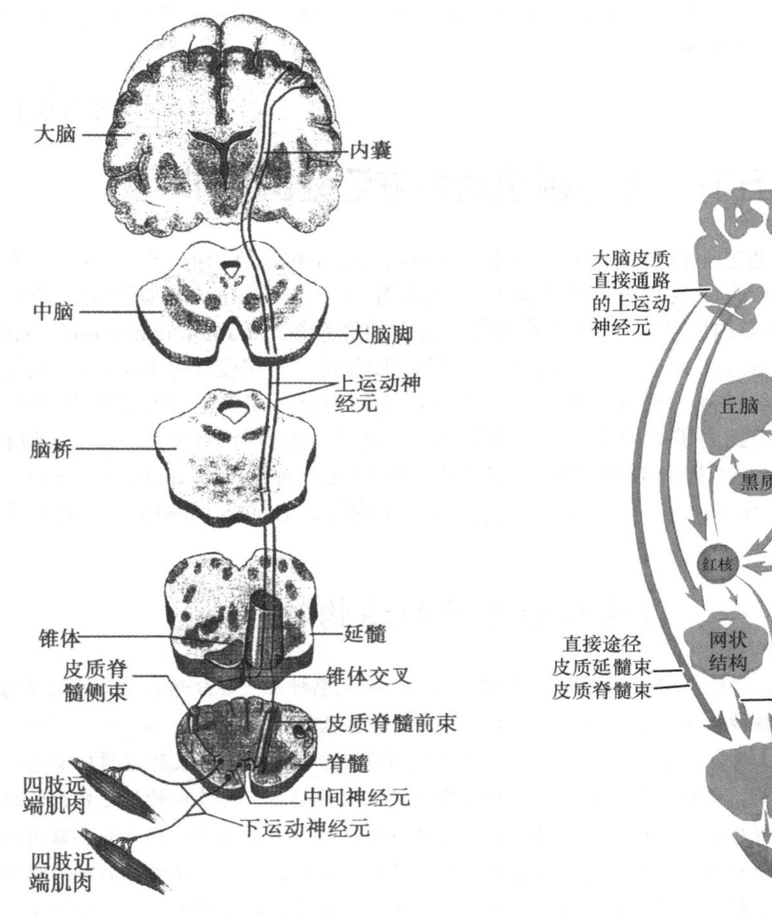

图 10-33　皮质脊髓束

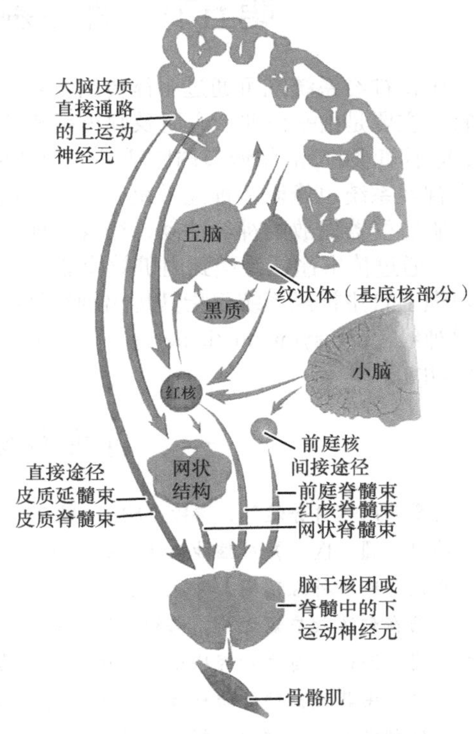

图 10-34　直接通路和间接通路

（三）锥体系损伤时对躯体运动的影响

由于锥体系和锥体外系在皮质起源和下行传导通路中有重叠性，故皮质损伤难以分清是锥体系引起或是锥体外系所为。但下行传导束抵达延髓尾端水平后，锥体束就出现相对独立性。延髓锥体损伤可认为主要是锥体系受损，此时出现的症状称锥体束综合征（上运动神经元麻痹）。其临床表现为对侧身随意运动丧失，肌紧张性加强（肌张力过高），腱反射亢进以致出现阵挛，巴宾斯基征阳性，肌肉无明显萎缩。由下运动神经元（脊髓或脑干运动神经元）引起的损伤，身体同侧弛缓性麻痹，腱反射或减弱或

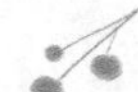

消失，肌张力降低，巴宾斯基征阴性，肌肉萎缩明显。

（四）随意运动的中枢调节

随意运动（voluntary movement）是一种连续的有目的的协调运动，是由大脑皮质许多部位，以及小脑、基底神经节共同发动和调节的。现在认为随意运动的设想起源于皮质联络区（cortical association area），即大脑皮质除感觉、运动及语言区以外的皮质。运动的设计及编程在大脑皮质（如辅助运动区、运动前区等）和大脑皮质下的基底神经节及小脑半球中进行。设计好的运动信息被输送到大脑运动皮质（4区和运动前区），再由主要运动皮质发出动作指令经下行通路到达脊髓前角和脑干的运动神经元，最终到达它们所支配的骨骼肌而产生运动。在此过程中，运动的设计需要大脑皮质与基底神经节和小脑之间不断进行信息交流，而且运动设计的执行需要脊髓小脑的参与。后者利用其与脊髓、脑干及大脑皮质之间的纤维联系将肌肉运动的实际情况与大脑皮质发出的运动指令反复进行比较，并不断修正大脑皮质的活动。此外，外周感觉（如视、听觉）反馈信息也可直接传入运动皮质，不断修正可能出现的运动偏差的指令，从而使随意运动得以协调、稳定和精确。

（徐昌水）

第五节　神经系统对内脏活动的调节

中枢神经系统既可通过躯体传出神经控制骨骼肌的运动，同时还可通过自主神经调节内脏器官（主要是由平滑肌、心肌及腺体组成的器官）的活动。由于内脏的功能似不受人的意志控制，是不随意的，故将调节内脏活动的神经系统称为自主神经系统（autonomic nervous system）。自主神经系统也像躯体神经系统一样，是由基本的反射弧组成，并接受中枢神经系统的控制。由内脏感受器发放的神经冲动，经自主神经传入途径传递到中枢，在中枢神经系统各级水平整合后，通过传出途径传递到内脏效应器。由于内脏传入（感觉）神经与躯体感觉神经大致相同，故习惯上自主神经系统仅指其传出神经纤维。自主神经包括交感神经（sympathetic nerve）和副交感神经（parasympathetic nerve）两大部分，它们分布于内脏、心血管和腺体，并调节这些器官的功能。

一、自主神经系统的结构特征

交感神经起自脊髓胸、腰段（胸1～腰2）的中间外侧角，副交感神经一部分起自脑干的副交感神经核（第Ⅲ、Ⅶ、Ⅸ、Ⅹ对脑神经核的副交感神经元），一部分起自骶部脊髓（骶2～4）相当于侧角的部位。它们与躯体神经不同，即从中枢发出的神经纤维不直接到达效应器（支配肾上腺髓质的交感神经例外），而在到达效应器之前，必须先进入一个外周神经节中换一次神经元，由节内神经元发出的纤维支配效应器。因此，自主神经从中枢到达所支配的器官需经过两个神经元。胞体位于脑干和脊髓内的称节前神经元，由其发出的纤维称节前纤维；胞体位于神经节内的称节后神经元，由其发出的纤维称节后纤维。交感神经节包括椎旁神经节（交感链）和椎前神经节（腹腔神经节，肠系膜上、下神经节），在此换神经元后发出的节后纤维支配腹、盆腔内脏器官（图10-35）。而副交感神经节大都位于效应器官壁内或其附近。因此，交感神经的节前纤维较短，节后纤维较长，而副交感神经的节前纤维很长，节后纤维很短。一根交感神经节前纤维可与好几个神经节内的许多节后神经元形成突触，而一根副交感神经节前纤维只与1～2个节后神经元形成突触。因此，交感神经节前神经元兴奋发生的反应比较广泛，副交感神经节前神经元兴奋发生的反应则较局限。

交感神经在外周的分布范围较广，支配全部内脏、心血管、腺体。此外，脂肪细胞、肝细胞甚至肾小管也受交感神经节后纤维支配。副交感神经的分布则不如交感神经广泛，大部分的血管、汗腺、竖毛肌、脾、肾上腺髓质均无副交感神经支配。

二、自主神经系统的功能特点

1. 双重神经支配　大多数内脏器官同时接受交感与副交感神经双重支配，只有少数器官仅有交感神经支配，而没有副交感神经支配。受双重神经支配的器官，交感与副交感神经的作用绝大多数是相反的，所谓拮抗作用（antagonism）。例如，交感神经兴奋，使心跳加快、加强，血压升高，胃肠运动抑制，支气管扩张，瞳孔扩大；而副交感神经兴奋则使心跳变慢、减弱，血压下降，胃肠运动加强，支气管收缩，瞳孔缩小。因此，对这些器官交感神经兴奋性增强与副交感神经兴奋性降低具有相同的作用。而且，当交感神经兴奋性增强时，副交感神经活动受到抑制，反之也一样。这种拮抗性质，使神经系统能够更精确、更迅速地调节内脏器官的活动。但也有一些器官，两者的作用不是互相拮抗，而是互补或协同的。例如，唾液腺，两类神经都促进分泌，不过交感神经兴奋分泌富有黏液和酶的唾液，而副交感神经兴奋分泌量多的浆液性唾液（互补作用）。副交感神经兴奋引起阴茎海绵体血管扩张，使阴茎勃起，而副交感神经兴奋产生射精（协同作用）。

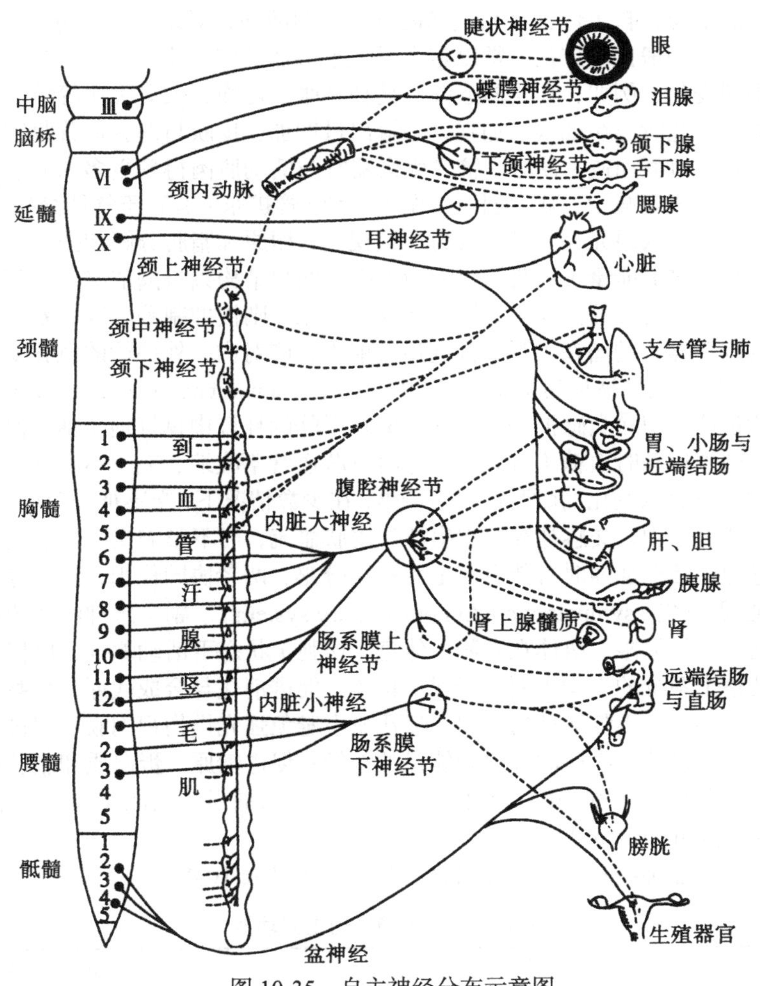

图 10-35　自主神经分布示意图

实线：节前纤维；虚线：节后纤维

2. 自主神经的作用与效应器的功能状态有关　例如，刺激交感神经可抑制动物无孕子宫的运动，而对有孕子宫却加强其运动；当胃幽门处于收缩状态时，刺激迷走神经使之舒张，而处

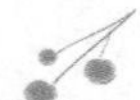

于舒张状态时，则使之收缩。

3. 紧张性作用 在静息状态下，交感神经和副交感神经持续地处于一定程度的活动状态，向它所支配的器官不断地发出一定频率的神经冲动，分别称为交感紧张（sympathetic tone）和副交感紧张（parasympathetic tone）。在此基础上，通过中枢控制，其紧张性可增强或降低，从而使交感或副交感神经既能增强也能减弱受支配器官的活动。两个系统紧张性作用的强弱决定了内脏器官活动的水平。例如，正常时由于交感神经的紧张性作用，使身体几乎所有血管的口径维持在其最大口径的一半左右，如交感紧张性增加，可使血管进一步收缩，而正常的紧张性降低，则引起血管扩张。如果没有持续的交感紧张性活动，那么交感神经就只能引起血管收缩，绝不能引起舒张。那些只受交感神经支配的器官，对它们活动的调节就是通过增减神经冲动发放的频率即紧张性来进行的。又如胃肠中的副交感紧张性，手术时切除支配胃肠的迷走神经，可引起胃肠持续的松弛（无紧张性），这表明正常情况下支配胃肠副交感神经的紧张性是很高的。脑的高级中枢可以通过减弱或增强这种紧张性来抑制或促进胃肠运动。

4. 自主神经的主要功能是维持内环境稳定 躯体神经系统和骨骼肌的运动，使机体对外环境变化发生迅速的反应；自主性神经系统和内脏器官的活动，对维持内环境稳定起重要作用。交感神经系统的活动一般比较广泛，常以整个系统来参加反应，其主要作用在于促进机体适应内、外环境的剧烈变化，例如，在剧烈运动、精神紧张、疼痛、大量失血等情况下，交感神经系统活动明显加强，此时心跳加快、加强，心输出量增加，皮肤与内脏血管收缩，活动肌肉血管舒张，血压升高，血凝加速（使心、脑等生命器官及活动肌肉得到更多的血液灌流，不需要加快活动的器官的血流量减少，减少创面出血）；支气管扩张（有利于气体交换）；瞳孔放大，晶状体曲率变小（增加入眼光亮，扩大视野，远视）；糖原和脂肪分解加强，血糖和游离脂肪酸水平升高（供给更多的能量）；肌肉收缩力增强；网状结构兴奋阈值降低（可加强警觉和唤醒状态）。同时非迫切需要的活动（如胃肠运动、排尿）则被抑制等。这一系列内脏活动总的效应是动员体内许多器官的潜在力量，提高适应能力，应对内、外环境的急骤变化，维持内环境的相对稳定。这种情况常被称为交感神经的应急反应（emergency reaction）或报警反应（alarm reaction）。实验证明，切除交感神经链的动物能在平静的环境中良好地生活。但环境急剧变化时便难以适应，剧烈运动时血糖不升高，受寒时皮肤血管不收缩、毛发不竖立。可见切除交感神经链后动物对环境急骤变化的耐受性显著降低。在少数情况下，交感神经反应也可比较局限，例如，在体温调节过程中，交感神经控制出汗和皮肤血流，而不影响交感神经支配的其他器官活动。由于交感神经活动加强时常伴有肾上腺髓质分泌，两者协同作用，因此称这一活动系统为交感-肾上腺髓质系统（sympathetic-adrenomedullary system）。副交感神经系统的活动不如交感神经那样广泛，比较局限，机体在安静、休息（松弛）状态下活动增强，以保证安静状态下的生理平衡。其整个系统的活动主要在于保护机体，促进消化与合成代谢，积蓄能量及加强排泄和生殖等功能。例如，心脏活动的抑制，瞳孔缩小避免强光损伤视网膜；促进消化道的运动与消化液的分泌，促进营养物质的吸收和能量的补给；促进糖原、蛋白质和脂肪的合成与血糖的利用。由于迷走神经活动加强时，常伴有胰岛素分泌的加强，因此又称这一系统为迷走-胰岛素系统（vago-insulin system）。

交感神经与副交感神经对其所支配器官的具体作用见表 10-4。

表 10-4 自主神经的主要功能

器官	交感神经	副交感神经
循环器官	心跳加快、加强，冠状动脉、腹腔内脏血管、皮肤血管及分布于唾液腺与外生殖器的血管收缩，脾包膜收缩，肌肉血管可收缩（肾上腺素能）或舒张（胆碱能）	心跳减慢、减弱，部分血管（如冠状动脉、软脑膜动脉与分布于外生殖器的血管等）舒张
呼吸器官	支气管扩张	支气管收缩，咽、喉、支气管腺分泌

续表

器官	交感神经	副交感神经
消化器官	分泌黏稠唾液，抑制胃液、胰液分泌，抑制胃肠运动，促进括约肌收缩，舒张胆囊和胆道	分泌稀薄唾液，促进胃液、胰液分泌，促进胃肠运动和使括约肌舒张，收缩胆囊和胆道
泌尿生殖器官	逼尿肌舒张，括约肌收缩，尿生成减少，肾素分泌，有孕子宫收缩，无孕子宫舒张，射精	逼尿肌收缩，括约肌舒张，勃起（阴茎、蒂血管舒张）
眼	瞳孔扩大，睫状肌松弛，上眼睑平滑肌收缩	瞳孔缩小，睫状肌收缩，促进泪腺分泌
皮肤	竖毛肌收缩，汗腺分泌	
代谢	促进糖原分解，血糖升高，促进肾上腺髓质分泌，抑制胰岛素分泌，基础代谢率增加，刺激胰高血糖素分泌	促进糖原合成，促进胰岛素分泌
其他	血凝加速，肌肉收缩力增加，中枢神经兴奋性提高	

三、内脏活动的中枢调节

内脏活动和躯体活动一样，也受中枢神经系统各级中枢的控制，而且调节躯体运动与内脏活动的各级中枢部位是密切联系的，很难严格划分。

（一）脊髓对内脏活动的调节

交感和部分副交感神经发源于脊髓灰质侧角或相当于侧角的部位，说明脊髓有调节内脏活动的初级中枢。脊休克动物或脊髓高位断离患者，在脊休克过去以后，血压可大体恢复到原有水平，表明脊髓中枢可以完成基本的血管张力反射，有维持血管紧张性和保持一定外周阻力的作用。同时，排尿反射、排便反射、出汗反射及勃起反射也逐渐恢复，说明这些反射可以在脊髓中枢内完成。但由于脊髓失去了高位中枢的控制，它对这些反射的调节作用是很不完善的，不能很好地适应生理功能的需要。例如，患者由平卧位转到站立位时，由于脊髓对直立性血压反射调节能力差，就会感到头晕；伤害性刺激可引起出汗反射，但体温调节性出汗功能消失；排尿反射可以进行，但排尿不能受意识控制，而且排尿排不尽。所有这些都说明脊髓能调节某些内脏活动，但调节能力很低。

（二）低位脑干对内脏活动的调节

延髓、脑桥和中脑的网状结构及许多特异性核团，通过其发出的副交感传出纤维及脊髓的下行性冲动，可控制各种自主性功能。例如，呼吸、心跳、血管舒缩、胃肠蠕动、消化腺分泌、咀嚼、吞咽、恶心、呕吐、膀胱排空等。动物实验证明，在脑桥中部水平横断脑干，可基本保持对动脉血压的正常控制，如在延髓下端横切，动脉血压立即下降至正常的1/2。特别是延髓，它能完成许多基本生命活动（如循环、呼吸）的反射调节，是维持机体生命的基本中枢，因此损伤延髓导致呼吸、心跳很快停止，故延髓有基本生命中枢（basic vital centers）之称。在中脑有瞳孔对光反射中枢，因此在患严重疾病时对光反射消失是病变侵害中脑的表现，是生命垂危的标志。

（三）下丘脑对内脏活动的调节

下丘脑是间脑的一部分，位于脑的中心，其上是边缘系统和丘脑-皮质系统，其下是脑干和脊髓，因此其传入和传出纤维很多，它与大脑皮质、皮质下中枢、丘脑、脑干网状结构及垂体都有神经纤维联系。

下丘脑功能广泛，它在整合躯体、内脏及内分泌功能等方面都起着非常重要的作用。但随着动物的进化，下丘脑对躯体运动的调节功能则逐次变小，到了灵长类，下丘脑主要成了调节内脏活动的较高级中枢，它把内脏活动和其他生理活动联系起来，调节着体温、营养摄取、水

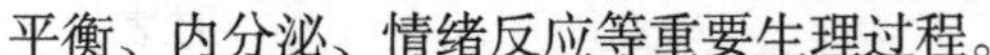

平衡、内分泌、情绪反应等重要生理过程。

1. 调节体温 哺乳动物切除下丘脑以上部位，其体温仍能维持稳定；如果破坏下丘脑，体温不能维持相对稳定。这表明下丘脑有维持体温相对稳定的作用，现已肯定体温调节的基本中枢在下丘脑（详见第七章第二节）。

2. 调节摄食活动 下丘脑存在与摄食活动有关的两个中枢：一个是外侧区的摄食中枢（feeding center）；另一个是腹内侧核的饱中枢（satiety center）。在清醒动物，电刺激摄食中枢引起贪食，而破坏之则动物严重拒食，动物消瘦可致死；电刺激饱中枢，动物拒食，而破坏之则多食，可发生肥胖（图 10-36）。在饥饿情况下，摄食中枢的兴奋性较高，而饱中枢的兴奋性较低，饱中枢的功能被摄食中枢抑制；进食后摄食中枢的活性又暂时地被饱中枢抑制。此外，弓状核含有增加与降低饥饿和能量消耗的激素的受体，从而可调节饥饿和饱腹感。

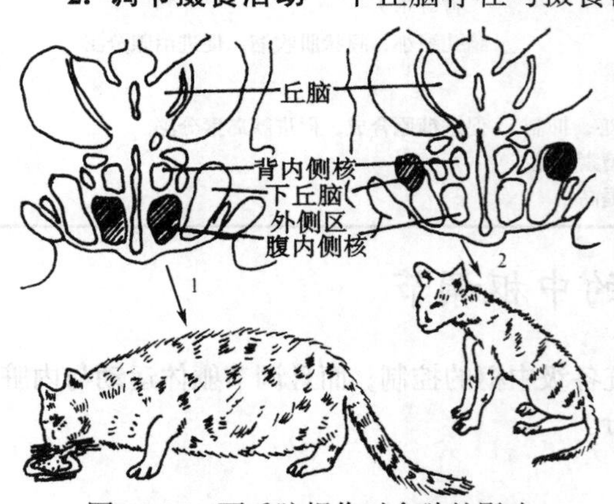

图 10-36 下丘脑损伤对食欲的影响

1：两侧腹内侧核损伤造成猫的贪食症、肥胖；2：两侧下丘脑外侧区损伤造成猫的厌食、消瘦

3. 调节水平衡 水平衡包括水的摄入和排出。下丘脑存在饮水中枢（drinking center），也称渴中枢（thirst center），它位于下丘脑视前区的前外侧。电刺激该部位，动物出现口渴和饮水；破坏之则拒饮。任何引起细胞内脱水的因素（如血容量减少、血浆渗透压升高等）都将引起渴感。此外，细胞外液减少时，肾素分泌增加，使循环血管紧张素Ⅱ（AⅡ）水平升高，AⅡ也可刺激渴中枢引起渴感。对水排出的控制则是通过下丘脑视上核释放抗利尿激素（ADH）实现的，而细胞外液渗透压升高及AⅡ又可刺激下丘脑分泌 ADH，因此控制 ADH 分泌及渴的机制有许多相似之处。

4. 内分泌功能 下丘脑不但本身分泌多种激素，如 ADH、催产素等，而且还分泌多种调节性多肽，经垂体门脉到达腺垂体，促进或抑制腺垂体激素的分泌（详见第十一章）。

5. 参与情绪反应 情绪是一种心理现象，常伴有一系列生理变化，这就是情绪反应。它包括内脏活动、躯体运动及内分泌的变化。例如，“发怒”是一种情绪，而发怒时的毛发竖起、怒吼、瞳孔散大、心跳加快、血压升高、肌肉血流量增多、呼吸加快、出汗、唾液分泌、肌紧张增强（动物还有张牙舞爪或逃脱）及肾上腺素分泌增加等便是情绪引起的生理反应。其中很多是属于自主性功能变化。在间脑水平以上切除大脑的猫，可自发产生或轻微刺激就能引起发怒的情绪反应，好像猫处于搏斗状态时的表现，有人称为“假怒”（sham rage），切除下丘脑后不能出现“假怒”，因此认为下丘脑与情绪反应密切相关。平时下丘脑的情绪活动受到大脑皮质抑制，不易表现出来，切除皮质后，这种抑制被解除，而表现出上述情绪反应。在人类，下丘脑损伤（如垂体手术时偶尔损伤下丘脑）或病变（脑炎）也常伴有不正常的情绪反应。

6. 对睡眠和生物节律的影响 下丘脑尾部是网状结构的一部分，它含有调节睡眠与觉醒节律的神经核。视交叉上核是控制日周期节律性活动的中枢。下丘脑产生并维持这些生物节律的传入冲动来自视网膜通过视网膜-下丘脑纤维进入下丘脑的视交叉上核。

7. 对免疫功能的影响 环境应激可抑制机体的免疫功能，导致辅助 T 细胞数量减少和天然杀伤细胞活性降低。上述作用的机制与下丘脑释放促肾上腺皮质激素释放激素有关。促肾上腺皮质激素释放激素促使腺垂体释放促肾上腺皮质激素，后者又刺激肾上腺皮质激素分泌，肾上腺皮质激素起免疫抑制作用。免疫系统也可影响神经系统的活动，例如，白介素-1 可促进下丘脑释放促肾上腺皮质激素释放激素。

（四）大脑皮质对内脏活动的调节

1. 新皮质　电刺激新皮质除能引起躯体运动反应外，还能引起内脏活动的变化。例如，刺激皮质内侧面 4 区一定部位，可引起直肠和膀胱运动的变化；刺激外侧面 4 区一定部位，可引起呼吸和血管运动的变化；刺激 4 区底部，引起消化道运动及唾液分泌的变化；刺激 6 区一定部位可引起竖毛和出汗，也会引起上、下肢血管舒缩反应，而且上肢血管反应区与上肢躯体运动代表区相对应，下肢血管反应区与下肢躯体运动代表区相对应。这些结果说明，新皮质与内脏活动有关，而且区域分布和躯体运动代表区的分布有一定的重叠。

2. 边缘系统　在大脑半球的内侧面与脑干连接部和胼胝体旁的环周结构，包括扣带回、海马旁回、海马结构（海马、海马回）、隔区和梨状叶等，称为边缘叶。由于边缘叶在结构和功能上与大脑皮质的岛叶、颞极、眶回，以及皮质下核的杏仁核、隔核、下丘脑、丘脑前核等有密切关系，因此把边缘叶连同这些结构统称为边缘系统（limbic system）（图 10-37）。下面简述边缘系统与内脏功能有关的几个方面：

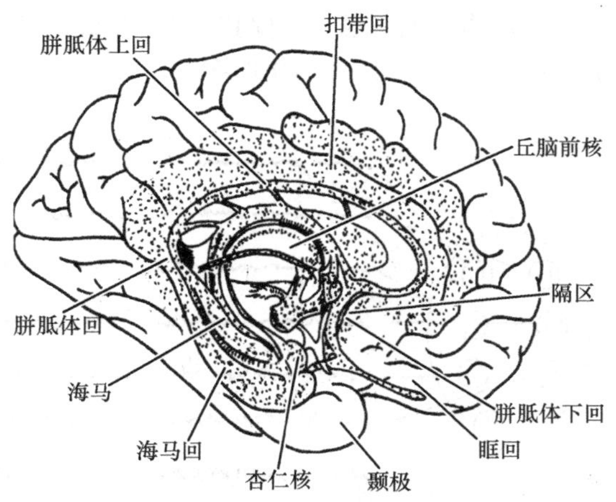

图 10-37　大脑内侧面示边缘系统各部分（有细黑点的区域）

（1）对内脏功能及内分泌活动的影响：刺激或损伤边缘系统的一些区域，可引起内脏活动的明显改变。例如，刺激杏仁核可引起血压、心率、胃肠运动和分泌的变化，排便排尿，扩瞳，竖毛，以及垂体前叶激素（尤其是促性腺激素及促肾上腺皮质激素）的分泌；刺激隔区出现阴茎勃起，血压下降或升高，呼吸暂停或加强等。由于边缘系统对内脏活动的调节是通过促进或抑制各初级中枢的活动来实现的，因此刺激边缘系统所得的反应往往随动物当时所处的情况而变。

（2）对情绪反应的影响：杏仁核与下丘脑的腹内侧区是与情绪反应相关的结构。破坏动物两侧杏仁核后，动物变得很温顺而异常安静，而刺激猫杏仁核的某些部位，其易于发怒。有人用损伤双侧杏仁核的方法治疗焦虑、侵入性精神病。

（3）对摄食行为的影响：边缘系统也参与食欲的神经调节。损伤猫的杏仁核，其摄食过多而逐渐肥胖。电刺激杏仁核可抑制摄食活动。

（4）对学习和记忆功能的影响：海马与学习、记忆功能关系密切。条件反射的建立需要海马的参与。某些丧失记忆能力的老年痴呆患者，也被发现海马部位有明显的损伤。此外，损伤乳头体及乳头体丘脑束，也会影响近期记忆。

（5）对性行为的影响：性反射中枢位于脊髓及低位脑干，但伴随性反射的行为表现，如性欲等很大程度上是由下丘脑及边缘系统调节的。杏仁核在性行为方面特别重要：破坏幼年大鼠的双侧杏仁核与终纹，可使青春期提前出现；去除猫和猴杏仁核，性交活动明显增强，并出现异常性行为（与同性动物、幼年动物及其他种属动物性交）。据报道，损伤人双侧杏仁核或附近结构后性欲增强。

第六节　脑电活动及睡眠与觉醒

觉醒与睡眠是脑的重要功能。两者除了在行为上的区别外，在脑电活动上也有区别，因此在叙述觉醒与睡眠之前，先介绍大脑皮质的电活动即脑电活动。

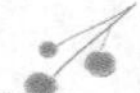

一、脑 电 活 动

大脑皮质的电活动有两种不同的形式，即自发脑电活动和诱发电位。

（一）自发脑电活动

在安静状态下，无特殊外来刺激，大脑皮质经常具有持续的节律性电位改变，称为自发脑电活动。临床上使用脑电图机在头皮表面用双极或单极导联记录法记录到的脑电活动的波形称为脑电图（electroencephalogram，EEG）。如果将颅骨打开，直接在皮质表面安放电极引导，所记录出的脑电波称为皮质脑电图。

1. 脑电图的波形 根据其频率、波幅的不同，脑电波可分为四种基本波形，分别用古希腊字母 α、β、θ、δ 表示（图 10-38）。

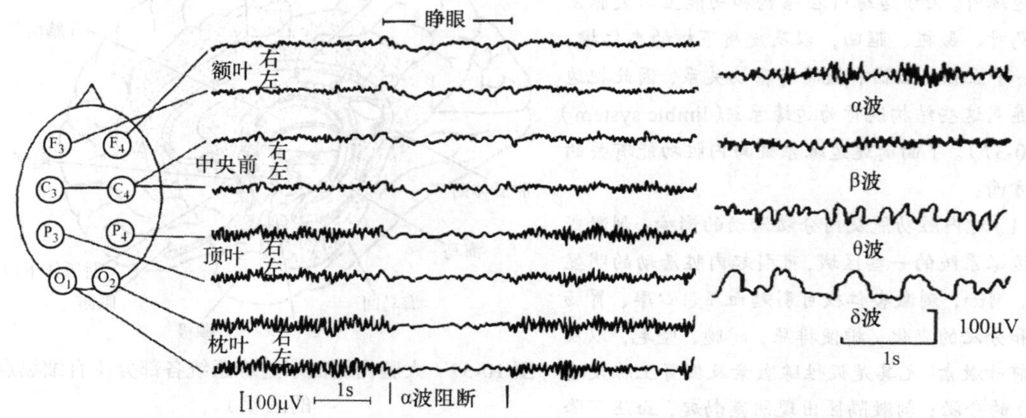

图 10-38 正常人的脑电图波形（右）及从头皮 8 处记录到的正常人安静觉醒状态的脑电图波形（左），当睁眼时 α 波阻断

（1）α 波：频率为每秒 8～13 次，波幅为 20～100μV，在枕部和顶枕区最显著。α 波在清醒、安静、闭目时出现，波幅呈现由小变大，再由大变小，接着又由小变大，如此反复，形成所谓 α 波的梭形，每一梭形持续 1～2s。当受试者睁眼或思考问题时，α 波立即消失并转为快波，称为 α 波阻断。α 波又称同步化慢波，是大脑皮质处于清醒、安静状态时电活动的主要表现。

（2）β 波：频率为每秒 14～30 次，波幅为 5～20μV，在额叶与顶叶比较明显。当受试者睁眼视物或思考问题时出现，是大脑皮质处于紧张状态时电活动的主要表现，是去同步化快波。

（3）θ 波：频率为每秒 4～7 次，波幅为 100～150μV，在枕叶比较明显。困倦时即出现，幼儿清醒时也常见到。

（4）δ 波：频率为每秒 0.5～3 次，波幅为 20～200μV，成人在清醒时，几乎没有 δ 波，婴儿时期、成人熟睡或极度困倦及麻醉状态时可出现此波。θ 波和 δ 波都属于同步化慢波。

一般情况下，脑电波随大脑皮质不同的生理情况而变化。大脑细胞兴奋性增强时出现低幅快波；当脑细胞活动水平降低或相对不太活动时，出现高幅度慢波。皮质有占位性病变时，即使患者处在清醒状态，也可出现 θ 波和 δ 波，癫症患者则会出现棘波、尖波或棘慢综合波。因此，脑电图在临床上有一定的诊断价值。

2. 脑电波形成的机制 关于脑电波形成的机制有许多假说。较多的人认为，皮质表面的电位变化主要是由大量神经细胞的突触后电位总和形成的。当浅层的神经组织发生兴奋性突触后电位变化时，皮质表面呈现负波；当浅层神经组织发生抑制性突触后电位时，皮质表面出现正波。深层神经组织突触后电位变化的影响则相反。皮质神经元的同步化活动同丘脑的功能有密切关系。正常情况下，由丘脑向上传出的非特异性投射系统的节律性兴奋，到达大脑皮质可引起皮质细胞自发脑电活动。例如，给丘脑非特异性投射系统每秒 8～12 次的电刺激，从大脑皮质可引导出同样频率的脑电波变化，类似于α波。如果切断大脑皮质与丘脑的联系，则这种脑电活动将大大减弱。当向大脑皮质的传入冲动频率显著增加时（如以每秒 60 次的节律性电刺激丘脑的非特异性投射系统），可引起去同步化，出现高频率、低振幅的快波；反之，当大脑皮质的传入冲动频率减少时，就会引起同步化低频率、高振幅的慢波。

（二）皮质诱发电位

当人工刺激外周感受器、感觉神经或感觉通路时，在大脑皮质某一特定区域可以产生较为局限的电位变化，称为诱发电位（evoked potential）。它既可在大脑皮质表面上记录到，也可在头皮上记录到。前者称为皮质诱发电位。

皮质诱发电位都出现在自发脑电波的背景下，其电位变化较微弱，一般为 0.3～30μV，它的波形常夹杂在自发脑电波之中并受后者的影响。如果电极安放在头皮上，因为颅骨的电阻大，所以能记录出的皮质诱发电位更小。应用电子计算机技术，将它叠加起来并加以平均，显示出的皮质诱发电位称为平均诱发电位（average evoked potential）。它对研究大脑皮质功能定位、某些神经系统疾病的诊断及心理活动有一定价值。临床上常用的诱发电位有体感诱发电位（图 10-39）、听觉诱发电位和视觉诱发电位，分别为刺激一侧肢体、短声或光照一侧外耳或视网膜，从相关脑区相对应的头皮引出的电位。

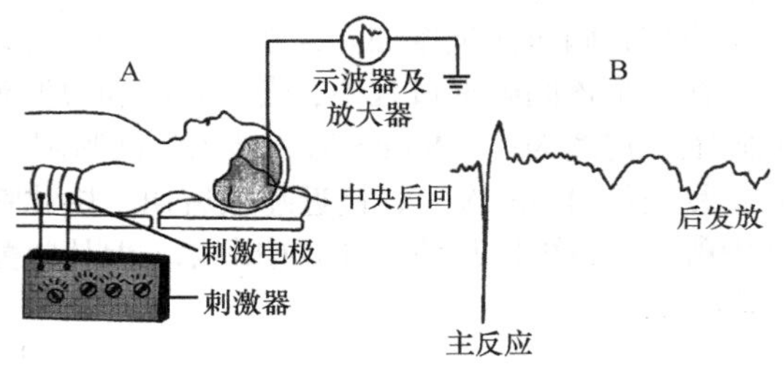

图 10-39 人的体感诱发电位

A. 人诱发电位的记录方法；B. 诱发电位（猫）

二、觉醒与睡眠

觉醒与睡眠都是人体正常生活中必不可少的两个生理过程。只有在觉醒状态下，人体才能进行劳动和其他活动；而通过睡眠，可以使人体的精力和体力得到恢复，于睡眠后保持良好的觉醒状态。成人一般每天需要睡眠 7～9h，儿童需要的睡眠时间较长，每天需 12～14h，新生儿需 18～20h，老年人睡眠时间较短。各种研究表明，睡眠对于脑的发育成熟、维持代谢、热平衡、体温恒定、免疫功能、认知和记忆巩固，特别是恢复各种神经中枢之间的自然平衡都是必要的。

（一）睡眠时机体功能的变化

睡眠时机体的许多生理功能发生了不同于觉醒状态时的变化，主要有各种感觉减退、意识逐渐消失、机体逐渐失去了对环境变化的适应能力；骨骼肌反射活动和肌紧张减弱；许多内脏活动发生改变，如血压下降、心率减慢、瞳孔缩小、呼吸减慢、代谢率降低、尿量减少、体温降低、胃液分泌增多、出汗功能增强等。

（二）睡眠的两种状态

通过对睡眠过程的观察，发现睡眠是由交替出现的两种时相组成的，分别称为慢波睡眠（slow wave sleep，SWS）和快波睡眠（fast wave sleep，FWS）。

1. 慢波睡眠 此期睡眠，脑电图呈同步化慢波（深睡时θ波可达 50%）。这时，循环系

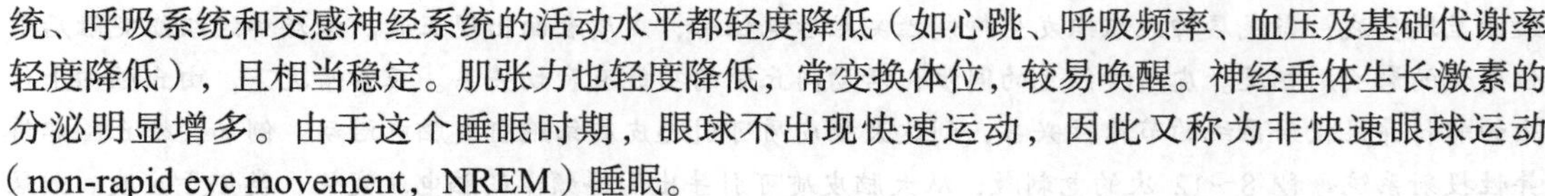

统、呼吸系统和交感神经系统的活动水平都轻度降低（如心跳、呼吸频率、血压及基础代谢率轻度降低），且相当稳定。肌张力也轻度降低，常变换体位，较易唤醒。神经垂体生长激素的分泌明显增多。由于这个睡眠时期，眼球不出现快速运动，因此又称为非快速眼球运动（non-rapid eye movement，NREM）睡眠。

2. 快波睡眠 此期睡眠，脑电图的特点与觉醒时相似，呈去同步化的低振幅快波，但在行为表现上却处于熟睡状态，因此又称为异相睡眠或矛盾睡眠（paradoxical sleep）。在此相睡眠期间，肌张力进一步降低，呈完全松弛状态，但某些肌肉出现阵发性收缩，特别是眼肌，结果引起眼球快速运动，故又称快速眼球运动（rapid eye movement，REM）睡眠。各种感觉功能进一步减退，较难以唤醒。血压、心率、呼吸出现明显而不规则的短时变化，血压上升或降低，心率加快，呼吸加快而不规则。这可能是某些疾病在夜间突然发作的部分原因，如心绞痛、哮喘病的发作。阴茎可勃起，体温调节能力暂时消失。约有 80%的人在此期做着各种各样的梦，因此又有人称此期睡眠为有梦睡眠（虽然 SWS 有人称之为无梦睡眠，其实 SWS 也会做梦，不过其梦不能被回忆罢了，而且梦游、尿床及做噩梦都发生在慢波睡眠期间，睡觉房间越冷，做噩梦的可能性越大）。快波睡眠期间，脑内蛋白质合成加快，脑细胞处于高度活动状态，脑代谢率增加，脑血流量增加。人在紧张的脑力劳动或精神高度紧张时，快波睡眠增加。

在整个夜间睡眠过程中，慢波睡眠和快波睡眠互相交替出现。成人入睡时，一般先进入慢波睡眠，持续 80～120min 后，转入快波睡眠，持续 20～30min 后，又转入慢波睡眠，一夜之间反复交替 4～5 次，越接近睡眠后期，快波睡眠时间越长。正常情况下，人们可以从慢波睡眠中醒来，也可以从快波睡眠中醒来，但从觉醒状态只能进入慢波睡眠，而不能直接进入快波睡眠。

（三）睡眠的生理意义

所有哺乳动物都存在睡眠。完全剥夺人或动物的睡眠后，通常有一个“赶上”期或弹回睡眠，即在下次睡眠周期睡眠时间比正常要多。选择性剥夺快波或慢波睡眠，这些特定的睡眠阶段也有一个选择性弹回。轻度限制睡眠几天，可降低人的认知功能、身体工作能力和人体健康。持续剥夺一个人的快波睡眠，人会变得易怒和压抑，现各种品格障碍。剥夺大鼠 2～3 周的睡眠可导致急性死亡。

睡眠对机体具有许多重要的作用：①促进神经系统的成熟；②慢波睡眠时生长素分泌明显增加，有利于促进机体的生长和体力的恢复；③快波睡眠期间脑内蛋白质合成加快，有利建立神经细胞之间新的突触联系，促进学习记忆，促进精力恢复和幼儿神经系统的发育；④有针对性地消除突触，以“忘记”可能扰乱突触网络的无关信息；⑤清除脑在觉醒时神经活动产生的代谢废产物；⑥保存代谢能量；⑦维持正常的免疫功能。但睡眠最重要的作用是恢复各神经中枢之间的自然（正常）平衡。

（四）促进睡眠和觉醒的神经机制

睡眠与觉醒之间的转换表现为昼夜节律，平均为 8h 睡眠和 16h 觉醒。网状结构上行激活系统（reticular activating system，RAS）和下丘脑的神经核对于这两种意识状态的转换起关键作用。RAS 由起源于脑干及下丘脑的不同神经元群和神经通路组成。RAS 广泛投射到大脑皮质和丘脑。这些神经元群的激活和抑制变化介导觉醒与睡眠之间的转换。

觉醒状态是由于 RAS 的上行途径广泛激活皮质和丘脑的结果。起源于脑干的 RAS 神经元轴突末梢广泛投射于整个脑，释放单胺能递质去甲肾上腺素、5-HT 和组胺，能增强皮质的兴奋性突触活动。人使用抗组胺药引起睡眠可能是阻断此系统的组胺能传入冲动所致。此外来自脑桥及基底前脑的神经元释放 ACh，促进上升的感觉信息从丘脑到大脑皮质的传递。神经肽促食欲素（orexin，刺激食欲而得名）对维

持觉醒状态也起重要作用，它们由下丘脑神经元产生。下丘脑促食欲素神经元广泛投射到整个皮质和丘脑，它们还密切支配和刺激 RAS 单胺能神经元发放动作电位。缺乏促食欲素或其受体的实验动物和人产生发作性睡病（在正常醒觉状态下不能预料地突然入睡）。人摄入促食欲素受体阻断剂可促进睡眠。此外，促食欲素还具有增强代谢和激活交感肾上腺髓质系统的作用，提高血压和心率。

睡眠时的神经元活动形式和神经递质的释放明显不同于觉醒。其中最重要的是“睡眠中枢”神经元（位于下丘脑腹外侧视前核的一群神经元）主动放电。这些神经元释放抑制性递质 GABA 到脑干和下丘脑的神经元，包括分泌促食欲素的和单胺类神经元，抑制这些神经元，从而降低整个脑促食欲素、去甲肾上腺素、5-HT 及组胺的水平。这些递质都与机警和觉醒的维持有关。因此 GABA 抑制它们的释放倾向促进睡眠。这可解释 GABA 的激动剂苯二氮䓬类（如地西泮和阿普唑仑）诱导睡眠作用并用于治疗焦虑和失眠。

促食欲素神经元主要受三方面传入冲动的刺激，促进转换为觉醒状态（图 10-40）。①来自视交叉上核（SCN）的动作电位：SCN 是体内主要的昼夜节律起搏点，它确定受光及其他昼夜刺激的日周期，早晨它激活促食欲素细胞，晚上它触发褪黑激素分泌。褪黑激素已用于治疗失眠和高速飞行引起的生理节奏破坏。②能量代谢负平衡信号：此信号起因于长期持久的血糖浓度降低，血浆促食欲素水平升高和抑制食欲的瘦素水平降低。③边缘系统发出的激动性情绪状态，如恐惧与愤怒。当需要对影响自身生存的情况产生反应时中断睡眠是适合的。

激活睡眠中枢的因素不完全了解。已证明腺苷（ATP 的代谢物）降低促食欲素神经元的放电，长时间觉醒后脑中腺苷的浓度增加。咖啡因可阻断脑中腺苷受体，这可解释其兴奋作用。另一个促进睡眠状态的物质是白介素-1（一种在免疫防御中具有重要作用的细胞因子）。

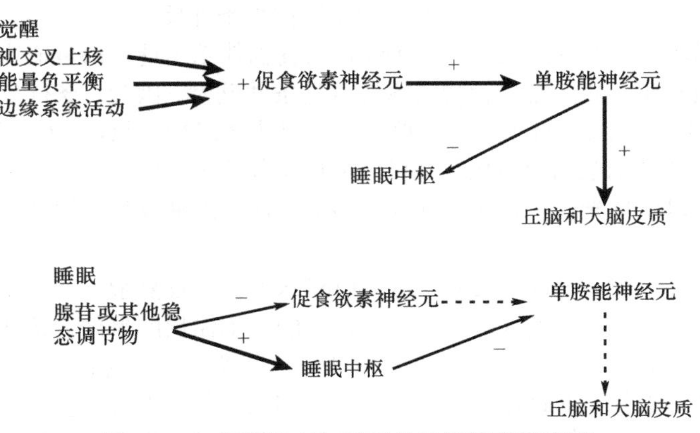

图 10-40　觉醒状态与睡眠的转换调节示意图

粗箭头和+表示刺激作用；细箭头和−表示抑制途径。促食欲素神经元和睡眠中枢位于下丘脑；单胺能神经元释放去甲肾上腺素、5-HT 和组胺

第七节　脑的高级功能

一、学习与记忆

学习与记忆是脑的高级功能。学习（learning）就是机体为适应环境的变化而获得新的行为习惯（或经验）的过程。记忆（memory）就是将获得的新的行为习惯或经验保持和储存一定时间的能力。用信息论的话来说，学习是神经系统接收信息的过程，记忆则是神经系统储存信息的过程，回忆则是神经系统对信息的再现过程。

（一）学习的形式

1. 非联合型学习　发生在对单个重复刺激发生反应时，它不需要在刺激和反应之间形成某种明确的联系，这种学习称为非联合型学习，又称为简单学习。习惯化（habituation）和敏感化（sensitization）即属于这种类型的学习。习惯化是一个非伤害性刺激重复作用时使反应降低（减弱）的过程。例如，当你正在教室里学习时，建筑工人开始在室外锤击，开始时将分散你的注意力而不可能进行学习，但随着噪声的持续存在，你将不再注意到它，虽然环境不理想，但学习仍能进行。在这种情况下你的脑子对重复刺激已习惯了。敏感化是重复刺激使反应增强的过程。例如，在多种噪声中睡眠的母亲，能被其身边的婴儿的哭叫声迅速惊醒。重复刺激究竟成为敏感化或习惯化，取决于刺激的性质：如果得到的刺激是重要的（如一个即将来临的危险信号），对它将倾向成为敏感化，如果认为该刺激是不重要的，对它将倾向成为习惯化。

2. 联合型学习 这种形式的学习是两种刺激或一种行为与一种刺激之间在时间上很接近地重复发生，最后在脑内逐渐形成联系的过程。经典的条件反射和操作式条件反射均属于联合型学习。

（1）经典条件反射（classical conditioned reflex）：条件反射是个体在生活过程中获得的，它的形成有一个过程，现以食物条件反射为例加以说明。给犬喂食物会引起唾液分泌，这是非条件反射（一种无须学习的反应），食物是非条件刺激。通常铃声不会使犬分泌唾液，因为铃声与唾液分泌无关，故称为无关刺激。但是，如果喂食前先出现铃声，然后紧接着给食物，经多次结合应用后，每当铃声出现，即使不给犬食物，犬也会分泌唾液，这就是条件反射。在这种情况下，铃声不再是无关刺激，具有引起唾液分泌的作用而成为进食（非条件刺激）的信号，称为条件刺激或信号刺激。由条件刺激引起的反射称为条件反射。除铃声外，食物的形状、颜色、气味、进食的环境、喂食的人等，由于经常与食物伴随出现，都可成为食物的信号而成为条件刺激引起唾液分泌，如人见到食物流唾液就是条件反射。因此，条件反射是在非条件反射的基础上建立的，是无关刺激与非条件刺激在时间的结合，这个过程称为强化（reinforcement）。任何无关刺激与非条件刺激结合应用，都可以形成条件反射，例如，上面列举的唾液分泌条件反射的建立，也可以以灯光代替铃声。许许多多的躯体、内脏及其他神经反射活动都可形成条件反射。

（2）操作式条件反射（operant conditioned reflex）：比较复杂。动物为了获得奖赏或不被处罚，需要完成某种操作。非条件刺激可以是愉快的或不愉快的事件，条件刺激是光或可提醒动物完成操作的某些其他信号（如哨声或某种口令、手势等）。例如，将大鼠放在实验笼内，当它在走动中偶然踩上杠杆时即给予食物强化，经多次重复，大鼠学会了自动踩杠杆取食。又如，同样也可以训练动物踩杠杆而避免电击它的脚。海豚偶尔跳出水面进入圈套而得到人们给它的食物时，它能学会跳圈而取食。马戏团里的动物表演，许多就是形形色色的操作式条件反射，其获得的奖赏主要是它喜欢吃的食物。

形成上述条件反射的关键因素是两种刺激（无关刺激与非条件刺激）之间，或出现某种行为与奖励或处罚之间的时间间隔，如果间隔过长，都难以形成和巩固条件反射。

（3）经典条件反射的消退和分化：条件反射建立后，如果反复用条件刺激而没有非条件刺激强化，条件反射逐渐减弱，最后完全不出现，这称为条件反射的消退。如铃声与喂食多次结合应用，使犬建立了条件反射；然后，反复单独用铃声而不给予食物（不强化），则铃声引起的唾液分泌量会逐渐减少，最后完全不能引起分泌。条件反射的消退是由于皮质中枢内发生了抑制过程，这种抑制称为消退抑制。

在条件反射建立过程中，初期给予与条件刺激相近似的刺激，也能或多或少地具有条件刺激的效应，引起条件反射，这种现象为条件反射的泛化。如果以后只对原来的条件刺激给予强化，而对近似刺激不强化，经多次重复后，近似刺激不再引起条件反射，这种现象称为条件反射的分化。条件反射的泛化是由于条件反射引起的兴奋向周围皮质扩散所致；而分化的形成则是由于近似刺激得不到强化，使皮质产生了抑制过程，这种抑制称为分化抑制。

（4）条件反射的生理意义：条件反射的主要特征是反射反应出现在条件刺激开始之后，非条件刺激开始之前，甚至不出现时。这样就在非条件刺激来到之前，机体便产生特定的反应，事先做好准备。例如，食物的信号（颜色、气味、进食的环境等）所引起的唾液分泌为进食准备了条件，劳动信号引起的呼吸、代谢、血液循环等方面的变化为劳动过程准备了条件。当看到危害身体的事物，就可以避开它。因此，使机体具有预见性，提高了机体适应环境的能力。可以想象，如果只依靠食物掉入口中才引起吃食动作或身体遭受伤害时才引起防御动作，机体将无法适应复杂多变的环境。

此外，由于条件反射是灵活的，可随环境的改变而改变，即当条件刺激失去信号意义后，条件反射便会消退，同时又可根据新的环境条件，不断建立新的条件反射。因此，使动物和人类能对环境的变化进行精确的适应。

（5）人类条件反射的特征及第二信号系统：巴甫洛夫认为，条件反射是大脑皮质活动的具体表现，引起条件反射的刺激是信号刺激，由信号刺激引起的皮质神经活动也就是信号活动。信号的数目、种类非常多，可区分为两大类：一类是具体信号，如灯光、铃声、食物的形状、气味等，它们都是以本身的理化性质来发挥刺激作用的，这些信号为第一信号；另一类是抽象信号，即语言和文字，它们是以所代表的含义，而不是其物理性质（语音或语调的高低、强弱、快慢，文字的形象、色彩等）来发挥刺激作用的。例如，“灯光”这个词语，并不是单指某个具体的灯发出的光，而是概括世界上一切灯发出的光，是这一具体事物的抽象概括，因此是具体信号的信号，故称为第二信号。能对第一信号发生反应的大脑皮质功能系统，被称为第一信号系统（first signal system），是人类和动物所共有的。对第二信号发生反应的大脑皮质功能系统，被称为第二信号系统（second signal system），这是人类所特有的，也是人类区别于动物的主要标志。动物经过训练可以对语言、文字的物理性质发生反应，而不能对其内容作出反应。

（二）记忆的形式

1. 根据记忆的储存和回忆的方式分类

（1）陈述性记忆：也称清晰记忆，是对自身经历和学习的事件进行编码、储存并回忆、再现的过程，是将片段信息进行加工、重组，有意识地回忆、读出、并表达出来。它与认知或意识有关，依赖于记忆在海马、内侧颞叶及其他脑区内的滞留时间，往往只经过一次测试或一次经验即能建立起来。陈述性记忆可分为两个亚类：①情景式记忆，对一件具体事物或一个场面的记忆；②语义式记忆，对文字、规则和语言等的记忆。

（2）非陈述性记忆：也称含糊记忆，它的形成和认知或意识无关，也不涉及在海马的滞留，但需要经过多次重复测试才能逐步形成，其表现主要是反复操作某些作业时，使动作具有连续性并逐渐掌握其步骤和程序，操作更加完善。如某些技巧性的动作、习惯性行为和条件反射等。该类型的记忆一旦形成，往往不能用语言表达出来。例如，司机知道怎样换挡、人知道怎样系鞋带。

2. 根据记忆保留时间的长短分类

（1）短时程记忆：也称为工作性记忆，其保留时间的长短仅能满足完成某项极为简单的工作的需要，如打电话时拨一个新的电话号码，拨完后记忆就马上消失。记忆保留的时间仅几秒钟到几分钟。

（2）中间时程记忆：保留时间自几分钟到几天，记忆在海马和其他脑区内进行处理，并能转变为长时程记忆。

（3）长时程记忆：长时程记忆的信息量相当大，保留时间自几天到数年，有些内容，如与自己和最为接近的人密切相关的信息，甚至可终生保持记忆。

（三）人类的记忆过程和遗忘

1. 人类的记忆过程　可以分成四个阶段，即感觉性记忆、第一级记忆、第二级记忆和第三级记忆

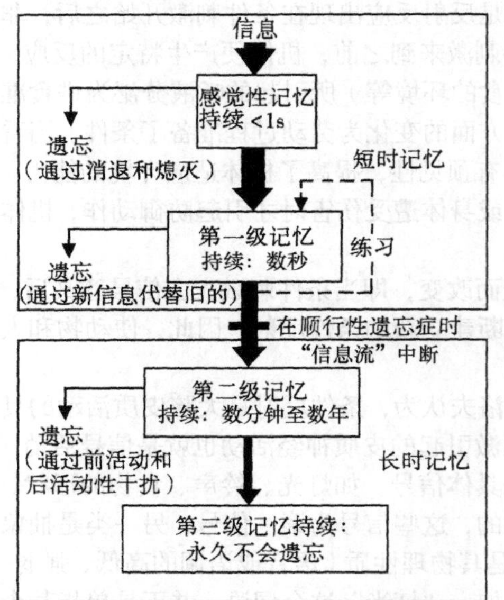

图10-41 从感觉性记忆到第三级记忆的信息流图解

词语材料被引入第一级记忆，在那里被重复（练习）或者被遗忘，一部分被练习的材料进入第二级记忆，练习可使第一级记忆过渡到第二级记忆变得容易

（图10-41）。前两个阶段相当于上述的短时程记忆。感觉性记忆是指通过感觉系统获得信息后，首先在脑的感觉区内储存的阶段，这阶段记忆储存的时间很短，一般不超过1s，如果没有经过注意和处理就会很快消失。例如，一辆汽车从你眼前开过，你尽管看见了它的车号，但没有注意，却记不清它的号码，就属于这类记忆。如果信息在这阶段经过加工处理，把那些不连续的、先后进来的信息整合成新的连续的印象，就可以从短暂的感觉性记忆转入第一级记忆。信息在第一级记忆中停留的时间仍然很短暂，平均约几秒钟。通过反复运用学习，信息便在第一级记忆中循环，从而延长信息在第一级记忆中停留的时间，这样就使信息容易转入第二级记忆之中。第二级记忆是一个大而持久的储存系统。发生在第二级记忆内的遗忘似乎是由于先前的或后来的信息的干扰所造成的，这种干扰分别称为前活动性干扰和后活动性干扰。有些记忆的痕迹，如自己的名字和每天都在进行操作的手艺等，通过长年累月的运用，是不易遗忘的，这一类记忆储存在第三级记忆中。

2. 遗忘 是指部分或完全失去回忆和再认的能力，包括生理性遗忘和病理性遗忘两类。生理性遗忘是一种正常的生理现象。遗忘在学习后就开始，最初遗忘的速率很快，以后逐渐减慢。遗忘并不意味着记忆痕迹的消失，因为复习已经遗忘的材料总比学习新的材料容易。产生遗忘的原因，一是条件刺激久不强化、久不复习所引起的消退抑制；二是后来信息的干扰。

病理性遗忘是脑疾患的常见症状，称为记忆障碍或遗忘症（amnesia），并分为顺行性遗忘症（anterograde amnesia）和逆行性遗忘症（retrograde amnesia）两类。顺行性遗忘表现为不能保留新近获得的信息，而已形成的记忆则不受影响，海马和颞叶皮质损伤引起的记忆功能障碍属于此类，多见于慢性酒精中毒，其发生机制可能是由于信息不能从第一级记忆转入第二级记忆。逆行性遗忘表现为不能回忆脑功能障碍发生之前一段时间内的经历，但仍能形成新的记忆，多见于脑震荡、电击等，其发生机制可能是第二级记忆发生了紊乱，而第三级记忆却未受影响。

（四）学习与记忆的机制

实验证明，学习和记忆在脑内有一定的功能定位。现已知大脑皮质联络区、海马及其附近结构、杏仁核、丘脑和脑干网状结构等部位与记忆有密切的关系。

从神经生理的角度来看，感觉性记忆和第一级记忆主要是神经元生理活动的功能表现。神经元活动具有一定的后作用，在刺激作用过去以后，活动仍存留一定时间，这是记忆的最简单形式，感觉性记忆的机制可能属于这一类。在神经系统中，神经元间形成许多环路联系，环路的连续活动也是记忆的一种形式，第一级记忆的机制可能属于这一类。例如，海马环路的活动就与第一级记忆的保持及第一级记忆转入第二级记忆有关。

学习和记忆的机制与突触传递过程的变化有密切关系。在学习过程中，感觉神经元的突触前末梢释放的递质数量发生变化：习惯化是由于重复刺激使突触前末梢的递质释放减少导致EPSP减小，从而使反应逐渐减弱；敏感化却是由于通过某种机制使突触前末梢的递质释放增加。

从神经生化的角度来看，较长时间的记忆与脑内的物质代谢，特别是蛋白质的合成有关。如用药物抑制脑内蛋白质合成，则动物不能建立条件反射，学习与记忆能力发生明显障碍。

从神经解剖的角度来看，长时记忆可能与新的突触联系的建立有关。动物实验中观察到，生活在复

杂环境中的大鼠，其大脑皮质的厚度大，突触前末梢的数量、突触前末梢囊泡的数量及突触前膜囊泡释放部位的数量均增加，树突的长度也增加。

中枢神经递质与学习、记忆活动有关。动物学习训练后给其注射拟胆碱药毒扁豆碱可加强记忆活动，而注射抗胆碱药东莨菪碱可使学习、记忆能力减退；用利血平耗竭脑内儿茶酚胺，则破坏学习与记忆过程；动物在训练后，在其脑室内注射 γ-氨基丁酸可加强学习与记忆；将血管升压素注入海马齿状回可增强记忆（用血管升压素治疗遗忘症亦收到满意效果），而注入催产素则使记忆减退；脑啡肽可破坏学习过程，而纳洛酮则可增强记忆。中药人参也可增强记忆过程。

二、语言和其他认知功能

（一）大脑皮质的语言中枢

大脑皮质的语言中枢是布罗卡（Broca）首先发现的。1861 年他发现一例患者，能听懂别人的话，也能看懂文字，发音器官也正常，但只能发出简单的音节，讲不出完整的合乎语法的句子，即不能口头表达自己，称为运动性失语症（motor aphasia）（图 10-42）。其死后尸检发现额下回后 1/3 处（中央前回底部之前—— 44 区）有损伤。这一区被称为布罗卡区或运动性语言中枢（说话语言中枢）。以后又发现在布罗卡区上方，额中回后部（接近中央前回手部代表区）的损伤会引起失写症（agraphia）。患者能听懂别人的讲话，能看懂文字，也会讲话，手的功能也正常，但不能书写，不能绘画。故此区又称书写语言中枢。颞上回后部的损伤可引起感觉失语症（sensory aphasia），患者可以讲话，可以书写，也可以看懂文字，但听不懂别人谈话，常常答非所问。此类患者颞上回后部有损伤。该区又被称为韦尼克（Wernicke）区或听觉语言中枢。损伤左侧颞叶后部或 Wernicke 区还可引起流畅失语症（fluent aphasia），患者说话正常，有时说话过度，但言不达意，言语中充满杂乱语和自创词，对别人说话和文字的理解也有缺陷。角回的损伤可导致失读症（alexia），患者能写、能说，也能听懂别人的谈话，视力良好，就是看不懂文字。故此区又称为视觉语言中枢（阅读中枢）。由此可见，听、说、读、写的完整语言功能同大脑皮质广大区域的活动有关。

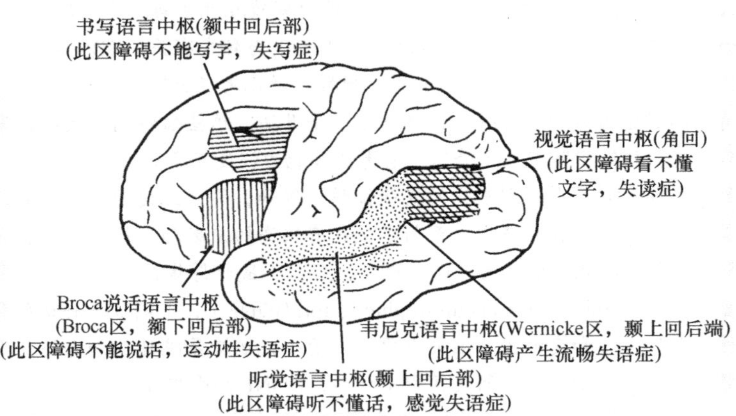

图 10-42　大脑皮质语言功能区及其损害后的表现

（二）优势半球和一侧优势

研究表明，上述语言中枢往往集中在一侧大脑半球，称为语言中枢的优势半球（dominant hemisphere）。大脑半球严重损伤时，可出现上述多种语言功能障碍。

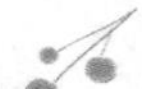

一般以右手劳动为主的大多数成人，优势半球在左侧，以左手劳动为主的人，则左、右两侧皮质有关区域均可成为语言中枢。这种一侧优势现象仅在人类中具有，它的出现虽与一定的遗传因素有关，但主要是在后天生活实践中逐渐形成的，与人类习惯运用右手进行劳动有密切关系。一侧半球在出生时严重损伤后，语言中枢通常在功能完整的另一侧半球中发育。5 岁前可以进行有效的转移，至 15 岁停止。成年以后左侧优势半球已经形成，若左侧大脑半球损伤，就很难在右侧半球建立语言中枢，因而发生语言功能障碍。有人进行过统计，48 例运用右手劳动者中，43 例的语言中枢在左侧，约占 98%，只有 5 例在右侧；51 例运用左手劳动者中，语言中枢在左侧的为 22 例，占 43%，在右侧的为 25 例，约占 50%，4 例为左、右两侧均有关。

一侧优势现象充分说明人类两侧大脑半球的功能是不对称的。左侧半球在语言活动功能上占优势，而右侧半球对非语言直觉思维、物体的颜色、空间辨认、深度知觉、触觉认识、音乐欣赏分辨、面部表情等占优势。右侧半球后部的损伤，常发生视觉认识障碍，患者不能辨认别人的面部（面容失认症），甚至不能认识镜子里的自己，而且还伴有对颜色、物体、地方认识障碍。正常人的活动是双侧大脑半球共同完成的。例如，当你与人谈话时，左侧半球主要领会说话内容及其含义，不能理解音调变化的意义，右侧半球则注意说话者的音调、表情、身体姿势等。

（三）两侧大脑皮质功能的相关

人类的两侧大脑皮质在功能上既有功能的专门化，又能通过互送信息，使未经学习的一侧在一定程度上也习得另一侧经过学习而获得的某种认知能力。例如，右手学会某种技巧动作后，左手虽然未经训练，但在一定程度上也能完成该动作。人类两侧大脑皮质的功能也是相关的，两半球之间的胼胝体连合纤维对完成双侧的运动、一般感觉和视觉的协调功能起重要作用，一侧皮质的学习活动功能可以通过连合纤维向另一侧传送。

生理与临床：肠道菌群影响脑功能——肠-脑轴

研究证明，某些中枢神经系统疾病与人体肠道菌群有关。肠道和大脑之间存在双向信号传递——肠-脑轴（gut-brain axis）。这可能意味着仅仅调整肠道菌群的繁殖就可帮助治疗抑郁症和焦虑症等疾病。

人肠道疾病如易激综合征（DBS）和炎症性肠病（IBD）与焦虑有关，DBS/IBS 患者用益生菌治疗，能明显减轻其症状，益生菌能促进肠道菌更快生长；慢性肝硬化患者出现并发症——肝性脑病，患者认知功能降低，其血清中的肠道菌群的特异性短链脂肪酸水平升高，这些短链脂肪酸能诱发孤独症样行为，而用抗生素治疗后，这些短链脂肪酸水平降低，患者认知能力恢复正常。

行为和肠道菌群之间的联系也得到充分的实验证明。例如，许多无菌小鼠的研究证明，应激和焦虑相关的行为与肠道菌群的数量存在相关性，无菌小鼠具有较高的应激和焦虑水平，在正常肠道菌群定植后，恢复正常。平静小鼠接受焦虑小鼠的肠道菌群移植后，小鼠变得焦虑，反之亦然。

脑源性神经营养因子（brain-derived neurotrophic factor, BDNF），是调节多种认知和情绪行为的重要分子，对于支持神经元的存活和突触生长至关重要。无菌小鼠边缘系统结构如海马、下丘脑和杏仁核产生的 BDNF 比正常肠道菌群的小鼠少，肠道菌群定植后，BDNF 水平恢复正常。

临床病例分析：M 受体阻断剂治疗晕动病产生的不良反应

病例简介：一女性患者因需 10 天的航行，请求医生开预防晕动病的药，医生开了东莨菪碱（scopolamine，一种阿托品类似剂），给患者在整个航行（旅游）期间服用。此妇女服此药后没有发生预期会发生的恶心和呕吐。然而，她感到口干、瞳孔散大、心跳加快和排尿困难。

病例分析：东莨菪碱像阿托品一样，阻断靶组织上的胆碱能 M 受体。它能有效治疗晕动病是因为此

病的发生与前庭系统M受体激活有关。患者服东莨菪碱后产生的不良反应（副作用），可用靶组织M受体的生理学知识加以解释：激活M受体引起唾液分泌增加，瞳孔缩小（虹膜括约肌收缩），心率减慢和排尿时膀胱收缩。因此用东莨菪碱阻断上述靶器官上的M受体，就会引起唾液分泌减少（口干），瞳孔散大（由于失去对抗交感神经对扩瞳肌的作用），心率增加和排尿困难（因膀胱壁失去收缩力）。

处理：停用东莨菪碱。

复习思考题

1. 简述兴奋性突触后电位和抑制性突触后电位的产生过程。
2. 何谓胆碱能纤维、肾上腺素能纤维？哪些外周神经纤维属于胆碱能纤维？哪些外周神经纤维属于肾上腺素能纤维？
3. 简述外周胆碱能受体和肾上腺素能受体的类型及其作用。
4. 试述丘脑向大脑皮质投射的两大感觉投射系统的组成、功能及其损伤的感觉障碍。
5. 内脏痛的特点是什么？何谓牵涉痛？
6. 下丘脑的主要生理功能是什么？
7. 何谓脊休克？何谓牵张反射？牵张反射的分类及各自的特点、意义是什么？
8. 简述小脑各部对躯体运动功能的调节作用。
9. 阐述交感和副交感神经系统的功能特征。
10. 睡眠的两种时相各有何特点？各有何生理意义？
11. 何谓条件反射？它是怎样建立的？有何生理意义？
12. 为什么延髓有基本生命中枢之称？它有哪些重要的反射调节中枢？
13. 对伴有呼吸系统疾病的心绞痛患者，应选用何种受体阻断剂治疗为好？为什么？
14. 根据生理学原理，有机磷农药（如胆碱酯抑制）中毒可产生哪些临床症状？为什么？

（潘际刚）

第十一章　内　分　泌

第一节　概　　述

内分泌（endocrine）是相对于外分泌而言的，是指细胞分泌的物质直接进入内环境的过程。内分泌系统是由内分泌腺与分散存在于机体各处的内分泌细胞组成的一个重要的信息传递系统。内分泌腺如腺垂体、甲状腺、肾上腺、性腺等是内分泌细胞集中的腺体。分散存在于机体各处的内分泌细胞，如消化道黏膜的内分泌细胞分泌各种胃肠道激素；肾的某些组织细胞能分泌肾素和促红细胞生成素；心房肌细胞能分泌心房钠尿肽；下丘脑的某些神经细胞能分泌调节性多肽。由内分泌腺与内分泌细胞所分泌的具有高效能的生物活性物质称为激素（hormone）。

一般来说，激素自内分泌细胞分泌后，经血液运输或组织液扩散到各组织、器官的细胞而发挥作用。目前认为激素在细胞之间传递信息有以下几种方式：①大多数激素借助血液的运输到达远距离的靶细胞而发挥作用，称为远距分泌（telecrine）；②一部分激素通过组织液扩散到邻近的细胞而发挥作用，称为旁分泌（paracrine）；③有些激素在局部扩散又返回作用于分泌该激素的内分泌细胞而发挥反馈作用，称为自分泌（autocrine）；④有的激素直接在合成该激素的细胞内发挥作用，称为内在分泌或胞内分泌（intracrine）；⑤下丘脑的神经内分泌细胞所分泌的神经激素，通过轴浆运输至神经垂体，以及经垂体门脉系统运输到腺垂体的传递方式，称为神经分泌（neurocrine）（图 11-1）。

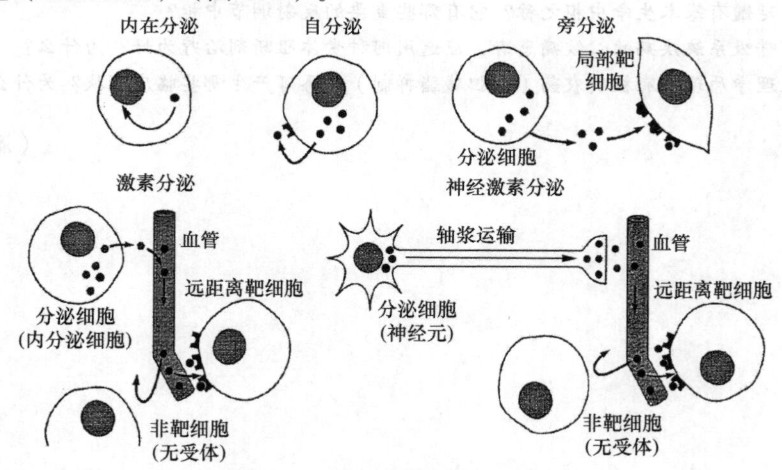

图 11-1　激素的传递方式

一、激素的分类、作用和作用的一般特征

（一）激素的分类

激素可按其来源、功能与化学性质分类。激素按化学性质分类主要分为含氮类激素和类固醇激素两大类。

1. 含氮类激素　包括肽类激素（下丘脑调节肽、神经垂体激素、降钙素和胃肠激素等）、蛋白质激素（腺垂体激素、胰岛素、甲状旁腺激素等）和胺类激素（肾上腺素、去甲肾上腺素和甲状腺激素等）。这类激素易被消化液分解而破坏（甲状腺激素除外），所以临床应用不宜口服。

2. 类固醇激素 包括由肾上腺皮质与性腺分泌的激素，如皮质醇、醛固酮、雌激素、孕激素、雄激素等。这类激素不易被消化酶破坏，所以临床上可以口服使用。

此外，还有固醇类激素（如胆钙化醇）、脂肪酸衍生物（如前列腺素）等。

（二）激素的作用

激素的作用主要有：调节蛋白质、糖、脂肪和水盐等物质的代谢；促进细胞的分裂与分化，确保各组织、器官的正常发育、成熟及生长，并影响衰老过程，影响中枢神经系统、自主神经系统的发育及其活动；促进生殖器官的发育与成熟，调节包括受精、受精卵运行、着床，以及泌乳等生殖过程；激素与神经系统、免疫系统密切配合，维持机体的稳态和使机体能更好地适应环境。

（三）激素作用的一般特征

各种激素由于化学结构的不同，其作用机制也不一样，但是它们在发挥调节作用的过程中，仍具有以下共同特征：

1. 激素作用的相对特异性 激素被释放入血液后，可到达全身各个部位，与各种组织细胞接触，但只选择性地作用于某些组织细胞（靶细胞），对其他细胞不起作用，这称为激素作用的特异性。例如，腺垂体分泌的促甲状腺素只作用于甲状腺，促肾上腺皮质激素只作用于肾上腺皮质细胞。但有些激素的作用比较广泛，没有特定的靶组织、靶细胞，如甲状腺激素、生长激素广泛作用于全身大多数组织细胞。激素作用的特异性与靶细胞上存在能与该激素发生特异性结合的受体（receptor）有关。

激素受体是存在于细胞膜或细胞内能与特定的激素结合的特殊蛋白质。在神经和体液因素的调节下，其数量和与激素结合的能力（所谓亲和力）是可以改变的。当体内某种激素过多时，其相应受体的数量减少，这称为减量调节（down regulation，简称下调）；而当激素不足时，其相应的受体数量增加，这称为增量调节（up regulation，简称上调）。

2. 激素的信息传递作用 内分泌系统与神经系统均为机体的生物信息传递系统，但两者的信息传递形式不同。神经系统在神经纤维上以电信号（动作电位）形式，在突触或神经-效应器接头处，电信号转变成化学信号传递；内分泌系统是以化学信号——激素形式传递。激素作用于靶细胞只能增强或减弱细胞内原有的生理、生化反应，发挥调节作用，不能发动细胞内本来不存在的新陈代谢过程，也不能给细胞添加成分和提供能量，只是将生物信息传递给靶细胞的信使（messenger），调节靶细胞固有的生理、生化反应。

3. 激素的高效能生物放大作用 激素在血液中的含量很低，一般在纳摩尔每升（nmol/L），甚至皮摩尔每升（pmol/L）数量级，但激素的作用十分显著。例如，1mg 的甲状腺素可使机体增加产热约 1000kcal（约 4200kJ）。因此，若某内分泌腺分泌的激素稍有过多或不足，便可引起该激素所调节的功能明显异常，临床上分别称为该内分泌腺的功能亢进或功能减退。

4. 激素间相互作用 各种激素的作用可以相互影响，主要表现在三个方面：①相互协同：如生长激素、肾上腺素等，虽然作用于代谢的不同环节，但都可使血糖升高；②相互拮抗：如胰岛素能降低血糖，这与肾上腺素等的升高血糖作用相拮抗；③允许作用：是指某些激素本身并不能直接对某器官或细胞发生作用，但它的存在却使另一种激素产生的效应明显增强，这种现象称为激素的允许作用（permissive action）。例如，皮质醇本身并不能引起血管平滑肌收缩，但只有它存在时，去甲肾上腺素才能更有效地发挥其缩血管作用。允许作用的机制可能是由于前一激素的作用可使后一激素的受体数量或敏感性增加，或使有作用的激素灭活减少有关。

二、激素的作用机制

近年来对于激素作用机制的研究，有了很大进展，由于激素的化学性质不同，对靶细胞的作用机制也截然不同。

（一）含氮类（水溶性）激素的作用机制——第二信使学说

一些含氮类激素相对分子质量较大，而且是非脂溶性的，一般不易通过细胞膜，而与膜上的特异性受体蛋白结合，然后通过跨膜信号转导途径产生细胞反应。激素首先与膜上的特异性受体蛋白结合，引起受体构象改变，即被激活，接着激素-受体复合物结合于其邻近的 G 蛋白并使之激活，激活的 G 蛋白再激活膜内表面的腺苷酸环化酶（AC），激活的 AC 在 Mg^{2+}的存在下，催化细胞质中的 ATP 转化为 cAMP（环磷酸腺苷），细胞质中的 cAMP 浓度增加又激活细胞内的蛋白激酶（PK），激活的蛋白激酶可使细胞内的许多蛋白质（包括功能性蛋白、结构蛋白、酶及离子通道）磷酸化，即从 ATP 中转移一个末端磷酸基到这些蛋白质的氨基酸残基中。这些蛋白质磷酸化后其三维构象发生改变，导致其活性或构象发生改变，从而最终产生各种生理反应（如膜通透性改变、收缩、分泌、生化反应、通道打开等）（图 11-2）。上述过程一个接一个，逐级放大，迅速形成一个高效能的生物放大系统，从而使微量的激素能在很短时间（数秒至数分钟）内产生很明显的生理效应。细胞内生成的 cAMP 随即被磷酸二酯酶（phosphodiesterase，PDE）分解为 5′-磷酸腺苷（5′-AMP）而失活。在上述过程中，激素的作用是把内分泌细胞的调节信息带到靶细胞，然后再由 cAMP 将信息传递或转移至细胞内，从而引起细胞内各种功能和生化反应。因此通常把激素称为第一信使（first messenger），cAMP 称为第二信使（second messenger）。含氮类激素作用机制的这种学说被称为第二信使学说。

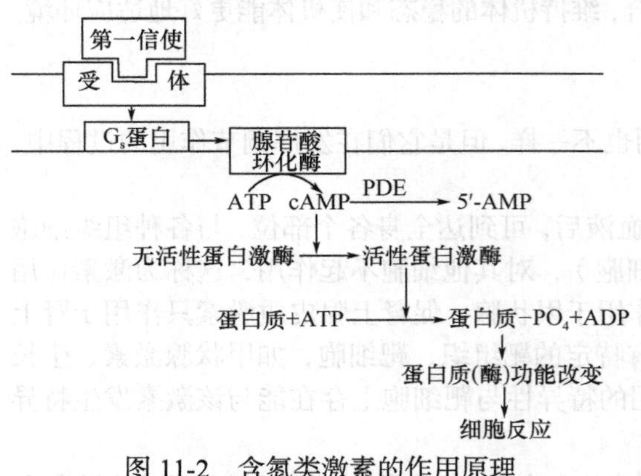

图 11-2 含氮类激素的作用原理
PDE：磷酸二酯酶

cAMP 是含氮类激素的第二信使，但不是唯一的第二信使，环磷酸鸟苷（cGMP）、三磷酸肌醇（inositol-1,4,5-triphosphate，IP_3）、甘油二酯（diacylglycerol，DG）、Ca^{2+}也起第二信使作用。

（二）类固醇（脂溶性）激素的作用机制——基因表达学说

类固醇激素、甲状腺激素及维生素 D 的作用原理与含氮类激素的作用原理不同。这些激素由于相对分子质量小，又是脂溶性的，它们到达靶细胞后，可通过细胞膜进入细胞质中，在细胞质中与细胞质受体结合，形成激素-受体复合物。该复合物发生构象变化，获得通过核膜的能力，并迅速转入核内。有的类固醇激素（如雌激素）及甲状腺激素，它们的受体位于核内，激素进入核内后与核内受体结合。激素-受体复合物在核内与 DNA 上的特定调节序列（激素反应元件，hormone response elements，HRE）结合，激活 DNA 的转录过程，生成新的 mRNA，mRNA 在核糖体上翻译，从而促进某些特定功能性蛋白（包括酶）的合成，最终导致细胞功能改变（图 11-3）。

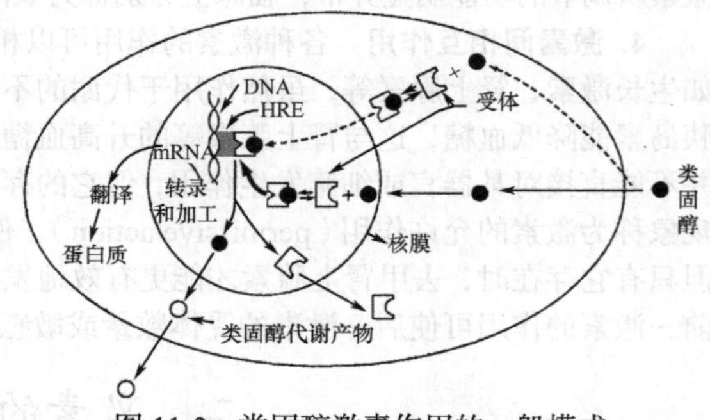

图 11-3 类固醇激素作用的一般模式
HRE：激素反应元件

由于这类激素的作用是通过对基因的调控实现的，因此这一作用原理曾被称为基因调控或基因表达学说。与通过膜受体-G 蛋白-第二信使系统作用的激素一样，这类激素的作用也能够逐级放大，同样表现有高效能的特点。由于转录和蛋白质合成需要时间，故此类激素产生的效应较慢（通常需要数小时以上）。

上述含氮类激素与类固醇激素的作用机制，并不是绝对的，这两类激素的作用机制有交叉：有的含氮类激素（如甲状腺激素）可作用于转录与翻译阶段而影响蛋白质合成；有的类固醇激素（如肾上腺糖皮质激素）也可以直接作用于细胞膜受体起作用。总之，激素的作用机制是一个很复杂的问题，许多细节有待进一步研究。

第二节 下丘脑与垂体

下丘脑与垂体在结构与功能上的联系非常密切。下丘脑的视上核和室旁核神经元轴突延伸终止于神经垂体，形成下丘脑-垂体束；下丘脑与腺垂体之间通过垂体门脉系统发生联系。下丘脑与垂体一起组成下丘脑-垂体功能单位（图 11-4）。

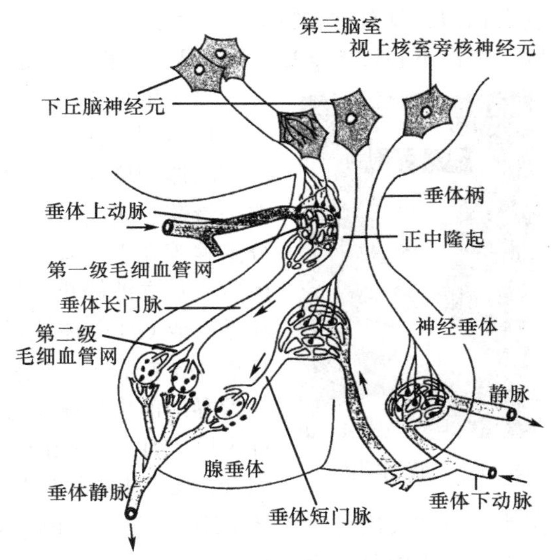

图 11-4 下丘脑-垂体功能单位

一、下丘脑的内分泌功能

下丘脑的一些神经元既能分泌激素（神经激素），具有内分泌细胞的作用，又保持典型的神经细胞的功能。它们可将从大脑或中枢神经系统其他部位传来的神经信息，转变为激素的信息，起着换能神经元的作用，从而以下丘脑为枢纽，把神经调节和体液调节紧密联系起来。

下丘脑的神经内分泌细胞主要存在于视上核、室旁核与“促垂体区”的核团内。视上核与室旁核的神经元主要产生抗利尿激素和催产素，它们经下丘脑-垂体束，通过轴浆流动形式运输至神经垂体储存，在适宜刺激下，由神经垂体将激素释放入血；促垂体区核团分布于下丘脑的内侧基底部，主要产生下丘脑调节肽，下丘脑调节肽经垂体门脉系统运送至腺垂体，调节腺垂体功能。目前已知的下丘脑调节肽共有 9 种（表 11-1）。

表 11-1 下丘脑调节肽

种类	英文缩写	化学结构	主要作用
促甲状腺激素释放激素	TRH	三肽	促进 TSH 释放、也能刺激 PRL 释放
促性腺激素释放激素	GnRH	十肽	促进 LH 与 FSH 释放（以 LH 为主）
生长激素释放抑制激素（生长抑素）	GHRIH（SST）	十四肽	抑制 GH 释放，对 LH、FSH、TSH、PRL 及 ACTH 的分泌也有抑制作用
生长激素释放激素	GHRH	四十四肽	促进 GH 释放
促肾上腺皮质激素释放激素	CRH	四十一肽	促进 ACTH 释放
促黑（素细胞）激素释放因子	MRF	肽	促进 MSH 释放
促黑（素细胞）激素释放抑制因子	MIF	肽	抑制 MSH 释放
催乳素释放因子	PRF	肽	促进 PRL 释放
催乳素释放抑制因子（激素）	PIF（PIH）	多巴胺	抑制 PRL 释放

二、垂　体

（一）腺垂体激素

腺垂体是体内最重要的内分泌腺，它与下丘脑构成一个紧密联系的功能单位，起着上连中枢神经系统，下连靶腺的桥梁作用。腺垂体由不同的腺细胞分泌 7 种蛋白质或肽类激素。其中促甲状腺激素（TSH）、促肾上腺皮质激素（ACTH）、促卵泡激素（FSH）和黄体生成素（LH）均有各自的靶腺，这些激素通过调节靶腺的活动而发挥作用，被称为“促激素”。而生长激素（GH）、催乳素（PRL）和促黑激素（MSH）是直接作用于靶组织或靶细胞，起到各自的功能调节作用。

1. 生长激素（growth hormone，GH）　是含 191 个氨基酸的蛋白质类激素，结构上与催乳素相似，具有种属特异性（除猴以外，其他动物的 GH 对人类无效）。成人血浆中 GH 的浓度，男性不超过 5μg/L，女性高于男性（不超过 10μg/L），儿童高于成人。

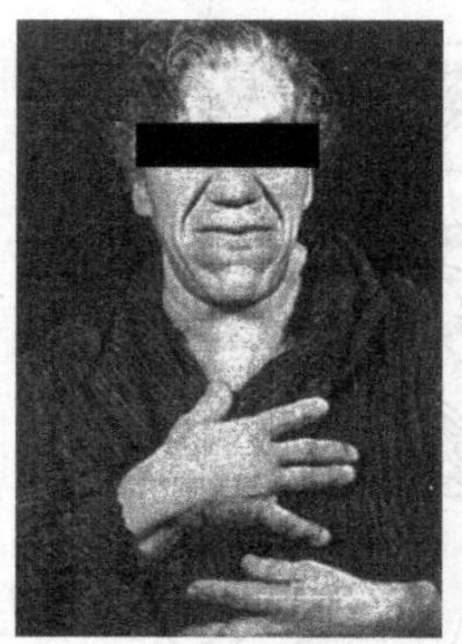

图 11-5　肢端肥大症

（1）生理作用

1）促生长作用：GH 是机体生长过程中起关键作用的激素。它可使细胞的体积增大，并通过促进细胞的有丝分裂而使细胞数量增多。它可促进骨骼、肌肉、结缔组织、心脏、内脏（如肝、肾、胰腺、肠）、内分泌腺等几乎所有器官的生长，从而使相应功能增强。幼年动物切除垂体后生长立即停止。如每日补充 GH，可恢复生长。人在幼年时如 GH 缺乏（或 GH 受体缺乏，或 GH 介质缺乏）则生长缓慢、身体矮小（身高仅 1m 左右），但智力一般不受影响，称为侏儒症（dwarfism）。如在青春期前生长激素分泌过多，则生长过度，身材高大，四肢尤为明显，称为巨人症（giantism）。成年后如生长激素分泌过多，由于骨骺已经闭合，长骨不能纵向生长，则将刺激肢端骨、面部骨等增生，出现手大、指粗、下颌突出等所谓肢端肥大症（acromegaly）（图 11-5）。内脏器官如肝、肾、脾等也将增大，产生内脏肥大现象。

GH 促进生长作用必须在胰岛素的协同作用并且有充足的糖供应的条件下才能实现，因为这可保证生长代谢的能量需要，而且胰岛素可促进氨基酸进入细胞。GH 促进机体生长，特别是骨和软骨的生长并不是它的直接作用，主要是通过生长激素介质（somatomedin，SM）的间接作用。由于 SM 的化学结构与功能与胰岛素相似，故又称为胰岛素样生长因子（insulin-like growth factor，IGF）。生长激素介质是在 GH 的作用下由肝、肾和其他组织产生的一种多肽。它能促进蛋白质合成，增加硫酸软骨素和胶原组织的沉积，促进骺板软骨细胞分裂、软骨生长，对其他多种组织也产生类似作用。

2）促代谢作用：GH 可促进氨基酸进入细胞，刺激 DNA、RNA 和蛋白质的合成，同时又降低机体蛋白质的分解，产生正氮平衡，增加瘦体重和器官体积。GH 对脂肪代谢的作用是促进脂肪分解，增加脂肪酸氧化，提供能量，使组织的脂肪量特别是肢体的脂肪量减少。GH 对糖代谢的作用是减少葡萄糖氧化供能，增加细胞内的糖原沉积和减少细胞对葡萄糖的摄取，升高血糖水平，因此巨人症一般都有高糖血症，严重的可导致糖尿病（垂体性糖尿病）。GH 还可促进机体对钠、钾、钙、磷、硫等元素的摄取和利用；同时通过抑制糖的消耗，加速脂肪分解，使能量来源由糖代谢向脂肪代谢转移，为低血糖、饥饿及应激时提供一个稳定的能量来源，并有利于机体的生长和修复过程。

（2）分泌的调节：生长激素的分泌受下丘脑分泌的生长激素释放激素（GHRH）和生长抑素（SST）的双重调节，以及 GH 和 IGF 的负反馈调节（图 11-6）。GHRH 促进 GH 的分泌，SST

则抑制其分泌，一般以前者的作用占优势。此外，GH 的分泌还受睡眠的影响，人处于慢波睡眠时，GH 的释放量显著多于觉醒时（入睡后 1h 内分泌达最高峰），因此有利于机体的生长修复过程。代谢因素，如血糖、氨基酸、脂肪酸等营养物质的浓度也会影响 GH 的分泌。血糖降低，血中氨基酸浓度升高、脂肪酸浓度降低及青春期，GH 分泌增多。相反，血糖游离脂肪酸浓度升高，肥胖、妊娠、老年期 GH 分泌降低。持久运动和饥饿时，GH 分泌也增加，以保证机体蛋白质合成和升高血糖。

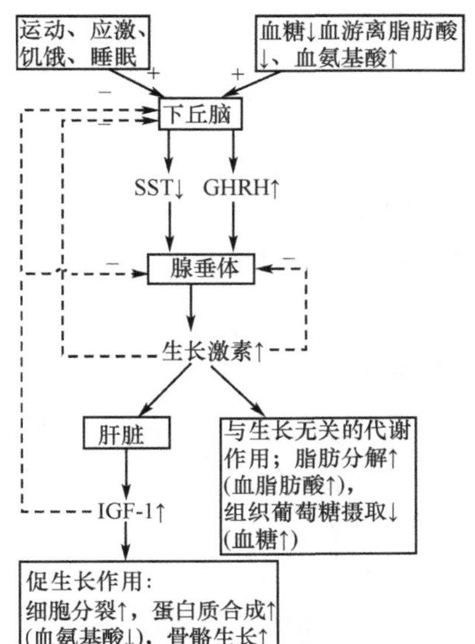

图 11-6　生长激素分泌的调节

SST：生长抑素；GHRH：生长激素释放激素；IGF-1：胰岛素样生长因子 1；＋表示刺激作用；－表示抑制作用

2. 催乳素（prolactin，PRL）　是含有 199 个氨基酸的单链多肽。其结构与 GH 很相似，平时血浆中催乳素的水平很低，成人低于 20μg/L。妊娠期和哺乳期血浆中催乳素水平显著升高。

（1）生理作用

1）促进乳腺发育、乳汁生成和泌乳：催乳素是参与乳腺发育的多种激素之一，是乳汁生成的主要激素。在女性青春期，催乳素与雌激素、孕激素、糖皮质激素及 GH 共同刺激女性乳腺的增生及导管分支；在妊娠期间，它与雌激素、孕激素、皮质醇一起引起小叶腺泡充分发育，使其具备泌乳能力，但很少泌乳，其原因是此时血中雌激素和孕激素浓度过高，直接拮抗催乳素的泌乳作用。分娩后，血中雌激素和孕激素浓度降低，催乳素才发挥始动和维持泌乳的作用。

2）对性腺功能的影响：小剂量的催乳素有刺激黄体生成及促进卵巢雌激素与孕激素合成的作用，但血浆催乳素浓度过高（如妇女哺乳期、垂体肿瘤）时则可抑制下丘脑 GnRH 的脉冲式释放，并可导致男性及女性性功能障碍。在女性可引致排卵停止、无月经、不孕和性欲降低；在男性可降低睾酮分泌，抑制精子生成、阳痿和乳溢（分泌乳汁）。

3）参与应激反应：身体及精神应激时，血中催乳素水平升高（妇女升高更明显），同时伴有 GH 和 ACTH 水平升高。因此催乳素是应激反应中腺垂体分泌的三大激素之一。

4）其他作用：催乳素有类似 GH 的作用，可刺激细胞的生长和增生。由于催乳素可由免疫细胞及妊娠子宫细胞合成，提示它可能参与阻止母体对胎儿的免疫排斥反应。

（2）分泌的调节

1）下丘脑调节性多肽的调节：催乳素接受下丘脑催乳素释放因子和催乳素释放抑制激素的双重控制。如切断下丘脑与腺垂体的联系，催乳素分泌明显增加，说明生理情况下，催乳素释放抑制激素对催乳素分泌起经常性抑制作用。

2）催乳素对下丘脑-垂体的负反馈调节：血浆中催乳素水平升高可抑制催乳素的分泌，这一作用主要是通过抑制下丘脑 GnRH 分泌，继而抑制腺垂体催乳素的分泌。

3）其他因素的影响：睡眠时催乳素分泌增加。妊娠时催乳素分泌增加，分娩时达到峰值，分娩后第 8 天降至正常水平。左旋多巴（合成多巴胺的前体）抑制催乳素分泌，而多巴胺受体阻断剂（如溴隐亭，bromocriptine）促进催乳素分泌。TRH 也刺激催乳素分泌。吸吮乳头（哺乳）或刺激乳头可反射性引起催乳素释放抑制激素分泌减少，继而引起催乳素分泌，这是一种神经内分泌反射（图 11-7），也是正常情况下催乳素分泌的最有效刺激。婴儿断乳 2～3 周内血浆催乳素降至正常水平。

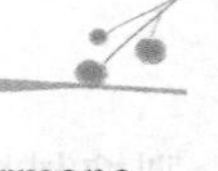

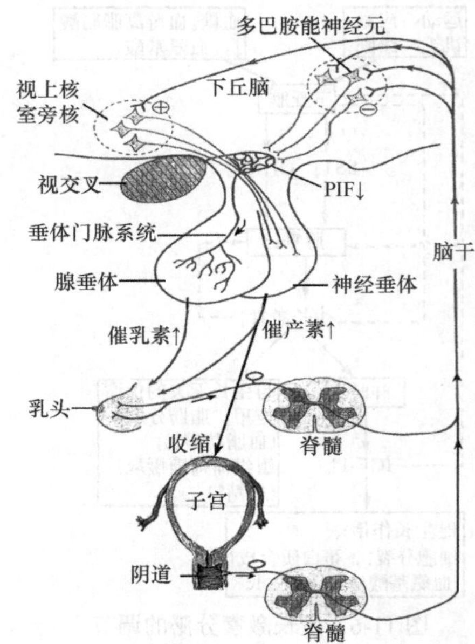

图 11-7 吸吮乳头及阴道牵引时催产素和催乳素分泌的神经内分泌途径

PIF：催乳素释放抑制因子（多巴胺）

3. 促黑激素（melanocyte stimulating hormone，MSH）是由 22 个氨基酸组成的多肽，主要生理作用是促进黑素细胞中的酪氨酸酶的合成与激活，促进酪氨酸转变为黑色素。黑色素合成增加，皮肤与毛发等的颜色加深。促黑激素的分泌受下丘脑 MRF 和 MIF 的双重调节。

4. 促激素 腺垂体分泌的 4 种促激素（TSH、ACTH、FSH 和 LH）的生理作用和分泌的调节将分别在其各自的靶腺部分介绍。

（二）神经垂体激素

神经垂体激素包括催产素，又称缩宫素（oxytocin，OXT）和抗利尿激素（又称血管升压素，vasopressin，VP），两者合称垂体后叶激素，它们都是九肽激素。它们由下丘脑的视上核和室旁核神经元合成，前者主要合成血管升压素，后者主要合成催产素。两种激素沿着下丘脑-垂体束通过轴浆运输到神经垂体储存，当视上核和室旁核受到刺激时，神经冲动沿着下丘脑-垂体束传至神经垂体中的神经末梢，使之去极化，通过出胞作用将激素释放入血液。

1. 血管升压素 血液中血管升压素浓度很低（仅 1pg/ml），半衰期又短（6～8min），所以对正常血压调节没有重要作用，但在机体失血的情况下，通过其缩血管作用，对维持血压有一定作用。当使用药理剂量（超生理剂量）的血管升压素时，可引起全身小动脉（冠状动脉和脑血管除外）收缩，外周阻力增加，血压升高。故临床常用于治疗肺和食管出血。正常情况下，血管升压素主要是抗利尿作用，因此，又称为抗利尿激素（ADH）。ADH 可增加远曲小管和集合管对水的通透性，增加水的重吸收，减少尿量（详见第八章）。

2. 催产素

（1）生理作用：催产素具有刺激乳腺及子宫的双重作用，但以刺激乳腺为主。

1）对乳腺的作用：催产素可引起乳腺腺泡周围的肌上皮样细胞收缩，将乳汁挤入乳腺导管系统。当婴儿吸吮乳头时，除引起催乳素分泌外，还可通过催产素引起乳汁排放（称为射乳反射，milk-ejection reflex）。

2）对子宫的作用：催产素对非孕子宫的作用较小，对妊娠子宫则有较强的兴奋作用。雌激素可增加子宫平滑肌对催产素的敏感性，孕激素的作用则相反。妊娠晚期，随着血液中的雌激素和孕激素浓度比值上升，子宫平滑肌对催产素的敏感性增加，引起分娩时的子宫阵缩。临床上常利用此作用来诱导分娩（催产）及防止产后出血。

（2）分泌的调节：临产和分娩时，子宫颈和阴道受到胎儿的压迫和牵引，可反射性引起催产素的释放。哺乳时，婴儿吸吮乳头，亦可反射性引起催产素释放（排乳反射）（图 11-7）。在此反射基础上很容易建立条件反射：当母亲见到婴儿，特别是听到饥饿的婴儿的哭叫声，以及抚摸婴儿均可引起催产素分泌和排乳反射。从上述催产素释放调节来看，应积极提倡母乳喂养婴儿。因为哺乳活动可反射性引起催乳素和催产素释放增多，不仅乳汁分泌及排放增加有利于婴儿生长发育，而且催产素可使产后子宫收缩复原，亦有利于母亲健康。

在催产素发现之前，产科医生（助产士）会让双胞胎中第一个出生的胎儿吸吮母亲的乳头（哺乳），以加速第二个胎儿的出生。现在知道这样做会刺激催产素释放。即使单胎分娩后吸乳能促进胎盘的排出，收缩子宫，有助于子宫复原。

第三节 甲 状 腺

正常成人的甲状腺重20g左右，是人体内最大的内分泌腺。甲状腺由许多甲状腺滤泡组成（图 11-8），滤泡上皮细胞能合成和释放甲状腺激素。在滤泡上皮细胞之间和滤泡间结缔组织内有滤泡旁细胞，可分泌降钙素。

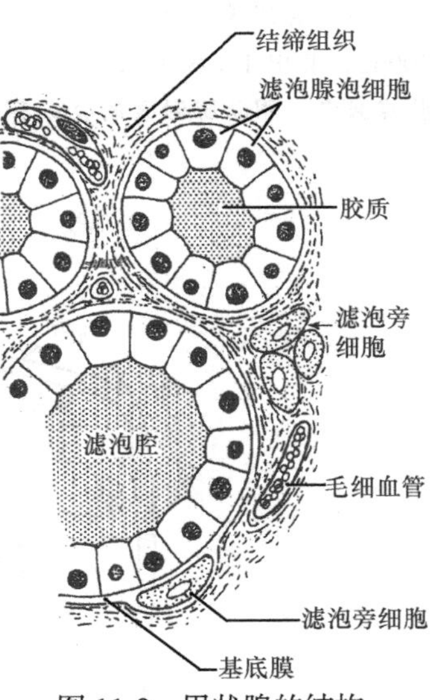

图 11-8 甲状腺的结构

一、甲状腺激素的合成和代谢

由甲状腺滤泡上皮细胞合成并分泌的甲状腺激素（thyroid hormone，TH）是酪氨酸的衍生物，其特点是在分子中含有碘原子。主要有两种：一种是甲状腺素（thyroxine，又称四碘甲腺原氨酸，T_4）；另一种是三碘甲腺原氨酸（3,5,3′-triiodothyronine，T_3）。甲状腺分泌的激素主要是 T_4，约占总量的 90%，T_3 分泌量少，但活性却是 T_4 的 5 倍。T_4 在外周组织经 5′-脱碘酶脱碘可转变为 T_3。此外，血液中还存在另一种三碘甲腺原氨酸，由于一个碘原子的位置与 T_3 不同，称为反三碘甲腺原氨酸（reverse triiodothyronine，rT_3）（图 11-9）。

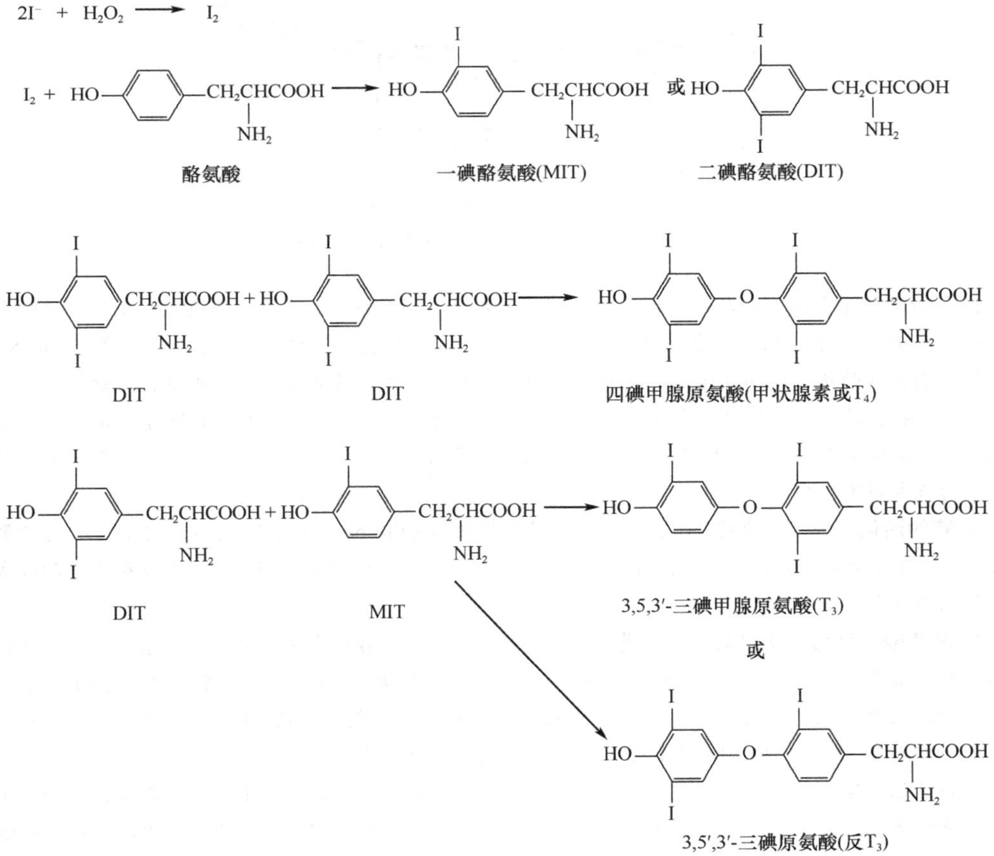

$$2I^- + H_2O_2 \longrightarrow I_2$$

I_2 + HO-(苯环)-$CH_2CHCOOH$(NH$_2$) → 一碘酪氨酸 或 二碘酪氨酸

酪氨酸　　一碘酪氨酸(MIT)　　二碘酪氨酸(DIT)

DIT + DIT → 四碘甲腺原氨酸(甲状腺素或T_4)

DIT + MIT → 3,5,3′-三碘甲腺原氨酸(T_3)

或

3,5′,3′-三碘原氨酸(反T_3)

图 11-9 酪氨酸及其碘化衍生物

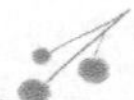

（一）甲状腺激素的合成

甲状腺激素合成的原料为碘和酪氨酸，所需的碘来自食物，人体每天从饮食中摄取的碘为 100～200μg，其中 1/3 被甲状腺摄取。甲状腺球蛋白由甲状腺滤泡上皮细胞分泌，其酪氨酸残基碘化后合成甲状腺激素。甲状腺激素的合成有聚碘、活化、碘化和耦联等过程（图 11-10）。

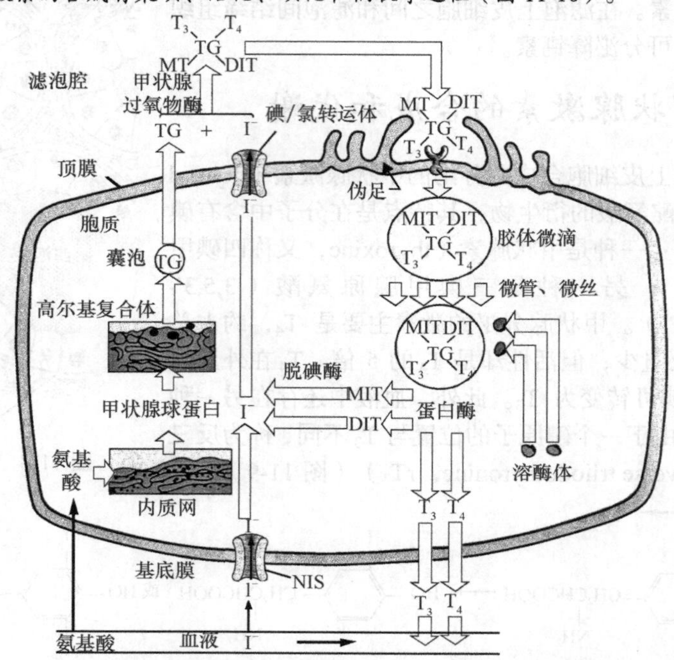

图 11-10　甲状腺激素（T_3、T_4）合成与分泌示意图

TG：甲状腺球蛋白；DIT：二碘酪氨酸；

MIT：一碘酪氨酸；NIS：Na^+-I^+同向转运体

1. 甲状腺滤泡聚碘　由肠道吸收的碘以 I^-的形式存在于血液中，浓度约为 250mg/L。甲状腺内 I^-浓度比血液高 20～25 倍。甲状腺上皮细胞的基底膜存在 Na^+-I^-同向转运体，即碘泵，不断将 I^-转运入细胞，再经细胞膜顶部的碘氯逆向转运体（pendrin）进入滤泡腔。甲状腺滤泡聚碘属继发性主动转运。毒毛花苷 G 抑制 ATP 酶，可使聚碘发生障碍，与 I^-大小相近的一些单价阴离子如硫氰酸盐（SCN^-）、过氯酸盐（ClO_4^-）等可与 I^-竞争 Na^+-I^-同向转运体，同样会使聚碘发生障碍。临床上常采用测定甲状腺对 I^{131} 的摄取能力来判断甲状腺的功能。

2. 碘的活化　进入滤泡腔的 I^-，经甲状腺过氧化物酶（thyroid peroxidase，TPO）催化，迅速氧化为活性碘，即 I^-变为 I^0（碘原子）。若过氧化物酶先天不足，I^-活化发生障碍，影响甲状腺激素的合成，可导致甲状腺肿大。

3. 酪氨酸碘化与甲状腺激素的合成　碘化过程发生在甲状腺球蛋白的酪氨酸残基上，由活化的碘取代酪氨酸残基苯环上的氢，生成一碘酪氨酸（MIT）和二碘酪氨酸（DIT）。然后一个分子的 MIT 和一个分子的 DIT 发生耦联，生成 T_3；两个分子的 DIT 发生耦联，生成 T_4（图 11-10）。在一个甲状腺球蛋白分子上，T_4 与 T_3 之比为 20∶1，因此甲状腺分泌的激素主要是 T_4。

碘的活化、酪氨酸碘化及耦联的过程，都在甲状腺过氧化物酶的催化下完成。因此，能抑制甲状腺过氧化物酶活性的药物，如丙基硫氧嘧啶，有阻断 T_4、T_3 合成的作用，可用于治疗甲状腺功能亢进。

（二）甲状腺激素的储存、释放、运输与代谢

1. 储存　甲状腺激素是以甲状腺球蛋白的形式储存于滤泡腔内，其储量非常大，可供人体利用 50～

120天之久，是体内储存量最多的激素。因此，应用抗甲状腺药物时，需要较长时间才能奏效。

2. 释放 当受到适宜刺激时，甲状腺滤泡上皮细胞通过入胞作用将滤泡腔内的甲状腺球蛋白吞入细胞内，在溶酶体蛋白水解酶的作用下，将MIT、DIT、T_3、T_4从甲状腺球蛋白分子中水解下来。甲状腺球蛋白分子大，不易进入血液，MIT、DIT的分子虽小，但很快受脱碘酶的作用而脱碘，脱下的碘可被再利用，对脱碘酶不敏感的T_3、T_4则释放入血液（图11-10）。

3. 运输 进入血液的甲状腺激素，99%以上和某些血浆蛋白（主要是甲状腺结合球蛋白）结合，游离的不到1%。然而，只有游离型激素才能进入组织细胞发挥作用。结合型与游离型之间可以互相转换，使游离型激素在血液中保持一定浓度。临床上可通过测定血液中T_3、T_4的含量了解甲状腺的功能。正常成人血清中T_4的浓度为65～156nmol/L，T_3的浓度为1.8～2.9nmol/L。血浆中游离T_4的浓度为9～25pmol/L，游离T_3的浓度为3～9pmol/L。

4. 代谢 血浆中T_4的半衰期为7天，T_3为1.5天。20%的T_3与T_4在肝内降解，与葡萄糖醛酸和硫酸结合后，经胆汁排入小肠，随粪便排出。其余80%的T_4在外周组织脱碘酶的作用下转变为T_3。T_4脱碘变成T_3是血液中T_3的主要来源。T_3发挥作用后可进一步脱碘。

二、甲状腺激素的生理作用

甲状腺激素的主要作用是促进物质与能量代谢，促进和维持机体生长与发育过程。它既能加强组织分解代谢，使耗氧量、产热量及能量增加，又能促进组织细胞内DNA、RNA、蛋白质的合成。

（一）对代谢的作用

1. 对基础代谢的作用 甲状腺激素可提高机体除成人脑、脾、性腺等少数器官组织以外的绝大多数组织的耗氧率，加速细胞的氧化速率，增加产热，从而导致基础代谢率和体温升高，其作用机制是由于增加Na^+, K^+-ATP酶数量和活性。因此，甲状腺功能亢进时，过量的甲状腺激素可以使基础代谢率提高60%～100%。当甲状腺功能减退时，基础代谢率可下降30%～50%。所以，甲状腺功能亢进患者产热量增多，食欲增加，怕热多汗；而甲状腺功能减退患者产热量减少，畏寒，食欲下降。

2. 对物质代谢的作用

（1）糖代谢：甲状腺激素促进小肠黏膜对葡萄糖的吸收，增强糖原的分解，并可增强肾上腺素、胰高血糖素、生长激素及糖皮质激素的糖异生作用，使血糖升高。甲状腺激素又能加强外周组织对糖的利用，使血糖降低。所以正常情况下对血糖影响不大，但甲状腺功能亢进时，血糖升高，甚至出现尿糖。

（2）脂质代谢：甲状腺激素既可促进脂肪的分解及脂肪酸的氧化，加速胆固醇降解，又能促进脂肪及胆固醇的合成，但其促进胆固醇分解作用大于合成作用。因此，甲状腺功能亢进患者血胆固醇常低于正常；甲状腺功能减退患者血胆固醇高于正常，易致动脉粥样硬化。

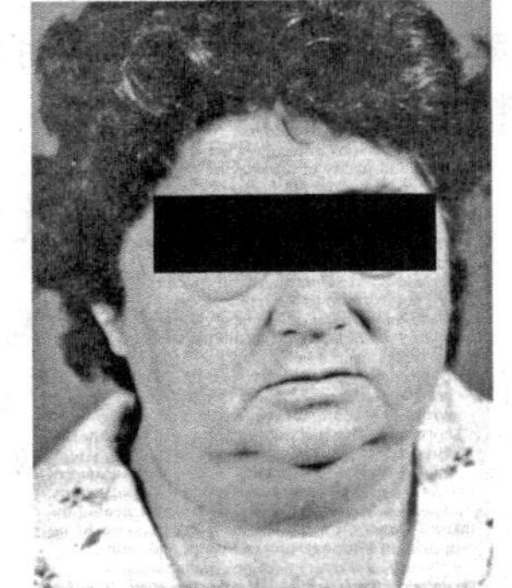
图11-11 黏液性水肿患者

（3）蛋白质代谢：甲状腺激素对蛋白质代谢的作用因其剂量不同而不同。生理剂量的甲状腺激素促进蛋白质合成，大剂量则促进蛋白质分解，特别是加速骨骼肌蛋白质的分解，故甲状腺功能亢进时，出现肌肉消瘦无力，且尿中肌酸含量增加。又因动员骨蛋白质分解，而导致高血钙、高尿钙和骨质疏松、生长发育停滞。甲状腺激素分泌不足时，蛋白质合成减少，肌肉无力，但细胞间的黏蛋白增加，后者结合大量正离子与水分子，使皮下组织细胞间液增加，引起浮肿，称为黏液性水肿（myxedema）（图11-11）。

（二）对生长和发育的作用

甲状腺激素是促进机体生长、发育和成熟的一个重要因素。甲状腺激素促进机体生长、发育，特别是对婴儿脑和长骨的生长、发育影响极大。甲状腺激素对生长发育的影响，在出生后最初的4个月内最为明显。一个先天性甲状腺功能不全的婴儿，如在4个月内得不到甲状腺激素的补充，则将由于脑与长骨生长发育的障碍而出现智力低下、身材矮小等现象，称为呆小症（图11-12），又称克汀病（cretinism），以后再补充甲状腺激素亦很难逆转。成人因脑已发育成熟，因此，甲状腺功能减退患者仅表现为反应迟钝、动作笨拙、记忆力减退，但智力基本不受影响。甲状腺激素影响生长、发育的机制，与它可促进神经细胞的生长及促进长骨骨骺的发育和骨的生长有关。此外，甲状腺激素对垂体生长激素有允许作用，缺乏甲状腺激素，生长激素便不能很好地发挥作用，而且生长激素的合成与分泌也减少。

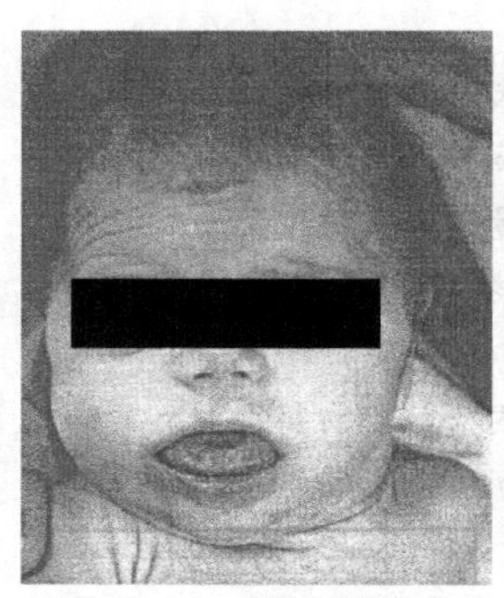

图 11-12 呆小症患儿

（三）其他作用

1. 对中枢神经系统的作用 甲状腺激素不仅能促进神经系统的发育、成熟，而且可提高已分化成熟的中枢神经系统的兴奋性。因此，甲状腺功能亢进患者多有烦躁不安、多言多动、喜怒无常、失眠多梦等症状，严重者可发生惊厥、不省人事。甲状腺功能减退患者中枢神经系统的兴奋性降低，则有言行迟钝、记忆力减退、表情淡漠、少动嗜睡等表现。

2. 对心血管系统的作用 甲状腺激素可使心跳加快、加强。甲状腺功能亢进时，心肌收缩力增强，患者心率加快、心输出量增大，但组织由于耗氧量增多而相对缺氧，使小血管扩张，外周阻力降低，结果收缩压增高，舒张压正常或稍低，脉压增大。甲状腺激素增强心脏活动是由于它增加（上调）心肌细胞 β_1 受体数量，使之对交感神经及儿茶酚胺的作用更敏感，此外还促进肌质网释放 Ca^{2+}，增加心肌细胞内 Ca^{2+}浓度，从而激活与心肌收缩有关的蛋白质，增强心肌收缩力。

3. 对消化系统的作用 甲状腺激素可促进消化腺的分泌和消化道的运动。故甲状腺功能亢进患者食量明显超过正常人，但仍感饥饿，而且伴有明显消瘦。

4. 对生殖系统的作用 在女性维持适当水平的甲状腺激素对于卵泡发育、成熟、排卵和妊娠以及第二性征的发育和正常月经周期的维持，以及男性精子的生成都是必需的。

三、甲状腺激素分泌的调节

甲状腺激素的合成与分泌主要受下丘脑-腺垂体-甲状腺轴调节，包括下丘脑-腺垂体对甲状腺的调节和甲状腺激素对下丘脑及腺垂体的反馈调节。此外，甲状腺还存在一定程度的自身调节和受自主神经活动的影响（图11-13）。

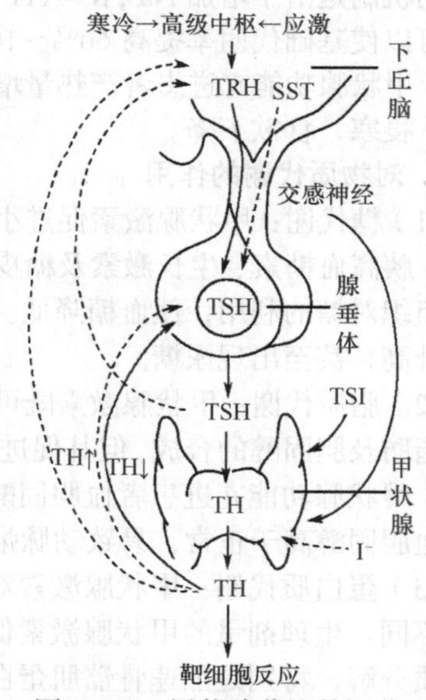

图 11-13 甲状腺分泌的调节

TRH：促甲状腺素释放激素；TSH：促甲状腺激素；TH：甲状腺激素；SST：生长抑素；TSI：刺激甲状腺免疫球蛋白；实线箭头表示促进作用或分泌；虚线箭头表示抑制作用

（一）下丘脑-腺垂体对甲状腺功能的调节

下丘脑分泌的 TRH 经垂体门脉系统运送到腺垂体，有促进腺垂体合成和释放 TSH 的作用，TSH 促进甲状腺细胞增生，使腺体增大，同时促进甲状腺激素的合成和释放。在整体情况下，下丘脑神经元接受大脑及其他部位神经元的传入信息的调控，如寒冷、紧张、缺氧等刺激可通过中枢神经系统刺激下丘脑，引起 TRH 分泌增多，从而促进 TSH 的释放，导致甲状腺激素分泌增多。下丘脑还可通过生长抑素（SST）控制 TSH 的分泌。某些甲状腺功能亢进患者的血液中出现一些免疫球蛋白物质，其中之一称刺激甲状腺免疫球蛋白（thyroid stimulating immunoglobulin，TSI），其化学结构和作用与 TSH 相似，可与 TSH 竞争甲状腺细胞膜上的受体，从而刺激甲状腺分泌，并可使甲状腺增生和肥大。目前认为这可能是引起甲状腺功能亢进的原因之一。

（二）甲状腺激素对腺垂体和下丘脑的反馈调节

血液中 T_3 和 T_4 浓度变化对腺垂体 TSH 合成与分泌起着经常性的反馈调节作用。血液中游离的 T_3、T_4 浓度升高时，负反馈抑制腺垂体，使 TSH 合成与释放减少，同时降低腺垂体对 TRH 的反应性，细胞膜上 TRH 受体数量减少，故 TSH 的分泌减少，最终使血液中的 T_3、T_4 浓度降到正常水平，反之亦然。这是体内 T_3、T_4 维持正常水平的重要调节因素。

地方性甲状腺肿的发病原因主要是由于食物及饮水中缺碘，甲状腺激素的合成与分泌减少，对腺垂体的负反馈作用减弱，在 TRH 的作用下腺垂体分泌 TSH 增加，致使甲状腺代偿性增生和肿大。

（三）甲状腺的自身调节

甲状腺具有适应碘供应的变化，调节腺体本身对碘摄取、T_3 与 T_4 合成及释放的能力，这种调节完全不受 TSH 浓度和神经调节的影响，称为甲状腺的自身调节，它是一个有限度的缓慢调节系统。

当饮食中含碘不足时，甲状腺对碘的运转机制增强，T_3 与 T_4 合成与释放增加，外源性碘的供应增加时，最初 T_4 和 T_3 合成速度反而明显降低。临床上常利用大剂量碘产生的抗甲状腺效应，来处理甲状腺危象和作为甲状腺手术前常规用药。

（四）自主神经对甲状腺功能的作用

甲状腺受交感神经和副交感神经支配。交感神经兴奋可促进甲状腺激素合成和分泌；副交感神经兴奋则抑制甲状腺激素的合成与分泌。

天然产生的致甲状腺肿物 某些十字花科蔬菜，如甘蓝菜、包心菜及大头菜中含有天然的前甲状腺肿素（progoitrin）及能把前甲状腺肿素转变为甲状腺肿素的物质。不过一般综合的日常饮食下，甲状腺肿素的摄取量通常不足以造成人身伤害，不过在素食者及专吃某些食物的人，的确可能发生“包心菜甲状腺肿大”。其他尚未确认的植物性甲状腺肿素可能存在，并可造成某地区局部的甲状腺肿流行。

第四节 肾 上 腺

肾上腺由皮质和髓质两部分组成。肾上腺皮质和髓质合成、分泌的激素种类不同，从功能上看，肾上腺皮质和髓质实际上是两个独立的内分泌腺。

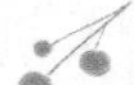

一、肾上腺皮质激素

肾上腺皮质由球状带、束状带和网状带三层不同的细胞组成（图 11-14）。球状带分泌的激素主要参与体内水盐代谢的调节，故称为盐皮质激素（mineralocorticoid），主要成分是醛固酮（aldosterone）。束状带分泌的激素，最早发现它有升高血糖作用，故称为糖皮质激素（glucocorticoid），而实际上这类激素的生理作用是非常广泛的。网状带主要分泌性激素，以雄激素为主，也有少量雌激素。

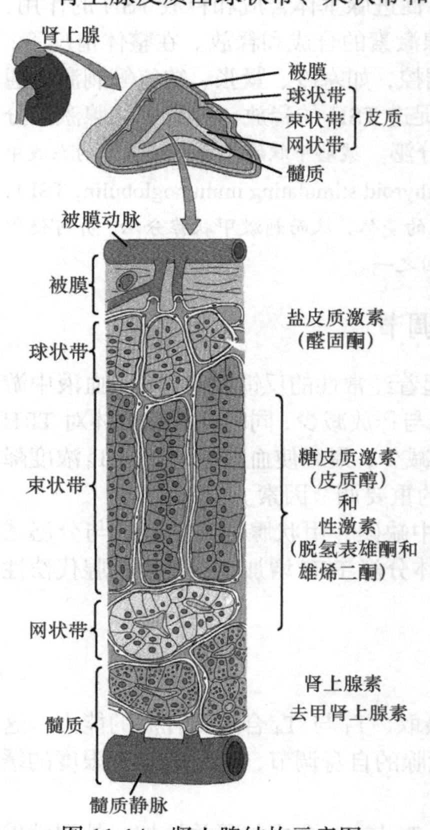

图 11-14 肾上腺结构示意图

关于盐皮质激素（醛固酮）的生理作用和分泌调节在尿的生成与排出一章中已经介绍，有关性激素的内容将在生殖一章中介绍，这里重点讨论糖皮质激素。

（一）糖皮质激素的生理作用及分泌的调节

人体血浆中糖皮质激素主要为皮质醇（cortison），其分泌量大，作用最强，其次为皮质酮。糖皮质激素的作用广泛而复杂，对多种器官、组织均有影响。

1. 糖皮质激素的生理作用

（1）对物质代谢的影响

1）糖代谢：糖皮质激素是调节机体糖代谢的重要激素之一。它既可促进肝糖原异生，增加糖原储备，同时又抑制外周组织对葡萄糖的利用，还具有抗胰岛素作用，结果使血糖升高。因此是禁食（空腹）时防止低血糖发生的重要激素。如果糖皮质激素分泌过多（或服用此类激素药物过多）可引起血糖升高，甚至出现糖尿；相反，肾上腺皮质功能低下患者，则可出现低血糖。

2）蛋白质代谢：糖皮质激素促进肝外组织，特别是肌肉组织蛋白质分解，加速氨基酸转移至肝生成肝糖原。糖皮质激素分泌过多时，由于蛋白质分解增强，合成减少，将出现消瘦、骨质疏松、皮肤变薄、淋巴组织萎缩等现象。因此，糖皮质激素是一种蛋白质动员、糖原生成和升血糖的激素。

3）脂肪代谢：糖皮质激素促进机体脂肪分解，增强脂肪酸在肝内的氧化过程，有利于糖异生作用。肾上腺皮质功能亢进时，糖皮质激素对身体不同部位的脂肪作用不同，四肢脂肪组织分解增强，而腹、面、肩及背等脂肪合成有所增加，以致呈现面圆（满月脸）背厚（水牛背）、躯干部发胖而四肢消瘦的“向心性肥胖”的特殊体形（图 11-15）。总之，糖皮质激素倾向于将机体糖代谢转变为脂肪代谢作为能量来源。

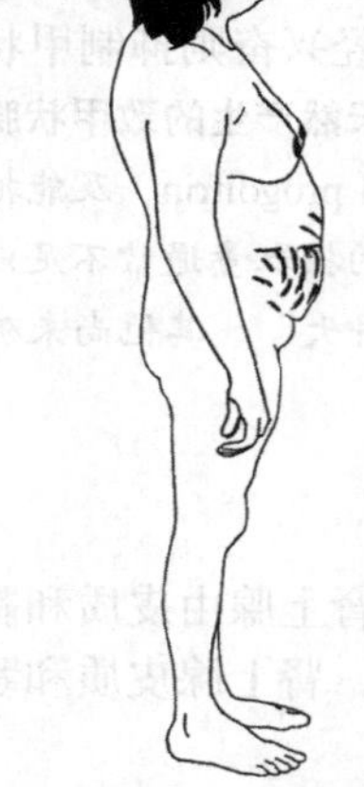
图 11-15 肾上腺皮质功能亢进患者的体态及特征

（2）对水盐代谢的影响：皮质醇有较弱的储钠排钾作用，即对肾远曲小管及集合管重吸收钠和排出钾有轻微的促进作用。此外，皮质醇还可以降低肾小球入球血管阻力，增加肾小球血浆流量而使肾小球滤过率增加，抑制 ADH 分泌，有利于水的排出。肾上腺皮质功能不足患者，排水能力明显降低，严重时可出现“水中毒”，如补充适量的糖皮质激素即可得到缓解，而补充盐皮质激素则无效。糖皮质激素缺乏患者如突然输注大量葡萄糖盐溶液，葡萄糖被机体代谢，而水不能被排出，使血浆变成低渗，可引起脑细胞肿胀，损伤下丘脑体温调节中枢，出现高热和虚脱。这种患者接受水负荷时，应给予糖皮质激素。

（3）对血细胞的影响：糖皮质激素可使血中红细胞、血小板和中性粒细胞的数量增加，而使淋巴细胞和嗜酸性粒细胞减少[皮质醇能使嗜酸性粒细胞减少，临床上常给患者一定数量的促肾上腺皮质激素（ACTH），然后检查血液嗜酸性粒细胞的数量，以了解肾上腺皮质的功能]，糖皮质激素还能促进淋巴细胞与嗜酸性粒细胞破坏，如给予大剂量糖皮质激素，可使淋巴组织明显萎缩，临床上可用来治疗淋巴性白血病和淋巴肉瘤。淋巴组织的萎缩会导致T淋巴细胞和抗体减少，机体免疫力下降，对机体产生不利影响。然而在器官移植时，糖皮质激素的这种作用又有利于对抗机体的免疫性排斥反应。

（4）对循环系统的影响：糖皮质激素能增强血管平滑肌对儿茶酚胺类激素的敏感性（允许作用），抑制具有血管舒张作用的前列腺素的合成，降低毛细血管的通透性，有利于维持血容量。因此，糖皮质激素对维持正常血压是必需的。肾上腺皮质功能低下时，血管平滑肌对儿茶酚胺的反应性降低，毛细血管扩张，通透性增加，血压下降，补充皮质醇后可恢复。而长时间糖皮质激素过高可引起高血压。

（5）在应激反应中的作用：当机体受到各种有害刺激，如缺氧、创伤、手术、饥饿、疼痛、寒冷、大失血等时，血浆中ACTH和糖皮质激素浓度急剧升高，产生一系列非特异性全身性反应，称为应激反应（stress response）。在应激反应中，下丘脑-腺垂体-肾上腺皮质轴活动增强，可提高机体对应激刺激的耐受和生存能力；交感-肾上腺髓质系统也参加，血中儿茶酚胺含量也相应增加；生长激素、催乳素、抗利尿激素、胰高血糖素及醛固酮等均可增加，说明应激反应是多种激素参与并使机体抵抗力增强的非特异性反应。

此外，糖皮质激素还有多方面的作用，如促进胎儿肺表面活性物质的合成，增强骨骼肌的收缩力，提高胃腺细胞对迷走神经与促胃液素的反应性，增加胃酸与胃蛋白酶原的分泌，抑制骨的形成而促进骨吸收，因此长期使用糖皮质激素可引起骨质疏松。临床上使用大剂量的糖皮质激素及其类似物，可用于抗炎、抗过敏、抗毒和抗休克。

2. 糖皮质激素分泌的调节

糖皮质激素的分泌主要受下丘脑-腺垂体-肾上腺皮质轴的调节（图11-16）。下丘脑、垂体和肾上腺皮质密切联系、协调统一的功能活动，可维持血中糖皮质激素浓度的相对稳定和在不同状态下的应激性变化。

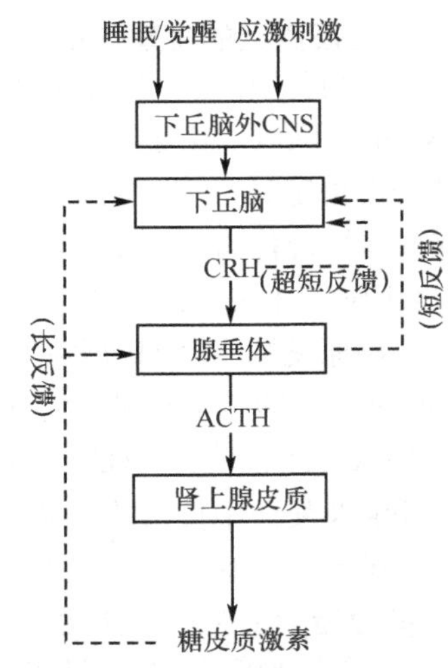

图11-16　糖皮质激素分泌调节示意图

实线表示促进或分泌；虚线表示抑制

（1）下丘脑促肾上腺皮质激素释放激素（CRH）的作用：下丘脑分泌的CRH通过垂体门脉系统作用于腺垂体，促进ACTH的合成和释放，继而影响糖皮质激素的分泌。下丘脑分泌CRH的细胞又接受边缘系统和低位脑干广泛神经纤维的联系，下丘脑CRH神经元可把许多脑区的神经信息转变成激素信息。人体处于应激状态时，各种应激性刺激传入中枢神经系统，最后信息汇集于下丘脑，使下丘脑-腺垂体-肾上腺皮质轴的活动加强，血中ACTH和糖皮质激素水平明显升高。

（2）腺垂体促肾上腺皮质激素的作用：肾上腺皮质直接受腺垂体释放的ACTH的调节，它能促进糖皮质激素的合成和释放，也能促进束状带和网状带的生长发育，当腺垂体功能低下时，ACTH分泌减少，肾上腺皮质束状带和网状带萎缩。正常情况下，腺垂体每天分泌一定量的ACTH，以维持糖皮质激素的基础分泌。ACTH的分泌具有昼夜波动性，正常人血中ACTH水平在清晨（4～8时）最高，白天维持较低水平，入睡后更低，午夜最低，随后又逐渐升高，至觉醒起床前进入分泌高峰。由于 ACTH 分泌的昼夜节律性波动，使糖皮质激素的分泌也呈现出相应的周期性波动。这种波动与睡眠时低水平血糖的维持、觉醒后高水平血糖需求相适应。早晨 ACTH 和糖皮质激素分泌的高峰，为新的一天机体活动提供足够的能量奠定了基础。

（3）糖皮质激素对腺垂体和下丘脑分泌的负反馈调节：当血液中糖皮质激素浓度升高时，通过反馈作用既可抑制腺垂体 ACTH 的分泌，又可作用于下丘脑使 CRH 分泌减少（长反馈）。此外，血液中 ACTH 浓度升高也可通过反馈作用抑制 CRH 的释放（短反馈）（图 11-16）。在应激状态下，可能由于下丘脑和腺垂体对反馈刺激的敏感性降低，使这些负反馈作用暂时失效，ACTH 和糖皮质激素的分泌大大增加。值得注意的是，由于糖皮质激素对 ACTH 和 CRH 的分泌存在上述负反馈抑制，因此，长期大量使用糖皮质激素患者，会引起肾上腺皮质萎缩，分泌功能降低。在这种情况下，若突然停药，可能出现糖皮质激素分泌不足的症状，甚至危及患者生命。故停止用药时应逐渐减量，缓慢停药，以便肾上腺皮质逐渐恢复分泌功能。

库欣综合征（Cushing syndrome）是肾上腺糖皮质激素分泌过多，最常见的原因是长期服用大剂量糖皮质激素（泼尼松、泼尼松龙、地塞米松）所引起。但也可能是腺垂体分泌 ACTH 过多（常见是腺垂体肿瘤），强力刺激肾上腺皮质分泌肾上腺皮质激素，或肾上腺良性肿瘤分泌过多的皮质醇。库欣综合征的特征是糖、蛋白质和脂肪代谢改变，高血糖、高血压及肌肉软弱。代谢改变使身体呈浮肿表现，并引起人体体态变化：水牛背（buffalo hump）、满月脸（moon face）、悬垂腹四肢消瘦的“向心性肥胖”（图 11-15）。

艾迪生病是由于糖皮质激素和盐皮质激素分泌不足引起的，导致低血糖，钠、钾平衡失调，脱水，低血压，体重迅速减轻，全身虚弱。患者如果未用类固醇皮质激素替代治疗，最终死于严重电解质紊乱和脱水。美国第 35 任总统肯尼迪就是一位艾迪生病患者，由于病情用皮质类固醇得到很好控制，故鲜为人知。此病最初由 Addison 描述：“……皮肤特征变化……熏黑的外表或各种各样色调或呈深琥珀色或灰褐色。”这是体内高浓度的 ACTH 引起的，高浓度的 ACTH 是由于糖皮质激素分泌过低，对腺垂体分泌 ACTH 的负反馈作用削弱所致。高浓度的 ACTH 刺激皮肤黑色素细胞，引起肤色加深。

（二）盐皮质激素的作用及分泌的调节

1. 盐皮质激素的生理作用

（1）对肾的作用：盐皮质激素主要是醛固酮，它的主要作用是促进肾的远曲小管和集合管对 Na^+的重吸收。由于 Na^+的重吸收，肾小管中的水亦随之被吸收。这对机体细胞外液的容量保持相对恒定具有重要意义。醛固酮还通过 Na^+-K^+交换和 Na^+-H^+交换，使 K^+和 H^+的排出增加。这些作用统称为醛固酮的保钠保水排钾或保钠排钾作用。当醛固酮分泌不足时，可出现血 Na^+浓度下降，血 K^+浓度升高，细胞外液量减少，血容量减少，可导致循环衰竭；醛固酮分泌过多时（如原发性醛固酮增多症），则引起 Na^+潴留，血容量增加，低血 K^+和碱中毒。另外，由于 Na^+进入小动脉平滑肌，使其对缩血管物质的敏感性升高，可引起高血压。

（2）对其他组织器官的作用：醛固酮对汗腺、唾液腺及胃肠道亦有保钠排钾作用，能使汗液、唾液及粪便中排出的钠减少，而钾的排出增加。另外，醛固酮能增强血管平滑肌对缩血管物质的敏感性，这一作用较糖皮质激素的作用更强。

2. 盐皮质激素分泌的调节

（1）肾素-血管紧张素-醛固酮系统：肾素-血管紧张素-醛固酮系统是调节醛固酮分泌的主要因素，详见第八章。

（2）血钾和血钠：血钾升高或血钠降低均可引起醛固酮分泌，后者促进远曲小管 Na^+-K^+交换，实现保钠排钾，其中以血钾升高的影响较大。

（3）ACTH：一般情况下，ACTH 对醛固酮分泌的调节作用不明显。但在应激反应中，ACTH 对醛固酮的分泌起重要支持作用，促进其分泌。

附：肾上腺雄激素的作用

肾上腺网状带可持续合成活性较弱的雄激素，主要有脱氢表雄酮、雄烯二酮，但在外周组织可转化为作用更强的雄激素睾酮。肾上腺皮质正常也产生很少量的睾酮及雌激素。肾上腺合成的雄激素是女性雄激素的主要来源，具有刺激和维持女性阴毛、腋毛生长，维持性欲和性行为的作用；而肾上腺雌激素则是绝经后妇女重要的雌激素来源。在某些病理情况下（如肾上腺肿瘤、Cushing 综合征、先天性肾上腺增生），肾上腺分泌的雄激素过多，可导致女性男性化或男性性早熟。由于肾上腺皮质雄激素和雌激素的存在，所以成年女性切除卵巢不一定会降低性欲和性能力。停经后的女性仍有性行为，和停经前的频率没有很大的变化。

二、肾上腺髓质激素

肾上腺髓质嗜铬细胞分泌肾上腺素（epinephrine，E）和去甲肾上腺素（norepinephrine，NE），它们都是儿茶酚胺激素。肾上腺髓质分泌肾上腺素与去甲肾上腺素的比例大约为 4∶1，以肾上腺素为主。血液中肾上腺素主要来自肾上腺髓质，去甲肾上腺素除由髓质分泌外，还来自肾上腺素能神经纤维末梢。

（一）肾上腺髓质激素的生物学作用

肾上腺素和去甲肾上腺素的生理作用十分广泛而多样，在教材各有关章节中分别有介绍，在此列简表进行总结（表 11-2）。

表 11-2　肾上腺素与去甲肾上腺素的主要作用

	肾上腺素	去甲肾上腺素
心脏	心率加快，心肌收缩力明显增强，心输出量增加	心率减慢（降压反射的作用）
血管	皮肤、胃肠、肾等血管收缩；冠状血管、骨骼肌血管舒张	冠状血管外的其他血管均收缩
血压	升高（主要因心输出量增加）	显著升高（主要因外周阻力增大）
支气管平滑肌	舒张	舒张（作用较弱）
胃肠道平滑肌	舒张（作用较强）	舒张（作用较弱）
括约肌	收缩	收缩
瞳孔	扩大（作用较强）	扩大（作用较弱）
血糖	升高（糖原分解，作用较强）	升高（作用较弱）
脂肪酸	升高（促进脂肪分解）	升高（作用较强）

肾上腺髓质直接受交感神经节前纤维支配，当交感神经兴奋时，肾上腺髓质分泌的肾上腺素和去甲肾上腺素增多。肾上腺髓质激素的作用与交感神经兴奋时的效应相似，交感神经与肾上腺髓质在结构和功能上紧密联系，称为交感-肾上腺髓质系统。当机体遇到紧急情况时，如恐惧、愤怒、搏斗、焦虑、剧痛、失血、低血糖、缺氧、暴冷、暴热及剧烈运动等，交感-肾上腺髓质系统的活动明显增强，儿茶酚胺（去甲肾上腺素、肾上腺素）的分泌量大大增加。儿茶酚胺作用于中枢神经系统，提高其兴奋性，使机体处于警觉状态，反应灵敏；呼吸加强加快，肺通气量增加；心跳加快，心肌收缩力增强，心输出量增加，血压升高，血液循环加快；内脏血管收缩，骨骼肌血管舒张，全身血液重新分配，以利于应急的重要器官得到更多的血液供应；肝糖原分解增加，血糖升高，脂肪分解加强，血中游离脂肪酸增多，葡萄糖与脂肪酸氧化过程增强，以适应机体在应急情况下对能量的需要。总之，动员体内许多器官的潜在力量（功能储备），提高适应能力，应对体内、外环境的急剧变化，使机体度过紧急时刻，维持内环境的相对稳定——应急反应（emergency reaction）或报警反应（alarm reaction）。

实际上，引起应急反应的各种刺激，也是引起应激反应的刺激，当机体受到相应刺激时，同时引起应急反应与应激反应，两者既有联系又有区别。两者所不同的是应激主要通过ACTH及糖皮质激素发挥作用，反应较为缓慢，应激刺激更为剧烈有害，直接危及患者生命，主要在于增强机体对有害刺激的耐受性和抵抗力；应急反应主要通过交感神经系统及肾上腺素发挥作用，提高中枢神经系统的兴奋性，加强循环、呼吸等功能，反应较为迅速，主要是提高机体的警觉性、应变力，使机体适应体内、外环境的紧急变化。在代谢方面，两者都升高血糖、血脂，以满足机体能量的需要。

（二）肾上腺髓质激素分泌的调节

1. 交感神经的作用 肾上腺髓质受交感神经胆碱能节前纤维支配。交感神经兴奋时，节前纤维末梢释放乙酰胆碱，作用于髓质嗜铬细胞上的N受体，引起肾上腺素与去甲肾上腺素的释放。

2. ACTH与糖皮质激素的作用 ACTH可通过糖皮质激素间接刺激肾上腺髓质使髓质激素分泌增加，也可直接作用于髓质内分泌细胞，促进肾上腺素和去甲肾上腺素的分泌。

3. 儿茶酚胺合成的反馈性调节 当细胞内儿茶酚胺浓度增加到一定量时，可抑制某些合成酶的活性，使儿茶酚胺的合成减少；反之，当细胞内儿茶酚胺减少时，则可解除上述负反馈抑制作用，使儿茶酚胺的合成增加。

第五节 胰 岛

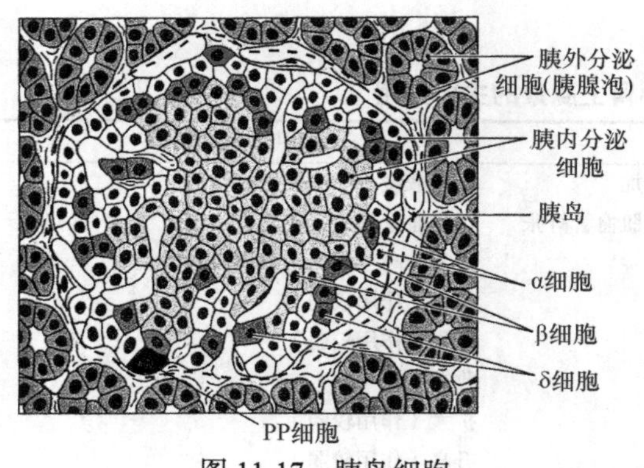

图 11-17 胰岛细胞

胰岛是散在于胰腺外分泌细胞之间的内分泌细胞群。人类的胰岛细胞主要有四类：α 细胞，约占胰岛细胞的 20%，分泌胰高血糖素（glucagon）；β 细胞，约占胰岛细胞的 75%，分泌胰岛素（insulin）；δ 细胞，占胰岛细胞的 5%左右，分泌生长抑素；PP 细胞，数量很少，分泌胰多肽（pancreatic polypeptide）（图 11-17）。

一、胰 岛 素

胰岛素是含有 51 个氨基酸的小分子蛋白质。胰岛 β 细胞先合成大分子的前胰岛素原，以后加工成胰岛素原，再经水解成为胰岛素与连接肽（C 肽）（图 11-18），并一同释放入血。由于血中 C 肽清除慢，且不受外源性胰岛素的影响，因此，测定血液中的 C 肽含量能更准确地反映胰岛 β 细胞的功能。胰岛素在血中的半衰期只有 5min，主要在肝内灭活，肌肉与肾等组织也能使胰岛素失活。

1965 年，我国生化学家首先人工合成了具有高度生物活性的胰岛素，成为人类历史上第一次人工合成生命物质（蛋白质）的创举。

（一）胰岛素的生理作用

胰岛素是促进合成代谢、调节血糖稳定的主要激素，对机体能源物质的储存和人体生长发育有重要作用。

1. 对糖代谢的调节 胰岛素促进组织细胞对葡萄糖的摄取和氧化利用，加速葡萄糖合成为糖原，储存于肝和肌肉中，抑制糖异生，阻止糖原分解，导致血糖水平下降。胰岛素缺乏时，血糖浓度升高，当超过肾糖阈，尿中将出现糖，引起糖尿病。糖尿病患者使用适量胰岛素，可使血糖维持正常浓度，但如使用过量，则可引起低血糖，乃至发生低血糖性休克。

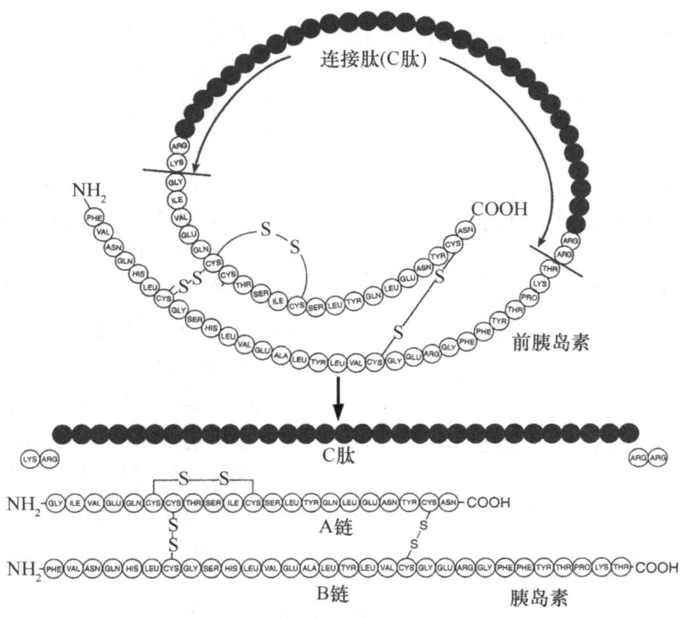

图 11-18 前胰岛素及胰岛素结构

前胰岛素两个二肽链脱落形成 C 肽及胰岛素

2. 对脂肪代谢的调节 胰岛素促进肝合成脂肪酸，然后转运到脂肪细胞储存。在胰岛素的作用下，脂肪细胞也能合成少量的脂肪酸。胰岛素还促进葡萄糖进入脂肪细胞，除了用于合成脂肪酸外，还可转化为 α-磷酸甘油，脂肪酸与 α-磷酸甘油形成甘油三酯，储存于脂肪细胞中，同时，胰岛素还抑制脂肪酶的活性，减少脂肪的分解。

胰岛素缺乏时，出现脂肪代谢紊乱，脂肪分解增强，血脂升高，加速脂肪酸在肝内氧化，生成大量酮体，由于糖氧化过程发生障碍，不能很好地处理酮体，以致引起酮血症与酸中毒。

3. 对蛋白质代谢的调节 胰岛素促进蛋白质合成过程，其作用可在蛋白质合成的各个环节上：①促进氨基酸通过膜的转运进入细胞；②可使细胞核的复制和转录过程加快，增加 DNA 和 RNA 的生成；③作用于核糖体，加速翻译过程，促进蛋白质合成。另外，胰岛素还可抑制蛋白质分解和肝糖异生。

由于胰岛素能增强蛋白质的合成过程，所以，它对机体的生长也有促进作用，但胰岛素单独作用时，对生长的促进作用并不很强，只有与生长激素共同作用时，才能发挥明显的效应。

4. 对电解质代谢的作用 促进 K^+、Mg^{2+}及磷酸根离子进入细胞，使血 K^+降低。

5. 抑制食欲 肥胖者比瘦者的胰岛素分泌较多，因为随着储存脂肪的增加需要更多的胰岛素维持血糖稳定。胰岛素与瘦素一样有抑制食欲的作用，抑制下丘脑刺激食欲的神经肽 Y 释放。

（二）胰岛素分泌的调节

1. 血糖的作用 血糖浓度是调节胰岛素分泌的最重要因素。当血糖浓度升高时，胰岛素分泌明显增加，从而促进血糖降低。当血糖浓度下降至正常水平时，胰岛素分泌也迅速恢复到基础水平。血糖浓度对胰岛素分泌的负反馈作用是维持血浆中胰岛素及血糖正常水平的重要机制。

2. 氨基酸和脂肪酸的作用 许多氨基酸都有刺激胰岛素分泌的作用，其中以精氨酸和赖氨酸的作用最强。在血糖浓度正常时，血中氨基酸含量增加，只能对胰岛素的分泌有轻微的刺激作用，但如果在血糖升高的情况下，过量的氨基酸则可使血糖引起的胰岛素分泌加倍增多。此外，脂肪酸和酮体大量增加时，也可促进胰岛素分泌。

3. 激素的作用 影响胰岛素分泌的激素主要有：①胃肠激素，如胃泌素、促胰液素、胆囊

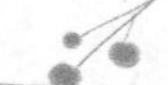

收缩素和抑胃肽都有促进胰岛素分泌的作用，但前三者是在药理剂量时才有促进胰岛素分泌的作用，只有抑胃肽对胰岛素的分泌起调节作用；②生长激素、皮质醇、甲状腺激素及胰高血糖素等均可通过升高血糖浓度而间接刺激胰岛素分泌，因此长期大剂量应用这些激素，有可能使β细胞衰竭而导致糖尿病；③胰岛δ细胞分泌的生长抑素可通过旁分泌作用，抑制胰岛素和胰高血糖素的分泌，而胰高血糖素也可直接刺激β细胞分泌胰岛素。

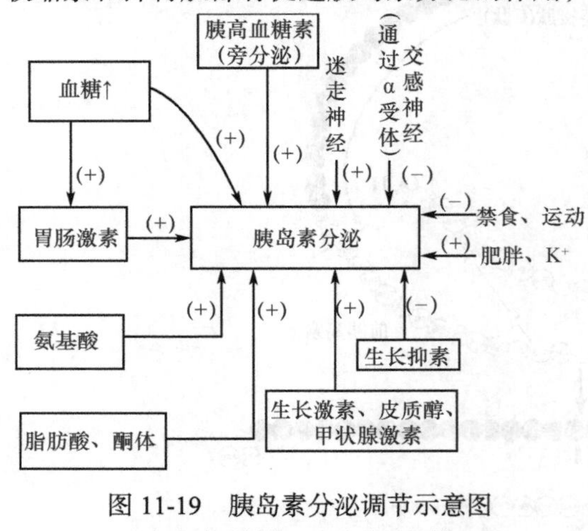

图 11-19　胰岛素分泌调节示意图

（+）表示刺激；（−）表示抑制

4. 神经调节　胰岛受迷走神经与交感神经支配。迷走神经可通过乙酰胆碱作用于M受体直接促进胰岛素的分泌，还可通过刺激胃肠激素的释放，间接促进胰岛素的分泌。交感神经则通过去甲肾上腺素作用于α受体，抑制胰岛素的分泌。各种因素对胰岛素的作用见图 11-19。

二、胰高血糖素

人胰高血糖素是由 29 个氨基酸组成的直链多肽，在血浆中的半衰期为 5～10min，主要在肝内灭活，肾也有降解作用。

（一）胰高血糖素的主要作用

胰高血糖素具有很强的促进糖原分解、抑制糖原合成和加速糖异生作用，使血糖明显升高。胰高血糖素还可激活脂肪酶，促进脂肪分解，同时又能加强脂肪酸氧化，使酮体生成增多；促进肝蛋白质分解，抑制其合成。另外，胰高血糖素可促进胰岛素和胰岛生长抑素的分泌。药理剂量的胰高血糖素可使心肌细胞内 cAMP 含量增加，心肌收缩力增强。

（二）胰高血糖素分泌的调节

影响胰高血糖素分泌的因素很多，血糖浓度是重要的因素。血糖降低时，胰高血糖素分泌增加；血糖升高时，则胰高血糖素分泌减少。血中氨基酸水平升高和胃肠激素（如缩胆囊素、促胃液素）刺激胰高血糖素分泌（与对胰岛素分泌作用相同）。

胰岛素直接作用于α细胞抑制胰高血糖素分泌，又可通过降低血糖间接刺激胰高血糖素的分泌。δ细胞分泌的生长抑素可直接作用于邻近的α细胞，抑制胰高血糖素的分泌。

交感神经兴奋时，作用于α细胞上的β受体，促进胰高血糖素分泌。在运动、应激感染及禁食等情况下，胰高血糖素分泌增加有部分是通过交感神经作用的结果。刺激迷走神经也增加胰高血糖素的分泌。交感神经和副交感神经（迷走神经）兴奋促进胰岛素分泌，特别是低血糖时作用更明显。

第六节　甲状旁腺激素、降钙素和维生素 D_3

甲状旁腺分泌甲状旁腺激素（parathyroid hormone，PTH）。甲状腺滤泡旁细胞（C 细胞）分泌降钙素（calcitonin，CT）。维生素 D_3 是胆固醇的衍生物，可由肝、乳、鱼肝油等含量丰富的食物中摄取，也可在体内由皮肤合成。在体内，甲状旁腺激素、降钙素及 1,25-二羟维生素 D_3 共同调节钙磷代谢，维持血浆中钙、磷水平的相对稳定。

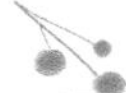

体内的钙大多数存在于骨和牙中，约为 1kg，细胞外液中的钙约为 1g（1000mg）。一般每日从饮食中摄入 800～1200mg 的钙，肠道吸收约 1/3（300mg），同时肠道分泌 150mg/d，因此每日净吸收 150mg。每日约有 500mg 的钙在骨与细胞外液之间双向转移。肾每日滤过 10 000mg 的钙，98%以上被重吸收，净排泄 150mg，与肠道净吸收的钙相等。

血浆钙（包括游离钙和与血浆蛋白等结合的钙）浓度为 8.8～10.6mg/dl，其中游离钙约占 50%，在内分泌的调节下，其波动范围仅为 1%～2%。

磷也主要存在于骨，约为 0.6kg，在软组织中以有机磷（如磷脂、磷蛋白、核酸、核苷酸）形式存在的磷约为 0.1kg，不到 500mg 的无机磷存在于细胞外液中。通常成人每日从饮食中摄入磷约 1400mg，肠道净吸收磷约 1100mg，骨与细胞外液之间互相转换的磷约为 210mg/d，肾每日滤过 7000mg 磷，重吸收 5900mg 磷，净排泄 1100mg 磷。血浆磷浓度为 2.5～4.5mg/dl，其中游离磷约占 50%。

一、甲状旁腺激素

（一）甲状旁腺激素的生理作用

甲状旁腺激素是调节血钙水平最重要的激素，主要靶器官为骨、肾和肠道。它有升高血钙和降低血磷的作用。主要通过下列途径实现：

1. 对骨的作用 促进破骨细胞活动，抑制成骨细胞活动，增加骨盐溶解、动员骨钙入血，使血钙升高。因此，PTH 分泌过多（如原发性甲状旁腺功能亢进）可增强溶骨过程，导致骨量丢失、骨质疏松、病理性骨折和囊性纤维骨炎（骨中矿物质及有机质吸收，被纤维组织取代）。

2. 对肾的作用 PTH 增加远端小管对 Ca^{2+}的重吸收，减少尿钙排泄，使血 Ca^{2+}升高；同时，PTH 能降低近端小管对磷酸盐的重吸收，促进尿磷排泄。PTH 对钙和磷酸盐的相互作用，可以保持两者的组合浓度低于临界水平。如果浓度超过该水平，可形成磷酸盐结晶，并从尿液中沉淀出来。这是导致肾结石的一个原因。

3. 对小肠的作用 PTH 能促进小肠吸收钙。PTH 通过激活肾 α-羟化酶，使无活性的 25-(OH)-维生素 D_3转化成有活性的 1,25-$(OH)_2$-维生素 D_3，后者可促进小肠吸收钙及肾小管对钙和磷的吸收。

（二）甲状旁腺激素分泌的调节

甲状旁腺激素的分泌主要受血浆钙浓度变化的调节。血浆钙浓度轻微下降时，就可直接刺激甲状旁腺细胞分泌 PTH 增加；血钙浓度升高时，PTH 分泌减少。这种负反馈调节是维持甲状旁腺激素分泌和血钙浓度相对稳定的重要机制。长时间的高血钙，可使甲状旁腺发生萎缩，而长时间的低血钙，则可使甲状旁腺增生。

甲状旁腺功能减退（hypoparathyroidism） 是由于甲状旁腺受到创伤或外科手术摘除，导致甲状旁腺激素（PTH）异常低下。PTH 降低引起骨吸收率降低和维生素 D 形成降低，结果是血 Ca^{2+}降低。由于血 Ca^{2+}水平降低，引起神经、肌肉兴奋性增高，产生自发性动作电位。结果骨骼肌强直，肌肉痉挛。膈肌和其他呼吸肌强直可引起呼吸停止和死亡。

甲状旁腺功能亢进（hyperparathyroidism） 是 PTH 分泌率异常升高。原发性甲状旁腺功能亢进通常由甲状旁腺肿瘤引起。升高血 PTH 水平增加骨吸收和升高血 Ca^{2+}水平。结果骨骼软化、变形和容易骨折。此外血 Ca^{2+}水平升高使神经、肌肉兴奋性降低，导致疲劳和肌肉软弱。过高的 Ca^{2+}可沉积于身体的软组织，引起炎症，形成肾结石。继发性甲状旁腺功能亢进是由于甲状旁腺长期受到强刺激，如血钙水平降低或组织对 PTH 产生抵抗（对 PTH 不敏感）。肾受损导致维生素 D 产生不足，引起小肠吸收 Ca^{2+} 减少，PTH 升高促进骨吸收（溶解）。

甲状旁腺功能亢进与肾结石 肾结石的成分虽然有多种，但钙常常是其重要成分。肾结石的原因虽不完全

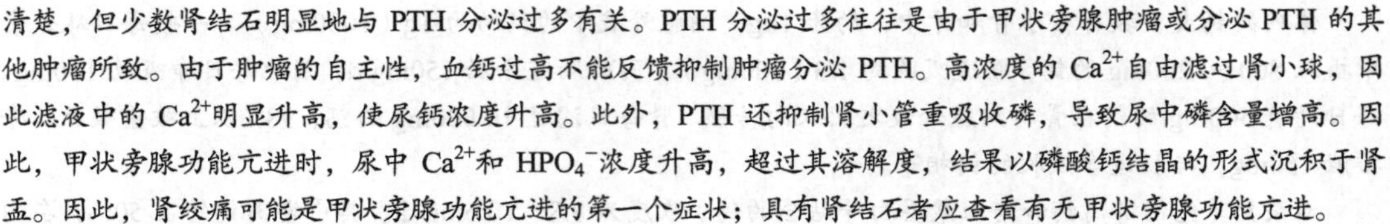

清楚，但少数肾结石明显地与 PTH 分泌过多有关。PTH 分泌过多往往是由于甲状旁腺肿瘤或分泌 PTH 的其他肿瘤所致。由于肿瘤的自主性，血钙过高不能反馈抑制肿瘤分泌 PTH。高浓度的 Ca^{2+} 自由滤过肾小球，因此滤液中的 Ca^{2+} 明显升高，使尿钙浓度升高。此外，PTH 还抑制肾小管重吸收磷，导致尿中磷含量增高。因此，甲状旁腺功能亢进时，尿中 Ca^{2+} 和 HPO_4^- 浓度升高，超过其溶解度，结果以磷酸钙结晶的形式沉积于肾盂。因此，肾绞痛可能是甲状旁腺功能亢进的第一个症状；具有肾结石者应查看有无甲状旁腺功能亢进。

二、降 钙 素

降钙素（calcitonin，CT）的主要作用是降低血钙和血磷（对抗 PTH 的作用）。降钙素一方面抑制破骨细胞活动，减弱溶骨过程，另一方面增强成骨细胞活动，增强成骨过程，使骨组织释放的钙磷减少，钙磷沉积增加，因而血钙与血磷含量下降；降钙素也抑制肾小管对钙、磷、钠及氯的重吸收，使这些离子从尿中排出增多；另外，降钙素还抑制小肠对钙、磷的吸收。

降钙素的分泌主要受血钙浓度的调节。当血钙浓度升高时，降钙素的分泌亦随之增加，反之则分泌减少。进食也可刺激降钙素的分泌，这可能与胃肠激素（如促胃液素、促胰液素）及胰高血糖素的分泌有关。甲状旁腺激素通过升高血钙间接促进降钙素的分泌。

临床上降钙素主要用于治疗变形性骨炎（Paget 病）。这是一种与基因相关的疾病，破骨细胞过度活跃、因骨吸收导致骨脆弱。此病用降钙素治疗，可解除患者的疼痛，稳定患者异常的骨丢失，恢复骨的正常结构，降低尿中羟脯氨酸的排泄。此外，还可用于治疗甲状旁腺肿瘤和维生素 D 中毒引起的高血钙，以及严重的高钙血症，但其疗效会逐渐降低。有趣的是，鲑鱼的降钙素在人体的活性比人类的降钙素高 20 倍以上，因此，临床上常用鲑鱼降钙素（注射或喷鼻）。

三、维生素 D_3

维生素 D_3 又称胆钙化醇。人体内的维生素 D_3 大部分由皮肤中 7-脱氢胆固醇经日光中紫外线照射转化而来，也可由动物性食物中获取。维生素 D_3 无生物活性，它首先需在肝内转化成有活性的 25-羟维生素 D_3，这是维生素 D_3 在血液中存在的主要形式。25-羟维生素 D_3 在肾内进一步转化成活性更高的 1,25-二羟维生素 D_3（又称钙三醇，calcitriol）（图 11-20）。

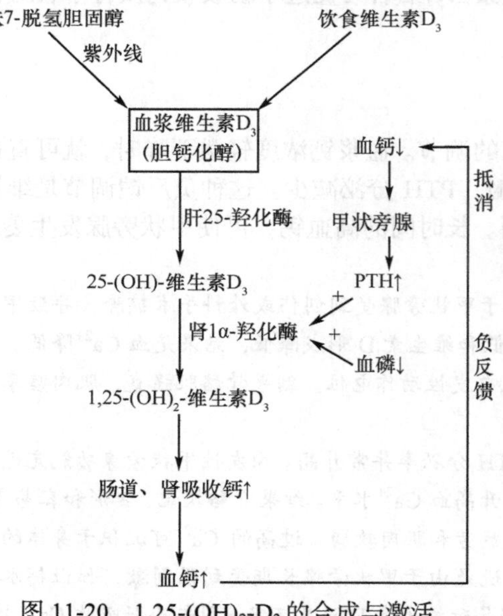

图 11-20 1,25-$(OH)_2$-D_3 的合成与激活
+表示促进

1,25-二羟维生素 D_3 的主要作用是升高血钙、升高血磷。它一方面可促进小肠黏膜上皮细胞对钙、磷的吸收，使血钙、血磷升高；另一方面是既通过增加破骨细胞的数量、增强骨的溶解，释放骨钙、骨磷入血，升高血钙、血磷，也通过刺激成骨细胞的活动促进骨钙沉积和骨的形成，是参与骨更新重建的重要因素。此外，它可促进肾小管对钙、磷的重吸收，减少尿中钙、磷的排出量。1,25-二羟维生素 D_3 还可增强 PTH 的作用。如果缺乏 1,25-二羟维生素 D_3，PTH 对骨的作用明显减弱，在儿童期会引起佝偻病，在成人会导致骨质疏松症。

维生素 D 的其他作用：身体许多器官具有维生素 D 受体，维生素 D 的血液浓度高到足以保护骨骼的浓度。维生素 D 可增强肌肉力量，因此可通过改善腿部力量，有助于预防跌倒。它也是能量代谢和维持正常的免疫功能的重要因素。维生素 D 可减轻炎症，是 T 细胞激活必需的因子。它还是促进抗氧化剂的产生，以对抗自由基。维生素 D 还有助于阻止糖尿病、多发性硬化等的发展。

血钙和血磷浓度降低是促进 1,25-二羟维生素 D_3 生成的主要因素，甲状旁腺激素、催乳素、生长激素等能促进 1,25-二羟维生素 D_3 的生成，而糖皮质激素则抑制其生成。PTH、降钙素和 1,25-$(OH)_2$-维生素 D_3 对血钙浓度的调节及相互关系归纳于图 11-21 中。

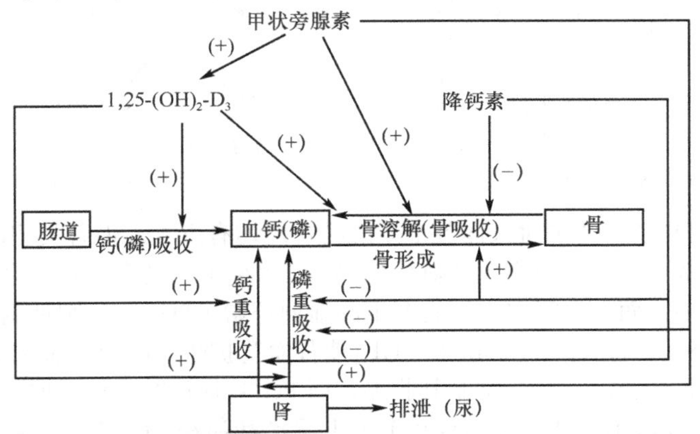

图 11-21 甲状旁腺激素、降钙素及 1,25-$(OH)_2$-维生素 D_3 对钙平衡的调节
（+）表示促进；（−）表示抑制

第七节 其他器官内分泌

一、松果体激素

松果体分泌褪黑激素（melatonin，MT，因其作用于黑素细胞，使蝌蚪的肤色变浅而得名）。其分泌随着年龄的增加而逐渐减少。褪黑激素对哺乳动物最明显的作用是抑制下丘脑-腺垂体-性腺轴和下丘脑-腺垂体-甲状腺轴的活动。切除幼年动物松果体的最突出表现是性早熟，性腺和甲状腺的重量增加，活动增强。此外，药理剂量的褪黑激素还具有促进睡眠、减轻长距离航行时引起的时差反应及清除体内自由基的作用。

褪黑激素的分泌有明显的昼夜节律，白天分泌减少，夜晚分泌增加。这可能与昼夜明光-暗光刺激及交感神经活动有关。

二、前 列 腺 素

前列腺素（prostaglandin，PG）是广泛存在于人和哺乳动物各种组织与体液中的一组重要激素。最初在人的精液和绵羊的精囊中发现，当时推测它来自前列腺，故命名为 PG。现在已知，体内许多组织均可合成 PG，各组织合成的 PG 大部分不进入血液循环，因此，血液中 PG 浓度很低。PG 在局部产生和释放，并主要在局部发挥作用，被视为局部激素。

PG 由花生四烯酸（arachidonic acid）转化而成。首先是细胞膜的磷脂在磷脂酶 A_2 的作用下释放花生四烯酸，后者在环加氧酶的催化下，形成不稳定的环内过氧化物。环内过氧化物可在血栓烷合成酶的作用下转变为血栓烷 A_2（thromboxane A_2，TXA_2），也可在前列环素合成酶的作用下转变为前列环素（prostacyclin，PGI_2）；在异构酶或还原酶的作用下，又可分别形成 PGE_2 和 PGF_2（图 11-22）。非甾体抗炎药，如阿司匹林（aspirin）类药物可抑制环加氧酶，从而抑制 PG 的合成。

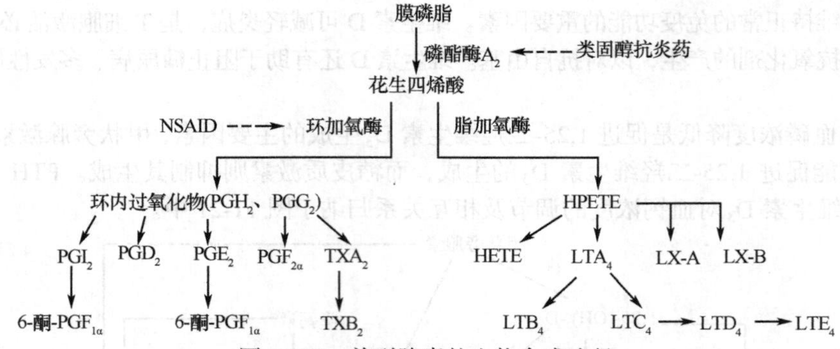

图 11-22 前列腺素的生物合成途径

HPETE：氢过氧廿碳四烯酸；HETE：羟廿碳四烯酸；NSAID：非甾体抗炎药；LX：脂氧素；虚线箭头表示抑制

PG作用广泛而复杂，几乎对人体各个系统的功能均有影响。但各类型的PG对不同组织、细胞的作用不同。例如，血小板产生的血栓烷 A_2（TXA_2），具有强烈的聚集血小板作用，还有强烈的缩血管作用，而由血管内皮细胞产生的前列环素（PGI_2），则抑制血小板聚集，并有舒血管作用（图 3-8）；肾合成的 PGI_2 和 PGE_2 使肾血管扩张，增加肾血流量、肾小球滤过率，促进排钠利尿；对非孕子宫，PGE 抑制其收缩，而 $PGF_{2\alpha}$ 促进其收缩，但对妊娠子宫，两者都促进其收缩；PGE_2 和 PGI_2 产生过多可能引起胎儿早产和痛经；PGE_2 对胃液分泌有很强的抑制作用，对胃黏膜细胞有保护作用；对支气管平滑肌，PGE_2 和 PGI_2 可引起舒张，而 $PGF_{2\alpha}$ 和 TXA_2 则引起收缩；对肺内支气管具有扩张作用与收缩作用的各种PG合成与分解维持平衡，是正常气道张力得以维持的原因之一，而这种平衡失调又是造成支气管哮喘的原因之一；PG 对心、血管的作用可参阅第四章。

三、瘦　　素

瘦素（leptin，源于希腊语 leptos，意思是瘦、苗条）主要由白色脂肪组织合成和分泌。合成的多少取决于脂肪细胞体积的大小。当进食较少时，脂肪细胞体积较小，分泌的瘦素也较少。当体重变化时，瘦素的合成也随之改变，因此瘦素的分泌量可反映体内储存脂肪量的多少。

瘦素的生理作用：体内瘦素水平降低可能有助于肥胖的发生，某些肥胖个体瘦素水平非常低。瘦素可以直接作用于脂肪细胞，抑制脂肪的合成，降低体内脂肪的储存量，并动员脂肪，使脂肪储存的能量转化和释放，体脂减少。血循环中的瘦素可作用于下丘脑，抑制食欲（使摄食量减少），增加能量消耗。因此，认为瘦素是一种抗肥胖激素。然而大多数肥胖患者血中瘦素水平很高，并不是缺乏，这是由于存在“瘦素抵抗”的缘故。由于瘦素抵抗的存在，使机体对瘦素不敏感。

瘦素不足可能作为饥饿的一个信号（介质）。饥饿时脂肪组织合成的瘦素减少，作用于下丘脑，引起食欲增加、能量消耗减少等饥饿的应激反应。相反，当体内脂肪储存增加时，瘦素合成增加，血中瘦素水平升高，作用于下丘脑，抑制摄食和增加能量消耗。此外，瘦素可能是激发青春期发育，并对维持女性正常的生殖状态是必要的。瘦素在骨形成中也起重要作用。

生理与临床：骨质疏松症

骨质疏松症是一种以骨量（主要是骨的基质）减少、骨微细结构破坏，导致以骨密度降低、骨脆性增加易发生骨折为特征的全身性疾病。骨质疏松症可发生于不同性别和任何年龄，多见于绝经后妇女和老年男性。骨质疏松分为绝经后骨质疏松症（Ⅰ型）和老年性骨质疏松症（Ⅱ型）。前者发生于绝经后妇女，是由于绝经后雌激素缺乏，导致骨密度降低所致；后者多见于60岁以上老年人，可能与 Ca^{2+} 吸收能

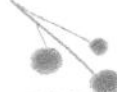

力随着年龄增长而降低有关，此外也与雌激素降低有关，因此女性比男性发病率高 1 倍。

骨的代谢存在于整个生命过程，包括骨形成（成骨）和骨吸收（溶骨）两个过程。骨形成是指骨细胞分泌的有机成分（也称有机质或类骨质），然后在一定条件下无机盐有序地沉积于有机质内的全过程。骨吸收是指新骨形成的同时，一部分旧骨在破骨细胞作用下不断地被水解破坏的过程。当骨形成的骨量超过骨吸收的骨量，体内骨量增加；反之，当骨吸收作用增强且超过骨形成时，骨量便会减少。

骨质疏松症发生的风险因素包括：①不活动导致骨缺乏机械应力。②营养不良不能形成足够的蛋白质基质。③饮食中钙和维生素 D 缺乏。足够的钙摄入是维持骨量的基础，而维生素 D 缺乏会影响肠道对钙的吸收。④绝经后雌激素缺乏，因为雌激素可降低破骨细胞的数量及活性。⑤老龄：老年人生长激素及其他生长因子分泌大为减少，维生素 D 和钙的吸收能力降低，加上蛋白质同化过程也随年龄增加而降低，影响骨基质的形成。⑥Cushing 综合征和长时间大剂量糖皮质激素治疗：长时间高水平的糖皮质激素，引起机体蛋白质沉积减少，蛋白质分解代谢增加，促进骨吸收，抑制肠吸收钙，抑制成骨过程。

雌激素替代治疗、补钙及规律的负重（weight-bearing）运动是用于减少或逆转骨丢失的普遍的传统的治疗手段。但雌激素治疗发生乳腺癌的危险性增加。已用于治疗骨质疏松症的药物有阿仑磷酸钠（alendronate）、降钙素（喷鼻型）和阿洛昔芬（aloxifene）等。阿洛昔芬是一类选择性雌激素受体调节剂，它不与生殖器官的雌激素受体结合，而与生殖器官以外的器官如骨的雌激素受体结合，模拟雌激素对骨的有益作用，没有增加乳腺癌的危险的有害作用。非基因组雌激素样信号激活剂是一类新的骨质疏松症治疗药。大多数雌激素的作用是通过与靶细胞上的核受体结合产生的。此类新雌激素类似物药与细胞质受体结合，通过细胞质信号转导途径阻断成骨细胞的凋亡发挥作用。

尽管药物治疗骨质疏松症已取得很大进展，但治疗仍不十分令人满意，所有治疗都伴有某些不良副作用。因此预防此类疾病是最好的手段。绝经前开始摄取富含优质钙的饮食及足够的运动以增强骨骼、增加骨量，是骨质疏松症的最好预防措施。在中年蓄积大量骨量可以延缓以后生活期间骨质疏松症的临床表现。经常坚持活动可推迟或防止骨丢失。增加身体运动，可增加骨密度；缺乏肌肉活动，可导致失用性骨量丢失。例如，长期卧床及太空航行导致骨密度降低。运动员的骨密度直接与运动时受到的负荷有关：如股骨的骨密度由大到小依次为举重运动员、投掷运动员、赛跑运动员、足球运动员、游泳运动员。游泳运动员的骨密度与非运动员的对照组没有差别。因为游泳对骨骼的重力负荷很小。又如网球运动员，握球拍的手臂的骨密度比另一手臂大 35%（男性）或 23%（女性）。

临床病例分析：高催乳素血症

病例简介：一位 21 岁的女大学生，13 岁初潮（开始来月经），正常月经 5 年后，月经周期间隔延长，最后停经。她没有使用过避孕药，也没有过性生活。尿妊娠试验阴性。诉说头前部痛。体检发现：有颞侧视觉偏盲，两侧乳头可挤出乳汁。医生推测为垂体催乳素肿瘤。脑部磁共振成像（magnetic resonance imaging，MRI）显示腺垂体肿瘤。实验室检查：血糖、血 Na^+、血 K^+在正常范围，血清催乳素水平升高，但其他垂体激素水平正常。诊断为高催乳素血症。

病例分析：垂体前叶催乳素肿瘤高分泌催乳素，后者又抑制促性腺激素（LH 和 FSH）的分泌。由于促性腺激素水平降低，月经周期不能持续。催乳素刺激乳腺分泌乳汁常伴有乳溢（乳汁从乳头溢出）。催乳素瘤是最常见的功能性垂体肿瘤（其他垂体肿瘤还有使生长激素分泌增加的肿瘤，产生巨人症及肢端肥大症；引起 ACTH 分泌增多产生 Cushing 综合征的肿瘤），女性多于男性。肿瘤大小与催乳素水平有关。女患者具有闭经、乳溢和不育。肿瘤足够大时会牵张垂体附近的硬脑膜，可引起头痛。大的肿瘤向垂体上方扩展压迫视交叉可引起视觉缺陷（颞侧偏盲）。男性患者症状为阳痿、性欲丧失、不育、头痛和视野改变。开始治疗可给多巴胺受体激动剂（溴隐停或 carbergoline）治疗，因为腺垂体催乳素分泌主要受下丘脑多巴胺抑制性控制，以降低血液催乳素浓度，并可使垂体肿瘤缩小，因此可解除肿瘤对视交叉的压迫，使视觉恢复。如果肿瘤太大或用药物治疗仍不能缩小的肿瘤需用放射治疗或手术切除肿瘤

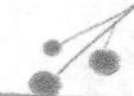

组织。为了监测肿瘤复发，需每6个月测一次血浆催乳素水平。

复习思考题

1. 简述生长激素的生理作用及分泌的调节。
2. 简述甲状腺激素的作用及分泌的调节。
3. 简述糖皮质激素的主要生理作用及分泌的调节。
4. 试述胰岛素的生理作用及分泌的调节。
5. 说出影响血糖、蛋白质代谢和生长发育的激素。
6. 简述影响钙、磷代谢的激素及其作用。
7. 碘是合成甲状腺激素的原料，为什么在甲状腺功能亢进危象和毒性甲状腺肿手术前准备中反而要服碘？
8. 长期大量使用糖皮质激素类药物的患者，为什么不能突然停药，而必须逐渐减量？
9. 注射过量的胰岛素对脑功能有何影响？（提示：神经细胞摄取葡萄糖不依赖于胰岛素）
10. 饮食中长期缺碘为什么会导致甲状腺肿大？

（杨 英 陈建双）

第十二章　生　　殖

机体生长发育到一定阶段后，能够产生与自己相似的子代个体，这种功能称为生殖（reproduction）。生殖是生物绵延和繁殖种系的重要生命活动。人类的生殖是通过两性生殖器官的活动来实现的，是一个极其复杂的过程，包括两性生殖细胞（精子与卵子）的形成、交配、受精、着床、分娩和哺乳等重要环节。

第一节　男性生殖

执行男性生殖功能的主性器官是睾丸，具有生成精子和内分泌的双重功能；附性器官有附睾、输精管、射精管、精囊腺、前列腺、尿道球腺、阴囊和阴茎等。

一、睾丸的生精功能

精子的生成是由精原细胞发育成熟而来的，这个过程称为生精。生精的场所是睾丸生精小管上皮，主要由生精细胞和支持细胞构成。原始的生精细胞是精原细胞，到了青春期，精原细胞开始发育，逐级分化为初级精母细胞、次级精母细胞和精子细胞，最后形成精子。整个过程受到精确的生物学调控，历时约两个半月。支持细胞围绕着生精细胞构成特殊的“微环境”，起到支持和营养作用。支持细胞间的“紧密连接”限制血液中大分子物质进入生精小管，保持“微环境”的相对稳定，有利于精子的生成，是生精微环境的“血-睾屏障”，该屏障也防止生精细胞表达的抗原进入机体血液循环，避免产生自身免疫反应（图 12-1）。

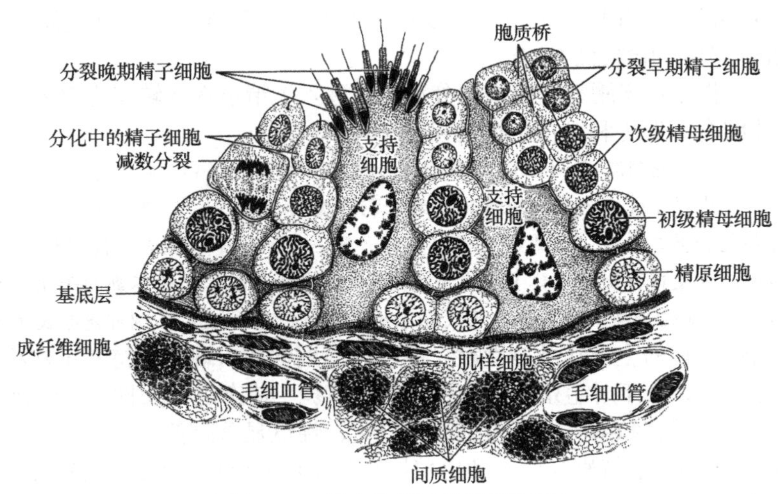

图 12-1　睾丸生精小管生精过程

勃起与射精：勃起是一种反射，基本中枢位于脊髓骶段。盆神经（副交感神经）兴奋引起阴茎小动脉扩张（其递质为 NO；NO 激活鸟苷酸环化酶，升高 cGMP 而产生舒张阴茎海绵体血管的作用。而西地那非通过抑制磷酸二酯酶，阻止 cGMP 降解，延长其作用，而用于治疗阳痿），使阴茎的勃起组织充满血液，并压迫静脉，阻碍血液回流，因而使阴茎膨大变硬。

射精包括两步脊髓反射，基本中枢位于脊髓腰骶段。第一步是移精，腹下神经（交感神经）兴奋引起附睾、输精管、精囊和前列腺等处的平滑肌收缩，把精液送入后尿道。第二步是严格意义上的射精，阴部神经运动支兴奋，会阴的横纹肌（球海绵体肌和坐骨海绵体肌）强有力地阵挛性收缩，将精液射出体外。

生精细胞随发育过程自生精小管基部逐步向管腔移动，最后精子进入管腔。生精小管内的精子本身没有运动能力，需要靠小管外周肌样细胞的收缩和管腔液的移动运送至附睾内。精子在附睾内进一步成熟，并获得运动能力。附睾内可储存小量的精子，大量的精子则储存于输精管壶腹部。性活动中，通过输精管的蠕动把精子运送至尿道，与附睾、精囊腺、前列腺和尿道球腺的分泌物混合形成精液，在性高潮时射出。正常男子每次射出精液3～6ml，每毫升精液中约含2000万到4亿个精子，少于2000万个则不易使卵子受精。吸烟、酗酒、接触放射性物质等会导致精子活力降低、畸形率增加，甚至少精或无精。

二、睾丸的内分泌功能

睾丸的内分泌功能是由睾丸间质细胞和生精小管的支持细胞实现的。间质细胞分泌雄激素，支持细胞分泌抑制素。

1. 雄激素 主要包括睾酮（testosterone，T）、脱氢表雄酮、雄烯二酮和雄酮等，其中以睾酮的生物活性最强。正常成年男性血浆总睾酮（包括结合和游离的）浓度为10.4～34.7nmol/L。在不同年龄阶段，血中睾酮水平明显不同。50岁后随年龄增长，睾酮的分泌量逐渐减少，但约70岁后才明显降低，80岁时仍可达到峰值的20%～50%。除年龄外，缺乏运动、肥胖及滥用药物引起睾酮水平下降。血浆睾酮水平降低会伴随肌量，骨量减少和性欲降低。血浆中约98%的睾酮与血浆蛋白结合，其余约2%的睾酮为游离状态，结合状态的睾酮可以转变为游离的，只有游离的睾酮才有生物学活性。睾酮主要在肝被灭活，代谢产物大部分经尿排出。

在某些靶细胞内，睾酮经5α-还原酶作用转变为作用更强的双氢睾酮再发挥作用。例如，前列腺细胞的生长是受双氢睾酮刺激的，所以可用5α-还原酶抑制剂治疗前列腺增生及前列腺癌；双氢睾酮可促进头皮毛发脱落，因此也可用5α-还原酶抑制剂治疗男性秃顶。

睾酮的主要生理作用：

（1）影响胚胎的分化和男性生殖器官发育：雄激素可诱导含有Y染色体的胚胎向男性分化，促进男性内、外生殖器官的发育。

（2）维持生精作用：睾酮自间质细胞分泌后，进入生精小管并转变为双氢睾酮，与生精细胞的雄激素受体结合，促进和维持生精过程。

同时，支持细胞在卵泡刺激素（FSH）的作用下合成雄激素结合蛋白，雄激素结合蛋白与雄激素结合后转入生精小管，使生精小管内的睾酮浓度比血浆睾酮浓度高100倍，这是维持正常速度的精子生成所必需的；而维持勃起和第二性征，只需要较低浓度的睾酮。睾酮水平降低者，使用外源性睾酮可使血浆睾酮水平升高到足以负反馈抑制腺垂体LH的分泌，而睾丸内的睾酮水平达不到精子生成所需的浓度；而LH水平降低可使间质细胞分泌睾酮减少，导致精子生成减少，因此滥用睾酮可能导致不育。

（3）刺激附性器官的生长和维持性欲，促进男性副性征出现并维持其正常状态。在人类，若青春期前切除睾丸，成年时生殖器呈幼稚状态，体貌、体态近似女性，且性欲极低；如成年后切除睾丸，其附性器官和第二性征也会逐渐退化，性欲显著降低。

（4）促进蛋白质合成，特别是肌肉和生殖器官的蛋白质合成；促进骨骼生长与钙、磷沉积；促进红细胞生成等。在青春期，睾酮的分泌显著增多，通过上述效应，使男性身体发生一次明显的增长。

（5）其他作用：刺激皮脂腺分泌；青春期睾酮分泌过多可诱发痤疮；雄激素可使体毛（耻骨上方、面部、胸部）生长增加，而抑制头顶头发的生长，所以睾酮分泌过多易发生秃顶。

雄激素通过促进肌肉及其他器官蛋白质的合成，可增加体重和肌力。一些运动员利用这个功能，滥用人工合成的雄激素，达到提高运动成绩的目的，但也引起了不良反应的发生。由于雄激素在肝脏和脂肪组织可转化为雌激素，男运动员使用后常出现男子女性型乳房。高水平的外源性雄激素也抑制垂体功能，使促卵泡激素（FSH）和黄体生成素（LH）的分泌下降，引起睾丸萎缩和勃起功能障碍。滥用雄激素还会导致痤疮、攻击行为和男性型秃发，促进骺板软骨过早融合，妨碍青春期正常发育进程。女性使用外源性雄激素产生男性化及反社会行为。另外，滥用雄激素可升高血浆低密度脂蛋白（LDL）和甘油三酯（TG）水平，降低血浆高密度脂蛋白（HDL）浓度，增加心血管疾病和脑中风的发生和危险性。因此，国际体育组织禁止使用这类激素。

2. 抑制素（inhibin）　是睾丸支持细胞分泌的一种糖蛋白激素，可选择性地作用于腺垂体，对促卵泡激素（FSH）的合成与分泌有很强的抑制作用，而生理剂量的抑制素对黄体生成素（LH）分泌却无明显影响。

三、睾丸功能的调节

睾丸活动是经常性的，没有明显的周期性变化，其活动直接受腺垂体分泌的促卵泡激素（FSH）和黄体生成素（LH）的调节，这两种激素的分泌又受下丘脑分泌的促性腺激素释放激素（GnRH）的控制（图 12-2）。

1. 腺垂体对睾丸活动的调节　腺垂体合成和分泌 FSH 和 LH。FSH 主要作用于生精小管内的生精细胞和支持细胞，促进精子的生成。FSH 通过促进支持细胞产生雄激素结合蛋白，可使生精小管中的雄激素浓度升高。LH 主要作用于间质细胞，促进其发育及分泌睾酮。

2. 睾丸激素对下丘脑和腺垂体的反馈作用　睾酮对下丘脑促性腺激素释放激素（GnRH）的分泌有抑制作用，继而抑制腺垂体分泌 LH 及 FSH，而 LH 降低又使睾丸分泌睾酮减少。一旦睾酮分泌过多，这一负反馈机制便自动启动，使睾酮分泌恢复到正常水平。相反，睾酮分泌减少时，下丘脑分泌 GnRH 增加，腺垂体分泌 LH 及 FSH 也相应增加，使睾丸分泌睾酮增加。

睾酮对腺垂体也有弱的负反馈作用，主要是抑制 LH 的分泌。生精小管支持细胞分泌的抑制素对腺垂体 FSH 的分泌有很强的抑制作用，对下丘脑 GnRH 的分泌有轻度的抑制作用（图 12-2）。

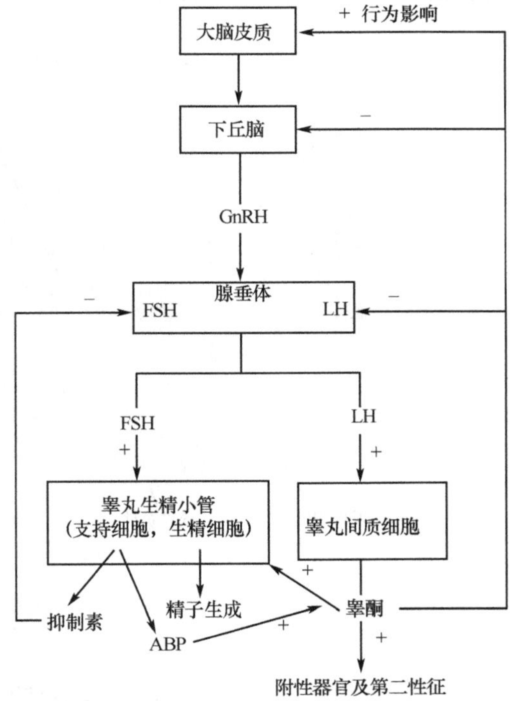

图 12-2　下丘脑-垂体-睾丸激素系统的功能及睾酮负反馈作用示意图

+表示促进；−表示抑制；ABP：雄激素结合蛋白

由上述可见，下丘脑、腺垂体和睾丸三者在功能上有密切联系，组成下丘脑-腺垂体-睾丸轴。来自内、外环境的刺激（如精神因素），可通过中枢神经系统影响下丘脑-腺垂体的分泌，从而可刺激或抑制睾丸的功能。

（王　杨）

第二节　女性生殖

女性的主性器官是卵巢，此外还有输卵管、子宫、阴道及外阴等附性器官。

一、卵巢的功能

到了青春期，卵巢体积开始逐渐增大，功能逐渐完善。卵巢具有产生卵子和内分泌两方面的功能。

（一）卵巢的生卵作用及其周期性变化

卵巢中产生卵子的基本组织是卵泡。卵泡位于卵巢皮质，每个卵泡由一个卵母细胞和其周围许多小型卵泡细胞组成。出生时两侧卵巢有 100 万～200 万个原始卵泡，青春期约 30 万个，至 40～50 岁时仅剩下几百个。青春期后，原始卵泡的发育开始启动。在一个月经周期中，有 15～20 个原始卵泡同时发育，但通常只有 1 个优势卵泡发育成熟并排卵。其他卵泡均先后退化并形成闭锁卵泡。卵泡在成熟过程中逐渐移向卵巢表面。卵泡成熟后破裂，次级卵母细胞和它周围的放射冠等随卵泡液一起排入腹膜腔，这个过程称为排卵（ovulation）（图 12-3）。排出的卵子随即被输卵管伞摄取，并送入输卵管中。排卵后的卵泡发育成为黄体，黄体退化转变成白体。卵巢这种在形态和功能上的变化为周期性发生，受到下丘脑-腺垂体-卵巢轴的周期性调控，称为卵巢周期（ovarian cycle）（图 12-4）。习惯上将卵巢周期分为卵泡期与黄体期两个阶段。

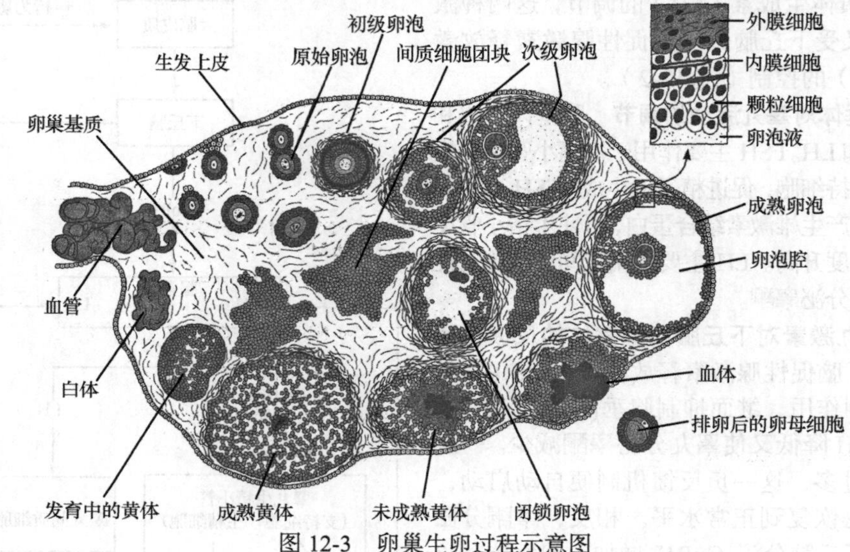

图 12-3　卵巢生卵过程示意图

A

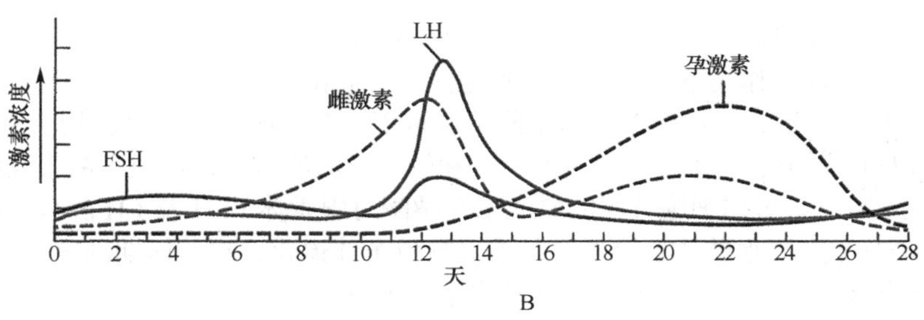

图 12-4　一个月经周期中卵巢、子宫内膜及激素浓度的变化

A．卵巢和子宫内膜周期的激素调节；B.腺垂体和卵巢激素浓度的改变

1. 卵泡期　此期对应于月经周期的第 1～13 天。在卵泡期中，卵泡的发育经历了原始卵泡、生长卵泡和成熟卵泡（或闭锁卵泡）的进程。卵泡期开始时，血中雌激素和孕激素浓度很低，对腺垂体分泌 FSH 和 LH 的负反馈作用很弱，血中 FSH 和 LH 水平呈现逐渐升高的趋势。在 FSH 的作用下， 15～20 个原始卵泡转变为生长卵泡，生长卵泡分为两个生长阶段（初级生长卵泡和次级生长卵泡）。卵泡的卵母细胞四周有一层菱形或扁平细胞围绕。在初级和次级卵泡中，菱形细胞逐渐变为立方形，并由单层增生成复层，此时在镜下可观察到细胞质中富含颗粒，因此称为颗粒细胞（granulosa cells）。颗粒细胞可分泌雌激素，随着卵泡的生长，颗粒细胞分泌的雌激素明显增加，血中雌激素随之升高。到卵泡后期，其中一个卵泡（优势卵泡，dominant follicle）比其他卵泡生长更快，分泌的雌激素更多，维持卵泡局部较高的雌激素水平，颗粒细胞膜 FSH 受体大量增加，卵泡对 FSH 的作用更敏感，从而进一步加速该卵泡的生长和其雌激素的分泌。当雌激素分泌达到一定水平，它与颗粒细胞分泌的抑制素一起对下丘脑和腺垂体起负反馈调节作用，抑制 FSH 的分泌（图 12-5），结果使那些生长较慢的卵泡停止生长，变成闭锁卵泡而消失。

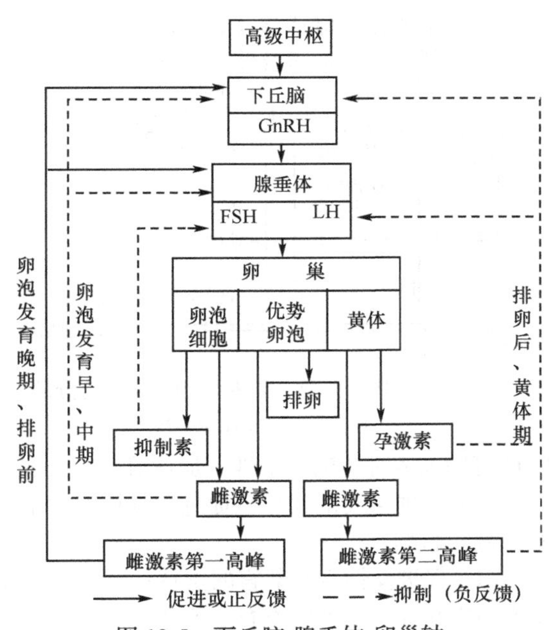

图 12-5　下丘脑-腺垂体-卵巢轴

给女性注射高纯度的 GnRH，可引起 2 个或多个卵泡同时发育成优势卵泡，若排卵后受精，可导致双胎或多胎妊娠。

排卵：约从月经周期的第 10 天起，优势卵泡分泌的雌激素迅速增加。第 12 天左右，血中雌激素水平急速升高，形成一个雌激素高峰，并正反馈作用于腺垂体，使它分泌大量的 LH（增加 6～12 倍），形成雌激素高峰后的 LH 高峰，同时出现一个较小的 FSH 高峰（分泌增加 2～3 倍）（图 12-4）。在 FSH 和 LH 的双重作用下，卵泡迅速胀大。并且 LH 使颗粒细胞及内膜细胞转变为分泌孕酮较多、分泌雌激素较少的细胞，因此排卵前一天雌激素的分泌开始减少，孕酮的分泌少量增加。在 LH 高峰开始后的 18h，相当于月经周期的第 14 天左右，卵泡触发排卵（ovulation）。排卵是一个多因素控制的过程：LH 在孕酮的协同作用下，一方面使卵泡壁释放蛋白溶解酶，卵泡壁胶原降解而变薄，整个卵泡膨大；另一方面新血管长入卵泡壁，卵泡组织分泌前列腺素（PG），PG 引起血管扩张，血浆渗出，卵泡进一步膨大导致破裂而排卵（图 12-4，图 12-5）。

排卵的症状：排卵期间宫颈的黏液变得更稀薄和更富有弹性，量也更多；静息（基础）体温升高约

0.5℃；某些妇女感到卵巢刺痛（所谓经间痛），持续数小时到一天左右。

2. 黄体期 在LH的作用下，排卵后的卵泡颗粒细胞和内膜细胞发生黄体化，形成黄体。早期黄体的分泌功能低下，血中雌激素水平降低，取消了对LH的正反馈作用，从而终止LH高峰。之后在LH的作用下黄体分泌大量的孕酮和较少量的雌激素，形成孕激素高峰和第二个雌激素高峰（图12-5）。黄体细胞分泌的雌激素及孕酮对腺垂体FSH及LH的分泌产生负反馈抑制作用，使FSH及LH血浆浓度降低，从而又导致黄体退化，在黄体期的第12天（月经开始前2天），黄体消失，血中雌激素、孕酮的水平显著下降，一方面导致子宫内膜失去雌激素及孕酮的支持，子宫内膜血管发生痉挛性收缩，随后出现子宫内膜脱落与流血，出现月经；另一方面血浆雌激素和孕激素水平下降，腺垂体-性腺轴的负反馈调节强度下降，腺垂体FSH及LH的分泌又开始增加，发动新的卵泡生长，开始另一卵巢周期。如受孕，胎盘可分泌绒毛膜促性腺激素，黄体功能得以维持一段时间（4～6个月），此时的黄体称为妊娠黄体，适应妊娠的需要。黄体最后退化为白体。

（二）卵巢的内分泌功能

卵巢主要分泌雌激素（estrogen，E）、孕激素（progestogen，P）及少量的雄激素，此外还分泌抑制素、松弛素及前列腺素等。

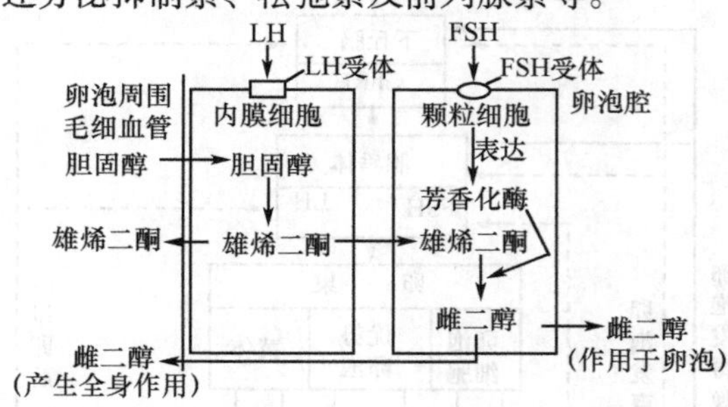

图12-6 内膜细胞与颗粒细胞在合成与分泌雌二醇过程中的相互作用

1. 雌激素 卵巢合成的雌激素有雌二醇（estrodiol，E_2）、雌酮（estrone，E_1）及雌三醇（estriol，E_3）三种。其中以E_2的分泌量最大，活性最高，而E_3的活性最小。

雌激素的生物合成：雌激素由卵巢的内膜细胞、颗粒细胞、黄体细胞及胎盘合成。卵泡的内膜细胞在LH的刺激下将胆固醇转变为雄烯二酮，雄烯二酮进入颗粒细胞在芳香化酶的作用下转变为雌二醇，然后进入卵泡腔和血液循环，分别作用于卵泡和产生全身作用（图12-6）。FSH可增加芳香化酶的活性，加速雌二醇合成。

雌激素的主要的作用是促进和维持女性生殖器官和副性征的发育。此外，雌激素对代谢也有明显的影响。

（1）促进女性生殖器官的发育：雌激素可协同FSH促进卵泡发育，诱导排卵前LH峰的出现而引发排卵，是卵泡发育、成熟、排卵不可缺少的调节因素。雌激素也能促进子宫发育，使子宫内膜发生增生期的变化，使子宫颈分泌大量清亮、稀薄的黏液，促进输卵管上皮细胞增生，增强输卵管运动，有利于精子与卵子的运送。另外，雌激素可使阴道上皮细胞增生、角化、糖原含量增加，糖原分解使阴道呈酸性，增强阴道抗菌能力。

（2）促进乳腺和副性征的发育：雌激素促进乳腺导管和结缔组织增生，可使脂肪沉积于乳腺、臀部等部位，毛发呈女性化分布，音调较高，出现并维持女性第二性征。

（3）对代谢的作用

1）骨骼：雌激素使成骨细胞活动增强，抑制破骨细胞活动，有利于钙盐沉积于骨，长骨加长。进入青春期的女性由于雌激素水平增高，身高得到迅速增长；但雌激素又引起骨骺与长骨干过早融合，使生长停止。雌激素促生长的作用要比男性睾酮的类似作用要早几年，因此女性比男性的青春期发育提前几年，也提前结束。青春期出现较早的女孩，由于雌激素刺激骨骺较早闭合，长骨较早停止生长，故成年后其身高一般较矮。雌激素可抑制骨溶解（破坏），绝经期后卵巢雌激素分泌显著下降，易造成骨质疏松和骨折。

2）水盐代谢：雌激素可使血中肾素和血管紧张素Ⅱ水平升高，引起醛固酮分泌增加，从而促进肾小管对水和钠的重吸收，引起水、钠轻度潴留。妊娠时胎盘分泌大量雌激素，可引起明显水、钠潴留。

3）脂肪代谢：雌激素可增加血中高密度脂蛋白（“好的”脂蛋白）的含量，而降低低密度脂蛋白（“不好的”脂蛋白）的含量，降低血浆胆固醇含量，所以生育年龄女性比停经后的妇女及男性冠心病发病率较低。

4）蛋白质代谢：雌激素有轻度增加体内蛋白质合成的作用，给动物雌激素后产生正氮平衡。雌激素可刺激肝细胞合成纤维蛋白原及甲状腺素结合球蛋白。

（4）其他作用：雌激素对中枢神经系统有保护作用，抑制低氧或其他损伤引起的神经细胞死亡；促进中枢神经系统的发育，增加树突和突触终结的数量，增强其分化及可塑性。通过增加局部 NO 的合成，具有舒血管作用；增加皮肤血管数量，因此，女性皮肤比男性较温暖，皮肤切断后出血较多。在皮肤，使皮脂腺分泌较多的液体，因此可对抗睾酮的作用，抑制粉刺和痤疮的形成；增加皮肤的丰满度及胶原产生，降低皮肤皱纹深度，保持皮肤弹性；降低毛细血管脆性。严重肝病患者由于肝脏对雄烯二酮的代谢降低，使更多的雄烯二酮转变为雌激素出现“肝掌”、蜘蛛痣及乳房轻度增大。

乳腺癌是妇女一种常见的恶性肿瘤，约 2/3 的乳腺肿瘤的增生是卵巢雌激素引起的，因为发现乳腺肿瘤细胞表达高水平的雌激素受体（ER）。100 多年前就有医生报告过乳腺癌患者切除卵巢后可延缓疾病发展的案例。现代确认乳腺癌患者是否 RE 阳性是作出治疗决策和预后的一项极其重要的诊断试验。ER 阳性一般是恶性程度低，其预后较好。现在，ER 阳性乳腺癌用特异性抑制 ER 的药物（如他莫昔芬，tanoxifen）治疗，可加速肿瘤的消退，而不需切除卵巢了。绝经后的妇女由生殖器官以外的组织（肾上腺皮质）合成的睾酮，在芳香化酶作用下转变成雌激素，而不需要切除卵巢，因此芳香化酶抑制剂也可用于治疗 ER 阳性的乳腺癌。

2. 孕激素 卵巢黄体细胞分泌的孕激素以孕酮（progesterone，P）的作用最强。孕激素的主要作用是为胚泡着床做准备和维持妊娠的正常进行。

（1）对子宫的作用：孕激素使子宫内膜在雌激素作用下增生的基础上进一步增厚，并发生分泌期的变化，有利于胚泡的生存和着床；使子宫平滑肌细胞兴奋性降低，对催产素的敏感性下降，防止子宫收缩，保持胚胎生长的环境；使子宫颈黏液分泌减少、变稠，导致子宫口栓塞，阻止精子穿透。还可抑制母体的免疫排斥反应，避免胚胎排出子宫。如果孕激素缺乏，有可能发生早期流产。

（2）对乳腺的作用：在雌激素作用的基础上，孕激素主要促进乳腺腺泡发育，为分娩后泌乳做好准备。

（3）产热作用：女性基础体温在排卵前先出现短暂降低，而在排卵后升高 0.5℃左右，并在黄体期一直维持在此水平上（图 7-3），临床上常将这一基础体温的双相变化，作为判定排卵的标志之一。妇女在绝经或卵巢摘除后，这种双相的体温变化消失，如果注射孕酮则可引起基础体温升高，因此认为基础体温的升高与孕酮有关。

3. 雄激素 女性雄激素的分泌要比男性分泌水平低得多。适量雄激素有刺激阴毛及腋毛生长、维持性欲的作用。若女子雄激素过多，可引起男性化与女子多毛症。

4. 松弛素（relaxin） 是一种多肽类激素，它不但产生于黄体，也在子宫、胎盘、乳腺及男性前列腺中产生。在卵巢周期的黄体期黄体产生少量松弛素，可抑制子宫收缩，使胚胎有一个安静的子宫环境。在妊娠晚期，胎盘产生大量松弛素，可松弛耻骨联合及其他骨盆关节，软化和扩张子宫颈，因此有利于分娩。在男性精囊中，松弛素有助于维持精子的活力和穿透力。

二、月经（子宫）周期及其形成机制

女性从青春期开始至更年期（除妊娠和哺乳期外），伴随卵巢周期性变化出现的子宫内膜功能层周期性变化，即子宫内膜出现周期性的剥脱出血、增生、修复的过程。其中最明显的变化是每月有一次血液由阴道流出的现象称为月经（menstruation）。子宫内膜的这种周期性变化过程称为月经周期（menstrual cycle）。第一次月经称为月经初潮。规律性月经的建立是生殖系统功能成熟的主要标志。月经周期的长短因人而异，一般为21～35天，平均为28天。每个月经周期是从月经的第一天起至下次月经来潮前一天止。一般分为三期，即增生期、分泌期和月经期（图12-4）。

月经周期的形成主要是在下丘脑-腺垂体-卵巢轴的调控下，使卵巢分泌的激素出现周期性变化的结果。

1. 增生期 为月经周期的第5～14天，历时10天左右（变化较大）。此时期是卵巢内卵泡发育成熟阶段，故又称卵泡期或排卵前期。由于卵巢中的卵泡发育与成熟，并不断分泌雌激素。雌激素促使月经后的子宫内膜修复增厚，血管增多和增粗、腺体增生变大、增多和弯曲但尚未出现分泌现象。在此期末，血浆雌激素水平达到高峰，通过正反馈作用诱发LH峰而引起排卵。因此，增生期是雌激素作用于子宫内膜的结果。

2. 分泌期 为月经周期的第15～28天，历时14天左右（比较固定）。此时期卵巢黄体形成，故又称黄体期或排卵后期。子宫内膜在黄体分泌的雌激素和孕激素的作用下继续增厚，子宫腺进一步变长、弯曲、腺腔扩大和腺体出现分泌。螺旋动脉增长并更弯曲。在分泌期，一切为妊娠做好准备，“迎接”受精卵，为胚泡着床和发育做好准备。随着黄体不断增长，血浆中雌激素与孕激素也不断增加，通过负反馈作用抑制下丘脑和腺垂体功能，导致GnRH、FSH和LH分泌减少。在分泌期末，如果没有发生受精，由于LH减少，月经黄体开始退化、萎缩。因此，分泌期是以孕激素为主的雌激素与孕激素协同作用于子宫内膜的结果。

3. 月经期 为月经周期的第1～4天，历时3～5天。由于月经黄体退化、萎缩，导致血浆中雌激素和孕激素浓度迅速下降到最低水平，子宫内膜的生长突然失去了雌、孕激素的支持，功能层的螺旋小动脉持续痉挛（收缩），内膜缺血，造成子宫内膜功能层组织变性、坏死、脱落，与血液一起由阴道排出，形成月经。一般经血流出时间3～5天，流血量平均为30ml，多于80ml为异常。

随着月经期内雌激素、孕激素浓度的降低，其对下丘脑、腺垂体的抑制作用解除，卵泡又在FSH和LH的共同作用下生长发育，开始了新的月经周期。到50岁左右，卵巢功能退化，没有卵泡再发育，雌激素、孕激素分泌减少，子宫内膜不再呈现周期性变化，月经停止，进入绝经期。

综上所述，在月经周期的形成过程中，子宫内膜的周期性变化是卵巢分泌激素周期性变化引起的。卵巢的周期性变化，则是在大脑皮质的控制下由下丘脑-腺垂体调节的结果（图12-4）。因此，月经周期比较容易受社会及心理因素影响，对身体健康状况也比较敏感。强烈的精神刺激、急剧的环境变化及体内其他系统的严重疾病，常常能引起月经失调。

无排卵周期：在某些情况下，月经周期没有排卵现象发生。此现象常见于初潮后的12～18个月中或停经之前。若无排卵，黄体就不会生成，黄体对子宫内膜的效应也消失。雌激素持续引起内膜生长，增生的内膜变厚并开始脱落，到开始出血所需的时间差异很大，通常距上次月经少于28天。出血量差异也很大，可由很少到很多。

三、妊娠、分娩与避孕

（一）妊娠

妊娠（pregnancy）是新个体产生的过程，包括受精、着床、妊娠的维持、胎儿的生长发育及分娩等过程。人类的妊娠时间约为280天，是一个非常复杂、变化极其协调的生理过程。

1. 受精 精子与卵子在输卵管壶腹部相遇，精子穿入卵子融合形成受精卵的过程称为受精（fertilization）。

每一个精子和卵子各含23条染色体，受精卵则含有23对染色体，具有父母双方的遗传特性。

（1）精子运行：射入阴道的精子进入输卵管与卵子相遇的过程比较复杂。精子的运行不完全依靠精子本身的运动，宫颈、子宫和输卵管对精子的运行都起到一定的作用。精液射入阴道后穹隆后，很快（约1min）就变成胶冻样物质，使精液不易流出体外，并有暂时保持精子免受酸性阴道液破坏的作用。但是，阴道内的精子绝大部分被阴道内的酶杀伤失去活力，存活的精子随后又遇到宫颈黏液的拦截。月经周期中期在雌激素的作用下，宫颈黏液清亮、稀薄，其中的黏液蛋白纵行排列成行，有利于精子的穿行，而黄体期在孕激素的作用下，宫颈黏液变得黏稠，黏液蛋白卷曲，交织成网，使精子难以通过。总之，宫颈作为精子在女生生殖道内要通过的第一个关口，它在排卵时，为精子的穿行提供了最优越的条件。一部分精子靠本身的运动及射精后引起的子宫收缩，进入子宫腔内。精液中含有很高浓度的前列腺素，可刺激子宫发生收缩，收缩后的子宫造成盆腔内负压，可把精子吸入输卵管腔。精子进入输卵管后，其运行主要受输卵管蠕动的影响。在雌激素的作用下，输卵管的蠕动由子宫向卵巢方向移行，推动精子由峡部运动至壶腹部。黄体期分泌的大量孕酮能抑制输卵管的蠕动。一次射精虽能排出数以亿计的精子，但最后能到达受精部位的只有15～50个精子，到达的时间在性交后30～90min。精子在女性生殖道内的受精能力大约能保持48h。

（2）精子获能：精子必须在女性生殖道内停留一段时间，方能获得使卵子受精的能力，称为精子获能（capacitation of spermatozoa）。精子经过在附睾中的发育，已经具备了受精能力，但在附睾与精浆中存在某种物质，它使精子的受精能力受到了抑制。当精子进入女性生殖道内后，能解除该物质对精子的抑制，从而使其恢复受精能力。获能的主要场所是子宫，其次是输卵管，宫颈也可能有使精子获能的作用。

（3）受精过程：当获能精子与卵子在输卵管壶腹部相遇时，精子的顶体被激活并释放出顶体酶，以溶解卵子外围的放射冠及透明带，这一过程称为顶体反应。顶体酶包含多种蛋白水解酶，这些酶可协助精子突破透明带到达并进入卵细胞内，在一个精子穿越透明带后，精子与卵细胞接触，激发卵细胞发生反应，位于卵细胞周边部的皮质颗粒包膜与卵细胞膜逐渐融合、破裂，并向卵周隙释放其内容物，释放物作用于透明带，使其变质而封锁透明带，使其他精子难以再穿越透明带进入卵细胞内。因此，到达输卵管壶腹部的精子虽然有数十个，但一般只有一个精子与卵子结合。

2. 着床 是胚泡植入子宫内膜的过程。着床成功的关键在于胚泡与子宫内膜的同步发育与相互配合。受精卵在输卵管的蠕动和纤毛的作用下，逐渐运行向子宫腔。受精卵在运行途中，一面移动，一面进行细胞分裂，经卵裂球（二细胞期到八细胞期）和桑葚胚（数十至数百个细胞），发育为胚泡。在受精后约72h，桑葚胚进入子宫腔，桑葚胚在子宫腔内继续分裂变成胚泡。

子宫仅在一个极短的关键时期内允许胚泡着床，此时期为子宫的敏感期或接受期。在此时期内，子宫内膜受到雌激素与孕激素的协同作用，可能分泌某些物质，激活胚泡着床。因此，胚泡的分化与到达子宫的时间必须与子宫内膜发育程度相一致。胚泡过早或过迟到达子宫腔，将使着床率明显降低，甚至不能着床。在着床过程中，胚泡不断地发出信息，使母体能识别妊娠发生的相应变化。近年发现，受精24h的受精卵便可产生早孕因子，它能抑制母体淋巴细胞的功能，使胚泡免遭母体排斥。检测早孕因子可进行超早期妊娠诊断。

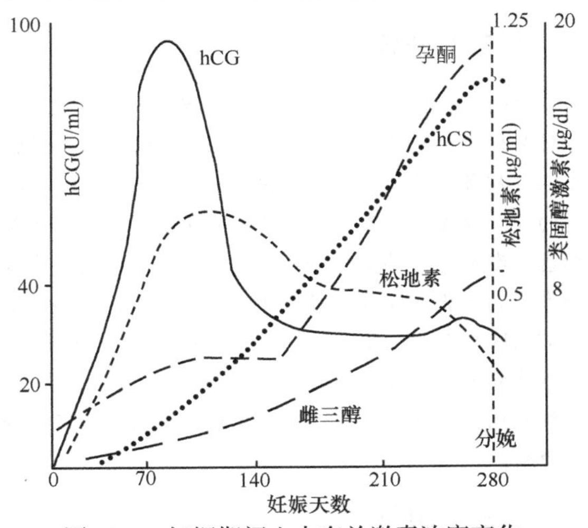

图12-7 妊娠期间血中有关激素浓度变化

hCG：人绒毛膜促性腺激素；hCS：人绒毛膜生长激素

3. 妊娠的维持及激素调节 正常妊娠的维持有赖于垂体、卵巢和胎盘分泌的各种激素相互配合。着床发生后，胚泡滋养层和母体蜕膜细胞迅速增生形成胎盘。胎盘是妊娠期一个重要的内分泌器官，大量分泌蛋白

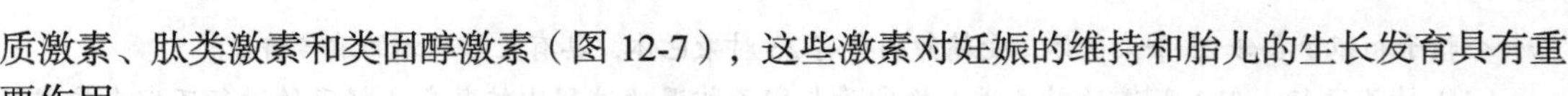

质激素、肽类激素和类固醇激素（图 12-7），这些激素对妊娠的维持和胎儿的生长发育具有重要作用。

（1）人绒毛膜促性腺激素（human chorionic gonadotrpin，hCG）是由胎盘绒毛组织的合体滋养层细胞分泌的一种糖蛋白激素。hCG 与 LH 的生物学作用与免疫特性基本相似。

卵子受精后第 6 天左右，胚泡形成滋养层细胞，开始分泌 hCG，但其量甚少。妊娠早期形成绒毛组织后，由合体滋养层细胞分泌大量的 hCG，而且分泌量增长很快，至妊娠 8～10 周，hCG 的分泌达到高峰，随后下降，在妊娠 20 周左右降至较低水平，并一直维持至妊娠末。如无胎盘残留，于产后 4 天左右 hCG 消失。在妊娠过程中，尿中 hCG 含量的动态变化与血液相似。因为 hCG 在妊娠早期即出现，所以检测母体血中或尿中的 hCG，可作为诊断早孕的准确指标。

在妊娠早期，hCG 刺激卵巢黄体转变成妊娠黄体，妊娠黄体的寿命只有 10 周左右，以后便发生退化，与此同时胎盘分泌孕激素和雌激素，逐渐接替了妊娠黄体的作用。

（2）人绒毛膜生长激素（human chorionic somatomammotropin，hCS）：为合体滋养层细胞分泌的单链多肽，含 191 个氨基酸残基，其中 96%与人生长激素相同，因此具有生长激素的作用，可调节母体与胎儿的糖、脂肪与蛋白质代谢，促进胎儿生长。

（3）孕激素：由胎盘合体滋养层细胞分泌。胎盘能将自母体进入胎盘的胆固醇变为孕烯醇酮，然后再转变为孕酮。

在妊娠期间，母体血中孕酮浓度随着孕期的增长而稳步上升，在妊娠 10 周以后，由胎盘代替卵巢持续分泌孕酮，血中孕酮迅速增加，至妊娠足月时达高峰，平时浓度可达 600nmol/L。

（4）雌激素：胎盘分泌的雌激素有雌酮、雌二醇和雌三醇，以雌三醇量居多。雌三醇合成的途径是胎儿肾上腺的脱氢异雄酮硫酸盐先在胎儿肝中羟化，形成 16α-羟脱氢异雄酮硫酸盐，然后随血液进入胎盘，在胎盘内脱去硫酸基，成为 16α-羟脱氢异雄酮，再经芳香化酶的作用，转化为雌三醇。由此可见，雌三醇的生成是胎儿、胎盘共同参与制造的，故把两者称为胎儿-胎盘单位。检测母体血中雌三醇的含量多少，可用来判断胎儿是否存活（图 12-7）。

胎盘分泌大量的雌激素和孕激素对于正常妊娠的维持是必需的。雌激素刺激妊娠子宫生长，形成强有力的子宫肌，有助于分娩时胎儿的娩出；促进母体乳腺及其导管的生长；松弛母体骨盆韧带，使骶髂关节及耻骨联合变得富有伸展性和弹性。孕激素可促进子宫内膜发育为蜕膜，降低子宫的收缩性，因此可防止因子宫收缩引起的自发性流产；促进子宫颈黏液栓形成，从而可阻止异物入侵子宫腔；刺激乳腺的发育，为哺乳做好准备。

（二）分娩

分娩（parturition）是指成熟的胎儿娩出的过程。人类妊娠约持续 280 天（自末次行经之日算起），即行分娩。分娩的发动是来自胎儿成熟的信息。当胎儿发育成熟后，其下丘脑-垂体轴也趋成熟，在促肾上腺皮质激素释放激素（CRH）的作用下，腺垂体分泌促肾上腺皮质激素（ACTH）增加，使胎儿分泌大量的肾上腺皮质激素，后者引起胎盘分泌大量雌激素，雌激素引起子宫催产素受体数目增加；妊娠末期，胎盘逐渐老化，孕酮分泌水平下降，使孕酮的子宫收缩抑制效应减缩。在此基础上，胎儿的快速生长使子宫受到膨胀也促进子宫催产素受体增加，从而降低了子宫的兴奋阈值。催产素结合到蜕膜受体上并促进前列腺素 $F_{2\alpha}$（$PGF_{2\alpha}$）合成，$PGF_{2\alpha}$ 可使子宫收缩。雌激素又可刺激神经垂体释放催产素，并增加子宫对催产素的敏感性。这样，在 PG 和催产素的作用下，使子宫节律性收缩，引起分娩。在分娩过程中，胎儿机械刺激子宫颈及阴道又可反射性地引起催产素分泌增加，不断加强子宫收缩（正反馈），终于使胎儿娩出。

（三）避孕

避孕(contraception)是指采用一定方法使妇女暂不受孕。避孕的方法很多，理想的避孕方法应该安全可靠、简便易行。一般可通过控制生殖过程的不同环节以实现避孕的目的：①抑制卵子或精子的生成。如应用女用避孕药、避孕针抑制排卵；②阻止受精。如男、女性结扎，使用避孕套或安全期性交等；③阻止着床。如使用宫内节育器，口服紧急避孕药等。

生理与临床：环境雌激素对人类生殖健康的影响

随着经济的发展和工业化的进展，人类合成大量的内分泌干扰物（endocrine disrupter）。这些激素样污染物与体内的激素受体结合，或者模拟或者阻断体内正常激素的作用。大多数内分泌干扰物产生女性化作用，它们模拟或者改变雌激素的作用，还有的通过阻断男性自身的雄激素的作用。研究结果表明，这些雌激素干扰物（estrogen disrupter）是造成某些生殖健康障碍的原因，如男性精子数量减少、睾丸和前列腺癌的发病率增加，男性生殖系统先天性异常的数量增加，男性出生率降低，以及妇女乳腺癌发病率增加等。

环境中处处都存在雌激素干扰物，它污染我们的食物、饮用水及空气。证明有女性化作用的化合物包括：①某些杀草剂及杀虫剂；②某些洗涤剂的分解产物；③汽车尾气中的石油副产物；④用于防止酸败的食品普通防腐剂；⑤制造塑料用的塑料软化剂（塑化剂）。这些塑化剂普遍存在于食品包装材料中，当与食品接触，特别是受热的食品接触时，容易渗入食品中。它也存在于某些婴儿使用的嚼环（磨牙棒），以及许多医疗产品中，如贮血袋。塑化剂是我们环境中最多的工业污染物。

现已确定环境中有 87 000 种合成化合物。在这些化合物中许多模拟雌激素化合物作用，可引起各种生殖障碍。这些污染物大量进入我们的环境。

除雌激素干扰物外，新近还鉴定一种新的化学干扰物——雄激素干扰物（androgen disrupter），它模拟或抑制男性激素的作用。研究发现，来自纸厂废水中的细菌能将松木纸浆中的固醇转化为雄激素。相反，在普遍使用的喷雾蔬菜和水果的杀菌剂中发现抗雄激素化合物。还有一些家畜饲养场为了增加瘦肉的产量，使用雄激素（雄激素具有蛋白同化作用）。这些药不仅存在于瘦肉中，还可通过粪便污染水源。

为了避免环境雌激素的危害，除了加大对污染严重企业的治理力度，减少向环境释放这些有害物质外，人们在日常生活中要加强自我保护：不要用塑料容器加热食品和用塑料盛装热食品，儿童奶瓶最好用玻璃制品；避免食用受污染水中的鱼；少食用罐头食品、含化学色素的食品；少用或不用化学材料制作的家庭装修材料，包括涂料和有机黏合剂；减少使用各种杀虫剂、驱蚊剂及除草剂；垃圾要分类处理，尽可能就地回收利用，不要焚烧；慎用环境雌激素类药物，如含己烯雌酚的避孕药和保胎药；少用化学合成的化妆品；对食品的清洗要彻底，以除去更多的化学农药。由于环境雌激素对人体的损害之一是通过氧化作用产生的，因此，平时还可多食用一些富含抗氧化剂维生素 C、维生素 E 和胡萝卜素的食物。

临床病例分析：女芭蕾舞演员闭经是怎么回事

病例简介：一位 19 岁的女芭蕾舞演员，因为还没有开始来月经而就诊。她的身高正常，并与其父母身高相称。身体质量指数［体重（以 kg 为单位）除以身高（以米为单位）的平方］低于正常。外生殖器官发育正常，血催乳素水平也正常，诊断为运动引起的闭经。原因是身体脂肪组织太少。

病例分析：体脂过少为何会引起闭经呢？这是由于体脂过少，体内脂肪储存减少，使脂肪细胞产生的瘦素缺乏，而瘦素对激发青春期发育及维持女性正常的生殖功能是必要的。实验证明，无瘦素的肥胖 ob/ob 小鼠是无生育的，而注射瘦素可恢复生育；给年幼的雌性小鼠瘦素可引起性早熟。此外，体脂减少使雄激素芳香化为雌激素（雄激素如雄烯二酮、睾酮在脂肪组织经芳香化酶的作用转化为雌激素）减少，雌激素相应减少。还有人认为，闭经或月经过少主要是由于腺垂体释放的 LH 减少引起的，而瘦素减少，可引起 LH 释放减少。同样，在神经性厌食及慢性消耗性疾病引起的闭经也与体脂减少有关。瘦素缺乏不但引起卵巢激素水平降低而导致闭经，还可引起贫血（促红细胞生成素合成减少）和免疫功能障碍。

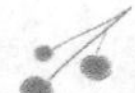

年轻时就从事强度运动（训练）的运动员，特别是芭蕾舞演员，在年纪很小时便开始训练，可能存在原发性闭经，并且往往与身体质量指数及体重低有关。如果这类女孩增加热量（食物）摄入量，并增加体重，她们的月经便可发生。

复习思考题

1. 简述雄激素、雌激素和孕激素的主要生理作用。
2. 试述月经周期的发生机制，下丘脑、腺垂体和卵巢在其中的作用。
3. 男性应用胆碱能受体阻断剂后对性功能有何影响？（提示：副交感神经兴奋引起阴茎血管舒张）
4. 一位30岁男子，肌肉很少（不发达），胡须稀少，高音调的声音，其血浆LH浓度升高。解释这些表现的可能原因？
5. 一男运动员由于使用大量的雄性类固醇而不能生育（不能生成足够数量的精子），请解释其原因？
6. 由于GnRH分泌不足而导致不孕的妇女，常用GnRH类似物治疗，请解释这种治疗常引起多胎妊娠的可能原因？
7. 一位妊娠7个月的妇女，发现其血浆雌三醇水平明显降低，血浆孕酮水平正常，这意味着什么？
8. 为什么检测血液或尿液中hCG浓度可作为早期妊娠的重要指标？

（侯树慧）

参 考 文 献

孙庆伟, 刘云霞, 王艳辉, 等. 2021. 人体生理学. 第 2 版, 北京: 科学出版社.

孙庆伟, 周光纪, 李光华, 等, 2019. 医用生理学. 第 5 版. 北京: 人民卫生出版社.

孙庆伟. 2008. 生理学课外读本. 北京: 人民卫生出版社.

王庭槐. 2018. 生理学. 第 9 版. 北京: 人民卫生出版社.

Barrett KM, Barman SM, Boitano S, et al. 2018. Ganong's Review of Medical Physiology. 25th ed. NewYork: McGraw-Hill Inc.

Boron WF, Boulpaep EL. 2016. Medical Physiology: A Cellular and Molecular Approach. 3rd ed. Philadelphia: Elsevier Saunders.

Fox SI, Rompolski K. 2019. Human Physiology. 15th ed.New York: The McGraw-Hill Inc.

Rhoades RA, Bell DR. 2023. Medical Physiology Principles for Clinical Medicine.6th ed. New York: Lippincott Williams & Wilkins.

Sherwood L. 2016. Human Physiology from Cell to System. 9th ed. Toronto: Nelson education Ltd.

Widmaier EP, Raff H, Strang KT. 2023. Vander's Human Physiology,the Mechanisms of Body Function. 16th ed. NewYork: McGraw-Hill Inc.

中英文名词对照

A

阿片肽（opioid peptide）

阿替洛尔（atenolol）

阿托品（atropine）

暗视觉（scotopic vision）

暗适应（dark adaptation）

奥美拉唑（omeprazole）

B

巴宾斯基征（Babinski' s sign）

白细胞（white blood cells，WBC）

白细胞渗出（diapedesis）

报警反应（alarm reaction）

背侧呼吸组（dorsal respiratory group，DRG）

被动转运（passive transport）

避孕(contraception)

边缘系统（limbic system）

表面张力（surface tension）

丙谷胺（proglumide）

波尔效应（Bohr effect）

泊肃叶定律（Poiseuille law）

不感蒸发（insensible evaporation）

C

餐后碱潮（postprondial）

操作式条件反射（operated conditioned reflex）

层流（laminar flow）

肠激酶（enterokinase）

肠泌酸素（entero-oxyntin）

肠-脑轴（gut-brain axis）

肠神经系统（enteric nervous system）

肠嗜铬样细胞（enterochromaffin like cell，ECL cell）

肠-胃反射（entro-gastric reflex）

超常期（supranormal period）

超极化（hyperpolarization）

超滤液（ultra-filtrate）

超射（overshoot）

潮气量（tidal volume，TV）

出胞（exocytosis）

出汗（sweating）

出血性贫血（hemorrhagic anemia）

传导（conduction）

雌二醇（estrodiol，E_2）

雌激素干扰物（estrogen disrupters）

雌三醇（estriol，E_3）

雌酮（estrone，E_1）

刺激（stimulus）

刺激甲状腺免疫球蛋白（thyroid-stimulating immunoglobulin，TSI）

粗肌丝（thick filament）

促代谢型受体（metabotropic receptor）

促黑激素（melanocyte stimulating hormone，MSH）

促红细胞生成素（erythropoietin，EPO）

促离子型受体（ionotropic receptor）

促胃动素（motilin）

促胃液素（gastrin）

促胃液素释放肽（gastrin releasing peptide，GRP）

促胰液素（secretin）

催乳素（prolactin，PRL）

D

代偿性间歇（compensatory pause）

袋状收缩（haustral contraction）

袋状往返运动（haustral shuttling）

单纯扩散（simple diffusion）

单收缩（single　twitch）

单线式联系（single line connection）

胆碱能纤维（cholinergic fiber）

胆碱受体（cholinergic receptor）

胆碱酯酶（acetylcholinesterase）

胆盐的肠肝循环（enterohepatic circulation of bile salt）

弹性阻力（elastic resistance）

蛋白激酶（protein kinase）

蛋白质 C（protein C）

等容收缩期（isovolumic contraction period）

等容舒张期（isovolumic relaxation period）

等张收缩（isotonic contraction）

等长收缩（isometric contraction）

等长自身调节（homometric autoregulation）

第二脑（second brain）

第二体表感觉区（somatic sensory area Ⅱ）

第二信使（second messenger）

电紧张传播（electrotonic propagation）

电突触（electrical synapse）

叠连形成（rouleaux formation）

丁氧胺（butoxamine，心得乐）

定比重吸收（constant fraction reabsorption）

动脉脉搏（arterial pulse）

动作电位（action potential）

毒蕈碱受体（muscarinic receptor，M 受体）

对侧伸肌反射（crossed extensor reflex）

对流（convection）

对应点（corresponding point）

多巴胺（dopamine，DA）

多尿（polyuria）

E

恶性高热（malignant hyperthermia）

恶性贫血（pernicious anemia）

耳蜗内电位（endocochlear potential）

耳蜗微音器电位（cochlear microphonic potential）

二氢吡啶（dihydropyridine，DHP）

F

发绀（cyanosis）

发热（fever）

发生器电位（generator potential）

反馈（feed back）

反牵张反射（inverse stretch reflex）

反三碘甲腺原氨酸（reverse triiodothyronine，rT_3）

反射（reflex）

反射弧（reflex arc）

反向转运（antiport）

房室延搁（atrioventricular delay）

非弹性阻力（non-elastic resistance）

非蛋白呼吸商（non-protein respiratory quotient）

非快速眼球运动（non-rapid eye movement，NREM）

非特异性投射系统（nonspecific projection system）

肺泡表面活性物质（alveolar surfactant）

肺泡通气量（alveolar ventilation）

肺牵张反射（pulmonary stretch reflex）

肺容积（lung volume）

肺通气（pulmonary ventilation）

肺通气量（pulmonary ventilation volume）

肺循环（pulmonary circulation）

分节运动（segmentation contraction）

分娩（parturition）

酚妥拉明（phentolamine）

锋电位（spike potential）

呋塞米（furosemide）

辐散式联系（divergent connection）

辐射（radiation）

负反馈（negative feedback）

复极化（repolarization）

副交感紧张（parasympathetic tone）

副交感神经（parasympathetic nerve）

腹侧呼吸组（ventral respiratory group，VRG）

腹式呼吸（abdominal breathing）

G

钙调蛋白（calmodulin）

钙结合蛋白（calbindin）

钙诱发钙释放（calcium induced calcium release）

肝素（heparin）

甘油二酯（diacylglycerol，DG）

感觉失语症（sensory aphasia）

感受器（receptor）

睾酮（testosterone，T）

功能性作用（functional action）

功能余气量（functional residual capacity，FRC）

H

航天运动病（space motion sickness）

河鲀毒素（tetrodotoxin，TTX）

黑-伯反射（Hering-Breuer reflex）
横管（transverse tubule）
横桥（crossbridge）
横桥周期（crossbridge cycling）
红细胞（red blood cells，RBC）
红细胞（系）集落形成单位（colony-forming unit-erythrocytes，CFU-E）
红细胞沉降率（erythrocyte sedimentation rate，ESR）
红细胞渗透脆性（osmotic fragility of erythrocyte）
后超极化（after-hyperpolarization）
后电位（after-potential）
后负荷（afterload）
后去极化（after-depolarization）
呼气量（expiratory reserve volume，ERV）
呼吸（respiration）
呼吸商（respiratory quotient，RQ）
呼吸运动（respiratory movement）
呼吸中枢（respiratory center）
互感性光反射（consensual light reflex）
化学感受器触发区（chemoreceptor trigger zone）
化学性消化（chemical digestion）
环式联系（recurrent connection）
缓激肽（bradykinin）
会聚学说（convergence theory）
混合微胶粒（mixed micelles）
霍尔丹效应（Haldane effect）

J

饥饿收缩（hunger contraction）
机体的内环境（internal environment）
机械性消化（mechanical digestion）
肌动蛋白（actin）
肌钙蛋白（troponin，Tn）
肌节（sarcomere）
肌紧张（muscle tonus）
肌球蛋白（myosin）
肌源性活动（myogenic activity）
基本电节律（basic electrical rhythm）
基本生命中枢（basic vital centers）
基础代谢（basal metabolism）
基底核（basal nuclei）
基底神经节（basal ganglia）
激动剂（agonist）
激素（hormone）
激素反应元件（hormone response elements，HRE）
激肽类（kinins）
激肽释放酶（kallikrein）
极化（polarization）
集落刺激因子（colony stimulating factor，CSF）
脊动物（spinal animal）
脊休克（spinal shock）
记忆（memory）
甲状旁腺功能减退（hypoparathyroidism）
甲状旁腺功能亢进（hyperparathyroidism）
甲状旁腺激素（parathyroid hormone，PTH）
甲状腺过氧化物酶（thyroid peroxidase，TPO）
甲状腺激素（thyroid hormone，TH）
甲状腺素（thyroxine）
减慢充盈期（slow filling phase）
减慢射血期（slow ejection phase）
简化眼（reduced eye）
腱反射（tendon reflex）
降钙素（calcitonin，CT）
降压反射（depressor reflex）
交感紧张（sympathetic tone）
交感神经（sympathetic nerve）
交感-肾上腺髓质系统（sympathetic-adrenomedullary system）
交感缩血管紧张（sympathetic vasomotor tone）
拮抗作用（antagonism）
近点（near point）
近视（myopia）
经典条件反射（classical conditioned reflex）
精子获能（capacitation of spermatozoa）
颈动脉窦压力感受器（carotid sinus baroreceptor）
颈动脉窦综合征（carotid sinus syndrome）
静息电位（resting potential）
局部反应期（local response period）
巨人症（giantism）
巨幼红细胞性贫血（megaloblastic anemia）

聚合式联系（convergent connection）

聚集（aggregation）

绝对不应期（absolute refractory period）

K

抗利尿激素（antidiuretic hormone，ADH）

抗利尿激素不恰当分泌综合征（syndrom of inappropriate antidiuretic hormone secretion，SIADH）

抗凝血酶（antithrombin）

颗粒细胞（granulosa cells）

可乐定（clonidine）

可兴奋组织（excitable tissue）

渴中枢（thirst center）

克汀病（cretinism）

空间总和（spatial summation）

库欣综合征（Cushing' syndrome）

跨壁压（transmural pressure）

跨膜蛋白（transmembrane protein）

跨膜信号转导（transmembrane signal transduction）

快波睡眠（fast-wave sleep，FWS）

快反应动作电位（fast response action potential）

快速充盈期（rapid filling phase）

快速射血期（rapid ejection phase）

快速眼球运动（rapid eye movement，REM）

快痛（fast pain）

扩散通量（flux）

L

辣椒素（capsaicin）

赖氨酰缓激肽（kallidin）

老视眼（presbyopia）

冷敏神经元（cold-sensitive neuron）

立体视觉（stereopsis）

利血平（reserpine）

镰状红细胞贫血（sickle-cell anemia）

链激酶（streptokinase）

链锁式联系（chain connection）

良性阵发性体位性眩晕（benigin paroxysmal positional vertigo，BPPV）

磷酸二酯酶（phosphodiesterase，PDE）

流畅失语症（fluent aphasia）

六烃季铵（hexamethonium）

卵（ovulation）

卵巢周期（ovarian cycle）

氯转移（chloride shift）

滤过（filtration）

M

吗啡（morphine）

脉搏压（pulse pressure）

满月脸（moon face）

慢波（slow wave）

慢波睡眠（slow-wave sleep，SWS）

慢反应动作电位（slow response action potential）

慢痛（slow pain）

梅尼埃病（Ménière disease）

酶联型受体（enzyme-linked receptor）

每搏功（stroke work）

每搏输出量（stroke volume，SV）

每分输出量（minute volume）

每分通气量（minute ventilation volume）

迷走-迷走反射（vago-vagal reflex）

迷走-胰岛素系统（vago-insulin system）

糜蛋白酶（chymotrypsin）

敏感化（sensitization）

明视觉（photopic vision）

明适应（light adaptation）

N

钠泵（sodium pump）

脑肠肽（brain-gut peptide）

脑电图（electroencephalogram，EEG）

脑啡肽（enkephalin）

脑缺血反应（brain ischemic response）

脑循环（cerebral circulation）

脑源性神经营养因子（brain-derived neurotrophic factor，BDNF）

内啡肽（endorphin）

内淋巴电位（endolymphatic potential）

内皮舒张因子（endothelium-derived relaxing factor，EDRF）

内皮素（endothelin）

内皮缩血管因子（endothelium-derived vasoconstrictor factor）

内因子（intrinsic factor）
能量代谢（energy metabolism）
尼古丁（nicotine）
逆行性遗忘症（retrograde amnesia）
黏附（adhesion）
黏液-碳酸氢盐屏障（mucus-bicarbonate barrier）
黏液性水肿（myxedema）
鸟苷酸结合蛋白（guanine nucleotide-binding protein）
尿崩症（diabetes insipidus）
尿激酶（urokinase）
尿胃蛋白酶原（uropepsinogen）
凝集素（agglutinin）
凝集原（agglutinogen）
凝血酶（thrombin）
凝血酶调节蛋白（thrombomodulin）
凝血因子（coagulation factor）

O

呕吐（vomiting）

P

帕金森病（Parkinson disease）
排便（defecation）
排卵（ovulation）
排尿反射（micturition reflex）
哌唑嗪（prazosin）
旁分泌（paracrine）
配体（ligand）
贫血（anemia）
平均诱发电位（averaged evoked potential）
葡萄糖的最大转运率（maximal rate of transport of glucose）
普萘洛尔（propranolol）
期前收缩（premature systole）

Q

气胸（pneumothorax）
牵涉痛（referred pain）
牵张反射（stretch reflex）
前负荷（preload）
前甲状腺肿素（progoitrin）
前列环素（prostacyclin，PGI_2）
前列腺素（prostaglandin，PG）
前庭器官（vestibular organ）
潜水反射（driving reflex）
强啡肽（dynorphin）
强化（reinforcement）
强直收缩（tetanus）
倾倒综合征（dumping syndrom）
球-管平衡（glomerulotubular balance）
球旁器（juxtaglomerular apparatus）
屈光度（diopter，D）
屈肌反射（flexor reflex）
去氨加压素（desmopressin）
去大脑僵直（decerebrate rigidity）
去极化（depolarization）
去甲肾上腺素（norepinephrine，NE）
去皮质僵直（decorticate rigidity）
全或无（all or none）
醛固酮（aldosterone）
缺铁性贫血（iron deficiency anemia）

R

热量计（calorimeter）
热敏神经元（heat-sensitive neuron）
热衰竭（heat exhaustion）
人绒毛膜生长激素（human chorionic somatomammotropin，hCS）
妊娠（pregnancy）
溶血（hemolysis）
溶血性贫血（hemolytic anemia）
蠕动（peristalsis）
蠕动冲（peristaltic rush）
乳糜微粒（chylomicron）
入胞（endocytosis）

S

噻嗪类（thiazide）
三碘甲腺原氨酸（3,5,3′- triiodothyronine，T_3）
三磷酸肌醇（inositol-1,4,5-triphosphate，IP_3）
散光（astigmatism）
色盲（color blindness）
上皮生长因子（epidermal growth factor）
少尿（oliguria）

射乳反射（milk-ejection reflex）

射血分数（ejection fraction）

深吸气量（inspiratory capacity，IC）

神经冲动（nerve impulse）

神经递质（neurotransmitter）

神经调节（neural regulation）

神经生长因子（nerve growth factor，NGF）

神经肽（neuropeptide）

神经-体液调节（neurohomoral regulation）

神经营养因子（neurotrophins）

肾上腺素（epinephrine，E）

肾上腺素能纤维（adrenergic fiber）

肾上腺素受体（adrenergic receptor）

肾素（renin）

肾素-血管紧张素-醛固酮系统（renin-angiotensin-aldosterone system，RAAS）

肾糖阈（renal glucose threshold）

肾小球滤过率（glomerular filtration rate，GFR）

渗漏通道（leak channel）

渗透（osmosis）

渗透性利尿（osmotic diuresis）

渗透压感受器（osmoreceptor）

生理性止血（physiological hemostasis）

生长激素（growth hormone，GH）

生长抑素（somatostatin，SST）

生殖（reproduction）

失弛缓症（achalasia）

失读症（alexia）

十烃季铵（decamethonium）

时间总和（temporal summation）

食管下括约肌（lower esophageal sphincter，LES）

食物的热价（thermal equivalent of food）

视蛋白（opsin）

视黄醛（retinal）

视力（视敏度，visual acuity）

视前区-下丘脑前部（preoptic anterior hypothalamus，PO/AH）

视野（visual field）

视紫红质（rhodopsin）

视紫蓝质（visual pigment）

适宜刺激（adequate stimulus）

适应（adaptation）

收缩压（systolic pressure）

受体（receptor）

瘦素（leptin）

舒血管神经纤维（vasodilator fiber）

舒张压（diastolic pressure）

顺应性（compliance，C）

双嗜性分子（amphiphilic）

双眼视觉（binocular vision）

水利尿（water diuresis）

水牛背（buffalo hump）

顺行性遗忘症（anterograde amnesia）

四乙基铵（tetraethylammonium）

松弛素（relaxin）

随意运动（voluntary movement）

缩胆囊素（cholecystokinin，CCK）

缩宫素（oxytocin，OXT）

缩血管神经纤维（vasoconstrictor fiber）

T

糖皮质激素（glucocorticoid）

特殊动力效应（specific dynamic effect）

特异性投射系统（specific projection system）

体腔壁痛（parietal pain）

体温过高（hyperthermia）

体液调节（humoral regulation）

跳跃传导（saltatory conduction）

听域（hearing span）

听阈（hearing threshold）

通道（channel）

通道蛋白（channel protein）

通气/血流比值（ventilation/perfusion ratio）

同向转运（symport）

瞳孔调节反射（pupillary accommodation reflex）

瞳孔对光反射（pupillary light reflex）

瞳孔近反射（pupillary near reflex）

筒箭毒碱（tubocurarine）

痛觉（pain）

痛觉过敏（hyperalgesia）

突触（synapse）
突触后抑制（postsynaptic inhibition）
突触囊泡（synaptic vesicle）
突触前受体（presynaptic receptor）
突触前抑制（presynaptic inhibition）
湍流（turbulent flow）
褪黑激素（melatonin，MT）
吞噬（phagocytosis）
吞饮（pinocytosis）
脱粒（degranulation）
调定点（set point）

W

哇巴因（ouabain）
外周蛋白（perihoral）
外周阻力（peripheral resistance）
网状结构上行激活系统（reticular activating system，RAS）
微胶粒（micelles）
微循环（microcirculation）
维拉帕米（verapamil）
尾加压素Ⅱ（urotensin-Ⅱ，UⅡ）
胃肠激素（gut hormones，gastrointestinal hormones）
胃肠肽（gastrointestinal peptides）
胃蛋白酶（pepsin）
胃蛋白酶原（pepsinogen）
胃液（gastric juice）
稳态（homeostasis）
无尿（anuria）
五肽促胃液素（pentagastrin）

X

吸气量（inspiratory reserve volume，IRV）
吸收（absorption）
习惯化（habituation）
细胞因子（cytokine）
细肌丝（thin filament）
纤溶酶（plasmin）
纤维蛋白降解产物（fibrin degradation products，FDP）
纤维蛋白溶解（fibrinolysis）
腺苷酸环化酶（adenylate cyclase，AC）
相对不应期（relative refractory period）
消化（digestion）
心电图（electrocardiogram，ECG）
心动过缓（bradycardia）
心动过速（tachycardia）
心动周期（cardiac cycle）
心房钠尿肽（atrial natriuretic peptide，ANP）
心肺感受器（cardiopulmonary receptor）
心力储备（cardiac reserve）
心率（heart rate，HR）
心室功能曲线（ventricular function curve）
心室收缩末期容量（ventricular end-systolic volume）
心室舒张末期容量（ventricular end-diastolic volume）
心血管中枢（cardiovascular center）
心音（heart sound）
心音图（phonocardiogram）
新斯的明（neostigmine）
行为性体温调节（behavioral thermoregulation）
兴奋-收缩耦联（excitation-contraction coupling）
兴奋性（excitability）
兴奋性突触后电位（excitatory postsynaptic potential，EPSP）
胸式呼吸（thoracic breathing）
雄激素干扰物（androgen disrupter）
溴隐亭（bromocriptine）
悬浮稳定性（suspension stability）
学习（learning）
血管活性肠肽（vasoactive intestinal peptide，VIP）
血管升压素（vasopressin，VP）
血红蛋白（hemoglobin，Hb）
血浆晶体渗透压（crystal osmotic pressure）
血流速度（velocity of blood flow）
血-脑脊液屏障（blood- cerebrospinal fluid barrier）
血-脑屏障（blood-brain barrier）
血清（serum）
血栓烷 A_2（thromboxane A_2，TXA_2）
血细胞比容（hematocrit）
血小板（platelet）
血小板生成素（thrombopoientin，TPO）
血型（blood groups）
血压（blood pressure，BP）

血氧饱和度（oxygen saturation）

血液循环（blood circulation）

循环系统平均充盈压（mean circulatory filling pressure）

Y

烟碱（nicotine）

烟碱受体（nicotinic receptor）

盐皮质激素（mineralocorticoid）

眼-心反射（oculocardiac reflex）

眼震颤（nystagmus）

氧解离曲线（oxygen dissociation curve）

氧热价（thermal equivalent of O_2）

氧债（oxygen debt）

夜盲症（night blindness）

液态镶嵌模型（fluid mosaic model）

依他尼酸（ethacrynic acid）

胰岛素（insulin）

胰岛素样生长因子（insulin-like growth factor，IGF）

胰淀粉酶（pancreatic amylase）

胰多肽（pancreatic polypeptide）

胰高血糖素（glucagon）

胰脂肪酶（pancreatic lipase）

移行性复合运动（migrating motor complex，MMC）

遗忘症（amnesia）

乙酰胆碱（acetylcholine，ACh）

异长自身调节（heterometric autoregulation）

抑胃肽（gastric inhibitory peptide，GIP）

抑制区（inhibitory area）

抑制素（inhibin）

抑制性突触后电位（inhibitory postsynaptic potential，IPSP）

易化扩散（facilitated diffusion）

易化区（facilitatory region）

易化学说（facilitation theory）

饮水中枢（drink center）

应激反应（stress response）

应急反应（emergency reaction）

营养性作用（trophic action）

用力肺活量（forced vital capacity，FVC）

用力呼气量（forced expiratory volume，FEV）

优势半球（dominant hemisphere）

优势卵泡（dominant follicle）

有效不应期（effective refractory period）

诱发电位（evoked potential）

余气量（residual volume，RV）

育亨宾（yohimbine）

阈刺激（threshold stimulus）

阈电位（threshold potential）

阈强度（threshold intensity）

阈上刺激（supraliminal stimulus）

阈下刺激（subthreshold stimulus）

原发性主动转运（primary active transport）

原肌球蛋白（tropomyosin）

远视（hyperopia）

月经（menstruation）

月经周期（menstrual cycle）

晕动病（motion sickness）

运动单位（motor unit）

运动性失语症（motor aphasia）

Z

再生障碍性贫血（aplastic anemia）

载体（carrier）

纵管（longitudinal tubule）

震颤麻痹（paralysis agitans）

蒸发（evaporation）

整合蛋白（integral protein）

正反馈（positive feedback）

正性变传导作用（positive dromotropic action）

正性变力作用（positive inotropic action）

正性变时作用（positive chronotropic action）

肢端肥大症（acromegaly）

直立性低血压（orthostatic hypotension）

质子泵（proton pump）

致热原（pyrogen）

中枢化学感受器（central chemoreceptor）

中暑（heat stroke）

终板电位（end plate potential，EPP）

终池（terminal cisterna）

重吸收（reabsorption）

重症肌无力（myasthenia gravis）

轴浆运输（axoplasmic transport）
珠蛋白生成障碍性贫血（thalassemia）
主动脉弓压力感受器（aortic arch baroreceptor）
主动转运（active transport）
转运体（transporter）
锥体外系（extrapyramidal system）
锥体系（pyramidal system）
自动节律性（autorhythmicity）
自身调节（autoregulation）
自主神经系统（autonomic nervous system）
自主性体温调节（autonomic thermoregulation）
组胺（histamine）
组织纤溶酶原激活物（tissue plasminogen activator，t-PA）
最大复极电位（maximal repolarization potential）
最大随意通气量（maximal voluntary ventilation，MVV）
最后公路（final common path）

其他

P 物质（substance P）
α 波阻断（alpha block）
α-银环蛇毒（α-bungarotoxin）
γ-氨基丁酸（γ-aminobutyric acid，GABA）